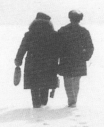

U0231725

郭林日记

郭林 著　林晓 供稿　郭林新气功研究会 整理

人民体育出版社

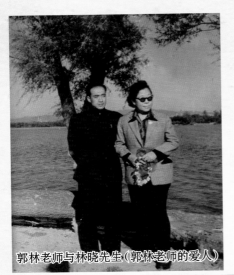

郭林老师与林晓先生（郭林老师的爱人）

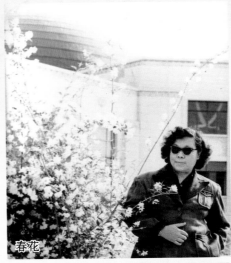

春花

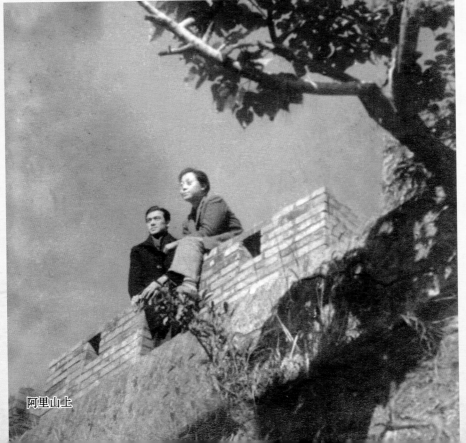

阿里山上

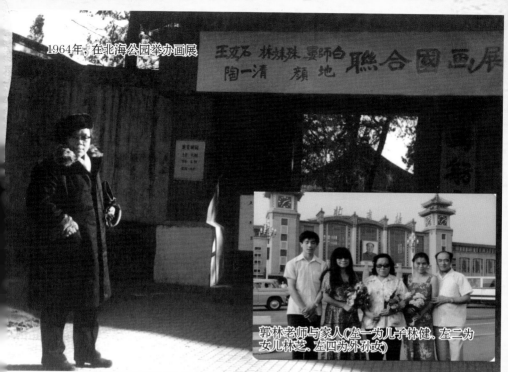

1964年，在北海公园举办画展

郭林老师与家人(左一为儿子林健、左二为女儿林芝、左四为外孙女)

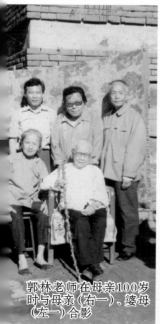

郭林老师在母亲100岁时与母亲（右一）、婆母（左一）合影

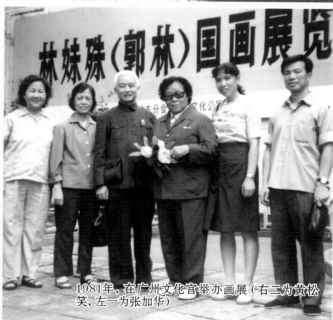

1981年，在广州文化宫举办画展（右二为黄松笑，左一为张加华）

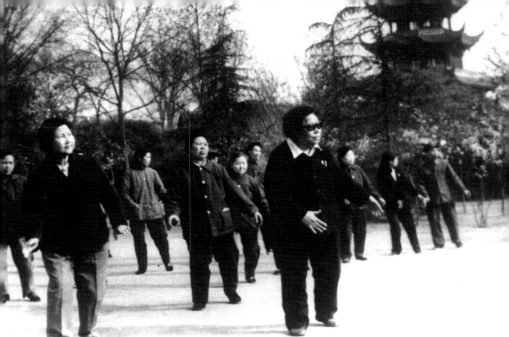

郭林老师早期在东单公园教功

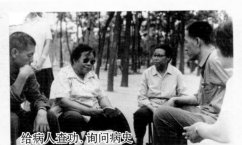

给病人查功、询问病史

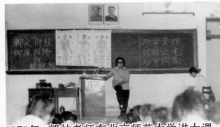

1979年，郭林老师在北京师范大学讲大课

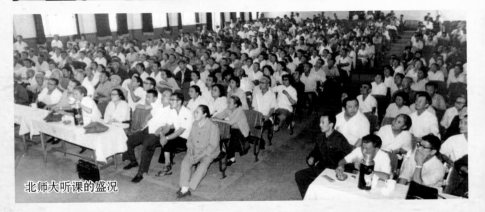

北师大听课的盛况

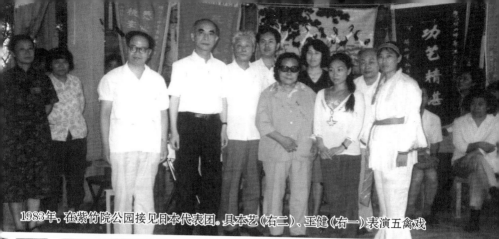
1983年，在紫竹院公园接见日本代表团。具本艺（右二）、王健（右一）表演五禽戏

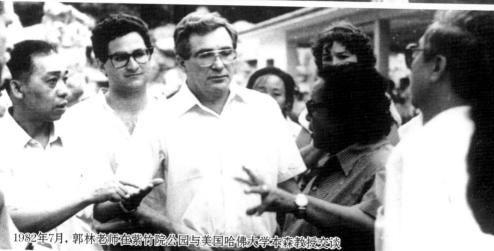
1982年7月，郭林老师在紫竹院公园与美国哈佛大学本森教授交谈

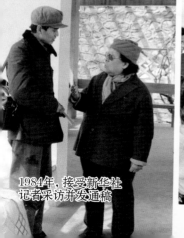
1984年，接受新华社记者采访并发通稿

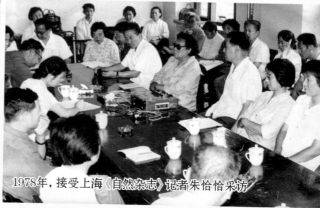
1978年，接受上海《自然杂志》记者朱恰恰采访

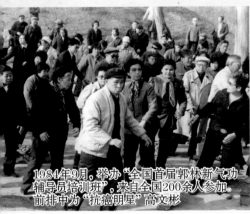

1984年9月，举办"全国首届郭林新气功辅导员培训班"，来自全国200余人参加。前排中为"抗癌明星"高文彬

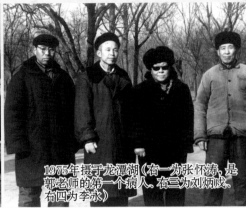

1975年摄于龙潭湖（右一为张怀涛，是郭老师的第一个病人，右三为刘炳成、右四为李永）

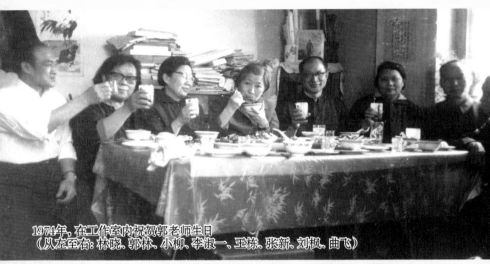

1974年，在工作室内祝贺郭老师生日
（从左至右：林晓、郭林、小柳、李淑一、王栋、张新、刘枫、曲飞）

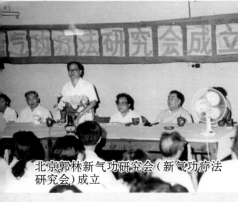

北京郭林新气功研究会（新气功疗法研究会）成立

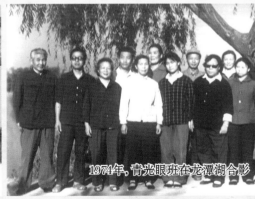

1974年，青光眼班在龙潭湖合影

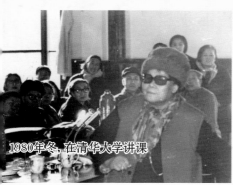

1980年冬，在清华大学讲课

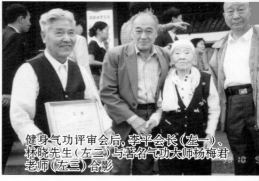

健身气功评审会后，李平会长（左一）、林晓先生（左二）与著名气功大师杨梅君老师（左三）合影

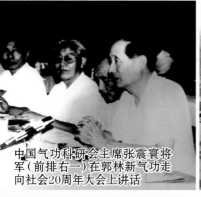

中国气功科研会主席张震寰将军（前排右一）在郭林新气功走向社会20周年大会上讲话

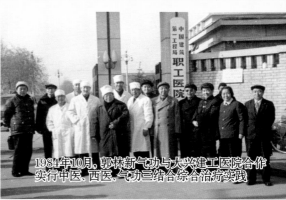

1984年10月，郭林新气功与大兴建工医院合作实行中医、西医、气功三结合综合治疗实践

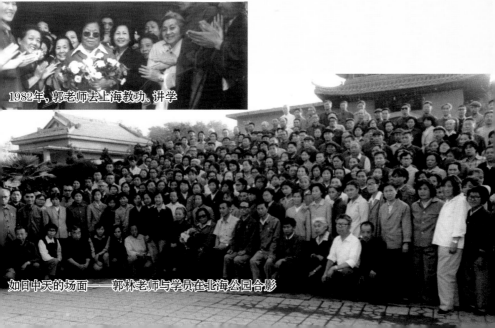

1982年，郭老师去上海教功、讲学

如日中天的场面——郭林老师与学员在北海公园合影

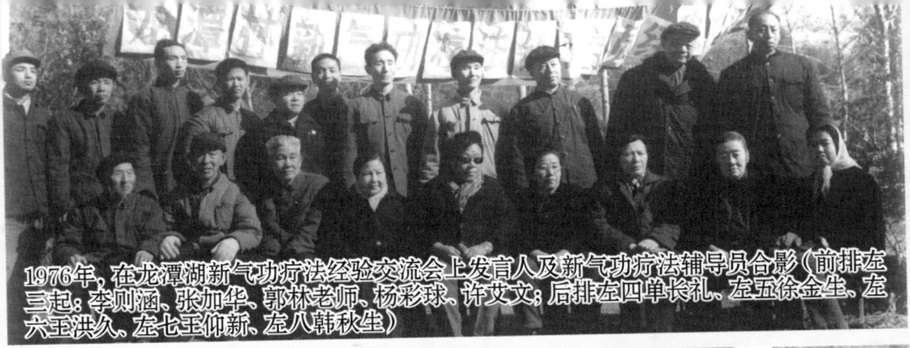

1976年，在龙潭湖新气功疗法经验交流会上发言人及新气功疗法辅导员合影（前排左三起：李则涵、张加华、郭林老师、杨彩球、许艾文；后排左四单长礼、左五徐金生、左六王洪久、左七王仰新、左八韩秋生）

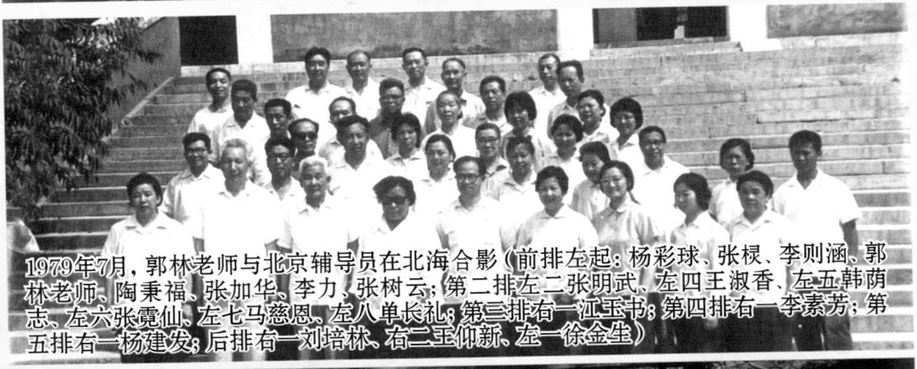

1979年7月，郭林老师与北京辅导员在北海合影（前排左起：杨彩球、张椂、李则涵、郭林老师、陶秉福、张加华、李力、张树云；第二排左二张明武、左四王淑香、左五韩荫志、左六张霓仙、左七马慈恩、左八单长礼；第三排右一江玉书；第四排右一李素芳；第五排右一杨建发；后排右一刘培林、右二王仰新、左一徐金生）

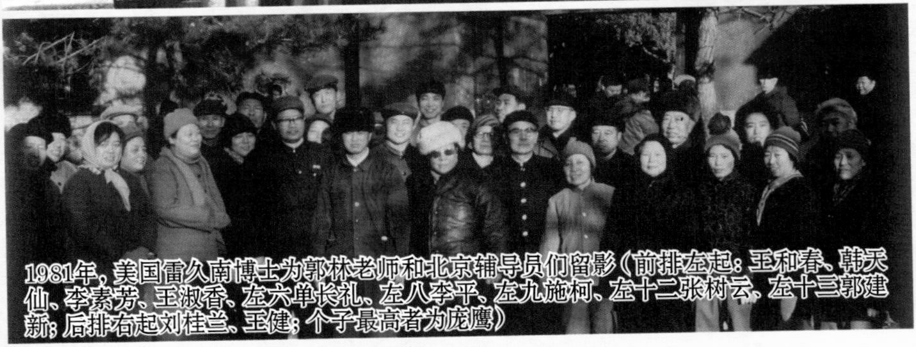

1981年，美国雷久南博士为郭林老师和北京辅导员们留影（前排左起：王和春、韩天仙、李素芳、王淑香、左六单长礼、左八李平、左九施柯、左十二张树云、左十三郭建新；后排右起刘桂兰、王健；个子最高者为庞鹰）

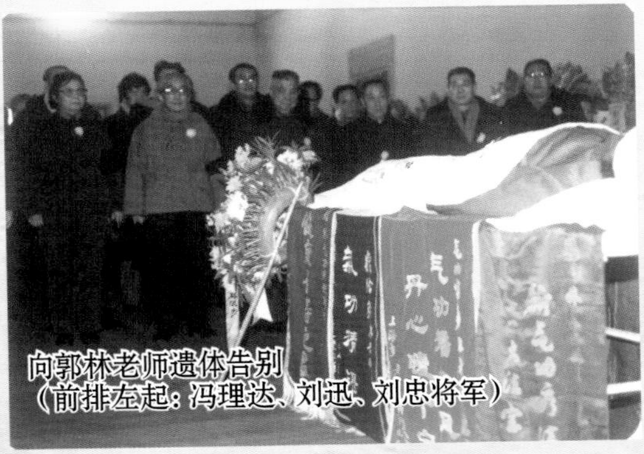

向郭林老师遗体告别
（前排左起：冯理达、刘迅、刘忠将军）

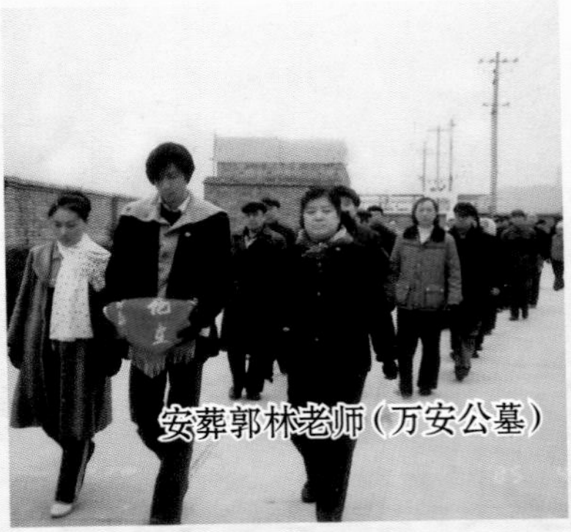

安葬郭林老师（万安公墓）

序

　　为了纪念郭林老师百岁诞辰，郭林新气功同仁发起出版《郭林日记》精选特辑。这是郭林老师遗留给我们的极其珍贵的一份遗产。日记内容极其丰富，也是值得我们阅读和珍藏的一本极有价值的读物。

　　郭林老师晚年致力于气功的研究，创编了一套自成体系的新气功功法。郭林老师在20世纪70年代初，在"十年浩劫"最狂热的年代，带着她创编的新气功走向社会，为广大的疾病患者服务，这需要很大的魄力和勇气。郭林老师坚信，气功是祖国珍贵的文化遗产，它能留存几千年而不灭，说明它有极其顽强的生命力。一旦它被毁灭了，作为炎黄子孙，我们就会成为历史的罪人。郭林老师认为，气功要发展，就必须进行改革。郭林老师在传统气功中进行了改革。实践证明，她的改革成功了。在郭林老师生前及身后，经过新气功的艰苦锻炼，成千上万的慢性疑难病患者及诸多癌症患者获得了新生，这就是郭林老师对社会作出的伟大贡献。

　　郭林新气功走向社会，至今已有三十多个年头了，其中，郭林新气功有过极辉煌的年代，也走过十分坎坷的道路。但是，郭林新气功一直在不停顿地为广大病患者服务。虽然步子慢了一些，但它没有被社会淘汰，说明了新气功的生命力是非常顽强的。郭林老师

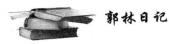

生前曾对她的弟子们说过："我死了以后，新气功是不会被消灭的。"郭林老师之所以坚信这一点，完全由于新气功能防病抗癌有显著疗效。

郭林新气功自问世以来，已有一二百万人受益。郭林新气功已经被社会所承认，并且得到了气功界极高的赞誉。李志庸先生在天津出版了他的一部著作——《中国气功史》，其中有句话："郭林是当代用气功防治癌症最杰出的代表。"北京师范大学教授、原中国气功科学研究会文献工作委员会主任陶秉福，在他主编的《新版郭林新气功》序中这样写道："郭林老师1970年（应为1971年）闯出家门，走向社会，她在中国气功发展史上写下了光辉的一页。

"第一，她通过自身的实践，摸索出一套行之有效的治疗癌症的功法，并加以推广，经过大量临床实践，证明对多种癌症同样有效。她是第一个把气功作为防治癌症的一种有效手段的人，并创造性地提出实行中、西医与气功三结合共同攻克癌症这一难关。

"第二，她把气功引进公园，公开传授气功，破除过去'直线单传'的传承方式，这是她的第二大贡献。

"第三，挽救气功濒于灭绝之际，十年动乱期间，郭林老师坚持到公园、学校教功，为病人解除病痛，受到广大病员的爱戴。"

郭林老师带着她创编的新气功走向社会，声言她的气功是为群众治病的，这就需要有一定的医学知识。郭林是个国画家，对医学原本没有什么基础。自从身患癌症后，想起用气功挽救自己的生命，开始研读医书。由于生性聪慧、勤奋，加之悟性高，经过一番苦读，对医学有了一定的基础，再经过自己刻苦的锻炼，发现在自己身上发生了疗效，于是产生了为别人治病的动机。但是一旦面向社会，就会遇到千奇百怪的疾病，有些病种，郭林老师从来没有听说过，可是郭林老师从来都没有拒绝过任何一个求救的病人。不懂的，就翻阅医书，弄清病理，就用不同的功法对付不同的疾患。

为了研究气功治疗疾病的效果哪些是成功的，哪些是失败的，这就要把病人从治疗开始，记录是什么病种，练功过程中出现什么问题，包括病人有什么思想问题等等都得记录下来。于是郭林老师开始执笔写日记。她写的日记，全部都是写她从事气功活动中的事情，从来不写什么家庭琐事。从 1972 年 1 月 1 日起，一直写到 1977 年 12 月 1 日，密密麻麻地写了 24 大本，数百万字。1978 年至 1980 年郭林老师的日记因故中断，至 1981 年恢复在日历上记述的习惯，直至 1984 年去世，又有 4 本之多。

郭林老师的日记，内容十分丰富，从中可以看到郭林老师对各种疾病是如何教功治疗的，对病人的思想问题又是如何解决的，对生活困难的病人是如何给以帮助的。日记中还多处谈到病人如何面对现实，要树立正确的人生观，练功先要修德，心气平和了，练功的效果大不一样。郭林老师谈了许多很有哲理的人生哲学，她常说："要生得有意义，死了才有价值。"这已成为她做人的座右铭。

从郭林老师日记的字里行间，我们还可以读到郭林老师是一个功德高尚的人，可以看到她是如何全心全意为病人服务的。郭林老师从事气功事业，有六年时间是处在十年动乱中，她挨着批斗，被污蔑为"气

3

功骗子"、到处"招摇撞骗",但她却没有被种种恶势力所吓倒,一直坚持辅导学员练功治病,这又是一种什么精神。一位老共产党员曾多次说过:"郭林老师不是共产党员,不计个人得失,全心身扑向病人,救死扶伤,我这个共产党员自愧不如。"

郭林老师离开我们至今已有 24 个年头了。2010年,将迎来郭林老师百岁诞辰,郭林老师的弟子们,经过两三年的日夜操劳、阅读、整理、精选,从数百万字中筛选出五六十万字的精粹篇章合辑成册,又承蒙人民体育出版社承诺出版此书,这是值得庆贺的一件大事。在此,我衷心地向编辑这本《郭林日记》的同仁及出版社,道一声多谢了!

林晓

2009 年 6 月

出 版 前 言

　　2006年我退休，刚刚接手工作，林晓先生就把郭林日记拿出来交给我们。当他把总共24本，大约200万字的日记递给我的时候，这位耄耋老人语重心长地说："这是郭林老师最后的遗物了，现在全部奉献给郭林新气功研究会。"老人的一番话使我十分感动，这表达了他老人家对我们郭林新气功研究会的信任和期许，心中感到自豪的同时也有了一份沉甸甸的责任和重重的压力。

　　出版郭林日记，自然是全社会的福音，大家将会得到郭林老师最珍贵的宝藏。

　　然而出版需要资金，于是我们从筹资开始到一遍遍整理，经历了一系列艰难而认真的工作过程。

　　起初，我们将200万字全部进行了计算机录入，但到与出版社磋商的时候才发现从出版的规律和资金的状况看，我们必须把200万字的日记，精选成40万字左右。这使这本日记实际上成了日记摘编，节选的文字为了尽量体现郭林老师在新气功功理功法方面的内容，而无法全面、多方位地去了解她这个人了，留下了遗憾。希望有一天我们出版她的日记全集，以纪念郭林老师，真正进入她的精神境界。

　　时间已经过去了很多，又动员大家进行删减，这

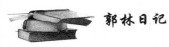

个工作看似简单，其实对工作人员要求是很高的，必须是对功法的把握和对文字的处理都有一定水准的人才能做好。研究会的同志们并非专业人才，做起来肯定会有一定的困难，但大家为了能让郭林日记早日面世，同志们尽力分担重任，按时完成了删减工作。通过商量研究，大家一致认为，首次出版郭林日记，且受到出版字数的限制，我们精选的内容，主要应是在功理功法方面。因为新气功功理功法是郭林新气功的核心，也是关键部分，面对大众最具有实用性。

当整理工作胜利在望之时，我突然意识到，我们不能就这样交给出版社。交给一般录入员录入，许多专业术语的障碍和手写文字辨认方面的困难，很可能产生大量的校对工作量。随即我萌生了找我们自己会电脑的同志录入的念头，这样专业术语和技术链接的问题都可以很好地解决。这个提议得到大部分会电脑的同志的支持，一些年过7旬的老同志都纷纷上阵，克服年纪大、录入慢的困难，积极进行，情形十分感人。

日记整理结束我们请林晓老师及研究会的元老们对日记删改后的内容进行审核，保证真实准确地再现历史情况。

我们还请出版专业人士为我们进行出版技术上的把关。

总之，参与日记整理工作的同志们付出了辛苦，也留下了感人的故事，因为篇幅所限这里不一一详述，当另写文章展示大家的风采。这里把此次参与郭林日记整理的人员名单开列如下（没有先后顺序）：

林晓、刘书华、蒋金吾、李素芳、邹丽珠、贾玉芝、张元利、谢秋云、田凤梅、向心道、雪松、石增军、王健、白玉芳、赵成、张景旭、李恩朝、王国平、张光微、具本艺、谷岩、桂中蠡、汤尔烈、心飞翔、杜华、刘敏。真诚感谢大家的帮助！

我们将把一份高质量的手稿交给人民体育出版社，感谢他们在郭林日记出版工作中给我们提出的积极建议和所做的一切努力。

郭林老师的日记从1972年开始，直到她1984年去世，记述了十余年间新气功实践的历史。日记中记录了她创编新气功的过程；她对病员的深情厚意；经受极左路线打击，蒙受不白之冤，但毫不动摇，顽强抗争的决心和意志；她在为人民利益牺牲自己的同时感受到的身心的愉悦；她对祖国传统文化精髓的热爱和崇尚科学、尊重实践的精神。可以说郭林日记是郭林老师心路历程的最好体现。做一个比喻，倘若以前出版的功法书里，一个个不同的功法好比一味味中药，郭林日记就是一个高明的中医大夫，每天讲述她是如何面对各种疑难病症去组方医治、辨证施治的。

然而她又不只是一个大夫，她其实是一个导师，是一个领袖，她倡导了绿色疗法，领导了群体抗癌运动，鼓舞了千千万万面临死亡的人积极与疾病斗争的决心，喊出了"癌症不等于死亡"的响亮口号，拯救了无数生命。

让我们好好读它，在理解新气功事业的意义的同时，通过现有的文字尽量地去感受郭林其人吧。

王 健

2009 年 9 月

目　录

1972 年

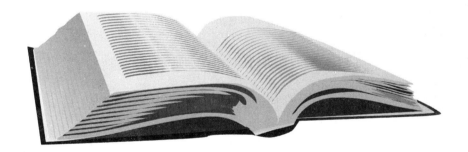

1972 年 1 月 4 日　星期二

昨夜我整整一夜没有睡过一刻钟。全夜不能入睡，如不练功，那整天精神都会是迷糊的，难受，也不能工作了。

能练功两小时确能支持一夜不睡，还精神照常，好好的工作。我在早晨练功一小时，每天共练 3 小时保健功，一整天的精神都未感劳累，工作就很愉快（2 小时静功，1 小时动功）。

1972 年 1 月 5 日　星期三

我第一天给李永教"松小棍"的课，教他第一段，做得好高兴呀！我鼓励他苦心学成，好处是于自己有益，将来以此为人民服务。他说决心学好。

1972 年 1 月 7 日　星期五

李永约我在龙潭湖练功。

我在湖堤练功之后给李永讲了一些关于练内功意守的问题。讲佛家、道家、儒家三家不同的练功目的，在练功时各有不同的意守，佛家多守上丹田，道家多守下丹田，儒家多守中丹田。而我们因保健或治病，那就看各人情况而选适当的本身部位进行"意守"。

初练功要求他们守中丹田。

1972 年 1 月 8 日　星期六

7 时到了，人们渐渐来多了。

今天我未讲之前，请他们提出问题。有人提出的是：

1. 杂念不容易摒除，不知如何才能入静。
2. 站功半小时左右，脚就站不稳了，不能往下站。

3. 腹部像有一股气堵着似的，并且还放屁。

我给他们解答问题：

1. 杂念不容易排除，当然就不能松静，把"松"字口诀念低音，小心念，可排除杂念。

2. 因为病体弱又是年老，初学练功站半小时已经足矣，再勉强练下去，一方面劳累，另一方面不能松静下去就站不稳了，我劝老人不必要求练功时间过长。

3. 腹部堵气而放屁，是没有掌握好练功法，气不通畅，是气未沉丹田，气到"气海"之门，未进入气海之故，可能是腰未松，可检查松腰。

最后告诉他们，练功一小时的可进行"意守"，练功还未到半小时的可暂时不必"意守"。意守就是把意念集中在自己身上所要守的位置，如意守中丹田，那就把意念集中而导引到中丹田去，但不能过于紧张，不能勉强，似守非守，那就好了。

1972 年 1 月 11 日　星期二

过午夜练功一小时，读"意守"功法，读到守鼻尖方法，我觉得引导入静对初学练功可能有效。

1972 年 1 月 12 日　星期三

李永要我教给他"行功"。我给他讲"行功"最好用鼻子呼吸，呼，行一步，吸氧补行一步，仍是全身放松，眼睛不必闭合，但不要过于注意环境所有的事物，使精神安静着而行功。脚跟要先着地，重力放在脚跟，脚尖着地而轻松。这样，快行慢行都可以练。对体弱者练此功收效也很大。

1972 年 1 月 14 日　星期五

星期日我想讲三点关于"意守"的问题：1. 守鼻尖；2. 守

"息"（一呼，二吸，三休息，三结合为息）；3. 守心坎。使他们能得此法入静。

1972 年 1 月 16 日　星期日

我将出园门的时候遇见老夹，他问我："老师，我因肝病守涌泉是否对?""我没有告诉你守涌泉，你为什么守涌泉？肝病应守右脚大趾内侧。"我严格地对老夹说。

1972 年 1 月 19 日　星期三

我对李永说，老夹又说肝有点痛，他除了练内功之外，还贪玩推手，推手是用暗劲，并要消耗内气。有肝病的人不宜玩推手，否则对病情没什么好处。其实，老夹练"松小棍"有好处。

1972 年 1 月 23 日　星期日

今天有一个病人反映是我教他守鼻尖的。他说："练功的时候，偶然有一阵，从两个鼻孔的正中稍稍的一股气似地通过上丹田，直上百会穴而散。"这说明是练功的效应。这位同志练功得到了成绩，他说是十分舒适的。

1972 年 1 月 26 日　星期三

小李的肺病仍未痊愈，星期日我教给他肺部治疗的内功呼吸法，要李永告诉他：1. 练功时身体尽可能放松；2. 在胸前的双手，提得累时可放下来运动一会再练。长呼长吸不必过 9 个 9 次，即不要超过 81 次。并转告小李，必须用心练功治病。

1972 年 1 月 27 日　星期四

今天我到第六医院去挂了号，找陈大夫和他详谈关于动脉硬化和神经衰弱的治疗。陈大夫说老年人的动脉硬化是无法治疗的，是人生的规律，老了动脉自然硬化，直至死亡。神经衰弱经中医针灸治疗或许有可能见效。我万分失望地离开了第六医院。

我想，肯定"气功"治疗法是可以消除这种病症的，有痊愈的希望。"气功"是扩张血管，以气推动血，使血液循环，以气刺激大脑皮层，使它通过反射作用而加强神经的活动，用人功呼吸和意念集中而镇静神经。

1972 年 1 月 30 日　星期日

10 时到了刘甦同志家里。

刘甦对我谈的病况是：失眠、心脏病、动脉硬化、肝炎和骨节痛。她的病真是太多，而且严重。她要求我教她练功，我给她讲了一些初步的功法，教给她每天去中山公园时，以气功法慢行一小时（或量力而行），并给她教坐功法。

1972 年 1 月 31 日　星期一

晚上又华来了，我教给又华卧功。因为他失眠，正好练卧功可能使他安眠。失眠病是只好以练功来治疗，靠安眠药是不得效果的，并有害无益。他如能下苦功，这种病症是容易好的。

巴甫洛夫所说神经中枢的交感神经与副交感神经不得调节，即兴奋神经与抑制神经失调而产生失眠的现象。以气功呼吸法刺激神经系统，使交感神经与副交感神经得到调节，镇静了神经，神经安定了，自然能眠。

1972 年 2 月 2 日　星期三

今夜给李永和小马教了"松小棍"的第二段。"松小棍"是动静两功的基本功，也是静功的辅助功。练了松小棍，腰部和四肢会达到自然松的效果，也是导引入静的效果。经过一段练功的

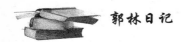

艰苦过程，就会得到精神愉快、身体健壮的好处。

1972 年 2 月 3 日　星期四

今天想起床上练功的口诀是给李永和小马的，今晚如见他们，记着给他们：

静坐床头莫乱思，鼻吸口呼重九次；但求姿势能舒适，盘膝与否皆相宜。

1972 年 2 月 5 日　星期六

李永一个月小结：

去年体检时发现我肝大，验血转氨酶455、三T正常。去年8月底跟郭老师学功。郭老师教了我站式、卧式、坐式、走式，或以坐功为主，每天两次，每次一小时左右。在公园里用走步的方法，在卧室练卧功。

郭老师一直讲松腰很重要，不松腰气不能沉丹田。

元旦后练意守。我有肝炎，守大脚趾不好守，就守中丹田。最后练呼吸，不能用力。

最近还练了松小棍，练了两段。平时在家还练松腰的动作。练功的效果还是比较好的。我的化验结果，从 1971 年 7 月到 1972 年 1 月共 6 次：

练功前　第一次转氨酶455 三T正常。

9 月 2 日第二次转氨酶314，三T16。

10 月 6 日第三次转氨酶正常，三T10。

11 月 9 日第四次转氨酶正常，三T7。

12 月 14 日第五次转氨酶168，三T6。

1 月 11 日第六次转氨酶正常，三T6。

在厂里，正常标准转氨酶160、"三T"8 连续三次就可上班。还要休息一段时间。

现在我的运动量不大，气功没有间断，但饭量增大了，一天能吃一斤半，体重 163 斤，去年夏天是 143 斤。

这几个月我练功比较安心，完全摆脱了有病的心理，练完后比较舒服，很愉快。

在开始练功时感觉不大明显，一段时间后手指有些发胀，后来胳膊有些发胀，再后来背上有跳动，以后津液下去，对丹田有压迫，有响的声音，精神感觉舒服。讲意守后，有时守得好，有时守得不好。守中丹田，那个位置有跳动，有感觉，使思想容易集中，好意守。

张伯龄（月小结）：

现在身体比以前更好。现在练功，最长时间 40 分钟。松静还是能松下来，杂念很少。手发麻、发热，向上意守鼻尖，然后中丹田。守鼻尖能静下来。在练功的过程中，加进深呼吸，累的时间加进去，津液特别多，到肚脐，鼻子通气，感冒也好了；腿、两只脚前边发热，温暖；手跳，腕动得很厉害。

1972 年 2 月 6 日　星期日

下午 3 时小刘来接我去刘甦家里。刘甦原来很能盘坐，盘得很好。她说能静坐半小时，但不很入静，杂念常来打扰。我教了她卧功及长呼短吸。

1972 年 2 月 8 日　星期二

在忙碌中抽出时间去看贺虹，她有高血压及心脏病，连走路都要人扶着，看来病得很不轻。我和她谈了一阵"气功"治疗法，及气功对高血压和心脏病的效验。我要求她立下了"三心"，即要有信心、决心、恒心。我教给她卧功，让她懂得"松静"，才逐渐深入。我约好她，我每周星期日早上去一次，她愉快万分。

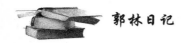

1972 年 2 月 9 日　星期三

李永的小孩今年只有 17 岁，闻说患上高血压病。我要李永把他带来，给他指导练功。这么小的青年都患高血压病，我想给他教"气功八段锦"治疗。

1972 年 2 月 10 日　星期四

小刘因白天从事体力劳动，晚上练站功觉得疲劳，我嘱他明天晚上来给他教坐功。早上站，晚上坐，那就合适了。

1972 年 2 月 12 日　星期六

我本约好贺虹明天上午去看她，可是临时定了明天要上班。安排李永往贺虹家去，并告诉他给贺虹教"坐功"。李永的坐功是有成绩的，体会也深。让李永去我放心，也好让李永从临床实践中再获提高。我也给李永讲讲坐功的初步方法，李永很愉快地去完成这个任务。

1972 年 2 月 13 日　星期日

李永来告诉我，贺虹提出两个问题。

一是卧功的时候手在枕上，自己的脸压着对放松有影响。

二是不能很好地入静，杂念不断地飞来。

我对李永说，第一个问题是她卧得太侧了，应该稍仰卧一点就好了。关于入静的问题，教她初步守鼻尖或念松字口诀看如何。初练功不能入静是正常的事，慢慢就会练出效果来的，不可能一练就能入静，必须有一个过程。

1972 年 2 月 15 日　星期二

下午我抽时间去看周老，他今年 70 岁了，两膝患骨刺病。我教给他卧功打气针法，并告他守会阴下身治疗的功法。

1972 年 2 月 17 日　星期四

今天和李永去看望贺虹。贺虹告诉我们：

1. 练功以来，服药还跟往日一样，没有增多什么药，但近来觉得心没有急跳的痛苦，也没有慌慌张张的难受，精神和心都安静下来了。

2. 因为心不急跳而不慌张，安静下来了，人觉得愉快。

3. 前天和昨天，我好像有了气力似的，我自己整理床铺及擦擦桌子。

4. 今天我已下楼去朋友处串门。女儿也说我这两天好多了。

5. 在练功过程中，总有过一刹那、一刹那的入静，但一追求想多入静些，这刹那间入静的愉快就过去了。

过去经常头痛，一经过练功，头也不痛了。

这是她练功的效果。

我今天给她讲了长呼短吸法及意守而加强她治疗的力量。李永给她教了平坐功。今天我更加详细给她讲了"平坐"功法。

1972 年 2 月 18 日　星期五

早起我自己练了全套"松小棍"，共 8 段 64 势，连预备功及收功，共 30 分钟，是比较快了些，不够柔和、细缓、均匀、深长，是用长呼短吸的，也过于快，达不到柔细、匀长的效果。松小棍是动静功的基本功，我自己必须坚持天天练，自己熟练了教给徒弟们也好些。

1972 年 2 月 20 日　星期日

小马说床上平坐功很难练。我劝他觉得太难就不必练，早上练站功，夜练"松小棍"就行了。

1972 年 2 月 24 日　星期四

我下班回到家，老辛不约而来。我给他讲了四点，以免他抱着热望而来，又空着手回去。

1. 给他讲意守的意义并告诉他守中丹田。
2. 给他讲了长呼短吸并教他练功之前先练长呼短吸。
3. 教他平坐的功法。
4. 检查了他的功势，两膝太过弯曲，腹不收，再告诉他的功势缺点，让他回去改正。

老辛今天特别高兴地回去。

练功不掌握功法是难以提高的。

1972 年 2 月 27 日　星期日

上午九时多到贺虹家，检查了贺虹的练功情况。今天给她教了两段气功的八段锦，劝她好好练，一周练一段，八周内可完全接受八段了。气功治疗法是自我建设，她如不决心安静下去，是收不到效果的。

1972 年 3 月 3 日　星期五

近来我天天练松小棍，对松小棍的认知一天比一天深入。松小棍能活气活血，配合了呼吸及意守，那真是个很好的练功治疗法，对保健是能收到大效果的，只要坚持天天练就好了。

1972 年 3 月 5 日　星期日

上午在天坛公园给学功的同志检查功法。练功 35 分钟之后，让他们提问题。问题不少，重点如老辛坐功时两下肢感觉累，而且腰又有些痛。我亲自给他检查一次腰，是硬板的一点都不松，因此他练功时气不沉丹田，是引起下肢发累及腰痛之故，今后必须教他松腰。

晚上到贺虹家去，李永先到了并给她检查了坐功。以下是贺虹谈的情况：

1. 有人通知她一位熟悉的朋友因心脏病死去，她受到了刺激和惊扰，心率加速，产生心痛心跳的痛苦，吃了大量镇静剂和安眠药，稍好些。但后三天已转过来苦心练功了。

2. 练功时已得到一刹那的入静，继续一刹那的愉快后，三天来天天练功，体会到入静的愉快，练功后心特别平静而舒适。

3. 坐功有时感觉到腰有点痛，两下肢有些不舒服，并且收功时头有些晕。

4. 练卧功时上面的腿压下面的，被压的腿不舒适，侧卧时下面的腿有些发酸。

以下是我给她解说及采取的措施：

1. 让她定时练功，每天练功 4 次。给她的女儿说明，她在练功时，不能给她任何干扰，客来暂不见，如能由女儿处理的事由女儿处理。

2. 继续教她第三、四的八段锦的按摩法，由她自己按摩，加强她的血脉活动。

3. 检查她坐功时有腰痛的情况，是未松裤带，她的裤带结得太紧。

4. 让李永教给她收功法，她能掌握了，慢慢收功就不会头晕了！头晕缘故是人已虚弱，又未熟识收功方法，因而有这现象。

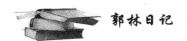

5. 她很愿意接受定时练功，给她定为上午早起练到上午 10 时，下午四时练，到晚上再练。她很高兴，决心这周必须练好。

1972 年 3 月 12 日 星期日

我去贺虹家。到贺虹家的时候，李永和又华已早到了，并给贺虹检查了练功情况，看来贺虹的精神还很不错。我帮她复习了气功八段锦的一至四段，并教给她床上平坐功法，让她夜间失眠时可在床上练这个功，安神了之后可能易于入睡。

1972 年 3 月 13 日 星期一

老张神不足，我告诉他练功守上丹田，以补神为主，加强督脉的活动对他是合适的，他已接受。

1972 年 3 月 18 日 星期六

晚上到阿成家里去，检查他的练功情况。他说：

1. 有过一次静坐之后有一股气从喉部通到肚里去，并且咕噜咕噜地响。

2. 坐的时候腰有些发酸。

3. 他能静坐半小时，静坐之后精神很好。

我说响的作用及一股气通往肚里是常有的反应，最好是用意识把这股气导引入中丹田。关于腰发酸的情况是因他的腰部未放松之故，如松了腰，就不至于发酸了。我还给他讲了人身三个组织的重点，即：血液的组织，筋骨皮的组织和神经系统的组织。因为他有阴虚的情况，我教他守"会阴"。

1972 年 3 月 19 日 星期日

早 8 时去贺虹家，李永和又华已经到了。贺虹的情况是：

1. 我给她"内关"止痛已见效，星期三她心绞痛过一次，她照我讲的"内关"止痛法进行，确已止痛。

2. 练功时怕声音干扰坐不下去，断断续续地练十分钟练不下去即停练。

3. 这一周精神比上一周好些，还写了一封信给儿子。

我要她坚持练坐功半小时，到时候嘱女儿通知她。我教她摒除声音干扰，因为十分钟已可达养神的效果，但要半小时以上才能达到血脉交流。入静之后，经意念集中即意守，守稳了，血脉交流才能起到作用。

最后给她教了一段"气功八段锦"的神经按摩法。李永和又华都学习了，教一个人而他们三个人都同时有了收获。

贺虹的精神一天天比较好些。她还说前天下楼一次，在小院里散步，感到十分愉快，春天来了，她是在家里呆不下去的。

1972 年 3 月 25 日　星期六

我才去看过阿城，他练功的情况是：他每天只练一次，大约 40 分钟，是坐着练的。1. 他不易入静；2. 感到有点腰发酸；3. 意守守不住。他问我还有什么方法可以使他入静。

我教给他预备功"数息"：呼、吸、停共 9 次之后开始练起来。先守了鼻尖，稍入静了，再把意识移到他应守的地方。他是阴虚症，我教他守"会阴"。

他腰不松，因此腰发酸，松了腰绝不至于发酸。

松腰气才能沉丹田，腰不松，气不能沉丹田。

1972 年 3 月 26 日　星期日

同志们约好今天在天坛公园检查练功。可是今早练功时遇有一位女高音正在练唱，他们的练功没有多少基础，各人都受了干扰，他们 9 个人之中看来神经跳动的、不能入静的有好几位。半小时之后，我嘱他们收功，把检查的情况及优缺点一个个告诉他们，并根据所遇情况，如别人歌唱，我们练功可以用"开"的办法，把意守移开自己本身，把意念集中在歌声里，入静之后可把意念引回到自己应守之处，这样比受干扰勉强练功而又不能松静好多了。

今天开始练功的时候老贾做了动功的预备功，我给他们讲，以后预备功必须以静功的方法来做，达到三稳：预备功要稳，收功要稳，练功要稳。又给他们讲了以做"九息"的长呼短吸为预备功。

晚上6时如约到贺虹家，看她神色并不好，我吃了一惊，贺虹即说：

"前星期日，你们离开我的第二天，那个夜里，我练卧功的时候，练了大约20多分钟，忽然感到什么都听不到了，什么声音都没有了，一片空白，我的身体就轻轻地像离开了床铺，星期一、二、三晚上都是这样，我害怕起来了，不知这种现象是好是坏，我惊得心发跳，手足都发软了，第四天我停止练功了，我怕出了坏事！"

我细致地给她解说，这是入了静的现象，没有什么可怕的，入静就是什么都听不见似的，在这个时候不应该以意识来强制它，精神受了强制，由入了静突然强迫清醒，心就跳了。其实这是练功所得的效验，入了静应由它静下去，静到不可能再静时，自然会恢复意识的。我没想到，她会在这么短短的练功时间内，就能得这样的入静效验。我事先没有给她讲明这些现象，而使她吃惊引起了副作用，我心为此很不安。

但好事是，李永和又华在其中听了一课，意想不到难得的一课。李永和又华虽刻苦练功，仍未达到如此入静的境界，他们会因此而更用心体会功法了！

我决定明天见李永时嘱咐他星期三去看看贺虹，看她这两天

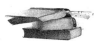

练功是否有什么新情况，否则我安不下心。

1972 年 3 月 27 日　星期一

意识集中了能摒除了一切杂念，松而入静了，血脉才能自然地流通，才能得到新陈代谢的效果。练功难的是不易摒除杂念，贺虹在练功 20 分钟之内能摒除一切杂念而达到脱离一切现实生活的境界，这是非常突出的，是我意想不到的，这是她刻苦练功而又掌握了功法的结果。

1972 年 3 月 30 日　星期四

三月份小结

以下是我从他们的小结之中综合而谈的：

1. 李永每月都加了体重，前月 160 斤，这次 169 斤，这是练功应有的现象，消化力强了，食欲大了，就增加体重了，不必有什么思想负担，这没有什么不好。

2. 掌握好练功的"功法"，能解疲劳，能治病，能保健，能延年益寿，把"升、降、开、合"的功法用好，效果就更大了。

3. 因练预备功的时候用了深呼吸，在练功时自然呼吸有些不太舒服，那是因为练功的过程之中没有做"忘息"，那也会影响入静的。因练功基础还未提高到配合深呼吸，还是用自然呼吸为好，将来练功基础提高了，才配合深呼吸或长呼短吸。

4. 小马谈到早晚有时会头晕，我劝他将站功由明天起改为坐功和卧功，并多吃点营养物，不知他听否。

5. 关于"开"的功法李永用得很不错，他说练功时有鸟唱干扰他，他使用"开"的办法意守了鸟唱，而导引入静后再移守应守之处。李永用得很高明，他真有所提高了。

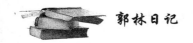

1972 年 4 月 1 日　星期六

老辛有一天问我，说有一个多种疾病的人要求他教功，问我教她守什么？

我注意这件事。我对老辛说："你练了十二年未进行意守，而今这个人第一次学功如何能教她意守？第一次学，只要求松静就是。"由此看出老辛对意守可能仍未深有体会，还得给他补课。

1972 年 4 月 2 日　星期日

晚 6 时到贺虹家，李永已经到了，他们在练平坐功。我看着贺虹，注意她的神情，看出她的上丹田没有松。

经过 15 分钟之后，看见贺虹收功了。我对她说，上丹田还未松，不可能入静。她说对，因此她觉得头脑有些紧张，而且这两天还有点头痛。我立即给讲"气功八段锦"第六段的按摩法，进行头部按摩而致松静。按她反映说，这个星期已经没有前周入静到脑子空白而有离开现实的情况了。这是因为意识去追求这种现象而消失了这种现象。

1972 年 4 月 3 日　星期一

今天老杨、老刘提出问题，练功的时候总觉得肚子胀而不舒服，因此最近见不到我就把功停下来不敢练，不知这是何故。

我问他们有没有进行"意守"，他们说已进行意守丹田。我问是谁告诉他们进行意守的，他们说因最近不见我便看书，书中说守丹田。

我对他们说，你们刚学练功，连松静都不会，是不应这么快进行意守的。既不松不静，强迫意念集中在丹田，那么不松不静，气不沉丹田，即气不通，肚子当然就胀了。停了不练还好，否则照此练下去毛病就更大了！

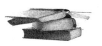

一般人只懂得看书，照书本的理论盲目去练，不按练功人的情况变化而练，这是容易出毛病的，是会出偏差的。

1972 年 4 月 5 日　星期三

李永今天忽然来告诉我，他今天在床上平坐练功，照我所教的功势坐的，坐一小时半入静之后觉得腹内响动着，问我这种反应是好是坏。我告诉他，既已松静，而且已经入静了而响动，这是内动，没什么害处，不必惊异，今后可能还会动的。

1972 年 4 月 9 日　星期日

今天有好几个人提出练功过程中放屁，这是没有松静下来强制"意守"，因不松静，气不沉丹田，气不通则放屁而强通气。没有松静的时候不应意守的。用摒除杂念的方法，稍能松静再"意守"，比较安全。

老贾今天说练功时气只下膝一寸左右就停住了，不能下去。我教他说，从明天起守"涌泉"，引气下行。

肺病老张今天也来了，我教他的是肺部的深呼吸法，由三"息"呼吸而渐增，在一周内他已增至九"息"了，我检查了他功势有些缺点，嘱他要放松为宜。

夜晚往贺虹家去，入门里见李永和贺虹神气不好，我心不安，知这周情况不大好。她说，这周血压稍高，来客也多，干扰比较大，没有好好练功了。她说眼睛不好，是一年之前的病况，她爱人继续送她到医院治眼，大夫判定是"青光眼"。她未信大夫的治疗法，本周仍转医院检查。其实高血压就是会引起失明的。

我曾有一度因高血压忽然两眼发黑。1957 年，突然受到意外的打击，血压忽然高起来，两眼发黑，眼瞳有两个大黑影，经大夫治疗无效。后经苦心练功，眼瞳黑影渐渐由大至小，经过了这十多年不断练功，黑影消除了十分之九，现在仍有芝麻这么小的黑影

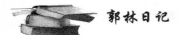

子存在，但没有失明的现象了。贺虹如加强练功，眼会渐愈的。

今天给她复习按摩八段锦的第一、二段。

她摒除不了环境的干扰，这会使练功得不到收效的，这情况甚为我所虑！

1972 年 4 月 15 日　　星期六

小张的总结——

又将近两个月了，我的练功情况简单向老师汇报一下：

一、理论。两个月以来，老师主要讲升降开合中的升降开。什么是升？升是气往上走。在大自然界中，任何物体都有阴阳之分，人体也不例外。中丹田往上是阳，往下是阴，如阴虚，血压低，气往上升，应守舌尖或上丹田，使气上升。什么是降？降是气往下走，在阳盛时如患高血压，气应下降，守涌泉穴。什么是开？就是打开，没限度，可守体外的东西，可以离开人体，如发烧感冒等，人的体温高，要让热散出来，必须用开的办法，把热导引出去，把意念集中在外，可以守太阳、月亮、美丽的花。

二、实践。两个月的练功，有一定的效果。开始自作聪明，走了弯路。由于升降开合不清，在练功中先守鼻尖，然后转至中丹田，后经老师指点及时纠正，才正规。按老师意思，守舌尖，除非患有低血压的人才能守。正常人越守舌尖，倒会引起血压高和头疼的毛病。后来自己一回忆，确实感到老师讲得很对。在我守舌尖时，有几次右太阳穴处痛，经老师指正后又改守丹田，效果较大，四肢不但有发麻发胀感，而且偏头痛立刻消失，左脚疼也已基本恢复，气管炎大有好转。两个月来，没吃任何药，只是增添早上冷饮的习惯，冷饮约半个多月见效果，吃饭多而且香，不管吃好吃坏都一样。在练动功时结合深呼吸、意守和收功法，效果很大，初次感到在动功时步法轻灵，虚实分清，气脉流通，如在虚无缥缈之中。

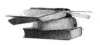

三、日记摘录。

今天是星期六。晚上 8 点来到郭老师家，见到李永、小马和老辛，当我谈到意守中先守舌尖时，郭老师向我提出批评，认为我这样做不对头，升降没弄清，守舌尖，除非患血压低的人，否则会使血压增高。上为阳下为阴，守舌尖就是守上丹田，这样阳胜阴，久而久之会患高血压、偏头痛等症。而自己在练功中也感头痛，大概就是此原因而致。另外郭老师向我提出把静功放首位，太极拳其次，我诚恳接受了这个意见，今后一定坚持练下去。

今日练功收效较大，采取守中丹田的办法，先深呼吸六七次，闭目意守中丹田，并结合数数的办法，一呼一吸是一次，共数 200 次。收功看表，站了 35 分钟，不但津液多，而且四肢发麻发热，练功后头不痛了。

1972 年 4 月 16 日　星期日

见小李，我查问他练功的情况，他说最近发觉鼻腔和上丹田有些麻木。我问他是练功时发现的，练功后是否还有这种情况，他说练功时不练功时都有。想起他是肺病患者，我教他用长呼短吸的肺部内功治疗法，很可能是他意守时过于认真而紧张，短吸时过于使劲儿，过分刺激了鼻腔。纠正的办法，告诉他从明天起，练功必须改为长呼长吸，慢、细、柔、长地呼吸，这样，麻木毛病就会慢慢消失了。

1972 年 4 月 18 日　星期二

李永来访，我心神很不定，头晕目眩，眼前一阵黑。但想起今天夜里是同志们来听"升降开合"最重要的一课"合"字的用法，李永将我扶上床躺下。大家都到了，我不能不讲课了，只好躺在床上讲。我坚持着把"合"的重点给他们讲了。我记得我讲的是：

"合"即合而为一，有一分为三，即分升、降、开，三种功法用上的时候，最后必须合而为一，让"气息归元"，在体内成为整体。"合"即有"收"的意思。用了升、降、开功法之后，是少不了"合"的。升了上去，降了下来，或开出去了，在收功之前必须把意识导引收回中丹田，神气、意识、血脉的流通都回到本位才进行收功，即移回到中丹田之后，平稳下来，能合稳了才进行收功。否则，升、降、开用上了不让"气息归元"，不让神智合一，意识归身，守阴，守阳，守开，不能做到阴阳调节，不能平衡阴阳，导致头痛、心跳，或觉腹部气不通畅而喘气、迫气，致使肝胆受害。

1972 年 4 月 23 日　星期日

下午 4 时与李永去贺虹家。

贺虹又说这个星期内必须克服一切干扰而加强练功!

我给她教了眼病的按摩法，是用自己的中指按摩"翳明"这个穴位，并教给她用"降"的功法导引血下行而降压，也给她讲了"气"的简单用法。

1972 年 4 月 25 日　星期二

今天读了小张的总结，给他谈了两个问题。

1. 升的功法不是把"气"抽上去那么简单，而是把意识向阳上移，按练功人自己的病况，将意识集中在对病情能起治疗作用的部位，加强在这个部位的活动力，使血脉流通，并能导引入静。静松是相关的，静能松，松静之后气能沉丹田。中丹田之气随意识之导引，能引向全身，引之向升，引之降之后还原归于中丹田，升、降、开的运用也如是，亦谓之合。

小张前几天练功曾用过"开"的功法，即意守本体之外，后因未进行"合"之后的收功，就感到身上发冷，这说明是气息没有归元，开了未收回是会出现这现象的。

2. 小张以数息 200 考查时间，在练功过程里进行数息是不适当的。考查时间应在练功之前进行比较好，以免有碍练功入静。想入静更妨碍入静了。

李永提问："我肝炎是守脚之大趾内线，如果我还有低血压病该守什么?"

低血压当然不能用降的功法，愈降当然愈低了。亦可守中丹田嘛！

小张提问："头痛，风寒痛，火热痛如何守?"

风寒该守阳，即用"升"；热火性当用"开"了！

看来对"升降开合"的功法体会还很不深，下月的课确有重点复习的必要。

1972 年 4 月 26 日　星期三

"松小棍"是以"内功"为主，也就以松静为主了。松能静，静能安，心安、气和，是血脉流通唯一的条件。松小棍是要达到动静相兼的效果，才能达到保健的目的。

1972 年 4 月 30 日　星期日

依时和李永到贺虹家里去。贺虹谈这一周因突然得了一次感冒，退烧之后，因还有点练功的功夫，病体和精神都恢复得很快。练功方面，本周取得了很大的效果。

1. 一周之前练功时，上丹田总是紧紧的松不开，很影响入静。本周已做到，一练功上丹田就很快松开了，跟着全身也很快松了，很快入静，感到练功过程之中有无限愉快之感。

2. 感冒发烧之后，血压还不算太高，170 / 90；心的跳动也没有加速的现象。本周是用"降"的功法意守下丹田，气息归元之后收功的。感到气能直通下丹田了。收回中丹田的时候，感觉

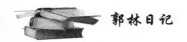
亦很明显，"一降一合"是结合上了。

以上是贺虹的汇报，听之真感觉愉快。贺虹进步之快，在于她确实是真心苦练的，只是她的环境不安静，干扰很大，是不利之处。

今天给贺虹讲的是——

1. 用"合"的功法配合"开"的功法。

2. 讲按摩治疗胸痛及心绞痛的功法。

3. 讲治眼病按摩的功法。

4. 复习气功八段锦的按摩法。

贺虹对讲课很容易体会。她练功只有 4 个月之久，而且一周才讲一次课，检查一次。计来 4 个月是 16 周，我们见面仅 16 次，而她进步之快真是在人意料之外的。

1972 年 5 月 1 日　星期一

今天我在练功之前讲了练"内功"的动功的功法。主要是练动功也和练"内功"一样，用"升降开合"。上架子用升，意守上丹田，中架子用中丹田，下架子用"降"，意守下丹田。加强丹田意识活动，以意引气，以气引形。但我今天练"五禽戏"则是"五合禽"，每练完一禽合一次，则将"气息归元"，继续练下一禽了。五禽则做五次合五次，谓之"五合禽"。并结合松小棍，讲"八合棍""五合禽"，松小棍是八段，要用八合了。气息归元练功则不返气，不喘气，不费气，也就养气和提气，达到本身的血之交流，气之交换，补神、补血、补气。练一次功身体坚强一倍，永远保健。

我还讲了练功时必须尽可能达到悠柔缓和、细致、均匀。今天练功用"合"的功法用得好，收功之后气息特别平静。练动功能"以意为主""内外相合""上下相随"，而"发之于心""达之于神""行之于意""想之于念"，这是好的效果。

1972 年 5 月 7 日　星期日

下午照例到贺虹家去。贺虹今天的情况特别好。前周我给她讲了"开、合"的功法。她说她曾用过开的功法,心想开得远远的、高高的,开到月亮和星星那边去,可是开到房顶就开不出去了,最高最远也只是开到房顶这么高这么远。这是很清楚的,想开高些远些都不行了。可"合"感觉到合得好,当时意识回到丹田之后好好地收功了。

我听了贺虹的反映很有兴趣,我觉得用"开"仅开到房顶,这个经验是我所没有的,有人开不出去,总在自己的身上转,那是有的。因此,她这个反映又提供了新的一课。今天给贺虹讲了用呼吸法防止感冒。

现将练功的人名及病种写于下,以便查考。

1. 张师傅　心脏病　1971 年 9 月练功
2. 杨春元　保健　1971 年 9 月练功
3. 李永　肝炎　1971 年 9 月练功
4. 马玉龙　体质弱　1971 年 9 月练功
5. 张伯岭　保健　1971 年 9 月练功
6. 卢又华　神经衰弱　1972 年 1 月 1 日练功
7. 徐小伯　体质弱　1971 年 12 月练功
8. 辛兼　保健　1971 年 9 月练功
9. 贾某　肝炎　1971 年 9 月练功
10. 老赵　保健　1971 年 12 月练功
11. 老姚　保健　1971 年 12 月练功
12. 刘师傅　胃病　1971 年 9 月练功
13. 郭程远　失眠　1972 年 5 月练功
14. 张庆寿　肝炎　1972 年 5 月 7 日练功
15. 王树生　肾上腺亢进症　1972 年 5 月初练功

16. 李玉如　内分泌失调　1972 年 5 月 7 日练功

17. 王臣珍　肝炎　1972 年 5 月 7 日练功

18. 秦麦英　全身痛　1972 年 5 月 7 日练功

19. 宫宝华　外偏头痛　1972 年 5 月 7 日练功

20. 李景树　十二指肠溃疡　1972 年 5 月 1 日练功

21. 武华宝　肝炎　1972 年 3 月练功

22. 孟进来　胃病　1972 年 5 月 7 日练功

23. 傅中　肝炎　1972 年 5 月练功

24. 杨石　高血压　1972 年 5 月 1 日练功

25. 魏建华　失眠　1972 年 5 月 7 日练功

26. 赵文东　肝炎　1972 年 5 月 7 日练功

27. 李德义　肝炎　1972 年 5 月 7 日练功

28. 李民生　结核病　1972 年 4 月 27 日练功

29. 韩道义　高血压　1972 年 5 月 1 日练功

30. 赵殿华　胸膜炎　1972 年 5 月 1 日练功

31. 王幼兰　鼻炎　1972 年 5 月 1 日练功

32. 徐金凤　肝炎　1972 年 5 月 1 日练功

33. 赵勋东　先天性肠病　1972 年 3 月练功

34. 张文富　心脏病　1972 年 5 月练功

35. 吕影　胃溃疡　1972 年 5 月 3 日练功

36. 王某　神经衰弱　1972 年 1 月 1 日练功

37. 小李　肺结核　1972 年 9 月初练功

1972 年 5 月 9 日　星期二

今天请张苾民详细介绍练功的经过，是如何获得病愈的这么大的成绩的。

张苾民简单地说："那时候我腰痛、胸痛，并且咽喉中长了一个东西堵着，呼吸不通，终日气喘。本来我是站第一式功法的，那时是冬天，老师检查到我的时候，觉得对我的病收效太慢，因此教我改成走步呼吸疗法。回家之后觉得很高兴，第二天开始练走步呼吸法。每天早晨上班之前按照老师所教的练一个小时之后去上班，晚上下班之后我又走到适当的环境里，在绿阴道上走了一小时，练得痛痛快快才回家休息。每天练功后都觉得舒适和愉快。不知不觉练了半年之久，病越来越见好。从冬天到春天，咽喉的痛、胸痛、腰痛慢慢就不见了，咽喉不堵了，出气也不喘了。

4月初我们组织拉练，同志们都不让我参加，可是我自己争取去了。我们不仅走了数十里路，我还上了百花山，一点都没有喘，也没有腰痛，这确实是苦练所得的效果，也是老师教我得法。

1972年5月12日 星期五

最近每天早晨练了松小棍就不能练五禽了，可是我下定决心，既要教人，自己必须要先有深刻的体会。5月我得整整练1个月，并把松小棍的动功练熟。我从来没有告诉同志们还有动功的松小棍，怕他们未练功而先感到麻烦、杂乱。然而总得教他们，动静相兼是我们练功的规律，我必须熟练动功的松小棍，以便将来教给同志们，这种治病的法宝也是很宝贵的。

1972年5月14日 星期日

下午往贺虹家里去。贺虹本周的情况很好，特别有精神。以下是她谈的情况：

1. 本周我觉特别愉快和轻松，练功情况很好。我练过"开"的功法，但仍未开得出去，意识到了窗口上就不能出去了。

2. 近来我觉得特别灵敏，我觉得我的血压没有升高。但昨天仅有些不舒适，量量血压是160/90，前几天还不至于到这个数字的。

3. 我最近已离开安眠药了，过去我是每夜服安眠药睡眠的，最近能大大方方地躺下就睡了。

4. 本周我下楼散步好多次了，友人看见我，都说我精神很好。

5. 我多做头部的按摩，觉得这个按摩给我很多愉快之感，也特别有效果。

这周见了贺虹的情况，我与李永都很高兴。她按摩的手法真的很有进步，我看她按摩时确实能以"意"导引"气"，使按摩取得了理想成绩。

贺虹有绝顶的智慧和真情。

今天我给贺虹教了"气功按摩八段锦"最后的七、八两段，这对她的病是有绝大好处的。

1972 年 5 月 15 日　星期一

五指的气功按摩对五脏六腑之病大有效果，只是看能否坚持。

心，"心能生血"，又与血脉关系密切，主持人体的血液循环。心的功能在五脏六腑中居于首要地位。

肝，生理功能主要为贮藏血液和调节血量，与精神情绪的调节有关，也与部分内分泌有关。

脾，生理功能是主持消化吸收，输送养料、水分，关系到消化吸收的好坏，所以又有"脾为后天之本"的说法。肌肉的生长、统摄血液的正常流动而不至于出血，这也都是脾的功能。

肺，主要生理功能为统管全身之"气"，主持呼吸，推动血液的流畅。

肾，人体的发育、成长和衰老，生殖机能的成熟和衰退，骨的形成，髓的形成，以及体内水的代谢，都与肾有密切关系，故有"肾为先天之本"之说。

由上看来，无一脏不与人的生命有绝大的关系，任一脏器之病都能影响五脏六腑。有了病除以医药治疗之外，"内功"的治疗效果是特大的，练内功之外，加以五指气功按摩，对五脏六腑的疑难杂症都有很大的效果，只要坚持练功，坚持按摩，重病亦能痊愈。

1972 年 5 月 16 日　星期二

张师傅是心脏有病，我劝他不练站功，我给他教了一段卧功第二节，这宜于有站功基础而又有重病的人习练。

王兰是鼻炎，她是两指做鼻上气功按摩，治疗有效否，不在于我，而在于她自己是否下苦功了。

今天也给他们检查了第五段的松小棍。松小棍能触通八脉：督脉、任脉、冲脉、带脉、阳蹻、阴蹻、阳维、阴维，若都能通达五脏六腑，病也就少了。心、肝、肺、脾、肾与胆、胃、大肠、小肠，即使有了病，如气能交换，血能交流，病也不至于发展，加以药物治疗和苦练"内功"，重症也不会发展，不会不愈的。对此也得有必要的信心！

1972 年 5 月 17 日　星期三

所谓三焦，心、肺为上焦，脾、胃为中焦，肝、肾、大肠、小肠、膀胱为下焦。练松小棍、气功按摩和练"内功"是调节三焦的大本领，除医药治疗外，能保健的非此不可了。

1972 年 5 月 21 日　星期日

今天是给群众大查功日，先请张荩民介绍了练功的经过和所收到的效果（目前病已痊愈）。老张说到自己病，因为白血病不能治已备后事了，自己以为不能再活了，后因练功的成效救了一

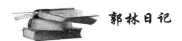

命，才有今天的健康情况。大家都听得入神而现出了万分惊异之情。老张说重点应是，"要坚持，要有信心地苦练！"大家都点头同意此说。

老张的重病是用了半年时间，每天 2 小时，一共以 360 个小时呼吸气功行功治疗法，攻破了这个最可怕的恶病魔鬼侵害的！说到 360 个小时成功的时候，大家都很兴奋，都坚定了信心与病魔作斗争。当时我也引用了我们伟大领袖毛主席的一句话："要抓就抓紧，抓而不紧等于不抓。"

1972 年 5 月 24 日　星期三

今天解答张苠民所问，松下腰站着感觉到两手有点发胀，是否好。因为腰松了气血容易流通，手指尖那时候发胀，是气血正在流通的原因，是好的。

小杨没有一定的练功时间，只靠在机关有空时练练，没空不练，这样练功效果是不大的，应该有定时练功的习惯，定时练功容易入静，效验大多了！

1972 年 5 月 26 日　星期五

老闫说他近来练功发觉内心波动，有时各部有跳动情况。我给他检查，看见他上丹田不松，神经跳动不能入静，两手两肩也不松。我纠正了他的势子，并告诉他："内心有波动的现象和各部有跳动的现象，均因未得松静，意识在强求松静而抑制之故，能得松静之后，这种现象会消除的。"

还看见小李，给他纠正了肺部治疗的呼吸法，他采用长呼短吸，但长呼有余而短吸不足。我觉得还是教他一长呼二短吸较为好些。

1972年5月27日　星期六

到公园小亭子的时候，正遇有一女子在吊音学唱李铁梅，音吊得相当高。我遇有这样的机会试试"开"的功法，考验自己是否得法。我开始练功，练了半个小时之久。在"开"的功法里体会到，声音越近就不好"开"出去。结果我还是以转移目标的功法，转向远方较为容易松静。

1972年5月31日　星期三

马玉龙总结发言：

练功一天安排，主要练床上平坐，侧重松小棍，尤其晚上家中较乱，练静功不太好，我先睡，别人睡了我再起来。早晨练一遍小棍约25分钟，中午休息2个小时练卧功。练坐功环境不太好，怕别人看见，卧功有时睡着了。

小棍我兴趣很大，每天放不下，练起棍来很塌实，能松静，练时丹田跟着跳，有时有节奏，一追求就没了，有时丹田发热往上跑，跑到胸脯。

手发麻，飕飕的，练完后不觉累，精神好，全身特舒服。

练功开始时，只能坐10分钟，后逐渐增加。开始腿发胀，练一会就坐不下去了，现在能在床上坐40分钟，用"开"的方法意守月亮，头脑发凉，好像轻飘飘的。

有时感到心跳（练坐功时），精神上能感觉出来，影响松静，不经常这样，手脚发麻。

根据他们小结的问题，我重点谈的是：

1. 小马练小棍的时候有时觉得中丹田跳。其原因是，小马练小松棍已有5个月，练了5段，每段都练得很好，很松静。照他松静的程度，应该指导他意守了，可是因我没有经验，我本定的计划是八段练完之后，把势子练熟了，也松静了，这个时候才进行意守，以为是理想的。可是我没有想到个别和一般的问题，按我的计划只是一般的，应该看到个别。小马有特殊的成绩，也可以让他提前进行意守，以免他的松静程度已够而意识没有所托而散乱，因此影响丹田不稳而跳动。6月份开始指导他进行意守，守位中丹田，跳动可消除。

2. 小马常在床上练平坐功，觉得从脚跟起有骚骚内动的现象，这是他练松小棍取得腰松和各部已有松静的成绩，所以床上静功也就有了好的条件。但是为何有时有心跳的情况，按他说练功时常用"开"的功法。开的功法，有对准目标、转移目标之不同的用法。但问及小马当时情况，他已记不清了。看来这个问题是由于"意守"开的不得当而引起。下月我有必要把开的功法讲透它，让他们练时用得适合，少出偏差。

又华的总结做得很好，他是元月2日起练功的，练功已满5个月了。他懂得"内功"是"内在"的活动。他有强烈的"内在"要求，而从"苦头"得到"甜头"，并且他已自然而然地离不开他的这一道了。

又华能随生活而练功，熟练生活内功。他说有一天在静的时候，忽然电铃一响，他全身感到一种触电一般而通过全身神经和血脉的震动。又华这一段的体悟是很突出的。

又华在站功时，自作聪明配合腹式呼吸，出了火候不宜的偏差。

今天增门生赵明一人。她今年只18岁，因青光眼而要求练功。女孩子万分聪明，这种眼病是她最大的不幸，内功必能治愈她的病。她患病已有一年多，而且影响到脑神经，感到头痛。我爱惜她的前途和幸福，为增加她治病的机会，我把她接回家里来了，以方便治疗。今夜已让李永给她做了头部按摩，教她气功按摩，按摩督脉以静神经，只是教第一段，下次还继续进行第二段、第三段、第四段，并与练内功结合起来，病是容易治好的，这个我很有信心。

1972年6月2日　星期五

今天是我 62 岁的生日。

一早我想起我们伟大的领袖毛主席，我灵魂深处盼着他能活到 100 岁以上。我自己想，他的功夫是成熟的了，当能活到 100 岁以上。因此我流着满脸的汗水，用尽苦心，为伟大领袖毛主席书成"集篆百寿图"。这是一个个"寿"字，篆书写成一百个不同样的寿字"百寿图"，是绝对用中锋书成的，若偶有一笔败笔，则会前功尽弃。但今天是为敬仰的伟大领袖而书的，我很愉快地书成了"百寿图"。我自己绝没有百寿之希望，只盼毛主席能有 100 寿，更多为世界人民造福！

1972年6月4日　星期日

贺虹今天的情况还不坏，我向她提出要求加强第三式站功和坐功，以求病好得快，并要求她加强青光眼的穴位按摩，她很高兴地接受了。

1972年6月6日　星期二

见了小明，又给她做治疗病的思想工作。她是神经系统的毛病，劝她坚持安静地练功和按摩。我把小明引到一个最安静的地方，躺在树后给她教了两段按摩，是治她的青光眼的。小明是一个聪明的小孩子，神经系统如得病不愈，将会失去她的智慧，我必须好好地注意指导她，帮助她。

1972年6月7日　星期三

我在树荫下到处找小明，结果在一处小小的小树荫的蔷薇花下，发现她正安安静静地对着花树而站，我在近前看了她20分钟。她停功后睁开了聪明的大眼睛，愉快地看着我，我告诉她功势还好，可是未能好好入静。她点点头但又惊奇地问我："您怎么知道我未能入静呢？"我说你的神情未入静，神经还在跳动，后十分钟好些，她又点点头。我给她教了用呼吸法做预备功，导引入静，又教她一个"松"字念低音的口诀。我看见那时我的周围已有好多人了，我赶快就走了。

巴甫洛夫是苏联有名的科学家，他证实高级神经的机能是在大脑皮层，大脑皮层的机能是分析与综合，因为大脑皮层有分析和综合的机能。

1. 它能把千千万万的事物作出具体的分析，又能将千千万万的事物或理论系统地归纳，作出总结。

2. 它能由各种活动中推出它的结果，更能由各种事物究其原因。

3. 它能将各种过去的事不论几百几千年，在一刹那的时间中反映在眼前。

4. 它能利用各种的经验，想出新的事物。

人体生理的作用，内脏的作用，如胸腔内心和肺，腹腔的胃、肝、胰、脾和大肠，盆骨内的膀胱，男女的生殖器官，这些都不是接受中枢神经系统的支配，而是由另一种神经叫做植物神经来调节的。

植物神经分布在脊椎的两边。由神经节指导各器官的神经纤维，叫做交感神经；进入神经脊叫做副交感神经。

交感神经和副交感神经这两组神经是对抗性的，人的内脏就是在这两种神经的对抗矛盾之中活动着。人生病往往因这两组神经的失常，那就可以利用"气功"的各种功法，来刺激和推动这两组神经，使它起到调节的作用，恢复人体本有的健康。

我们也知道，中枢神经指挥着肌肉的活动。而思想、意识、精神是"大脑皮层"各级神经指挥的活动。又华做总结的时候说气功锻炼是"内在"的追求，也就是大脑皮层指挥的思想、意识、精神上的追求。练功时是由大脑皮层指挥下入静，而达到内动。

1972 年 6 月 9 日　星期五

我练完功找着小明，给她按摩，并教她入静的功法。今天再给她多次按摩"风池"穴，我要她记住按摩的三个原则、两个方向和三种手法：

三个原则是：由慢到快；由浅入深；由轻加重。

两个方向是：先由里转外；后由外转里。

三个手法是：指根（即指梢）；手指（即照穴位适当用五指）；掌心。

小明告诉我："自从练静功之后，加上气功按摩，我的头就没有痛过一次，并且眼睛也不痛了！"

1972 年 6 月 13 日　星期二

记起了昨天老李介绍来的五绺长白胡子的老人约我今天 6 时在小亭子见面。

我看了他的床上六段功之后，具体指出他练的硬功不适合老年人锻炼的道理。年老病残血气两衰，不应练这些伤神费气的功夫了。他目前多病，尤其是心绞痛、高血压更不宜练硬功而导致消耗过大。老人要求我告诉他练什么功为宜，我把"内功"的气功行功功法告诉他请他考虑，并把定喘穴位的气功按摩法告诉了他。

1972 年 6 月 24 日　星期六

早晨 5 时去公园练功，遇有一女子约三十多岁，向我恳求帮

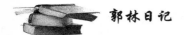

助练功。当我问及她的病况的时候，她仅说出"我是精神分裂症"几个字，泪水便点点滴滴地落在地上。我看见她脸色都变青了，立即用我手上的小毛巾轻轻地给她擦干了泪水，给她进行气功头部神经系统病症的按摩法，按摩了有 25 分钟之久，病人才慢慢地安静下来。我给她按摩完毕的时候，她微微地向我一笑："谢谢您，谢谢您了！"我劝她回家休息去，看她已经恢复了精神，我的心才安下来。

1972 年 6 月 26 日　星期一

为了让小明的青光眼快些痊愈，今天我又教给她按摩的两个穴位，一是"光明"，二是"球后"。教给她找到穴位，让她明天开始练新加进的穴位。

1972 年 6 月 27 日　星期二

今早 5 时往公园练功，王喜耀比我先到，他已安静地练功了。我给老王纠正了他的势子，他的头过低，有碍呼吸及松静。

1972 年 6 月 30 日　星期五

王文英是南方人，50 岁，患有高血压、气管炎病。她住在瑞金路 18 号。当她向我要求练功治疗时，看见她气喘到连话都说不出来，我想她这么喘着是妨碍练功入静的，先练练"行功"为宜。我给她讲了功法，还亲自带着她在公园里行练了两个圈，嘱她天天早晚练。

谭仁元这位 56 岁的老头来找我，他高高兴兴地对我说，是半年之前我教他的功法，练行功的。他是半身不遂的重病号，练了半年，现在确实很好了，走起路来非常轻松了，只是有两只脚拇指会痛而已。

1972 年 7 月 1 日　星期六

朱苹华是眼球痛和偏头痛，我曾给他按摩了三次，并教给他按摩的指法和给他找好按摩的穴位，他今早来告诉我，他已好多了！

1972 年 7 月 2 日　星期日

向高雪月借来了一本《人体解剖学》，想在今天好好地研究，"内功"功法我多是从传统得来的，应该更科学地下苦功进行研究，结合可贵的传统的法则。"内功"之气功，是我国数千年来经过相当多智者的研究和经历而传至今日，并以此保健、养生的，治疗各种慢性病确有特效。但经过对人体内部的解剖和分析，对症给病者进行治疗，我想效果会更大。如现在要求我辅导治疗的病人有 117 人之多，其中有一个病人带有数种疾病。如贺虹，她的病种有高血压、心脏（心绞痛）病、青光眼、糖尿病、习惯性便秘，还有痔疮等等。如李元放，女，43 岁，是中学教师，她患有肺气肿、高血压、动脉硬化、心脏病，当然其病因很可能是高血压所引起的，但目前各种病患同时袭击。又如肖大辉，胆道感染、胃大部分切除、背肩疼、失眠等等。对这种病者，简简单单给他一个一般的练功治疗，是难得收效的，应该更好地结合新科学进行。我对医学知识掌握不多，必须下苦功研究，才能有效地辅导。《人体解剖学》是内体的五脏解剖，与内功结合，给病者治疗必有良效。

今天下午依时往贺虹家，见贺虹精神奕奕，身体很好，给她习惯性便秘治疗法，教她按摩穴位：天枢；支沟；足三里。她如经常按摩，比扎针更有效，扎针不能多扎，按摩可经常、多次的按摩，气针比银针更有良效，只看她是否用功就是了。

今天偶然发现贺虹有盘坐的本领，我和她同时在床上盘坐，

她能入静坐半个多小时，看来她的提高是很快的。

1972 年 7 月 3 日　星期一

《北京日报》的杨世勋，有神经衰弱症，曾有过肺结核病，我给他讲了行功法，让他练行功法三个月后看效果如何，再改功势或更进一步。

1972 年 7 月 8 日　星期六

晚 7 时我往贺虹家，她也没有什么坏的反映，只是说近来睡眠不太好，我嘱李永给贺虹按摩头部。贺虹的爱人章烙取出郭沫若写的文章，是有关气功的一段。

1972 年《考古》第 3 期第 9 页石刻文中有《行气玉佩铭》，是在一个十二面体的小玉挂上刻有"行气"铭文，文凡四十五字，每面刻三个字，有九字重文，篆书，文字极为规整，与洛阳金村出土的韩国的"马芳钟"铭文字极相类似。钟作于安王二十二年（公元前 380 年），是战国初期的东西。"玉佩铭"应该和钟同时，说不定也是金村韩墓所出土之物。铭文的内容用今天的通用文字译出如下：

"行气，深则蓄，蓄则伸，伸则下，下则定，定则固，固则萌，萌则长，长则退，退则天。天几春在上，地几春在下。顺则生，逆则死。"

铭中两个"几"字，可读为"其"，也可读为机，应以读机为适。这是一个深呼吸的方法，一个深呼吸为一个回合。往下伸则定其固；然而呼出如草木之萌芽，往上长，与深入时的径路相反而退进，退到绝顶。这样天机便朝上动，地机朝下动。顺此行之则生，逆此行之则死。

这便是古人说的"导引"，今人所说的"气功"。《庄子·刻意篇》："吹呴呼吸，吐故纳新，熊经鸟伸，为寿而已矣。此导引之士，养形之人，彭祖寿考者之前为也。"可证战国时代，确有一派讲究气功的养生家。

这段引古的资料是证实战国时代已有以"气功"养生之道，可知"气功"养生保健治疗疾病是我国历史遗留下来的宝贵产物，珍贵而更有新发展也。

我从章烙那里得此读物，鼓舞着我对"气功"事业加以苦研，促其努力发展。

1972 年 7 月 11 日　星期二

今早我 5 时往公园练功，金树生比我早到。我看见老金硬手硬脚地在做第三式站功，并且收功时动作像和人打架一样。我对他谈了他站功势子不对，他也说出自己偏头痛的病症，而且有低血压病。可是由于他不懂"升降开合"的功法，低血压病应守上丹田，他却死守中丹田，因此病不得痊愈，并且因他未得松静，强制了"意守"而引起自己不知不觉的手打足踢的现象。我给他安排，让李永按摩其脑部，也让李永有熟练指法的机会。李永积极和金树生、王熙明安排好按摩时间。金因神经紧张不能安静，而且引起偏头痛，经过按摩他会松静下来的。

1972 年 7 月 14 日　星期五

在北京陆军医院治病的首长黄光霞的爱人张兰芬，今天下午 6 时许来访我。黄光霞的胃萎缩病再发展就是胃癌，目前尚未到这危险程度，按照理想"气功"疗法来治，加上配合气功按摩，可能会有收效的。他现在严重失眠，气功按摩加以他自己努力练静功，必定能解决睡眠的问题。萎缩性胃炎前后期亦有所不同，看来他是后期的了。如是后期的，消瘦、贫血、舌萎缩，如恶化，即变为胃癌。希望他不至于这么严重，否则他练功也来不及了，如何治疗需先看看情况才能决定。如果他的病情是气郁、胃部胀满疼痛、嗳气、恶心，或呕吐、烧心、吐酸、口苦、食欲不好，情绪郁抑时胀痛明显，舌苔薄白或黄，脉细弦。这样中医是以"理气和胃"治疗，那么气功治疗也能起到这种理气和胃的作用，并能养阴养胃，只看他自己是否下决心苦练就是。我已约定张兰芬下星期一来接我，我带李永、又华、小魏三人同去。我必须努力治好这位将军，真正地为工农兵服务，由此也能提高我自己和门徒的临床学习，更好地发展祖国伟大的传统治疗法，这是洋人所没有的。

我的思想预备如下：

1. 了解病人的过去和现在情况。
2. 给病人讲气功治疗法的功能。
3. 教给病人练功，必须选择适合其本人病况的功法。
4. 定期进行按摩，配合练功治疗。

一周进行三次按摩，以一个月为一个疗程。看病况如何变化再定。先由李永给病人按摩一周，后由又华按摩一周，小魏去的目的在于给她见习的机会。小魏很聪明，可开始教她按摩法。

1972 年 7 月 日 星期一

来人接我们去陆军医院给首长看病。先讲卧功法，黄卧在病床上，王与张站在床一边，李永，又华，小魏站在床的另一边，看我给病人讲卧的功法和卧功的姿势。我讲的是五指按穴位的侧卧法，这种卧功比较容易入静，舒适，又有大的疗效，只看病者是否努力坚持练功就是了。功势安排好了，嘱李永给他们示范头部神经按摩入静法。李永给他们按摩一次之后，导引他们自己动手按摩，他们都说特别舒适，有快感。我对他们说，这种按摩可在练功之前进行，经过按摩更容易入静。

李永还给王喜耀作了一次头部按摩，又给他们讲了坐功的功法，让他们早上练坐功，夜晚练卧功。

最后由又华给黄光霞进行头部直下肝俞、胆俞、脾俞至胃俞的治疗按摩，我在旁边给又华提示。又华手法虽有些生硬，却很能松静，能达到气功按摩治疗的目的。

1972 年 7 月 18 日　星期二

　　我给张兰芬教了站功，让她静站之中，我守在她旁边看她练功的神情。她虽是第一天练功，但神色很安静，两眼神经没有跳动，很像一个熟练的练功者。可是她站的时间不多，仅 15 分钟也不能坚持，我告她初练是如此的，以后每天练可渐渐加上时间，如每天加五分钟，一星期之内就能坚持到半小时了。

1972 年 7 月 21 日　星期五

　　今早 5 时往公园练功。朱荣华来找我，他是练站功的，他说站功时两肋有条筋拉着痛。

　　我检查了他的功势，发现他的两肩不松，两肘发硬。我教给他静功的松法（两手慢慢向左右伸，手掌向下慢慢落下，又反掌两掌向上慢慢升。这样慢慢升降数次，并长呼短吸数次）是练姿态练这个松静法的，练完之后他很高兴，带着感谢的微笑离开了我。

　　姜道义是个 50 岁的女病号，她患的是高血压与严重的关节炎。今早我教她练"行功"，把行功的原则告诉她：1. 慢慢地走；2. 放松地走，不想什么东西地走；3. 眼睛半开是看路，不看其他的物景这么走；4. 如果脑子必须要想，那就想着自己是为什么在走。那就坚持下来了。

　　我带着她走了五分钟，让她自己去实践了，看来她走得还不错。

　　今天我对老辛说："老辛张开大眼练功确是有害无益的。张大眼练静功，上丹田如何能静下来？督脉不能松静，你怎么能祈求入静？既然如此也劳神伤神，眼珠睁久了，时间长了，会成为

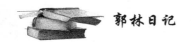

眼病，导致青光眼。练功是除病的，而你总是由练功而造就病因，为何如此做法？"

夜 7 时曹汉贤到公园找我教他按摩。老曹是癫痫病，是严重的病，已经过中西医治疗多年均无效。他病有十余年了，是顽固的老病。老曹的按摩特别有"内在"体验，按摩成绩甚好，我有信心给他辅导直至痊愈，可是他能否苦练是个最大的问题。今夜给老曹教了头部四个穴位，约他下周再来，地点时间不改变。

1972 年 7 月 22 日　星期六

早晨在公园练了静功，收功时见了李永，他把检查结果的证明书给我看——正常，正常。我内心的愉快不是用言语所能说出的。总之，他的病痊愈了，痊愈了！他的健康带给我无限的快慰，两个月之前他因吃了药制的黑豆子数斤，忽然症况急剧转坏，由正常变成转氨酶 600 多，而且血压也急高起来。我采取急需之功法，教他自己日夕用功，自己按摩"肝炎点"穴位，并加强练静功和配合药物调养，今天又恢复正常了，这是值得高兴的。由此体会到，老师对学生真有如慈母对亲儿一样，只盼他能巩固健康，不能让它反反复复了。我叮嘱李永小心"四调"，要以巩固健康为主。

此例证明了练静功的效果，是能治疗肝炎的。

晚上 7 时到贺虹家，贺虹高高兴兴地告诉我们，她已去机关参加了整个星期的学习讨论会了。

1972 年 7 月 23 日　星期日

上午去看老友李淑一，看她的眼睛动过手术后怎样。可是今天见到她才知她的眼睛并没有痊愈，不能看书，不能看报，并且头部神经也受到影响，我只好主动提出给她按摩。

我给她进行了头部按摩之后，她感觉特别舒适。我因没有时间多去看她，只好把按摩术给她讲了，指给她对她病况合用的穴位，由她自己去按摩。我先请她看着我自己进行按摩一次，再请她跟着我给她自己按摩一次。她是聪明人，年岁虽已到72，但还是很灵活，学一次她就能完全把穴位记住了，只是指法还有些生硬。她如能坚持天天按摩，手指会一天比一天熟练的，但愿她能坚持自我治疗，早得痊愈。可是单靠按摩，效果甚微，还需求练静功得法，配合按摩，这才有更好的效果。李淑一正在练坐功，她如能好好入静，眼睛就容易痊愈。眼力影响了头部神经，眼病好了，头痛也自然会消失了。

1972 年 7 月 30 日　星期日

姜正义是位女的，50 岁，全身性关节炎。前周我给她安排了行功，让她把脚步走松了，精神和思想放松下来，再教她练坐功。她近日很能苦练，眼见着她日渐由病人转变为健康。

姜正义的病情，需要按摩配合练功，才能急救她的病。

李玉如是内分泌失调之症，坐功无法入静，后改为行功很见效果。她很能苦学苦练，能苦学苦练的病者，都能收到效果。

五禽戏非有很好的"内功"基础无法学习，内功学好了，松小棍学好了，才能练五禽戏。

五禽戏是我们后汉名医华佗根据古代导引、吐纳、熊经、鸟伸之术，精致地研究了虎、鹿、熊、猿、鸟五禽的活动特征，并结合人体的五脏六腑、经络和气血的功能而编成的一套具有显著的民族风格的体育活动。华佗创作五禽戏的目的，不只是为了保健，也可治病。由于五禽各自特点不同，所以做每一禽戏，都有各自不同的收效。

一般来说，经常练虎势能使肺气充沛，精力旺盛；练鹿势能使脾胃的功能增强，强肝益肾；练熊势能平疏肝火，壮体力，静安眠；练猿势能灵活脑筋，开展心胸，增进气血流通；练鸟势能

舒畅筋络，易筋活血，活动关节。总之能坚持练下去，是有助身体健康、祛病延年的。

1972 年 8 月 6 日　星期日

今天是 8 月份给病人大检查之日。早起见天色晴朗，凉风阵阵，精神万分愉快。6 时出门，小泊来和我同往天坛北门，李永已在门口等我，许许多多同志也在门口等着我。大家虽然都是有病的人，但各人脸上都现出愉快的微笑。我们一同入园到了目的地，亦有许许多多同志比我早到了，前前后后来的共有 100 余人，其中新参加练功的有 40 余人。

李永、苠民、小杨、小马、小明、小泊、小李都来了。又华本在郊外干校劳动，也赶回来参加大检查，真够热闹的。

开始检查，初参加练功的交给李永和小马领去安排练功，张苠民整队检查。今天给第一式的改为第二式，给第二式的改为第三式，第三式的有错的给他们改正，没有错的不动他们了。

开始练功的时候我让他们做了预备功。刚开始练功的时候，树林里的秋蝉强烈地集体大吵大闹起来。因为蝉声吵闹之故，我引他们用我的功法入静。低血压的让他们将意识开上天空去，高血压的让他们开到海底去，没有高、低血压病的由他们自己"开"到哪里都行，找他们自己所喜爱的寄托，"以一念代万念"的功法进行入静。半小时的练功检查完了，开始讲以下观点：

1. 什么是"气功"？什么是"真气"？

2. 为什么要练气功？

3. 练功时舌头硬顶的害处。

4. 睁开眼睛练功的害处。

5. 错误地用反呼吸的害处。

6. 外形在练功时乱动的害处。

7. 以一念代万念为何用法。

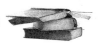

8. 在觉醒状态下进行入静。

9. 练内功有松、静、意守、调息的过程。

10. 练内功不能用自我强迫的方法，这是有害无益的。

把以上应讲的细致地分析讲完，已经是中午 12 时了。

1972 年 8 月 9 日　星期一

自从伤了肋骨之后，我没有练"五禽戏"动功了，几次想练，一练肋侧就痛，甚为苦恼。

今晨我没有往公园练坐功，是夜里往公园去练五禽戏动功的。那时也约了张怀涛、姜正义、李元放等在公园给他们教按摩。他们都比我早到。正在按摩的时候李永也来了。他们各人都在葡萄架下的白石条凳上坐下。天气虽酷热，但公园树木多，我们在公园的南边，夜来阵阵的南风吹拂着我们的短发，各人在树底下，淡淡的灯光照耀到脸上，显出安静的神情，愉快地、慢慢地、细致而柔长地进行按摩。不久群众围着我们，他们也不声不响地伴着我们安静下来。

"真好，真舒适!"

我给他们教练了头部按摩，大家都有愉快的同感!

给同志们教练了按摩之后，我自己走到林荫深处没有灯光照明的地方，那时游人也慢慢的少了，我安静地在练我的五禽之戏。好久不练，练起来像久别的故人忽然重逢，心上一种说不出的滋味。记得伟大领袖毛主席的教导："体育之效，至于强筋骨，因而增知识，因而调感情，因而强意志。筋骨者吾人之身，知识、感情、意志者吾人之心，身心皆适，故夫体育非他，养乎吾生，乐乎吾心而已。"

今夜练五禽之戏，对毛主席之教导深有体会也。

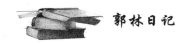

1972 年 8 月 14 日　星期一

近日学习十分紧张，清早学到夜。老先生们可能有些精神疲劳了，在响铃休息的时候，我们的组长是一位 40 岁左右的男士，身体较弱些，大概也有些疲劳了。他带头在院子做着功式，有些老头子也跟着他站着，什么三圆式、马步式都出来了，看来他们是看了秦派的气功书。过去我院有一同志肺气肿病十分严重，各种治疗法都治而无效，后来他进行了气功治疗，旁人提到他便是哈哈大笑。今天竟由我们的组长在院子里公开做起架子来，不管势子是否有缺点，或是有否讲功法，有懂得什么松静，总之在我院把气功看做邪道的组长必知气功是有正气的实质了！这是可贵的事，我们祖国的传统是有许多可贵的东西啊！一切把可贵的传统都看为四旧、都看为邪道是不对的，要有所研究、有所分析、有所批判的接受才是对的。

银针治疗法、气功治疗法是我们祖国可贵的治疗法，是世界各国所没有的。在伟大的领袖毛主席领导下，银针治疗法发挥了很大的作用。外国已有许多医者都到我国学这一门。但气功治疗法是难为外国人所学的，是他们无法追求的。由此看这种治疗更是我国民族更可贵的东西了！

自我进入东单公园之后，今天是一年了，已接触了 190 多个病人，各种病种都有。一年之中，在这 190 多个病人的实践中有深刻的体会和提高。从 190 多名病人的临床之中结合了自己练功的实践和自己懂得的一些功法的理论相结合，一年来成绩是有一些的。但气功这一门是深奥的哲学，是对有科学的发展性和规律性的人的内在——意识、精神、思想、感情进行调整的自我锻炼、自我建设的一种保健法、养生法。消灭病害；巩固健康；养生而延年益寿，这是气功的目的。但是达到这个目的的过程和手段是非常复杂的、曲折的、艰苦的和困难的。练功的过程要过三大关——松静、意守、调息。这三大关内的每一段路程还有一个个的小关。第一个大关的小关任何一个过不去都影响到过大关。第一个小关过不了就不能谈到过三关了，这考验着治病者的智慧和意志，所谓世上无难事，最怕有心人。有决心、耐心、信心的追求者，他会通过难关的。经过第一大关（即松静关）之后，它本身（气功本身）有一种吸力而引你过第二大关。但往往第一大关的松静关经过多种斗争和克服的艰苦终于过来了，而气功这个东西的深度、远度和阔度是无尽头的，是愈来愈深、愈来愈远、愈来愈阔，过了第一大关即以为第二大关必是好过了，谁知道过了第一大关，第二大关更难更苦了！往往过了第一大关，在第二大关却出了偏差，或者因为第一大关没有过好，练功者以为自己过好了，或者是过急的追求，一关未完而急躁地开步进入第二关，自以为没有什么艰难了。第二大关（即意守关）是意识活动的一大关，是最高级神经活动的一关。意识活动与精神活动、思想活动、感情活动是紧密相关的。

杨介平是位 77 岁的老先生，他苦苦练功十多年，不但没能消灭自己的病患，而且患了血管硬化病症。他本人说是经过医生检查证实的了，他的整个脑袋整日在无规则地摇动。这是出于神经系统组织的病症。人的内部主要组织是神经系统、血液组织系统，练内功要求达到血液循环，起到新陈代谢的作用。可是神经系统组织在第一关（即松静关）过不好——神经不够松静而强行意守（强迫意识活动），甚至是集中在练功者的身躯内某部去活动，这样血液不会在这种情况下自然循环，而且因强制的关系出现意想不到的偏差。

人的神经系统、血液系统、筋骨皮肉系统组织都不是孤立的，都是内部相通的。

王永连 50 岁左右，他苦练了 5 年的盘腿静坐功，可是到后来的两年则头昏心跳而练不下去了，不得不停了功。这两位老先

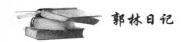
生都是苦学苦练，是有了决心、耐心和信心追求锻炼的。可见练内功虽有了"三心"，还得要掌握着正确的功法，才能达到应有的目的。

内功的"升降开合"确实是练功的重点功法，以上四个字关系到练功者的健康、幸福甚至工作前途和生命。在我为群众服务的一年对 190 多位病人临床实践中，病人有 30% 是因练功出了偏差而得病的，这个病又是不为医药所能治的。照这些病人说的情况，多半是自己看书练功的，是根据书本理论指导练的，并且多是出了病也不知道是在练功中得病的，有人怀疑到是练功出了偏差而停功不练，可是已得的病无法可消了。

有些病者是第一关未过好开步到第二关，第二关还未过好又进入第三关了，因此病愈来愈重而至无法解救。中西医大夫不是练气功的有经验者，甚至连气功是什么都不知道，也就无法给你医治了，病因都查不出来又如何进行医治呢？

我们组长今天能正视气功法，这是一件很值得高兴的事。

今天小报里发表一篇"长寿之道"的文章，文中提到人的寿命应为 120 岁，并谈到推迟衰老期。那么我国气功保健法掌握好正确的功法，是可以达到 120 岁的，确能推迟衰老期。以我自己本身来体会这是无疑的。

1972 年 8 月 16 日　星期三

练内功是在宁静中、觉醒中进行的，不是波浪式的前进，不是螺旋式的提高。因此我们练功的第一关就是求松静，达到相当松静的程度才能安然地进入第二关，否则既不松静，强制意识活动而意守，这必然出偏差的。

1972 年 8 月 18 日　星期五

张茋民在我身边以坚决严肃的态度对我说："老师，我这一生只是紧紧地跟着你学，我其他什么都不学了，就学好练功，身体好了，就幸福了。"

张荩民本来病是很多的，尤其白血病是不治之症。他住过多少医院都无法医治，去年冬天找到了我，请求他们机关给他写了一张求治病练功的证明文件。我给他安排了行功配合呼吸治疗法，半年之后，在今年4月竟然痊愈，并参加了他机关上百花山的拉练锻炼，取得很大的成绩。今天是气功治疗法救了他一命，他说发誓不离开我，学一辈子了。

张荩民是个老实的人，工作也十分积极的，是个好同志。

1972 年 8 月 19 日　星期六

接到亚克斯（即郭林老师的爱人林晓先生）的来信：

我近来牙痛得厉害，是我一生第一次尝到这种痛苦的滋味。吃了多少药，牛黄解毒也解不了毒，四环素也消不了炎，甚至还发烧。在我这种痛苦中，本不算什么大病，想到你曾经心脏病躺床两三年，全身关节炎躺床不能动又是两年，你的高血压病已有15年，因子宫癌病大小手术做过6次了。你是从生死关过来的，你受了多少病疼的折磨。我今天能够理解你，是因为被痛苦折磨得够受了，在痛苦的折磨之中你有了深刻的体会，因此你今日废寝忘食而去救这些痛苦的病人。这许许多多的病人因你而得救，他们是多么的感激你，你会得到多大的快乐。

知我者亚克斯。气功治疗法是我们祖国真正的可贵的宝贝，它救了我，我必须尽能力去救我所能救的病人。我活了62岁了，我没有对祖国有所贡献，在我的晚年我应尽我的一丝力量！

晚7时许小杨和李永来了，我告诉他们好好地去做好这一年来的总结。

李永已经两次检查，身体确实恢复正常了，他如能苦学苦练，健康是属于他的。

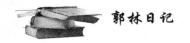

1972 年 8 月 20 日　星期日

今早有一位 40 多岁的女性张文来找我，她是代表她的爱人来的。她说："我爱人因头部血管硬化的影响说话不清楚，而且行走也不能像平常健康的人，想求您帮助治疗，看能否练功治疗！"我说："其实什么慢性病都可以练功治疗，只是我没有看见病人不好说话。不直接看见病人是很难确定练什么功的，你最好把病人带到这里来！"张文说："他不方便到这里来，我用小汽车接您到我们家里看看可以吗？"我说："不一定要小汽车接我，公共汽车也一样，只是我的时间要安排安排，看哪天才能去看他。"

我这位"假"大夫本来是不出门看病人的，总是撞到这种情况真使我有些为难，后来我把李元放介绍给她，说改天他到公园来再约时间。

病人是否能练功这是治疗的重点。气功治疗法是一种自我治疗法，病人如果不能练功也就不能治疗了，这要看病人情况而定。

夜功静坐两小时，收功已是夜深人静的时候。两小时的静功支持了我一天一夜的工作精神。我们伟大祖国的传统气功的功能是多么宝贵的力量！

1972 年 8 月 23 日　星期三

今天是星期三，学生们都来上课。小侯、李永、小马、小泊、小英、小明、杨春、荗民、小魏都来了，又华下乡一个多月了不能来。今天本来是他们作总结，先谈谈大纲，但是发言迟迟疑疑颇不痛快。因此我要求谈具体的：

1. 谈谈追求练功的动机。

2. 第一关如何过来的，过第一关时的情况怎样（六种入静功法用得怎样）。

3. 过到第二关对升降开合的功法用得怎样（有什么意外的问题应详谈）。

4. 如何准备过第三关。

5. 练功一年了结果是怎样的？松小棍及按摩都做总结。

"松小棍" 11 人之中只有李永和小马才由第一节学到最后的第八节，由他们二人作出全年总结。

本星期六晚上仍由各人议论大纲，9 月份全月谈总结。

我问星期六晚上谁争取先谈，因为这么多人一次谈不完。小明举手争取先谈，这个孩子处处都表现得可爱，她聪明而且苦学苦练，确实有培养的前途。

今夜 10 时才散的。小侯留在最后走，他提了一个新问题，他又是中了书本里的毒害！

"老师，顶上挂线是正法吧？"小侯问。

"是正法，但不能有意识的追求，否则会出现头疼的现象的。"我说。

"是的，我最近一周来感觉头疼，我练功时总是想着头顶挂线了没有。原来头疼是出于这里，好在仅仅一星期，否则更糟了！"

"小侯，头顶挂线是自然而然的，只要你练功的时候姿势摆正了，头摆得正，不斜不歪入了静之后，人就轻轻的，就像空中飘飘荡荡的。但不能有意追求，有意识的追什么现象都会出现偏差的。安分守己地练功吧！不要好奇地追求这个那个了！"

"是的老师，我以后好好练功就是。"

小侯得了解答就高高兴兴地走了，李永留下笔记给我看。

1972 年 8 月 24 日　星期四

小明今夜来找我，要求我给她按摩头部。

"老师，前两天因为我心急想快些好，就去一所医院找中医看。这个老头擦了擦我的眼睛使我痛得要死，头也痛得厉害。他给我眼睛上了药，我上了一次药反而更疼了，疼得我心跳头晕！求您给我按摩吧！"

"小明，你自从练功以来眼睛是否觉得好些?"我问她。

"是的，好多了。自从练功以后我的头没有痛过，眼睛也好多了！也不胀痛了！"小明说。

"你说过自从练功以后再没有跑过医院，而且眼睛从前连一页书都看不了，练功以后能看两小时的书。你祖父也给我反映过，你练功以后头不疼、眼不痛终日在看书，我知道这个情况立即制止你看书。你对我说什么书都不看了，努力练功好好按摩，为什么忽然又跑起医院来了？当然练功是不反对跑医院的，服药是可以的，结合了练功当然更好，可是……"我还没说完小明就说："是的，我把老头给的药都扔了，老头还给我一个药方我没有服用。"

小明把药方给我看，我一看内有党参、元参、当归，我万分吃惊，据我所知，青光眼分为急性充血性青光眼；慢性充血性青光眼；单纯性青光眼。

看来小明是单纯性青光眼，当然可以用滋肾养阴平肝，但小明告诉我，老头连脉都没有摸过就写药方了。小明是个18岁的小姑娘，她的身体很好，什么病都没有，我不敢同意她服这个药方。我只好说："小明你身体这么好，什么病都没有，我不敢同意服这个药方，你自己考虑吧。"照我所看的药书，单纯性青光眼常用的药方是五味子、麦冬、首乌、蒺藜、枸杞各三钱，天麻一钱，车前子四钱，石决明八钱。但我没有把药方介绍给小明，我有个原则：我是个"假"大夫，绝不给任何人开药方，我只是做好自己的研究而已。

由小明我想起我的老母亲，她在今年春节生病（心绞痛）十分严重，到工农兵医院（旧同仁医院）急诊多次，心电图也做过多次，医生说她的病十分危险，随时有心肌坏死的可能。因她年近86岁，抵抗力弱，如果不能止痛，一口气上不来就完了。当时我是惊慌万分、悲伤之极。母亲的病情十分严重，每天必须要用七八片硝酸甘油才能过关。医院也没有什么好的治疗方法。后来经自己多方研究，把所有能治疗心绞痛的药草都集中起来研究，结果母亲服用了我开的药，并配合我给她做全身按摩，病情渐渐好转，由以前的剧痛到现在的三五天才有一次小痛，由用七八片甚至是十几片硝酸甘油止痛到用一两片止痛。目前我教给她用按摩给自己止痛，有很大的效果。我每两天给母亲全身按摩一次，目前母亲能自行出院子晒太阳，在家能慢慢地活动，不像前些时候起不了床。但求母亲能慢慢痊愈！人的寿命是可到100岁或120岁以上的，只要适当保护，护理是重要之一。

我自己的母亲我可放胆治疗，但如果是小明就不敢了。她手上的药方我虽然没有同意她服用，但我只求她能用练功及按摩治疗，一定能治愈！

1972 年 9 月 2 日　星期六

一连下了几天雨，今天雨依然不停，但不能不练功。今天夜里要到贺虹家里去，如果白天下雨不练功就要停功了。如果几天因为下雨不练功，心身都有不快之感。下午 4：20 我不能再等雨停了，穿上雨衣往公园走去。

下了几天雨，又不是早晚，公园更没有人影了。我一个人在公园的树林间走来走去，慢慢地让雨点透过各种树叶落在我的身上和脸上，凉飕飕的真有意思。我一个人在树林里转来转去，没有人来包围我，没有人来追问我练功的问题，静悄悄的，心神特别安宁。终于脱去了雨衣，身上穿了单衣裤。我仍是在我练功的老地方练我的五禽之戏。我没有尝试过练动功，一个观众都没有，尤其是在公园练而不是在家练，怎么会一个观众都没有呢？可确实是一个观众都没有，我的心神是这么宁静，我的所有动作都是这么柔和、细致和安静，圆的更圆、远的更远、软的更软，更有节奏，更有波浪的旋转和愉快的感觉。我是多么的爱我的动功"五禽之戏"啊！我自信我能永远喜爱它，一辈子不离开它，它能给我愉快，给我幸福。

我练"五禽之戏"是忘我的，没有烦恼，没有忧虑，没有失望的痛苦，没有伤感的创伤！怨恨急躁愁闷的情绪都没有了。我脑子里是空白的，我的心神是最宁静的。练动功"五禽之戏"我是这么愉快和幸福！

当我练完"五禽之戏"后，头发和衣裤都滴着雨水，凉气透心。今天练完动功不像往常一样有人给我打好一杯凉水，但我也不必喝水管子里的水了。我脸朝天张开嘴慢慢地走，慢慢地喝了不少天赐的最新鲜、最清凉的水。它是甘露，它是幸福的源泉。我所得的愉快和幸福是没有人可比的。天皇帝后、名利和地位，一切的一切都被我练"五禽之戏"时的两只脚轻轻松松踩得烟消云散了。如果有人看见我在无人的雨中练功，必得说我是疯子，不是疯子也是个怪人！这又有什么呢，我的健康、我心神的宁静是我生命之宝，我的生命力因此而更坚强了！

下午6时出门时，我是带着愉快和幸福的心情到贺虹家去的。李永比我先到了，他说是到我家去找过我的。贺虹很平安和愉快，没有什么问题。李永和我在黑暗的雨中离开贺虹家的时候他还说："明天是我们的大检查，雨不停如何是好？"李永有点为这件大事儿不安了。是的，明天是我们9月份的大检查了，也是我进公园帮助病人与病魔作斗争的一周年纪念。我心里也想过：掌握了疾病的发生和发展规律，提出了防治措施，与病魔作斗争必将获胜，而永远脱离了病魔就得自由了。我觉得自己是与病魔作斗争的胜利者，我还要帮助所有被病魔折磨的病人，这是一件好事呀！

"李永，我相信明天早晨一定会晴天的，即使雨不停我也去练早功，你也去吧。"我说话的时候雨点还打在我们两人的雨伞上。"明早如果是细雨我也去。"李永是个细致的人，他不是个奔放的豪杰，而是个谨守的君子，他是温柔细致谨守平稳的性格。他说出这么一句话，可能是为热爱群众而说的。我想，他和我一起练功学功已有一年整了，难道就是学了我的技术，我对他的精神就毫无影响吗？不下雨的，明早肯定不下雨的，并且还是个雨过天晴、清风阵阵的清凉早晨，骄阳从云堆里出来，放出美丽光彩的早晨。这样的早晨，是给我和群众在一起过有意义的周年纪念的早晨啊！我和李永在黑夜的雨中并肩走着的时候，我还是这么想着。

我和李永走到车站，李永比我先下车，我自己回到家里吃了晚饭、练过午夜的静功，才握笔写至此文。这时窗外的雨点还在滴滴答答。

1972 年 9 月 3 日　星期日

5 时许，我推窗一看，雨已消，天边远处现出一道淡淡的红霞。照我所熟识的生活，这样的天色，骄阳不久就要从云堆里出现啊！我说不出我心中的愉快，我感谢上天，让我今日能和我帮助的病人一起来度过我们相处一周年的纪念，这是伟大领袖毛主席的大恩所赐给我们的。

毛主席教导："救死扶伤是革命的人道主义。"这样有意义的教导，使我有勇气到群众之中做点有意义的事。

6 时小泊来家接我出去，当我依时到达了天坛北门的时候，许许多多同志已经比我早到，苌民、李永、小杨、小马都来了。大家见面时都是满脸微笑着表示内心的愉快。可能大家都在想，一连下了几天细雨，到今天早晨雨果然停了。可爱的晨光使我们

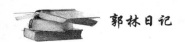

都精神焕发，说不出内心的快慰。我和群众的心、和群众的思想可能是相通的，一个月见一次面都感到是可贵的。

因为连天下雨，今天检查功势不能让患者都站在雨水未干的草地上，所以苙民选了在长廊上检查。今天人数不少，长廊两边被长长的队伍站满了。

第一式的改为第二式。

第二式的改为第三式。

第三式的改正错误。

做了长呼短吸的预备功，也做了揉气球的预备功，但半小时之内看来他们还是难以入静的，要检查更入不了静。只是检查功势而已，受检查的患者，年老的、年轻的、男的、女的，一样安然受检，这使我万分感动。他们之中有工农兵、学生、大夫和教授，相同的一点都是病人，共同的要求是健康。

我盼望他们每个人都能实现理想，每个人都是与病魔斗争的胜利者。

大检查之后是我的讲话：

1. 今天是我进公园接近群众、向群众学习的一周年纪念。

2. 是伟大领袖毛主席教导我得到感应，而有了这个有意义的机会。

3. 宣读 1971 年 9 月 1 日《北京日报》发表的人民日报评论员文章《毛主席的体育革命路线的号召》选段。（大家热烈的鼓掌）

4. 讲功法：

①练内功的第一个任务。

②幻觉与幻梦是神衰而引起的，在练功之中出现了应设法消灭。

5. 为纪念相叙一周年，我表演"五禽之戏"向群众汇报。

6. 小马表演松腰法。

当我演练和小马表演的时候，大家都万分愉快，秩序井然。人们主动围了一个大圈圈，坐在长廊的石条上，让出中央给我和小马。大家热爱我的这种精神给我极大的鼓舞，我今后要更好地更努力地为他们无条件地服务到底。他们今天给了我无数次热烈的掌声，这也是使我万分感动的。

小侯、小明今天可能是第一次看我练"五禽之戏"，我看见他们目不转睛地盯着我看，而李永在一年之中看了不下10次了。我经常去龙潭湖练功，他也在，可能他是看厌了的。我想看得多就没有什么稀奇了，而自己练百遍千遍都不会厌烦，我自己有此内心的体会，它不是表现为外在的形，而是表现为内在的精、气、神，但是懂得看的人不多吧。

今天可以说是愉快的一天。

1972 年 9 月 5 日　星期二

今天是 1972 年 9 月 5 日，我前几天接到我女儿来信说，今日即飞往伦敦和巴黎去度她的一年一次的假期。我天天想着这件事，日日夜夜都在思念她。

今早和昨夜练静功的时候，眼睛闭上了，总觉得自己是在飞机上飞行着了，心神不定，飘飘忽忽，似在练功，又似在天空上遨行！人在飘渺的恍惚之中，忘却人间和现实世界了。我的神魂似亦飞往英、法两国，去与我一别23年的女儿作个愉快幸福的旅行！这不是幻梦而是幻觉。幻觉的幻灭是使人痛苦的！

这两天来不断有人送来鲜花和水果，有的写了纸条（有些已告母亲拒绝收下来）。"敬爱的老师！我们见面已是一周年了，无限感谢您给我带来健康的愉快和幸福。"但我不知道这都是谁，绝不是我身边的几个人，他们绝不会这么做！可是他们怎么知道我的住址呢？群众对我的热爱和信任，给我多大的激励，我必须更加努力为他们服务，消除他们一切病苦！

我想起小明的父亲告诉我，小明的眼压已经正常了。在她未练功之前眼压是 28，本来 21 就是高压了，她的 28 是相当高。练功仅三个月就正常了，现在是 17—15。当然是小明自己苦学苦练而得的效果，但小明和贺虹就证实了青光眼不是无治之疾，经过练"内功"和按摩是完全可以痊愈的。

前天大检查中，廉经文，一位 67 岁的老工人，也来汇报他的练功成绩，他臂痛已多年甚至不能工作了，他练了 8 个月站功，他的疾病全部消失。

姜正义之病本来是十分严重的，前天她又对我说未练功之前她的全身性关节炎的病况，甚至不知道身体冷与热（即无冷暖的感觉了，麻痹了），现在她知道冷了，需要加衣服了，手关节的情况也好多了。总之成绩是不少的。这是她们各人的苦学苦练所得。廉老、小明、姜正义，我知她们是树立起"三心"来努力，而我当更好地把祖国这一门宝贵的治疗法传下去，更好地为病者消除病痛！

今天下午，老刘同志送来全国武艺表演的入场票，我万分高兴。我依时到场的时候遇见了小明、小红和她们的父亲在看表演。今夜演出是全国性的，有 11 个省参加演出，共有 44 个节目，我全部都看完了。各种拳术都有，唯独没有"五禽之戏"的表演，我的家乡广东省也参加演出，也没有"五禽戏"演出。双剑、单剑都有，唯独没有短剑（匕首），长枪、长棍、长鞭都有，还有猴拳和醉拳，可是所有节目没有一个超过 10 分钟的。演练时间，多是五分钟、三分钟，甚至两分钟的，五分钟以上的很少。照这次全国拳术表演看来，我演练全套"五禽之戏" 40~50 分钟可真是够长的了。我过去演练完之后，有许多观众都说相当长，我还没有觉得怎样，从这次全国表演来看，我的"五禽之戏"可算是一个长篇故事了。这次看了全国演出，"五禽之戏"是否真失传了，这是一个问号（或者真失存了）？

小明是同我一起退场的，她送我到车站，我鼓励她今后好好练"内功"，打好基础，练好基本功，来练"五禽戏"。小明是个具备练"五禽戏"条件的小家伙，她将必有所成。她是相当聪明而有灵性的。小明本来是坐在她父亲的右边，左边还有小红和她的弟弟，可是一见我："老师，您来了！"她立即主动地站起来越过她父亲的座位，越过她姐姐和弟弟而坐到我的身边。她这种自然的感情，从一件小小的事上表现出来，相当使我受感动。我有绝大的诚心把我所知道的一切传给她，"五禽戏"传给她是一定的。今夜各省都有许多与小明相似的小姑娘出来演出，小明如能演"五禽之戏"，必是青出于蓝而胜于蓝了！

1972年9月6日　星期三

今天是同志们来听定期讲课的一天，继续谈一年的总结。今天轮到李永谈了。小杨、小马、小明和小红，小泊、小英、小魏、小侯、老张、荩民都来了，又华、李德生因下乡去未回来，今夜姜正义和小师及小夏都参加活动，是特意来听李永谈他一年的总结。

李永的总结谈得还算好，他下了很大的苦功写这个总结，谈得细致、认真、严肃，也丰富多彩。在一年之中，他没有告过一天假，没有迟到过一次，没有停过一天练功。这个人也是个热情诚挚而温和的人，可爱之处很多，就是有些过于紧守！

我对他今天写的总结是满意的，只可惜他写的总结是笔记式的，从头到尾，从认识我的第一天、学功的第一天谈起直谈到最后。记事式的总结，没有轻重，没有主次，不突出重点，过平而零散。这一年中的生活是丰富多彩的，他如组织好，这个总结会有很高的质量的。

我给他提了几点补充意见，我真怕他有些接受不了。但是为了大家，为了这个总结更有"分量"，为了今后的群众更好地向他学习，为了他将在群众辅导之中起到更好、更大的作用，为了更多的病人更坚定地树立起练功的"三心"来与可恶的病魔作出"你死我活"的斗争，李永如能理解我，他是会接受我的意见的。

伟大的领袖毛主席教导我们：前途是光明的，道路是曲折的。

苦学、苦练的以"内功"治疗的病苦者，如能照着毛主席教导，知道练功的前途确是光明的，必能获而胜之。可是必须经过许多艰难甚至痛苦的磨炼，才能换得甜头，才能得到可贵的健康，而且是永远的健康！人的健康能得到无限的愉快，得到光明的工作前途和幸福！练"内功"的前途肯定是光明的，道路也肯定是曲折的。

往医院跑，请大夫治病，是自己依靠大夫，依靠药物。可是"内功"治疗，是完全依靠自己的。把责任推给别人，自己是轻松的，把责任压到自己的肩膀上是有些不那么容易了。能下定决心把自己的病自己负起责任来，不仅能治病，巩固了健康，也锻炼自己的意志，加强了生命力，亦加强了精神生活的快慰感。

我记得在 1971 年冬天，我在公园小亭子讲课的时候，李永曾说过一句很有意义的话，他说："几个月练功以来，我精神上打了一个胜仗！"练功的道路是曲折的，然而练功的前途是光明的，受着诸多疾病折磨的病者，他们是不幸的，而他们如能踏上自己建设、自我治疗的"内功"治疗法的大道，他们会得到说不尽的愉快和幸福的！

在这头一年过程中，有很突出的总结重点。

（一）第一关是"松静"的大关。应按照自己练功一年生活的过程是怎样的——

- 体会。
- 活动。
- 所出现的现象。

● 如何结合听课得来的知识。

● 如果读过了一些有关"内功"或气功的书、文章的理论，那几种功法起的作用是怎样的。

● 过第一关的成果怎样。

（二）第二关是"意守"大关。重点是"升降开合"功法的四个字。结合自己练功的过程，练功生活。

● 老师是怎样讲的，体会怎样。

● ①开的例子（如李永听鸟唱用开的功法入了静，得到了很好的效果）。

②合的例子（小张开而不合的现象是出了偏差）。

③升的例子（如血压低的病者）。

④降的例子（李永因肝炎血压低，守了大足趾的内侧，血压不向上升，转回守中丹田，血压不久就正常了）。这都是很好的例子，把实例写出来，谈出来，就能说服人。

● 松腰问题。腰不松是会出偏差的。

①自己出了偏差的例子（如自己没有因此出偏差），老师是怎样教练松腰的。a. 初步教松腰法的势子天天练。b. 松小棍天天练。

②别人因腰不松出了偏差的例子。这种例子在群众中是很多的，试举几个（杨介平的大动脉硬化现象、张宇的胆道结核现象、王永连的头晕心跳现象，可作重点举例，但可不点名）。

③自己松了腰有什么好的方面的事实，练功多少时候才得到松腰的。松腰后练功"意守"意识活动的情况（如守得住或守不住，或是似守非守）。

（三）第三关未来到怎样做思想准备（呼吸关是要配合意守的，自己有什么思想活动）。

（四）把自己的历史背景（健康历史），结合练功动机和效果作结论。

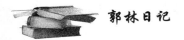

（五）结合自己练功动机的追求和今日的效果谈些切实的情况（如李永谈的一段历史过程是很好的）。

1972 年 9 月 7 日　星期四

近几天来都没有雨，今夜我 9 时多去公园练功，还有些人在活动。廉经文这位老工人还在公园练功，他练的是站功，他已站了 8 个月之久，已上轨道，病已愈，尝到了甜头。今夜他对我说："练功给我无限愉快和幸福，我上全日班了，今后我不能离开练功这一门，它能解乏又给我健康，多么好啊！"

廉经文又介绍一位病号求我给治疗。此人是动脉硬化、头部神经麻痹，但日子还少，发现头晕头痛只有 3 个月，如进行气功治疗是很有效果的。我安排他暂练行功，经过一段松静再转功式。这种病一年来经过许多病人的临床治疗，及我母亲这 8 个月来我给她治疗的经验，气功按摩是最有效的。我母亲初起病的时候，经过数次急诊，医生都说这是危险的心肌梗死症，使我惊得失魂落魄，甚至做了最不幸的思想准备，为她的危症自己悲伤失望之极。可是服过各种药物而不见效果，自己不甘心让亲人如此终日痛苦下去，我便给她进行全身按摩，也教她尽可能按摩硬化了的脉位。母亲自己天天进行按摩，我是隔日给她按摩，母亲由不能吃、不能睡、不能起床，天天痛，一天发痛数次，甚至含十片以上的进口硝酸甘油片也止不了痛，经过不断的按摩之后，已两个多月没有用硝酸甘油止痛了，不服安眠药了，所有西药 3 个月前已全部停服。母亲现在能吃能睡，而且在自己的院子里活动，还能做点轻便的家务。母亲今年 86 岁了，还有 4 年是 90 岁，唯望气功按摩治疗法在她身上产生更大的效果！

气功按摩是经过治疗者的手指梢，运用自己的内气，按入病者的穴位（与病情相关的穴位），由刺激穴位疏通经络和动脉，使血脉恢复循环的作用，这种按摩法是有一定科学根据的。

可是有气功基础的人是这么少，我自己也实在分不出时间去给病人进行按摩治疗。学生之中李永是比较苦学苦练深得成绩的，可是他气功基础还浅，功力是不够的。而他也得上班工作，自己要练功，巩固自己的健康也是分不出时间来的。恨不得赶快来一批有气功基础的人，好给这么多病人从速治疗。这是多么地需要！

李永自己的肝炎也是经过他自己不断的按摩而很快得到痊愈的。昨天我告诉李永今天来看我，他今天没有来，不知是否我昨天给他提了这么多补充总结的意见，他有些接受不了闹情绪？李永还是有孩子气的，可是他还是一个好学生！我是喜爱他的，目前也许会是接受不了，过些时候他会好过来的，我对他是诚恳的，他会理解。我帮助他的方法和说话可能有些过于生硬，我自己亦在为此而考虑。

1972年9月8日　星期五

几天之前由病者送来给我的鲜花，他们虽然都不告诉是谁送来的，送花来写的字条，都是不写名字的，而他们在我的心中，是这么宝贵，这么活跃！

我的住居兼工作室里已经有七年之久不插鲜花了。并不是我不爱花，花的芳香，花的美丽，永远是可爱的。可是这几年来我的心情、我的思想有些变了，因此几年来在我的住居里连花儿的影子都消散在多变的环境之中，消失在多变的心神之中了！

然而今日我住居兼工作室里所插着的鲜花，与我过去几十年来所插的鲜花有绝大不同，今天我室里插着的鲜花有多么大的意义！

伟大的领袖毛主席教导："救死扶伤，实行革命的人道主义。"

我是受到毛主席的伟大感应而去帮助这些工农兵病者的，在此我应如何感谢伟大的毛主席。

今日的鲜花是工农兵和一些知识分子送来的。如谭仁元，半身不遂，练了半年行功已恢复健康。他是个老工人，没有什么文化，而他热爱新时代，热爱社会主义，热爱伟大的毛主席！杨智英是个钳工，39岁得了糖尿病，练了半年行功和站功，已经恢复健康，恢复了体力劳动。王喜耀是56岁的解放军，练坐功3个月，高血压病已痊愈，血压已正常，鼻炎、咽炎亦已痊愈。知识青年赵明，青光眼练功3个月，28度眼压现已下降到15度，恢复正常了。曹汉贤是102中学教师，男，40岁，癫痫病，练功3个月，效果亦甚显著。总之有成绩者不少，多是工农兵和干部。张荩民是轻工业部设计院的干部，48岁，白血病，练了半年行功已恢复健康。他1971年冬开始练功，1972年4月就参加本机关组织的上百花山拉练，日行数十里，并登上百花山，归来如一个健康的人一样。今天我住居兼工作室插着的鲜花都是曾经和恶狼一样狠的病魔作过"生死斗争"过来的病愈者送来的。

我夕晒的小屋温度相当高，而把这些鲜花摧残了，可是它们在我的眼里仍是美丽的、芳香的，它们的神姿永远是美丽的，它虽一片片地脱落了，花枝落到我的工作桌面上，红色、白色、黄色的花瓣和枯干了的绿叶撒在我桌面的纸上，我是多么舍不得扫出去。它们是经过多少真诚而热情的手送到我这里来的，虽然花儿不多，几朵鲜花却代替了多少个真诚而又热情的心，他们鼓励着我，要更好地学习，更好地努力，真心实意接受毛主席的教导而为他们服务！

芳香、美丽的鲜花，它们在我心里永不凋残！

1972年9月16日　星期六

今天是星期六，晚7时，是给小马和李永练的松小棍做最后一次检查。松小棍共八段，每段八个势子，共是64个势子加上收功的一段 4 个势子，共是 68 个势子。先检查小马，他练了一个小时，全套练完了。

练松小棍主要是达到腰松的目的。小马的松腰我是经常检查的，学员当中，他是第一个能松腰并且松得好的，这完全是松小棍的效果。

小马的松小棍练得非常好。姿势非常美好，柔和、均匀、松静而灵活。小马是经过苦学苦练的。小马介绍，每天练一次，一次是 1 小时，一个月 30 个小时，8 个月是 240 个小时，功时看来用得并不多，开始的时候功时不需这么多的，如练一段二段不需一小时，可是他多练了次数，功时也相当了。

小马今天的成功给我绝大的安慰，他和李永是我教松小棍的第一批学生。我想不到会有这么大的成绩。小马松腰的基础打好了，"内功"将是突飞猛进的，"五禽戏"也就不成问题了。

松小棍是练"内功"的基本功，也是"五禽戏"的基础。小马如继续坚持下去是能得健康的，会愉快幸福的，但愿在我身边的学员都能有小马一样的成果甚至有过之！

因为时间问题，李永松小棍放在下星期六晚上检查。

1972 年 9 月 21 日　星期四

昨夜随着风雨而来的多病可怜的小琴，搅动了我内心的不安。今晚我抽些时间去看她，检查了她的病况。看她的体表和她所谈的现象，她是我们祖国医学讲的"虚劳"范畴，慢性的肾病。肾病日久，正气渐虚弱，脾肾调节水液功能失常，又因为生活困难，五脏失养，阴阳气血都亏。因此她头晕，精神疲乏，食欲不振，并有尿血，脸色更苍白了（检查尿中有红血球），又因久病不治，病情恶化了。她在医院中西医治疗均不见愈。照我的经验看来，她如能下定决心练功，配合穴位按摩是能得痊愈的。由练轻功开始，由浅入深，一步步提高。我本来开始给她安排了

最慢的行功，按摩关元、肾俞、三阴交、命门及足三里。如按摩得法，又能练慢法行功，必有疗效的。可是不幸的是，我到她家的时候，见到了她的母亲，她母亲是没有文化的家庭妇女，不懂什么是"气功治疗"法。她见了我便大发牢骚，当着我和小琴的面猛说小琴的不是，说她出外练功是不规矩的行为，说她去公园有搞男女关系的企图，不再同意她去公园练功。小琴当时眼泪充满了眼眶，一言不发。我用尽好言语劝她母亲，母亲亦未能理解。我离开她家，小琴送我出门时对我说："老师，我心里苦而无处诉，我不能食不能睡，药也无效，我的病好不了！"我又安慰了她，还是劝她，想尽办法掌握"气功治疗"是能得痊愈的。

话虽这么说，看她的家庭情况，她是无法安静下去练功的，我不知如何才能解救她。

1972 年 9 月 22 日　星期五

皎皎明月在当空。我举头看明月，低头想念我的亲人，亚克斯在军营里，我的女儿在数万里外。亲人们分在两地，然而温和美丽的月色是普照人间的，两地分开的人同一个时间受到月神的洗礼。

今夜我是在公园皎皎的明月下练动功的，月光洒在我结着红绸的双剑上，我的剑影映着月光在阵阵秋风之中飘动着，人更沉醉于功中波浪式的途程上，享受着说不尽的愉快和幸福！练功之后小魏帮我提着书包，二人踏着月影，带着仍未消退的愉快幸福而归。

月影又已照着我工作室的纱窗，窗下的朵朵鲜花正散着淡淡的清香，花儿是谁相赠，人现在何方（因为每周送鲜花给我的人还是不知是谁）？

1972 年 9 月 23 日　星期六

李永有苦学苦练的精神，这是可贵的。今天是他学松小棍的总检查。他学了 8 个月，把八段松小棍全部学完了，今天是他松小棍的完满结业。他和小马之比，各有优点，各有短处。李永的松小棍比不上小马的松静，可是他的细致和姿态的正确是值得后学者学习的。

今天可算是培育成功了两个接班人，从功底来说两人都还很差，但头一关最难的是松腰关，经过松小棍的练习，两人的腰已自然地松下来了。这是他们今后练功的基础，他们已踏上延年益寿的大道，这是他们由苦学苦练的精神换取的愉快和幸福！

今天也给张荩民检查他松小棍的成绩。老张练了四段，练松小棍走了一半的路程，成绩还好，他是有前途的。他树立"三心"的信念，看来是不易动摇的，他比李永年长 10 岁，可是他的毅力和意志的坚强足以使他能追上李永。

1972 年 9 月 26 日　星期二

我是最爱看电影的，除了接近大自然之外，看电影是我唯一的愉快。可是近一年来，我的业余时间全部放到业余事业上，半年多抽不出时间去看电影了。昨天亚克斯来信说："我最近看了《前方在召唤》这部电影，觉得很有意义，很适合你的口味，不知你已看过否？去看看吧！"为了亚克斯的建议，我今天把午间的休息牺牲了就去看电影，休息和学习，还是学习为重。

《前方的召唤》重点是写两位青年大夫研究受伤休克问题。一位是为自己的名利而下苦心研究；一位是为革命战争中的需要而研究。结果为自己名利的失败了，为革命工作的胜利了；为自己名利的带来苦恼，为革命的带来幸福。

这场电影给我很大的鼓舞，为此，我十分激动而兴奋！今后

我得更努力地为我的病者服务，为了人类的幸福尽可能贡献自己的力量。

1972 年 9 月 27 日　星期三

我的第三本日记本又用完了，1972 年第四本日记明天要开始。过去了的日子我写了些什么，我全都记不起来，然而所写的都是活生生的生活，都是我对"内功"学来的理论和实践相结合的事实。理论领导着我从实践中提高一年之中，通过 300 多个病者的临床实验，使我更有信心，更有把握为病人服务。我之所以能从我小小的工作室里，走入大医院或公园去，投入群众的怀抱，获得了我无限的愉快和幸福，在此我深深地感谢伟大的领袖毛主席给我指示的路线和方向！

1972 年 10 月 1 日　星期日

晨风是这么清凉，晨光是这么娇艳，我的精神充沛，心情愉快！我穿上一套新缝的练功衣，这套练功衣是我特为今天演练而请求小泊的父亲加工赶制的。练功衣很合适，我也很满意。我预感到我今天的演练一定会有大的成绩的。

7 时许我出门，小魏在门口等着我，帮我提书包，伴我往公园去。到公园的时候，李永、苋民、又华、小于、小英、小杨、小马及刘文辉、陈福荣、付洪旺，许许多多的群众都已来了，他们见我来了，都表示高兴。我是定时演练的，到 8 时我开始演练了！

张苋民和小英把场地清好，观看的群众也坐的坐在地上，站的也站好了。清风拂面，娇艳的阳光通过了园里的树林温暖地照在人群的脸上，也照在我的脸上。我万分兴奋和激动，我演练的技术，经过多年的练习，是非常熟的。因为熟练，到临场的时候心神都是安静的，即使是激动一阵也会安静下来。

我今天练的是"双剑匕首"。今天的练法与往日有所不同。过去练双剑以"五禽"路子一小节开场功势，即转入正道，熊、鹿、虎、猴、鸟，自首至尾一气演练完。但我今天安排的是手不持剑入场，双剑插在腰带上，以正势软功开场，把熊、鹿、鸟排为前奏。因为自知是前奏，步法特别轻松，手势和身段特别柔和而均匀。在演练前奏的时候，节奏感特别强，自觉是自己感情能达到与观众有共鸣的。因为是前奏，我把"小鹿跪地"一节及"鸟儿探海"一节有激动感的，都暗藏在双剑演练时才露出。前奏演到鸟飞翔"十指开花"飞的时候即拔出双剑来，速势转入熊的第一节，一气到鸟"飞翔探海"而收功，连上前奏一共是50分钟。前奏一段是柔慢的，以柔慢的神情配合，拔出双剑来以后动作节奏快速。突出了两种不同节奏感，两种不同的思想感情。今天全部的演练，是"内外"俱练的功夫姿势，呼吸、意守都适合而得力，达到所谓练功时的"意重则看象""无意则落空"。我领会了这两句教言，心中就有数了。因为今天的演练，没有一丝一毫的"七情"干扰，动作更圆满，多能出现弧线、螺旋、波浪式和缠绵不断的非常有活力的效果。"神形合一""慢稳含蓄"这个效果，亦自知是不差的。

　　总之，今天的演练比过去有所提高，演练完的时候博得热烈的掌声，今日的掌声听起来比过去的演练结束的确来得更热烈和有力，这给我多大的鼓舞啊！

　　演练完之后好多位不认识的老人过来和我握手，对我说着许多鼓励的话。今日王文力和何涛也来了。演练完之后，张志之老先生更高兴万分地走进人群中来和我握手。他是研究会的会员，因此他口称我为"同学"。我有十年之久不见他了，是王文力通知他来的，他想不到我会这一手，今日见之有惊奇之感了！

　　今天是十月一日的国庆节日，是我第二次在园里作国庆节演练。去年的今日，我是在园里的西南角树林里演练的。当时因为我太急没有检查场地，以为自己的功夫熟不在乎，学员们也不懂事，没有做好保卫工作。当时我也是练双剑匕首，练"虎"禽退步之时，不知后脚有个小泥坑。我后退的时候，群众也后退两步，他们原本站着的小坑让了出来，结果我退步时右脚落坑里去，因虎势气猛，左脚没有独站的预备，便跌在地上，右手腕骨折了。这个痛苦的经历给我留下深刻的印象，我今天安排练双剑也是有意纪念这件事。本来我想练"梢子"的，为纪念去年的今天练双剑出事故，也就练一次双剑，以作一周年的纪念！

王文力举起了照相机。我本不想照相，后因张老为此高兴，王文力又是他的学生，今日他也是我的学生，就照了两张纪念相。我同李永、荩民、又华、何涛、小于、小魏、姜正义等又合照了几张。

今天是国庆节，我的伤手也完全得到恢复了。今天有求学功者共 16 名，我全都记入名册了。今天来汇报成绩的也很多，我想把这件事交给小侯，整理出这些成绩的材料以作更深入的研究，以便更好地提高临床的疗效。

我离开公园的时候已是 10 时多了。我还给李永一个任务，让他三日晚把杨智英带来给他写点成绩记录。杨智英是糖尿病，他练了 7 个月功，已得很好的疗效，今已痊愈，是在巩固期之中。他是个钳工，没有文化，因此让李永给他记录练功过程和病的情况。

下午我带着又华去看李淑一同志，遇着她的精神分裂症又犯了，情况很不好，她的语言和动作都很不正常。我给她按摩头部她也安静不下来。她的儿子正在照料她，可是我为此心中极大的不安，我恨不得守在她身边，给她按摩到她镇静下来为止。可是这个想法是不现实的，她儿子在守候她，我带着万分不安而离去。

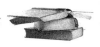

1972年10月2日　星期一

秋风秋雨愁煞人！

昨日骄阳满照大地，使人感到虽是凉秋九月，却是秋天里的春天。因此昨天早晨我依旧去公园去演练。到了公园，群众愉快的心情都和我连在一起了。这也许是天公有意造福于我了！

今晨和昨日仅隔一天，而天时气象却有完全不同之感。从早刮着秋风，秋雨点点滴滴整天没有停。可是我早约了张国基老先生同去看李淑一同志的。我打着雨伞7时出门，往张老家里去，张老和明珠早就在等着我了，他们起得比我还早。我们从张老家出发，经过30分钟的路程，才到达目的地。

我们下车时候，就看见李淑一同志的儿子打着伞，在车站站着等我们。是我昨天告诉他，今早我和张老去看她母亲的。

张国基同志是李淑一及她爱人柳直荀烈士的老同学、老战友，他们都有着光荣的革命历史和革命的热情，而联系他们永恒不变的是伟大的革命感情。

到了李淑一同志家里的时候，我看见她已不是昨日那种使我不安的病况，她高高兴兴地接待我们。看来今日和昨日是两个不同的人。她的保姆在我上厕所的时候告诉我，她昨夜服了睡眠药，睡了一夜，今早起来，人也就安静了。可是张老和她握手谈心之后，谈到柳直荀烈士和他们当年的事，又谈到王季范同志去世的事，李淑一又痛哭流泪起来。那时她紧紧地握着我的手，沉浸在悲伤难过的紧张情绪之中，我怕她的病又犯，劝她不要这么兴奋。她自己亦擦着眼泪低声说："是的，是的，我不应该这么激动，我应该安静下来，也给你们客人愉快！"

那时她的儿子把她的四个孙女带到我们之中来，一个一个地行了礼。张老指着最大的孙女说："她多么像她的祖父（即柳直荀烈士）。"大大小小的四个女孩儿一来，也就换个愉快的空气。李淑

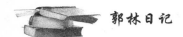
一悲伤的哭脸也现出笑容来。临别的时候看见她还是安静的，没有出现昨日那种乱言语不正常的动作和态度，我才安下心。

我想李淑一同志这种神经官能症，练内功的疗效是很高的。她如能多练功，并经常按摩穴位如神门、三阴交、肝俞、关元和足三里，行之日久则能痊愈。照她的病因是神经受了意外的急性刺激而引起的，是高级神经活动因过度刺激紧张而致功能紊乱失调。"内功"疗法是能通气、顺气，以松静、调息功法使人身全部神经都能安宁。但病人今年已是72岁的老人了，能否坚持练功，能否苦学苦练是个难题。

写到这里，窗外雨声仍点点滴滴，夜风从窗外阵阵吹入室内，真有些凉意。人已经睡静了，悄悄无声。

我在学习毛主席光辉著作《体育之研究》内"巢林止于一枝，饮渴止于饱暖"，我深有体会。

1972年10月3日　星期二

夜8时李永带杨智英到我家里来。我查了他的病况。他是1969年春天起病的，发现一双腿麻，一点气力都没有，到了下午就头痛头晕了。后来经医院检查才知道是糖尿病，他那时的血糖是230。

到1971年冬开始由我帮助他练功，是练站功及按摩。经过几个月的练功，一双腿慢慢不麻了，也没有头痛头晕的现象，人也由瘦弱转为强壮了。他是个36岁的钳工，现在他上全班且能举大斧子，也有劲。前月（8月份）检查尿血糖是105（100是正常），看来是好多了，说明气功疗效很高。今夜我给他加上按摩的穴位是腰俞、命门、三阴交，希望使他尽速痊愈。

1972年10月4日　星期三

今天发生了新问题，在小李的总结里谈到在练功时，有一天气直达中丹田，眼睛也好似看见丹田了。小李总结完之后，大家在谈论一个问题——在"意守"的时候，视线在何方？我即给大家发一个小纸条，各人把肾病应守何处用文字写出。不到 3 分钟，大家交来纸条，肾炎守命门，守肾俞，守腰俞。我读纸条之后，即问守以上的位置是对的，那么守的时候，你们的视线应向何方？大家答是"平视"。我说是对的，练功时眼睛任何时候都是内视前方的。

"书上说，意守那里，眼睛就要看那里，听和视都要跟意守的方向的。"小侯说。

"那么命门，腰俞、肾俞都在身后，那你也把眼睛向后看吗？"我问小侯，小侯和他人都明白意守时眼睛应平视。但有些人说意守和视线分开是困难的，我说这就要苦练了，所谓提高质量是要苦练的。

学习什么起初都是困难的，经过苦学苦练，就会不断地提高，练功也是一样。

1972 年 10 月 6 日　星期五

按摩的目的，是给病者舒筋活血，使病者得到愉快和舒适。华佗名医有语"通血脉百病不生"，血脉通畅病自然消。那么按摩手法，应以柔和气顺、轻劲、温热的指梢和手心在病者身上适当的穴位上慢慢地按和摩，该按的按，该摩擦的摩擦，使按摩者的旺盛血气使用深入到病者的"内在"——筋络和最高级神经，而起到给五脏六腑的反射作用。按摩是辅助治疗法，但手法适当者疗效是很大的。

1972 年 10 月 11 日　星期三

松小棍是规定每月练一段的，李永和小马学了整整 8 个月，全套学完了。9 月份我才给他俩全部检查的。李永和小马在练松小棍 9 个月中没有出过偏差。而小魏因冒进在 3 个月内全部学完，而在本月内共练八段，因此她出现头晕、心跳、腿发软。因她要求过急，想用速成法那是行不通的。"内功"是五脏六腑的运行，血脉、神经的运行是不能以自己的意志强行的，一定要根据应有的科学功法，自己随意乱行，必出偏差。

1972 年 10 月 12 日　星期四

今天我往工农兵医院去理疗，见理疗大夫肝痛很难过，我问他有否练功，他说因痛得厉害，不能练了。我问他练的是行功，他说痛起来连行也不想行了。

12 年的肝炎转为肝硬化，因工作的劳累则不断痛，他治疗已 12 年之久，各种药物都用过，未见疗效。照我看来，即使是硬化了，如用"气功"治疗法，配合按摩也是一定能痊愈的。但他是西医大夫，对此未必相信，我没有对他进行帮助。他说痛不能行，我应劝他练坐功并进行按摩，可不是三两句简单话就能说服他来信任我的。医生求病人相信他，治病比较难，而病人主动求医生，就比较容易收效。我去动员一个不信任我的病人来信任我，那会出相反的结果的。大夫越是求病人相信他，病人就会对他的所求产生厌弃情绪，更不相信他了。我不得不放弃我的"革命人道主义"的光荣的做人责任。

1972 年 10 月 15 日　星期日

今天是 10 月 15 日了，是我给病人大检查的日子。昨夜我全夜都在兴奋之中，我知道今天来听课及接受身体（势子）检查的人是不少的。昨夜我做了一夜的工作，把 361 位病人的病历查看了一次。病历虽简单，但要一一查看病历，还得回忆他平日练功我接触过的情况就有些费脑子了。

我把一些重病号练功有突出成绩的，已经过练功和按摩治疗而痊愈的都写上名单：

谭仁元半身不遂病；

张荩民白血病；

赵明青光眼病；

李永肝炎病；

杨智英糖尿病；

王文英高血压病；

王喜耀咽炎等病；

贺虹卧床不起病已 20 年。

以上等等共 20 多人都结合练功情况写好报告，今天交给李永。

今天到场的人数已超过 200 人，200 多名之中有一部分是新加入练功的。今天依时七时半开始检查，老将由我来进行检查，我亲自在病人的行列之中来回巡检三次，一一纠正了错误。

半身不遂痊愈的谭仁元今天也来了，他告诉别人在未练功之前如要走到这里来是不容易的，是不可能的，今天也不费力，就走来了。过去别人都叫他做呆瓜，口水总是止不住，自己也不知道。而今你们看看我像好人一样，完全是个健康的人啦！大家看着他，也为他的快活而快活。我拉谭老和我们拍了一个照，这是一件快慰的事。

1972 年 10 月 16 日　星期一

家里老人说刘向贵今天去公园找我不见，又去天坛找也未找见。我想起他多病的身体，确有帮助他的必要。他有肺结核，还有多年的肝炎亦未得愈，我早就应该帮助他的，可是我不采取主动。他是个党员，未必相信我这一套，等他主动要求我，这就显然是他已觉得有必要进行练功治疗。否则我去动员他，或许会说我多管事，说我自我吹嘘，既然他来找，我是应该热情帮助他了！我到他家去看他，他说今天找我未见，在家里和你谈谈又怕你太忙了，不知什么时候才合适。我问他是否相信练功来治疗，他说相信了。我约他星期三晚到我家来，给他详谈，并请他明天去医院检查看结果如何。他也同意了！

刘向贵的病，气功治疗是必能痊愈的，只看他是否树立了"三心"来苦学苦练。在亚克斯机关来求练功的老刘是第八名了，肝炎的4名，肾炎的3名，神经失调的1名，这些病都能以气功治疗痊愈的。

1972年10月17日　星期二

秋月蒙蒙，夜神的面纱，轻轻地笼罩着整个公园，但在淡黄色的灯光下，葡萄架下的白石条还能清清楚楚地看见。这里是我练动功永远的场地，我最喜爱在这里练动功的。今夜游人稀少，我练功的地方也不见人影，静悄悄地让我练功是最适合的了！

环境优美，心神平静，功夫练得更好。今天我没有带"梢子"，也没有"剑"，我是空着两手练功的，我自己命名为"五禽太极"。手不持刀，不持剑，不持棍，空着两手，每一个势子都能做到灵活自然，全部神经和经络都容易放松，四肢和身体都更容易放松，更能静。因此螺旋、波浪、缠绵的、柔慢均匀的意趣，引出飘飘然然，如入天门进仙景的幻影。这时是最愉快而幸福的！

所谓"动犹不动，静犹动"，体会得很深刻。动指的是形体在动。形体在动指的是有一定原则和规律的动。这个"动犹不动"是精神和心情都很宁静的，但"静犹动"是指"内在"在宁静之中，形体的动。形体是有一定的原则和规律的，在心神是静的，那血脉即流通了，内气也在交换了。同时，形体是静的，如站功、坐功、卧功的时候，松静得很好，意识又能集中在一处活动，血脉同样在流通，内气仍在起到交换作用。因此练功者，练动功的还要求达到心神宁静，感情亦像一泓秋水那样平稳，疗效

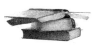

才能高。练静功内功的时候，能很好地松静，很好地意守，很好地调息，那就是外静内犹动，疗效也是很高的。

保健和养生是练动功（外功），练内功（静功）必须是练到"动犹不动静犹动"才能完成练功的任务，那就是得到了练功成果，使人愉快而幸福。

1972 年 10 月 23 日　星期一

王熙明，男，59 岁，是个泥水工人。他患高血压，头后中哑门穴位长有一个一寸多大的肉瘤，经常头痛。1972 年 5 月要求气功治疗。他练的是站功，十分用功，具有苦学苦练的精神。为他哑门穴位的肉瘤，我请李永经常给他按摩，后来由李永教给他按摩。经过了三个月练功和按摩，他的肉瘤渐渐小了下去，本来是凸出皮外的，渐渐减小了五分之二，差不多平下去了。头也不痛，血压也不高。我已经有 3 个月没有见到他到公园去练功，大检查也没有见到他，今天遇见他特别高兴。

"郭老师！很久不见了，我上全班已经三个月了。我没有到公园练功，但是我没有间断天天练功和按摩，您看，我的肉瘤已经没有了！"

王熙明用手摸着自己的脑后给我看。车里人不多，他走近我坐着的位置，正好我身边座位有一个人下了车，他就顺势坐下来，我很自然地也用手摸摸他的肉瘤，果然没有凸起来了。

"我已经没有头痛的现象啦！这个玩艺儿没有了，好了，头不痛了，可是我每天还是做按摩的。"

我和他也是同到终点站下车的。他又说："我不是休息星期日，而且两周才休息一日，因此我没有参加大检查！"

我们下了车，我鼓励他要坚持，巩固，千万不要放下练功。

这时我想起李永了，他身上的小小疙瘩未知有否照我的所讲进行治疗。他没有向我反映。

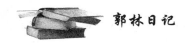

1972 年 10 月 26 日　星期四

张鸿祥老人来访取经，他是同亚克斯一个机关工作的，由亚克斯介绍的。他来访是要我谈谈练功的经验，但这是一件难事，这种经验不是一口气能谈完的，亦不知从何处谈起。张老人今年60 岁了，照他所说他是经过多年练盘坐功的，可是练了多年盘坐功，不但没有练好身体，病却愈来愈不好了，病也多了。还有严重的十二指肠溃疡病，而盘坐功也不能练了，已停功了。今日为了病来和我研究。照他所说他已过三关了，即是经过了"松静""意守"，还配合了呼吸。可是张老人说："我对我的练功法确有些怀疑，但又不知错在哪里，总之自己知道是不得法的。我来访确是来请教，我想再练功该如何练，如何才能得到病体痊愈，希望您不客气给我深谈些，使我能得其法，我当无限感激。"

我看老张的取经是诚恳的、态度是虚心的。由此想到我的病人名册里的 361 人之中，确实有一部分老练功者，由练功而得病，甚至停功不能练的。王永连盘坐了 5 年，老金练站功 10 多年，梁静斋练功已 30 多年，杨贵平练功 17 年，张又贵练功 20 多年，鲍老练功 30 多年，然而他们还是各有各的不同病症。年轻的也不少。张宇是个 20 多岁的青年，看了些书本，自己练了多年，却练出胆道结石了。由天津来的余正因练功腹胀了四年，未能得治。当我和他详谈的时候，他眼眶中流出泪水，他说他喜爱练功而练不得功，得了病无法治愈成了他绝大的痛苦。这些不同疾病的病人，经过我的检查和分析，结果不过同一个原因，就是"三关"未过好、自行强制而练功。所谓"三关"，是松静、意守、调息的三大关。松静关未过好，即进行意守关，意守关还未得其法，就进行调息关了。因此关关出病，重重压病，成了不治之病了。

以上这些练功者的病况，已经证实是"松腰问题"成了大问题。因此今夜我亦将"松腰"问题与张鸿祥老人研究，可是什么为"松腰"他不得而知。为了礼节，我不主动给他检查腰，我具体和他谈明了，下星期三晚上他可来参加一次学员活动，让他摸小马和李永的腰，也让他们给张老人检查腰，我并诚恳地向他建议如腰未松，暂不必练盘坐功，以免再出偏差。

张鸿祥老人是从保定来的，听他说在月底必须返回保定，下星期三晚未必能来，如停盘功，练平坐可暂时少出偏差。

1972 年 11 月 2 日　星期四

今早我在公园辅导病人，正在给病人回答问题的时候，有一位 70 岁的老人扶着棍走到我面前，向我弯了一下腰说：

"大夫，我找了好多天，今天可找到您了。我的儿子患了肝癌，各医院都已确诊了，听说这个病是没有救的了（老人谈到这里眼泪从眼眶里冲出来，使我自己也无法制止自己的眼泪。我虽对这位老人从不认识的，但慈父之泪感人至深)！"

"大夫！在公园里都说您能治百病，并且一年来治好的病人不少，我是向这些已得幸被救的病人打听过的，他们种种重病都已得痊愈，都是经过您的'气功'治疗而痊愈的，如白血病、青光眼、心脏病、糖尿病、高血压病等等，不是都痊愈了吗？那么我的儿子能得救否？"老人身边还有一个十一二岁的小女孩站着，两个眼睛在青白的小脸上闪动着，她静静地看着他身边的老人，她可怜的神情也像快要哭的样子。

"大夫，这就是我儿子的女儿，我的孙女儿，病人就是她的父亲，她还有弟妹啦！您就救救她父亲吧！"

老人指着小女孩说这几句话的时候我束手无策，情绪一时受了波动。我心灵深处的痛楚，真不是为任何人所能知、所能体会、所能理解的。并且当时我想起两星期前的一夜，学员活动的时候谈王熙明的肉瘤，经练功和按摩已消减的时候，小侯子及大

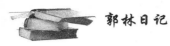

家都鼓励我更深入研究，把癌症攻破。可是我对这个是没有信心的。我知道"气功"治疗对神经组织系统和血液组织系统的病症确实是有疗效的，对高血压、肝炎、肾炎、心脏病、肺肠病等等，"气功"治疗我是很有信心，甚至青光眼我都认为有疗效。但对白血病我没有信心，这个病人就是张苤民，当时我对他的病也仅仅是试试看。主要是当时苤民以诚恳的态度向我求助，我很感动，因此教了他，并说明靠他自己努力苦学苦练才能见效（当时我心中还没有把握）。张苤民能痊愈确实是他自己努力的效果，力量不在我！对癌症我还没有信心，因为"气功"治疗法是慢性的，这种慢性的治疗法来不及消减癌性毒液发展的速度，这使我对癌症用"气功"治疗法不敢有大的把握。但我也并不绝望，也许我今后有潜在力突破这个难关，目前最少对癌症的病理和病因这种知识也太缺少了。

"老伯，不必激动啊！我不是个大夫，我只是到公园来辅导辅导病人，帮助病体锻炼而与病魔作斗争。'气功'治疗法通过自己苦学苦练消减病害，只可治疗一些慢性病而已。'气功'治疗法并不是万能的，但癌症也不是绝对没有治。把病人交给了医院的大夫，由他们研究治疗就是！"

我对老人说了，老人悲伤地叹了一口气："无望了！无望了吗？"

我再次鼓励他，安慰他，劝他回去，但远远还听着他为儿子不幸死亡的哀叹。他的哀叹声久久存在我的灵魂深处，久久不安！

今天下午 5 时我到第六医院去，找我熟识的内科李大夫谈谈，我很想请教他，谈谈癌症的病理和病源。我点点滴滴地学习一些关于癌症的知识，或可指导我看一些有关的医学书本。我本来想等他下班的，可是我到了他的医务室的时候，还有很多病人在等着。我在他给病人看病的时候，请求他让我站在他身边学习，我被允许了，直至下班时间已到，病人也看完了，我想和他谈谈。可是他一口气地说：

"同志，又来请教我吗？（他微微一笑）可是今天我实在太累了，不能和你交谈。我看了一天病人，整整八个小时有一百多个病人，精神够疲劳的，而且血压又高了。" "那么，大夫有病为什么不休息？" "休息？我们休息了，你们更加挂不上号了，我们这里的老大夫多是有病的，不是肝炎就是高血压。年轻的大夫又不多，老大夫都休息了，谁给你们看病？" "为什么年轻大夫不多？" "年轻的大夫？文化大革命多年来没有培养年轻大夫啦！哪里来这么多年轻大夫？还有许多分到农村去了。我们老大夫给你们职工医好病，我们也就完了，我们个个也病起来。" "您就半休不行么？" "休全天也可行，只是心里不安，这里人不够用，自己在家休息，能安心休吗？"大夫边和我说话，边整理医务室。

"走吧！改天再来谈，今天不能多谈了，精神太倦了。走吧！"

我们两人走出医务室，我依依不舍地和他告别。今天我到医院的目的全都变为水泡，失望地离开了医院。走出院门的时候想想大夫的话，自觉又给了我一把劲。老大夫们都带病工作，病人多，大夫少，这么劳累，有病也不得安心休息。我该更努力地把病人辅导好，让他们少到医院。我一个人带了400个病人，医院也就少了400个人去挤。每天挂号的病人排成龙，长龙一样。

毛主席教导："发展体育运动，增强人民体质。"我辅导病人练功是符合毛主席的体育路线的，我将病人从病苦中救出来并增强了他们的体质，好为祖国服务！

癌症的问题，我一个人可能是无法解决的，首先我自己没有自信心！

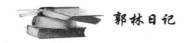

1972 年 11 月 4 日　星期六

我已经有一个月之久没有去看贺虹了，是由李永去给她辅导的。今天下午我约好了李永及何涛一块儿去看她。她爱人在外没有回来，我们四个人坐着正好谈谈练功的事。贺虹反映最近因天气冷，她练床上功。有一次她有意识地开出去，开到天坛公园在树林里转，看一棵松树又一棵松树，正舒适愉快的时候，突然觉得全身发冷，她因此立即用"合"的功法好好地收功。收功之后身体还是冷的。

又有一次练卧功入静了之后，不知不觉地它自己"开"出去了，当我发觉自己在不知不觉中"开"出去了，我有点心慌，我立即用"合"功法收了功。

贺虹谈的两种情况都是不好的。也因为我最近事忙，很少去辅导她。是不应常用"开"的功法的，有了七情干扰才好用"开"。平静的时候入静了还用"开"是有害无益的。她身体虚弱，"开"出去"元气"与意识离开自己的身体时间过久过长，身体就觉得发冷了，这样不但不能补血益气，反而会影响练功时的血脉流通的作用。自己在不知不觉中"开"出去，那是她守不住她应守的部位。如她本来是守中丹田的，功力不足守不住，意识不能集中在中丹田活动，它就转出去了。当时应该用"合"克服它，而她当时已是在半觉醒中进行练功的，不是在全部觉醒之中，这种现象不宜多出现，否则有损"真气"。

贺虹还反映，她有一天练功在入静之中被来客惊醒，以后发觉左脚上有一段神经在作痛，一直痛到今天未消。这种情况是入静的时候被惊，因忽然袭击，血脉在流通时忽然停留在这处痛的地方而凝结了，应用按摩来消灭它。

今夜我给贺虹解答了以上的问题，我还给她做了一次前后脑的按摩，是多穴位的强力"内气"的按摩法。给她按摩完毕我们

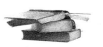

走了，让她自己休息。我是第一次给她做这种按摩，不知她是否能受得了，但李永已给她按摩了半年单式按摩，她应有接受力了，将看她如何反映。

1972年11月14日　星期二

今天整天都下着细雨。小侯今天是休假日，他下午在细雨之下来访我，他一来我们谈的就是练功的一切，谈的总是兴致勃勃的。后来我和他两人去访贺虹，他也想看看这位久病卧床不起的病人得了练功之救，现已恢复了健康，并且出过一些意想不到的练功情况的种种奇迹。

到贺虹家谈了一些练功的问题，后来谈到按摩问题。我给贺虹按摩心脏的时候，贺虹问我意守何处，我说意守掌心或痛处。小侯即插话："你按摩时还可喊一个'呀！'字呀，字出自心，同时'呀'字从喉头发出，这样可减少痛。"小侯不会想到我已给她"意守"掌心或"意守"痛处了，同时加上喊一个"呀"字，那样就会分散意识了，意识一时受到干扰，意念会转到"呀"字上去，意念集中在"呀"字活动，对病没有什么好处。

看了小侯的总结，知道他有文才，也有一点"内功"的理论基础，可是他少了实践的经验，理论会落空的。我今天教他练松小棍，他是聪明的，他对不能入静是苦恼的。为解除他的苦恼，我不客气地劝他学习松小棍，他不能接受也就由他了。

1972年11月16日　星期四

下午4时和刘文辉（工人）去同仁医院看小李，他已由单人隔离房间搬到双人房间了，这说明他的危险期已过，看来他确是痊愈了。精神很好，也不发热了，但转氨酶还在300多，肝炎的病症仍在威胁着。小李的床上放着"松小棍"，他说每天都不断地用两手的手心转动松小棍，在转动小棍的过程中，由肩到手指

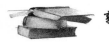

都有气动的现象。他高兴地告诉我，因肝痛坐功的时间不多，最近他练卧功，是仰卧。但练卧功的时候，由上丹田有一道气直下胸部但下不到中丹田就没有了。因此我教给他点穴的侧卧，他非常高兴，他做了两次点穴侧卧，他说万分舒适。

点穴侧卧我没有公开教授，教过老辛的师傅周老，教授过李永、小马、小杨。以后我制止他们传教别人。刘文辉在我身边看我教小李，刘文辉也学了！希望他们练侧卧的时候有一定的收效。贺虹练卧功是有一定成绩的。一般人的看法以站功为主，站功效果比较高，但是以为行功没有什么疗效。可是在 1972 年的一年之中，行功效果甚大。半身不遂、卧床三年未能步行的谭仁元是练了半年行功恢复健康的；白血病的张茇民是练行功收到疗效的；王文英的高血压是练行功而恢复健康的，田莉是 15 年的神经官能症，练半年行功而恢复健康的。

当然这些病人都配合按摩，穴位按摩疗效是大的，但只是配合练功而已。不练行功只进行按摩，没有多大疗效。一年之前我亦以为养生功是以站功为主，可是治疗疾病行功比站功来得快。小段的心脏病亦是练半年行功而愈。总之一年来行功治疗成绩高得很，比站功和坐功快。看来在半入静之中，就能有疗效。站功半入静疗效较低，克服杂念比较难，尽管用尽入静的功法，能到完全入静的境界也不能得此疗效。李永的肝炎恢复健康这么快，一是按摩，二是勤练"松小棍"。松小棍对他的帮助效果占百分之五十，他的内功成绩如没有按摩和松小棍的配合，那就微之又微了。

照我自己的经验结论是：行功、坐功、站功、卧功都是祖国传统的宝贵的科学产物。但行功治疗疾病，快而效果大，坐功，站功比行功境界高，治病效果亦大而慢。练得神通，精灵气化、意生，那则必完全入静，半入静（行功）是不可得的。

我自己的主意是以先治病快愈为目前的必须，疾病已消除，在保健巩固阶段就可转变功式，由行功转变为坐功或站功。行功为养生功的基础，病轻的当可以站功入门。其实这样进展也慢。

1972 年 11 月 17 日　星期五

经常有些人读了几本书，觉得自己就有了学问，什么都自以为是。尤其是读了几本气功书，就觉得自己有了不少"内功"的知识，以为自己掌握了不少功法。他经过了二三年的锻炼，更沾沾自喜以为自己了不起。自己熟识了两个名词或是记了个方式，便自觉他周围的人们都比不上他聪明，比不上他懂得多，就自高自大起来了。他不知道"内功"的道理是个无底的深渊，"气功"只是"内功"的深渊里的"质"的一少部分，是深渊里气的微之又微的交流体。"内功"既是哲学的，又是科学的，是历史学，是经验学，是解剖学，是物理学，尤有神学在其中结合而大成的。它深远、复杂、虚实而奥妙，艺术性也很高。它不是一个"一加一"等于"二"的一成不变的公式，不是如白雪飘逸一样无始无终。它在人的心魂里，是无边际的，而它在人的体质内是有一定尺度的显现。不能捉摸，但能通神经，通过大脑皮层它是令人有所体会的，使你在此得到健康，得到愉快，得到说不尽的理想的工作前途和无比的幸福！

学而能有点成绩的，应更要虚心，更要细致，更要严肃；更有理想，更有热望，更有信心，更有苦学苦练的精神，就更能得到成就，得到更大的幸福！最后应要有更大更高的毛泽东思想，把自己的所得诚恳地为人民服务，为全人类的幸福贡献一点力量。

你有了幸福，应要进一步使人们都得到幸福！

1972 年 11 月 19 日　星期日

伟大的领袖毛主席教导："客观现实世界的变化运动永远没有完结，人们在实践中对于真理的认识也就永远没有完结。"

今天是星期天，正是冬天里的冬天，是严寒的时候了。窗外北风凛冽，室内虽已点了炉子了，早晨也是寒气逼人，真有点恋恋于被内，再温暖一回。可是想到有许多病人在公园里等着我，是我自己告诉他们由6时到9时我在公园里与他们会面的，我不能迟到。

5时许出门，天还是黑沉沉的。但有几点闪星，它始终光亮亮地照着人间，尤其是东南角的一颗光亮的闪星，是我熟识的，像我的够交情的老友一样。不管是哪一夜或是早晨，只要我在屋外我会自然地找寻它，它的灵光仿如照进我的心魂深处，它能抚慰我，也能鼓励我走向前方！

进了公园门，病者比我早到且在练功的不少了。小段因为要上早班，上班之前要练完功才离去。他是患有心脏病的钳工青年，7月初他在全天休假中找到我，起初教他练站功，他坚持不下去，我给他改为行功，他经过4个月的苦学苦练，已痊愈了。他告诉我已举起大斧子干活，不头晕不心跳了。我嘱他注意，他的病还未过关的，应该努力巩固。小段的行功练得非常好。我指给许多初学行功的病友向小段学习。

今早我第一个看见小段又在苦练，我心里万分高兴。我的练功地点（园内西南角树荫下）已经有好多病号在等着我了，有些练完了，有些正在练，我到各树荫下去给站功的一个一个地检查了，自己也准备练功。今日是星期天，看我练功的人更多了。练"五禽戏"，大人、小孩、老人、年轻的都高兴看。今天看练功的人多，又都是练太极拳的，我边练边告诉他们运气行气的功法，他们看得更有趣了。

我练完功之后，开始给求练功治疗的来者登记。付洪旺早来了，李元放也同时来了。李元放向病人收了工作证明，有30名之多。我告诉大家收到此为止，后来者等下星期天。付洪旺记录，李元放握工作证按先后唤名。唤到412号张占忠，男，48

岁，我查他的病况的时候，他告诉我："我是癌症，是膀胱癌，2个月前做了手术，割去了一部分膀胱，但我知道未得过关的，它还会串各处的。要求老师给我指出生路，从气功治疗法那方面帮助我，辅导我，让我从锻炼中得您的帮助而自救！"

张占忠谈到这里，低了头，视线向地下低低看，我的心震动了！这个问题在我走入公园的一年中，不是第一次震动心魂，因癌症向着我求生的不是张占忠一个，每次遇着这种情况我脸都变色了。我是个乐观主义者，在群众中我的脸上从来无愁虑之色，往往在群众之中，我忘怀了自己的一切，那个时候我是愉快的，幸福的！可是撞着这样震动心魂的难题，当时就使我心烦意乱，手足失措。在公园的一年之中，有过数千病人提过数千过万的问题，我都对答说到问者满意为止。然而只有癌症这个激动心魂的难题，在我自己的内心里，在我的意识中已经绞尽了脑汁仍无法解决。毒瘤症在医学上还是一种原因尚未肯定的病症，它在人的机体内的增生是这么地可怕地危害人的生命。

这个"不治之症"极大地影响了医务人员的研究精神，并给病人思想上极大的负担。然而当张占忠的痛苦的死亡之音贯穿到我的思想、感情、意识中，我震动一阵，我随即安静下来，默读了我们伟大的领袖毛主席的教导："客观现实世界的变化运动永远没有完结，人们在实践中对于真理的认识也就永远没有完结。"

我想，不能肯定毒瘤之症是不治之症，真理的认识是永远没有完结的。祖国的医务人员正在不断地研究。听了毛主席的教导，怀着诚恳的为人民服务的红心，已经展开临床的观察，并进行种种研究，来同这恶性肿瘤的病魔作斗争。"客观现实世界运动变化是永远没有完结。"我如果真真正正有一颗为人民服务的红心，就应该奋起战胜恶性肿瘤的病魔，为人类做出一点贡献！

"老张，千万不要被这巨恶性的病魔骇坏了。在伟大的社会主义时代一切都是有希望的，有了毛泽东思想能战胜一切。我自己也是给这个恶魔（癌症）折磨过来的人，我的膀胱也已切除一部分了，现在我还不是好好地站立在你面前么？不要悲观，不要失望！命运可以掌握在自己手中！"

我对老张说到这里，数十年来的历史，一页页在我的脑海里放电似地闪着。想起自己满身伤痕，过去了这半生共做了6次流血手术。自己领略过"死亡"这条毒蛇是怎么残酷地在一分一秒地威迫着自己，我的心魂是怎样受过千刀万刃而留着不可磨灭的伤痕！最初我是流着如泉水一样的眼泪，想到自己还有一位无依无靠的老母，想到自己一个幼女要依我供养和教育，还有我的正在读书经济未独立的爱人，他们都是因有我的生存而生存。在万恶的旧社会，我这样一个无父无兄弟支持，先父为了人类的幸福流尽了最后一滴鲜血，给我留下来的不是物质的财富，而是悲伤的荣幸！

当狰狞的死神拉着我的弱手的时候，物质上，我身无一文钱，精神上，我没有领导，没有组织（因是旧社会），孤单无依，在忧伤和痛苦中我很清楚地知道，为了已年过半百的老母及幼女我应该挣扎着求生存。为了像先父一样，能为人类做出一点贡献死亦无憾！要求死得有意义，才会有意义地求生！

在我做最后一次手术切除膀胱一部分前一天夜里，我躺在暗淡灯光的医院里的病床上，沉寂寂的病房内有着各种凄凉痛苦的呻吟声。病人有许多是在迷糊中的，而我还是这么地清醒，我想起医院的领导人对我说："你的病是必须做手术的，做了手术还有生存的希望，你同意就通知你爱人来签字办手续吧！"

那个时候，我知道我的生命还是有一线希望的，我滴着眼泪给我爱人通电话。电话响在我耳边的时候，回忆起我动第一次大手术时大夫告诉我爱人，我已确诊是癌症了，他当时就脸发青昏过去了。到了我动大手术的时候，我爱人在大手术门外等着我，我做手术的时间很长（后来听大夫说下了二次全身麻醉，第一次做不完再来一次麻醉)，我的爱人以为那时我会在手术室亡命了，他又昏过去（是护士后来告诉我的）。当我动完了手术，手术室护士将一大脸盆从我下身切下来的东西和我的血混合着送到我爱人眼前，给他过眼（可能旧社会的医院有此一规矩），我爱人一看又昏过去了。那时他是一个刚从学校出来的青年，他的两只幼稚的脚还未踏上恶浊的旧社会的黑海，他的头脑是清白而无知的，他的心灵是脆弱的，这件动他心魂的可怕的事，是他踏上人生征途可怕的第一步。在波涛汹涌的人生之海里翻筋斗，是要有坚强的理智来武装头脑的。我做完了第一次大手术，居然活着出了手术室，但还没上得去生存的宝塔尖（未过死亡关），狰狞残酷的死神还未对我放手，它威胁着我全部心神，也在威胁着我爱人脆弱的心魂。我回忆至此如在梦中！

"喂！是老友吗？""是的，是的，怎么样了？""老友，我很抱歉，请即来医院一走吧！但要带着平静的心神来，你如今不是大学生那个时候了，应该老练些！""是，是！我现在就来！"

我爱人到了医院，我的命运决定了，办好了切除膀胱一部分的手续，不管一分一秒我都要和死神恶魔作斗争。当我被软床抬进手术室的时候，我清楚地远远听见我老母亲和我爱女呼唤我的声音。那时天还未亮，从病房门出去经过许多病房门，暗淡的灯光照在白布软床上我的脸上。慈母和爱女的哀声，微微、远远、渐渐、消失了！

"郭老师，郭老师！谢谢，谢谢您哪！"我沉浸在沉默、转念和回忆中，是张占忠的声音在呼唤着我。我两眼细细地审查了老张的脸色，注视着他的身躯，他还很结实，像是个健康的中年人。照医学所说，恶性肿瘤是由多种因素而来的，由多种原因导致脏腑气血津液的功能失调，久则邪盛正虚，瘤毒日见发展，气血日渐伤耗，终于形成严重恶性结果。

在我们祖国的中医学里，仍是根据"八纲"而分析病理的。

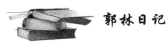

肿瘤仍有属实属虚之分，属实者内脏功能失调，属虚者正气亏虚为本。因此照中医治疗方法，即要针对标实之证予以攻伐，又必须兼顾本虚而予以补益。应看情况运用"攻"和"补"的两种方法。

看张占忠的病，切除膀胱部分只有两个月，看他的神色和体质，他还是早期的病人，正气亏虚不甚利害，我可以攻伐为主，用"风呼吸"法配合行功疗效必定高。想到这里，想起张苠民的白血病同是这个情况，我同是用"风呼吸"法配合行功而战胜之。"风呼吸法"速度大，刺激猛，渗透深，力量强，唤起最高级神经的反射力，推动各部的经络和全部神经系统的组织功能向大敌进攻。风呼吸法是"攻"，行功是起"补"的作用的，攻为主，补为次，主次合一（攻邪扶正）法，疗效必高而终胜之。如张占忠像张苠民一样有勇气奋起向前，苦学苦练的武器握在手中，结合"四调"，大敌当前亦无所畏惧。

张苠民正好来了。我听见张苠民和群众说话的声音了。"苠民！苠民！快过来呀！"我的心神似救火般紧张，但仍以平静的态度和张苠民说话。我把张占忠的情况告诉了他，并请苠民负起这个重担来辅导张占忠，并告诉张苠民要长期辅导，经常给他检查和记录情况。张苠民从来接受任务都毫无难色，即使是千斤重担他也没有表示过有困难，张苠民是热诚地为人民的。

"苠民啊，这个病人交给你了，只许好不许坏，听从伟大领袖毛主席的教导，要全心全意为人民服务！""是的，是的！老师，你放心吧，我负责到底就是。"我把张占忠介绍给张苠民，请他立即用风呼吸法配合行功教给张占忠，病人高兴万分。

我的措施是全班人马都来辅导这个典型的病。苠民每周检查一次他的行功和呼吸；小马给他教行功、小棍基本功；小侯每一周给他写一次记录。李永、又华给他讲"四调"及检查"四调"。苠民、小马、李永、又华，把每周情况交小侯记录，尽能力救此一命，看将来疗效如何。

我明天先往公园去看他练功的初步情况，能将此命救活，向毛主席谢恩！

1972 年 11 月 20 日　　星期一

真是冬天里的冬天了。窗外寒风烈烈，我不想出外活动了，但想到毛主席的教导：你想知道梨子是什么味的，你就咬一口梨子尝尝（可能不是原文）。因此我就穿起皮大衣，戴上皮帽，往公园去练"风呼吸"法的行功。这本来是我熟识的、10 年前用惯了的功法，可是近十年来没有必要用它，为了癌症病人张占忠的急需，我首先自己温习温习试试，感觉体会如何。

入公园后就开始用上风呼吸法配行功。行功不到 10 分钟，已全身渐渐开始有一道温热的电流由迎香、山根、印堂、神庭、上星这几个穴位经过，直达到百会，这是督脉的重要站点，它的左侧就为"足太阳膀胱经"。下流是由舌尖接上督脉引气过五关——经天突，玉堂，上、中、下脘，神阙，气海接上任脉到达膀胱。

当我将吸入之气意识导引配合行功之功力，人身温热的电流渐渐由弱转强，到膀胱有发出热气之感，我则将呼吸由速转慢，使风呼吸法的速度大，刺激猛，渗透深，力量强，它的本有作用都转为较弱，使膀胱内的热力适宜，经过 20 分钟进行之后，膀胱内就感到那么多样的热的跳动。

这时，我看着手表，一共经过了 30 分钟的练功。我继续照着此功法进行，两个 30 分钟之后，是意识导引经任督两脉气行入膀胱的来回两次。照我今日的体会，是用人的"内在"力量，即最高级神经指挥意识导引气行发出人体本有的热力推动气血相通，加强了体内各部的功能而消灭病害。

照我自己的经验，癌症可由"内功治疗法"而收到理想的疗

89

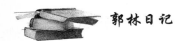

效的。

病者当必须树立了"三心"苦学苦练，才能掌握自己生死的命运。

1972 年 11 月 21 日　星期二

早晨 6 时，我到了公园，康洪兴已经在练功了。我为了寻找张占忠，在公园里转了又转。我今早自己来不及练"五禽"了。当然我在转的时候是用功法行进的，不久在我身后跟着我练行功的人愈来愈多了。康洪兴也是大队伍的其中之一，他练的成绩很不错。在 20 多到 30 人之中，我离队给他们检查一次，康的功步很稳，而且已有"上虚下实"之感了。发现张占忠也在，我即叫他："你是张占忠吗？我虽见你一面，但不会认错吧？你先不要走，我有话和你谈。"

"是的老师，我是张占忠，我不走。"我带领着行功的大队在公园里走了三个圈停下来，给他们指正了一些步法的缺点，教了"揉气球"的预备功及收功法。散队之后，我独自给张占忠教了风呼吸法的行功。因为在大队伍的时候他并没有用上风呼吸法，他跟其他病人一样行进。我教了他一阵，还要他看着我练的样子学着练，嘱他星期日汇报练功情况，并鼓励他苦学苦练。

"是的，是的，老师，谢谢你！我必须听你的指导！"

我又问了张占忠的电话记下来，才离开公园。

1972 年 11 月 22 日　星期三

今天从下午起刮起七级大风，而且降温，天气十分寒冷。我想今夜谁都不来了，但出我意料之外，康、夏二人先来了，尔后苳民、小杨、小魏也来了。未到的人我又想不会再来了，不料王喜耀这位热心家也乘风而来。付洪旺及老李一同来，小侯、李永、小马都一同到，这使我意外地高兴和感动。天这样寒冷，而且刮着刀一样的大北风，他们竟克服怕苦怕累而来学习，我当然不能不加倍地诚恳对待。我想，今天来者必得礼物而去，我送给他们黄金也买不得的礼品，让他们回去时得到温暖。

今天本来安排小侯谈总结的，可是他没有弄好，我就把星期日（癌症病人求医）的一篇日记请夏辉读给他们听。夏辉是个有经验的女演员，她读来非常有感情、有节奏，并且声音清亮。她读到深处，也许她的感情与我的感情起着共鸣的作用，她好像流出泪水，我自己听之也再次流泪。其他的同志也静悄悄地听入了神。读完之后，大家都很兴奋地异口同声地说："救张占忠一命是很有意义的，这不是为占忠的个人，而是我们用'内功'突破癌症这个恶老虎的一关，使我们祖国的传统"内功治疗法"有所提高。"

王喜耀根据我给莨民、李永、小马、小侯、又华的任务，要求他们齐心合力辅导这位癌症病人。他说了一番鼓励的话，要求各人好好地真正为人民服务。

最后我给他们教了一个行功的基本功的功法，是松小棍的行功基本功。因为小马要辅导占忠学这个功法。小马持松小棍学，大家也记笔记回家练习。

今夜的活动是很有意义的，各人也高高兴兴地带着愉快的心情告别。

1972 年 11 月 23 日　星期四

今天我在黑夜去公园练风呼吸法行功，途遇赵振国老先生也在练行功，他可真是苦学苦练。今天太寒冷，我穿上大皮衣和大皮帽，皮衣领子翻高了遮着两个脸颊，老赵一点都看不出是我。我站定看了他一会儿，笑着说："老赵先生！你练得真好，而且这么冷的天气还出来练夜功啦。"

"啊！郭老师！原来是您！有您这样的好老师我还不苦学苦

练吗？我二十年来的痛苦您给我解决了，我再向您汇报吧！自己苦学苦练也得要有好的功法才有疗效的。我便秘了 20 年，天天要用通肠的方法才苦苦地通出几粒黑弹丸来。您给我教了按摩之后，我天天按摩三次并结合行功，我现在不必通肠大便了，而且不是黑弹丸了，是连成一条条的了！我的痛苦解决了，不知怎么谢您才好啊！""老赵！不必谢我，谢谢毛主席吧！是他老人家教导我出来为人民服务的，你继续巩固，努力练好，恢复健康能活到 160 岁啦！"我说到这里老赵哈哈大笑了一阵，我们又分路练下去。

1972 年 11 月 24 日　　星期五

今夜公园安静得很，前两天被大风刮下来的满园黄叶都已清理干净，树荫下和柏油小路都是干干净净的，而且完全没有人声，静悄悄地正合我练功的心意。

我今夜仍练风呼吸行功。并且今夜练的是加速度的，想试验加速度的效果如何。

今夜练功是意守左脚小趾尖，那是"足太阳膀胱经"，意守这里试导引小趾尖气行直上膀胱。但加速度功法比较难守，而且是半入静的风呼吸法的行功，意守更难。经过 20 分钟之久，膀胱稍感有温暖的反应，经过 40 分钟加速度进行，膀胱有跳动之感，左小趾尖的"太阳膀胱经"直达膀胱，路线是近些。但趾尖难守，尤其是行功，不是站、坐的功式，趾尖在行功之中它也在行动，意识要随它的行进而动。这样如没有足够的功力和深厚的功底，纯熟的练功经验，是无法谈上引导的。张占忠是个初练功的病人，什么练功的知识都没有。他和张苊民练功时一样，不进行导引都有很高的疗效。明天我得进行一次不导引、不意守看情况如何！

1972 年 11 月 25 日　星期六

今天是我进公园第三次练风呼吸行功。我今天不意守，也不调息，不引导。张莨民初练功时就这么练。进行了十多分钟，全身都有温暖舒畅之感，膀胱也是温暖的，不比意守导引那么强烈就是了。张占忠练了有一周了，如真全心全意安排练功，即使不意守、不导引也会有疗效。

明天是星期日，明天起好好地加强给他辅导，并且要记录反应情况。

1972 年 11 月 26 日　星期日

天空还是黑沉沉的，我进入公园练功了。今天我仍是练行功，但今天西北风刮得特别大，练起功来有点吃力。我没有走树林的树荫下，我行走的是小柏油路，我进行了大约有 5 分钟，在我后边已经渐渐来了不少人跟着我练功。今天我练的是"气呼吸"法。进行中是很慢很慢的，并且我全闭上眼睛了。早上柏油小路行人还少，练行功是很适合的。愈练愈感到思想平静，精神安宁，全身慢慢地温暖起来，血脉在体内酥酥地运行着，真是舒适、愉快。

我练了有 15 分钟，停功开眼一看，已有一百多人跟着我练，我就此领他们行走了有半小时之久。停下来后，我给他们一个个地指正了缺点并教了收功法，大家都很高兴。

在练行功一大队病人中，有张占忠在内，我把他从人群里拉出来，给又华和小马介绍，让又华给他做"四调"的工作，让小马和张占忠约时间教他基本功的松小棍。小侯也来了，我告诉了张占忠，经常给小侯子汇报情况。

我想张占忠的病是否能见效，就看他自己了。

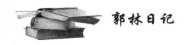
1972 年 11 月 28 日　星期二

昨夜听了广播，今天下午有五六级西北风，那么今夜不到公园去，提前在早晨抽时间去辅导。

张占忠也来了，我领着占忠练风呼吸的行功，我和他并排着，两个人步法一致，配了呼吸也一致，他练得很好。

我嘱他（占忠）准备松小棍在家练。我今天在公园与学员一同练功，辅导了他们，自己也得益不少，别人锻炼，自己也练了。这几天来为了练行功，把"五禽"放下多天没有练，深有想念之感。

1972 年 12 月 1 日　星期五

于枫来找我谈了半天，告诉我她的病情，怀疑是食道癌。说胸闷、胸痛，背也觉得痛，而且恶心、迫气。她说已去医院检查，但仍未看到结果。我给她做了思想工作，不应多疑虑，劝她努力练功，只有练功才能救她，不管是否癌症，练功就有救了。

我把风呼吸法的理论和作用给她讲透，并把张占忠的情况也告诉她，劝她努力练功，我决定以风呼吸法给她治疗。约她周一、二、三下午 5 时到公园等我教给她风呼吸法，并嘱她星期天早一定到公园来看别人练此种行功。她是否有信心那就不知道了，她如能树立了"三心"，没有病不能治疗的。

今天她告诉我，小时就无父母，12 岁当了"小八路"。她是军中的护士，后入了"革大"读到毕业。她是军人，专业的拿笔杆子的文学工作者，为病全休了。我给她做细致的动员工作，望她树立"三心"而努力练"内功"治疗法，我愿意尽一生之力而救她一命，想尽办法给她辅导。

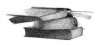

1972年12月3日　星期日

我6时半到了公园，学员已经来了不少。我自己先在公园林荫里行了一周辅导站功。王喜耀在小亭子那边站功，我纠正了他的缺点，他可以说是真用功的一个，行功、坐功、站功他都学了。

7时，我练"五禽之戏"，学员们都围着看。我边练边给他们讲解，让他们看出道理来，对他们练太极拳的时候有所帮助。今天看我练功的有500人之多，我练完后给他们解答了一些练功问题。

8时开始登记新求医练功的来者。但今天是登记的最后一天了，要等1973年才再收学员了。今天来求功者真不少，并有一名白血病患者，白血球已到二万四千，但因张荩民的典型成绩，我很有把握地把他收下来，并交给荩民辅导，由荩民辅导他练"风呼吸行功"。

今天登记已满额了，登记本已到最后一页，我停止了登记。但后来者还有恳切要求的，我为免破了规矩未敢收下，这是我硬着心肠拒绝病人的第一次。不过将来有坚持不下去的或缺课三个月的可除名，补进新来者，这也可使后来者抱有希望。

9时许登记完了，我带着荩民及新来的白血病者练风呼吸法行功，进行了有半小时之久。又领"息呼吸"的行功大队练功，练有1小时多，指正他们的缺点之外给他们教了收功法，还教给了一个进行中的暂停息的功法。这是他们很必要的。

10时许教于枫个人进行风呼吸法行功。在于枫跟我练功的实践中，我对"风呼吸法"的认识有了进一步提高。

我自己练风呼吸法所得的定律是速度大、刺激猛、渗透深、力量大。今天与于枫练此功的时候我又提高了认识。情况是于枫和我练功的时候，练不到15分钟她忽感头晕，支持不住，自己停了步不能前进，而且恶心呕吐。由此证实我对风呼吸的定律认识是不错的。照我的分析，于枫病久身体弱，而且有神经衰弱病多年，照中医学的"八纲"所定，于枫不属阳盛而是阴虚，癌症可由阴虚而凝成，她正是阳气亏了，阴气盛，邪气多，正气少了。用猛烈的风呼吸而攻之，会有受不了的反应。

但如果是癌症，必须以风呼吸法行功而得救。我第一天观察张占忠，他神色好，身体还结实，阳气不虚，攻伐亦无妨，结果证实确实如此。

于枫与占忠体质不同，就出了不同的反应。可是在我前月第二天自己练风呼吸的时候，就与第一天不同。第一天进行半小时练功，因意识导引经膀胱经到膀胱的时候，膀胱反应热度很高。第二天我以降低速度行进，这"四个定律"就感弱了，但感弱并不是没有疗效的，疗效可能是慢些，但是病情的需要，即使是慢些也比放弃了不治当然好得多。因此我决定以稍慢的速度领于枫进行，经过锻炼时日之后渐渐加强。这种方法和措施必有顺利进行的可能。

1972 年 12 月 4 日　星期一

下午于枫依时到了公园等着我给她教课。我是下午 5 时到了公园，给她做了思想工作，给她谈了些"内功"治疗法的理论知识，领她练风呼吸行功。根据昨天的反应情况，我今天领她行进时尽可能降低速度，使她这个弱质的身体能接受下来。风呼吸法是用鼻呼鼻吸的，在昨天进行中速度过强，她呼吸不过来，便在行进中偶然而用了口呼鼻吸。在今天行进时她已没有这个现象了。我领着她在公园的林荫下的小柏油路上行进了一圈，有 20 分钟之久，她很顺利地接受了。我还教给她收功法。她和我告别的时候说："老师！我今天练功很舒适啦！练完之后我的心胸很舒畅。我回去之后一定按着您教我的去练，坚持练，树立'三心'去练。"

于枫与我告别了。小师来了，要求和我单独谈谈。他说："我忠心地向您建议，您不能扩大教课了，这对您是不利的。我知道您是为了热心肠做好事治病救人，可是你不怕别人攻击你有政治的阴谋，那时您受不了这种危害。这几百人之中您并不了解他们的政治面貌。您治病救人是对人民的好处，但不能不顾自己，别人有坏心您是不会知道的。您就在家里教几个人算了。亚克斯的组织方面会对您有意见的，就是您居住的院子里也会有意见。我劝您考虑!"

小师现在全休了，是肝炎病。他没有要求我帮助他治疗，我也没有主动去帮助他。他是个个性极强的年轻人，不容易行此一道，他倒劝我后退，我只有谢谢他的好意，之外没有什么。

9时许与小师分别了。回家时在院子里见到刘雅卿，他告诉我明天出差去天津，他说两天就回来，继续给我印查功总结。我有了他的热情支持，对我是绝大的安慰!

我回到自己的工作室里，心平气和地想起我对小师说的话。"小师，谢谢你对我的关怀，但我变了，我和文化大革命之前已变为两个人了。过去沉醉在30年的恋爱之中和虚无飘渺的为艺术而艺术的个人享受中，不认识什么是革命道路，什么是为人民服务。我过着茶来伸手、饭来张口的生活，可是我现在厌倦这种生活了。我离不开热爱我的广大群众，我爱他们，他们也爱我，我很幸福! 真的，我在这一年里很幸福!"

1972年12月5日　星期二

"意识是物质的产物，是物质发展之形式，是一定物质形态的特性。"这是伟大领袖毛主席的教导。

近几天来我都在练风呼吸法行功，并结合临床实践的经验，摸索和寻找内功治疗法的更高效果。"内功治疗"，我的感觉主

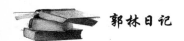

要是运用自己从最高级神经所产生的意识而在最高级神经指挥下活动。意识如何活动，活动的过程，就是进行治疗的过程；活动的效果，就是给治病者的生死关，死亡与生存的定律。

但对人来说，同一样病，病者各有不同的体质，各有不同的病因，各有不同的病史和各有不同的思想感情及个性，因此也会产生各自不同的意识特性。

气功治疗法是内功治疗法的其中一法，这一法亦有它的对象和要求，所以不能以一法对万病，以一法对所有的人。是的，气功治疗法不是头痛医头，脚痛医脚的。对象准确了，功法用得当了，是多种病同时攻下的。但对象对病者本身的研究那是非常细致的，"意识"形态摸不着又看不见，导引它活动是有各方面的困难的。自己最高级神经导引自己意识活动，已经不是容易的事，要导引别人的"意识"去活动，那就难上加难了！以自己的最高级神经为别人的"死亡和生存"而导引而指挥，看成是一件容易的事，那就太无知了。人的高级意识形态，与人的生理发展中的高级神经系统是不可分离的。那么气功治疗法为意识活动配合"调息"，有推动的作用来消灭病魔，那就是以"内在"无穷的力量，消灭内在最凶猛、最狠恶的病魔。

目前癌症与白血病，在医学中可说是不治之病，它也是血液系统的病症。那么"内功"是血液系统与高级神经系统两者相关相连的，在人体内有最大的活动力。这样看来，癌症与白血病的恶魔是很可能被气功治疗法消灭的。为此我对于枫、占忠以及上月19日来的白血病者老张的病是乐观的。只看病者是否努力地和我们配合就是！

1972 年 12 月 6 日　星期三

今天本来于枫约好到公园上第三课，可是她因事没有来，我因下班早，自己在公园练功。

我5时许到达了公园。因是冬天，园里游人稀少，冷冷清清的，连练功的人都没有三五个。静悄悄的，风也没有，树枝上的几片黄叶也还没有落地。树荫小柏油路是洁净的，我的精神和心情都很安静。

　　我在树林里静坐了40分钟之后，开始在小柏油路上练风呼吸的行功。

　　小于枫的病况在我心中活动着，我必须由自己来体会风呼吸法慢功的过程——时间、速度、导引结合起来的反应如何，我掌握了经验才能给于枫对症下药。

　　今天我在练功中体会慢功风呼吸法效果是有的，疗效可能是高的，但时间一定拖长了。拖长时间之后，病者的病况是否有突变出现就未可知。风呼吸法配行功，经导引速度约20分钟，病体可出现强烈的电流。进行了30分钟的时候，热流可导引入膀胱了，60分钟热流可两次进入膀胱，而且是强烈的热度。由此证明膀胱之重病可能会有消灭的疗效。

　　于枫的病主要是在食道，胸前部郁闷疼痛而迫气，她并有肾炎及神经衰弱。因她体弱，若以快步风呼吸法行功，会出现在练功进行中头晕、恶心、呕吐现象，由此证实体弱阴虚接受不了强度猛烈的快风呼吸法。因此以较慢的风呼吸法取温和攻势。今天自己实践慢风呼吸行功，在进行中有10分钟的时候全身仍发出电流，15分钟之后电流的热度是经导引可达胸部，经化食子关而到达中丹田入气海，可是热度没有快风呼吸法这么强烈，刺激性确是轻微些了。但导引入胸腔比导引入膀胱是比较容易而且节省时间。但经呼吸进入时因是鼻呼鼻吸，是向上行，引下比较难，而意识运用集中活动较强，疗效仍是很高的。

　　"实践出真知"。经过我自己练慢的风呼吸法配合行功，我摸出了规律，我对于枫的病是有把握的。前天夜在公园我已领她进行了一次实验，成绩还是很好的，没有头晕，没有恶心和呕吐，

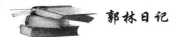

并且收功之后她还感觉非常舒适，由此看来慢功能收疗效。只是在治疗的过程中，她的病体内在潜力过强或有别的变化，那就不可想象了。

1972 年 12 月 7 日　星期四

今夜给于枫肯定了练风呼吸法的慢功是有疗效的，因此鼓励她苦学苦练而救自己。今夜我给她教了进行中的停息功法，她很聪明，学起来很容易体会。但她的思想比较复杂，自信心也不强，追求这种治疗法兴趣不是很高，怕的是她如受到"四调"的干扰或是七情的冲击，她坚持不下去。因为毛小英和她感情很好，小英本人是自由散漫的，她俩经常在一起，小英练功也是断断续续的，那么她对于枫的练功恐怕亦有影响。

1972 年 12 月 11 日　星期一

刮着八级西北大风，我不能到公园去辅导了，病人也不会在这么大风的情况下出来练功。昨天教了行功，今天不能出屋外练，只好在家练坐功了。但张占忠学了行功不多时，未知张荩民有否教给他坐功？我一天不见他们总是有些不安心。有了好的反应是不成问题的，有了坏的现象出现是不能拖时日的。

1972 年 12 月 14 日　星期四

今早练功人更多了，因为天气还算好，无风无雪还有温暖的晨光，骄阳满处照，病人更感舒畅。我入园后开始练行功，不久在我身后边渐渐跟上一群病人一同行进了。我想不讲课一同练功辅导病人不算犯什么错误，别人如有所误解，必有一天会明白。

做一件好事容易，常做好事是不容易的。做一天好事容易，天天做好事是不容易的。不容易做的事才是真正的好事，真正的好事是不应该畏难的！

收功之后，高血压病人赵振英过来，她本来血压是 210/130 的，她说每周降 10 度，今天是 150/103。她高兴地要求我教按摩。今早见小明在练行功，我领她练了一段路。因她头部不动，两手提上不够尺度，我纠正了她的缺点，也把赵振英交给她辅导，并给她教头部五个穴位的按摩。

1972 年 12 月 17 日　星期日

6 时半到达了公园，入门就见许多人在练行功了，我入门之后在柏油小路上练行功。今天练的路程少些，因我今天要练"五禽戏"，多练行功时间就不够用了。自己练行功，结果慢慢地就领了一大队在后面跟上，到收功的时候回头一看人数不少，就好好地教了几次收功法，告诉他们要三稳：收功稳、预备功稳、进行时亦得稳。

练"五禽戏"，今天特别寒冷，手、脚都是冰冷的，围着看的群众更冻得惨。

今天汇报成绩的人很多，最突出的有白血病的老张，本来白血球到 24000，今天汇报他检查回来的结果是 7800，他非常地高兴。但我嘱他今后会有反复的，仍须苦练巩固。他是练风呼吸法配合行功的。只要他继续苦练才能收到疗效。

宋金玉是个多病重病的少女，她汇报检查情况，尿中已经不带血了，血压已降下了，这是可喜的事。

1972 年 12 月 19 日　星期二

老张汇报，他的病已见特高的疗效。24000 的白血球已下降到 7800，正常了，是风呼吸配合行功取得的惊人成绩。老张是我个别辅导的，采用风呼吸法行功。临床的实践使我得到不少经验，由此证明风呼吸法配行功是白血病的特效药。而今二位老张是同为白血病，采用同一治疗法，收到同样的效果。

1972年12月23日　星期六

今天是1972年的最后一次活动了。我把计划告诉他们，就是在除夕之夜讲一课“五禽之戏”的基本功“八卦”，1973年1月1日在公园里教课。

指定有功底的人：

李永和又华学虎（李永又改学熊），荩民和又华学虎，小魏学鹿，小马学猿，小明学鸟，小英学熊。

每人先学一禽，1973年10月1日此一禽必须熟练。1974年才开始学第二禽。总之每年学一禽，但学禽过程中，“内功”必须继续不断进行，否则“五禽之戏”也学不成了。现在能学的仅7名。

定除夕之夜检查了松腰成绩才讲“八卦”的课，预想这七人之中，小明和小魏腰松得差些，必须督促他们同时把小棍学好。

1972年12月24日　星期日

今天是星期日，病者都知道我今天必到公园辅导的，因此来的人特别多。我到了经常练功的地方站住脚，人群即层层围住了，要求登记的，诉说病情痛苦的人真不少。迫不得已只好允许登记先到的5名，是补号的，后到者请再等时日。把登记的五名交又华去教他们基本功。行功病号都不会收功和途中“息功”，我给他们教了这两个功法。

今天汇报的重点病号有以下几人：

1. 张锡珩，他是高血压，他和李永同时练太极拳。1971年他就常常在听我讲课，但对练内功没有信心。看见李永从我入园时就用心学，他却迟疑不上前，直至1972年夏，他的高血压230/130总降不下去，同时看见我的辅导人数天天像洪水一样流进公园来，而且成绩也十分显著，他便要求学功。他今天高高兴兴地冲入人群向我汇报了。

"老师！向您汇报大喜事！我的血压已正常了，是 140 / 90，谢谢您啦！我上全班了！"

老张初学站功，后学行功，苦学苦练很有成绩。他汇报之后，我便将他介绍给群众，让他来当辅导员了。

2. 151 号李涛是严重的眼膜炎，已经各医院治疗均不见效。他每天服激素已达 8 片，曾经三次撤激素或激素减量，眼压就增高。他是 1972 年 8 月 6 日开始练功的，就练站功改行功。今天汇报激素已完全停止服用，眼压没有增高，头也不痛了。看到他眼睛已不红不肿，清亮如健康人一样了。

我给李涛练行功和按摩配合，看来按摩起有大作用。眼病者李涛和小明是疗效显著的。

3. 386 号李昕东是个 27 岁的青年，几年前因肠胃不好，长时间的慢性痢疾病，在 309 医院治疗的时候曾在医院配合气功治疗，那时是一起过三关的。初练松静，又练意守和调息。练功的第一天就是意守中丹田，同时调整呼吸。他因急于早日治好，也就强迫入静和意守。后来病不但没有好，反而愈来愈重了。李昕东说："当时我是胃病入院的，后来病愈来愈严重，发展到胃溃疡及痢疾，最后肠内长了瘤子。眼睛一合上就像电影一样，过去练功时的古古怪怪的东西都出现了，这些东西干扰了睡眠，一幕幕在眼前飞过是很可怕的。曾天天去医院检查，是我的五脏六腑的经络不通。

"我是 11 月份开始跟郭老师您学练功的。一个多月以来，精神方面静多了，睡眠有好转，饮食比较好些，身体没有这么疲劳了，但病还是很严重的。我现开始学行功了，求老师多多辅导，并请教我按摩！"

李昕东是受了一同过三关之毒害，这种毒害不是一两个月可能治疗痊愈的。他的肠瘤是强制急守调息不顺，肠内气结而成瘤

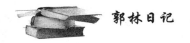

了，瘤症将发展成癌。这是练气功不当，害人，可恨！

1972 年 12 月 26 日　星期二

姜正义来反映：

"老师！我出问题了。我听您说按摩好，因此最近别人给我介绍，找了个老头给我按摩，共按摩了三次，把几个月练功得来的好处全都给反攻了，我几乎倒下起不来。按摩了三次不但不见一点好处，病反而更重了，浑身没有劲，头晕心跳。他给我的不是舒适的宁静，他给我的是疼痛的刺激，我真受不了。按摩之后不能行功，也坐不了功，坐下来不能入静，前数月的练功成绩全都报销了！如何是好？老师！您说我现在怎么办？"

"这是你理会错了的原因。我给你说按摩对你的病是最适合的，指的是气功的穴位按摩、软功按摩。我没有告诉你随便找个按摩者去按摩。气功穴位按摩和医院一般的按摩也不一样的，你的病当然受不了一般按摩这种兴奋的刺激。你本应服镇静药，而你服的正是兴奋刺激的药，那就是两样了！正因为这样，你目前更必须安静下来在家好好地休息，把这一阵子按摩而引导起的兴奋过去了，再好好地练行功。冬天练练行功是比较适合的。"我对姜说。

"我的行功势子可能有些不对了，许久老师没有给我检查了。我不往龙潭湖去，家里的院子也够大的，在自己的院子里练练行功。明天我到公园请您检查检查势子。"姜说。

"好的，明早 7 时左右我在公园等你。"

不久张大姐也来问了有关按摩胸部的技术问题，我把气功按摩的作用与普通按摩不同的按摩功法告诉了他们。

1972 年 12 月 29 日　星期五

1973 年教学员的八卦方位图。

1. 五步一停，十步一变。

2. 十步向前，十步向后。

3. 刚柔、旋转、波浪、松静。

4. 不乱想、不乱视、不乱闻、不乱做。

1972 年 12 月 31 日　　星期日

今天是 1972 年的最后一天，我通知学员们今夜讲"五禽之戏"的第一课。这一课是准备明天早晨（1973 年的第一天）在公园对"五禽之戏"开学之用的。

今天来听讲的有以下学员：李永、又华、茛民、小马、小明、小魏、小英，文辉、洪兴、小于。后三人是听课，没有功底来练"五禽"的。学五禽的共有 7 人。本来有小杨的，他没有来听讲也算了。

我讲了"五禽戏"的意义和"五禽戏"的历史；讲了"熊经鸟伸""唯寿而已"的意义。最后讲"四调"与练功结合的必要性，还讲了要怎样苦学苦练才能有所成。听讲的学员们都是兴致勃勃的，我的心情也很兴奋。"五禽戏"今天竟然开学了。我本想第一班教的是 5 个人，但今天开学的有 7 名。7 人之中有一人学成也就是一件好事了，如无一人所能成，那教者我自己亦有该负的责任。这真不是一件容易的事，如能学成一点东西，是要经过艰难痛苦的斗争的。当然有志者事竟成，看"三心"树立如何就是。

我的 1972 年的结束，还是万分愉快的。1972 年全年在东单公园辅导，除了讲课之外，还要解答病者的难题，没有一个星期日我不到的。

1972 年在天坛每月讲一次课，在全年之中，没有一次我缺课，全年之中没有一次因风雨停过课。幸运的是，全年之中仅有过一次星期天下过几点小雨，都是好天气，使人愉快，并且由第

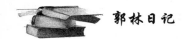

一次丁香花林中的 15 个人起，至 12 月 10 日最后一次课渐增到 500 余人。

1972 年全年之中显著病愈的病种、典型的人有以下的成绩：

白血病练功 6 个月痊愈——张荩民；

青光眼练功 5 个月痊愈——赵明；

半身不遂练功 6 个月痊愈——谭仁元；

高血压练功 6 个月痊愈——张锡珩；

肝炎练功 8 个月痊愈——李永；

糖尿病练功 5 个月痊愈——杨智英。

赵振国便秘 20 年，都是依靠工具排便的，练功 6 个月后不必用工具排便，每天自己排便。

眼膜炎练功 9 个月，由日服 8 片激素至全部停止服用——李涛。

神经衰弱 15 年之久，每夜服用 8 片安眠药，现已全部停用并可安睡了——田莉、蒋贵等等。真记不胜记了。

天天有病人向我汇报痊愈成绩的。刘文辉肝病已 10 多年（1958 年起病），练功 9 个月亦已痊愈。

总结经验，练功配合按摩，疗效高，痊愈的病者都是配合按摩的。

行功疗效高而快，但也得配合按摩。癌病者 2 人亦已见成绩，是用风呼吸法配合行功的。但行功 3 个月后改为坐功，或二者（行、坐二功）同时进行，癌症是能攻破的。

1972 年，全年之中在临床方面、在理论结合实践方面我有大大的提高。

祖国伟大的传统宝贵的"内功"治疗法，奇高的疗效是世界各国所不及的。

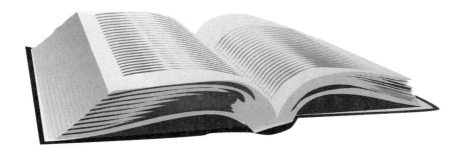

1973 年

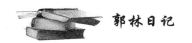

1973 年 1 月 1 日　星期一

今天讲的五禽八卦课，是由熊步起的。熊步由李永和小英演示，因为人多，看他们有些不自然的神气。小鹿是小魏学的，小魏初起步的时候有不少困难，后来克服了困难成绩还算好。虎步是芨民和又华二人学的，神态都很好，是令人满意的。只有小马学猿猴，可能对五禽戏体会不深，因此势子和神态经多次调教而无多大效果。小鸟是小明，起步时是意想不到的势子僵硬，经多次从"内功"方面引教，她后来才好些。总的说来，各人都是"内功"底子不厚，做不到意引气、气引形这个内在的要求，还得在内功方面加功。

今天求学功的登记 9 名了，约在星期日 7 时半由又华上第一课。

1973 年 1 月 3 日　星期三

行功是冬天里练内功的唯一治病的法宝了，舒适，疗效高，聪明的愚人是得不到这种乐趣和健康的。

1973 年 1 月 5 日　星期五

早晨往公园去辅导，见唐洪兴在练行功，他可真是苦学苦练。今早见我到了，他也随大队练起来。在收功后，他向我汇报："老师，向您汇报大喜事。我在一星期之前复查了，转氨酶、胆固醇都正常了，应该说这是您教导之功，应该谢谢您。"我说："这是你苦学苦练的成果，行功是疗效高的，我老早对你说过了。不止你一个人有疗效，凡是苦学苦练的都有明显的效果。但还得巩固。你学功到现在有多少时间了？""50 天了，老师。50 天中没有中断过，学功以来精神和食欲都渐渐见好。"我记得老康初见我那天，他哭丧着脸说肝经常痛，而且失眠，转氨

108

酶是 500 多，脸色青黄，神色都很坏。与 50 天前相比，现在是脸色红润，精神奕奕，多么有意思。只要苦学苦练，没有治不好的病症。

1973 年 1 月 7 日　星期日

今天，小向的同学小赵的母亲因高血压病来请求练功治疗。我看他母亲也很年轻，40 岁左右，我个别给她辅导，练得还不错。高血压病行功疗效是很高的，只要她苦学苦练就行。

向阳没有来，可能失去信心了，她没有听课，她学不了的。

1973 年 1 月 9 日　星期二

小向反映他的同学小赵的母亲名为孟爱梅，昨天练功后，有些头晕。今早我去公园辅导，注意了孟爱梅练功时的势子。她因初练步不稳、站不定而开了快步，因此头晕。今早我给她说明道理，她知道了，后来的步伐已经沉稳了。她说练完之后心神舒适愉快了。

1973 年 1 月 10 日　星期三

早晨去公园练功并给病人辅导。周胜峰是个军人，经常穿着军装跟着我一起练行功。他是心脏病。今早他向我汇报说，练功后最近爱放屁。这是气不畅通、气不沉丹田之故，是松静不够的现象，但这种现象很少出现在行功之中。行功是混合功，是半入静进行的，松静并不像站功和坐功要求的严格。我突然问："周胜峰，你老实告诉我，你是看了什么有关气功的书吧！""是的，老师，我读了一些气功的书，书里说了一些有关呼吸的事，我在练功的时候就学着配合呼吸，但很不顺气，而且胸还有些痛，不知何故？"老周练功还不到一个月，一关未过，跳进第三关，书本害人真不浅。李昕东的重病至今未好，是一脚跳三关所得，这真害死人。今早查出了周胜峰放屁、胸痛的原因，我把如何过三关的过程简单给他说了一下，他不可能全都明白了。我走的时候告诉他，以后不能配合呼吸，等将来更松静的时候再配合呼吸。"老师，我觉得自己很松静了。""老周，如果你够松静就不至于放屁、胸痛了。"我给他说了，但他可能不相信这种现象是出于他的不松静，那只好由他自己从实践中去体会了。

1973 年 1 月 12 日　星期五

小侯子很久没有见面了，我正在等候其来，接到他的来信。

读了小侯子的来信，他今夜又来访，坐下一谈就是两小时。

1. 他说因在家练坐功活动量不足，早在公园锻炼半小时，是用了风呼吸法练他自己创作的动功的势子。小侯子练给我看。看后我问，你的肺部已切去一部分了，现在你应用养法还是用攻的功法，他答用养的功法。我又问，风呼吸是攻法还是"守"的养法，他恍然大悟，自知错了。

2. 我指明他现在应全神注意解决入静问题，内在的血液循环是看他的入静程度而定。

小侯的松静未过关，仍有问题。

3. 小侯反映有一眼膜病者，他教给她按摩治疗。我指出气功法按摩若没有功底，单一按摩法疗效不大，应让病人先练静功。

1973 年 1 月 16 日　星期二

我今早到公园正在辅导中，有一少女推着小车子进园，车子上是个 20 多岁的青年，一看就知是病者。车子还未推到我的近前，车子上病人远远喊着我说："老师，郭老师，我们 5 点钟就出来在这等您。"车子推到近前他说："我是华侨，两年前从新加坡回到祖国来。我是个开车的司机，因出事故伤了腰部和影响双脚不能行走，而且有萎缩的现象，经过中西医治疗已好多了，但听说您老人家气功治疗很高明，因此我来求救。"他的名字叫郭钦明。他问："老师，我的病况能治吗？""没有什么不能治的病，你的一双腿不能行走，可练坐功，但要配合按摩，明早你再来吧。"我在考虑怎么办，在公园又不能教他按摩，行功他是不可能的，只能练坐功，坐功疗效没有行功快。练坐功比较困难，他能否坚持还是个问题。

小侯今早来过，我劝他练行功，他没有练过行功不知行功的可贵之处。但在家不能教，只好教他床上平坐功。劝他停止盘坐，他至今没有过松静关，盘坐是容易出偏差的。

1973 年 1 月 17 日　星期三

今早在公园辅导中，杨玉川来汇报。他是高血压，10 月底开始练功的。在练功之前他的血压经常为 190/110，练功两个半月，血压降至现在的 130/80。他是练站功的，没有练行功。他说："老师，看来站功比行功疗效大，我没有练行功，我已痊愈了。"我说："你还得要巩固，现在虽已正常，如不练功，有一点劳累或刺激，它还会回到旧时状态。站功和行功都有很大的疗效。练行功来报的同志成绩也不少。总之要好好地坚持练下去，长远地练下去。""是的，我一定坚持长久练。"

1973 年 1 月 18 日　星期四

今早在公园辅导之后，曹汉贤向我汇报：他练行功有一个月了，最近没有犯癫痫病，练站功的时候，减少了犯病次数，练行功一个多月没有犯过一次病。可是近一周来练功时和练功后有些心跳。我查他的势子没有错，再查他的功法，原来在"一念代万念"功法里，他用了"开"的功法，开到月宫里感到舒服和愉快。我说："老曹，谁教你在行功中长远用'开'的功法？"

"是我自己这样做的，想着月宫中的嫦娥……最能消除杂念，舒服愉快，还以为自己抓到了好题目。""抓这个题目有多长时间了?""两个星期了。当时练后没有心跳，最近才有，我才汇报。""幸好你时间还短，如再开下去必定练成心脏病，有一天会晕倒在地。""有这么危险?""'意'把元气开到月宫中，又不使用'合'的功法，元气未归身，还能不头晕心跳。没有教的功法自己乱用会出偏的。你血气已是弱的，再失元气，身体不能好，可能更坏。"

1973 年 1 月 21 日　星期日

今早我比往日提前半小时到公园。今天汇报成绩的人不少，最突出的是霍金生，他说："老师，我是高血压引起心脏病的，近来我的血压不高了，心脏也不见有什么问题了。我手脚冰凉有 20 年之久，一直用热水袋，最近我不用热水袋了，手脚也是热呼呼的，这真使我万分愉快，我也万分感谢您"。我鼓励他要加以巩固，更要好好练功。他练功只有两个月，苦学苦练者必会有成绩。

1973 年 1 月 24 日　星期三

老鲍说自从我 1972 年 12 月 10 日教过行功之后，每天早晨都外出练功，他练行功已有两个多月了。练过行功的人都尝到了甜头，行功疗效既大，又愉快，又舒服。老鲍还想我给他教按摩，我说等春节李永放假了再教。他是脑血管硬化的，应当给他教头部按摩。

小泊汇报说孟爱梅今天检查血压已下降，由原来的 230 / 130 降到 160 / 100。我叫小泊转告她，可减少服药，千万继续练功巩固，否则会来回波动。

1973 年 1 月 26 日　星期五

吴维因自作主张去练站功，用功法不当使肝炎更严重了。一个月前他找我说练站功肝痛，转氨酶也升高到 600 多，我给他改为行功，昨天检查的结果是 300，三 T 也正常了。

1973 年 1 月 27 日　星期六

今夜我讲的是：

1. 强调冬天学行功。行功是混合功，是半入静的，在室外练行功不易入静，也不易出偏差，而且疗效特别高。两个月来，病人来汇报的都有很大成绩。

2. 冬天不宜在室外练站功，尤其是雪中和雪后，更不宜在室外练站功。因天冷刺激毛细血管不易入静，容易出偏差，寒气容易从涌泉穴直上头顶，涌泉穴容易受寒，引起风寒病，行功可避免此害。

3. "五禽"是练内功，练"精气神"才能练出"五禽"来。意引气，气引形，只求形美，形似，"意"也不高。应练好内功的基本功，要求形似神似而出于内气，因此要求大家每夜睡前练练床上平坐功，练半小时以上。

4. 周胜峰在家练站功，反映胸口痛，他是心脏病，不宜练站功。他练站功手提起来是影响心脏的，不仅没有疗效，反而会把病练坏的。冬天室内空气不佳影响入静，强制入静，胸部受压而疼痛。

5. 行功的功法"一念代万念"，所选的"题"，不宜过于虚渺，更不宜把意识放得太远，收功时短时间收不回丹田，元气不能归身有损气血。

1973 年 1 月 28 日　星期日

因天气冷，我练的是中度的行功，手脚温暖得快。

小殷是练行功收到疗效的。他的心脏病也不轻，经过半年的行功，已上全日班，举起大斧子干活了。血脉相通，久之瘀血可消，他的病就会好的。

1973 年 1 月 30 日　星期二

老鲍的"练功体会"把升降开合这个功法完全领会错了。开合不是姿势问题，也不是动作问题。行、站、坐、卧，各种功法都可以用开合的功法，只要是练内功的势子，就可以用开、合的功法。开合功法是"意识"活动问题，开是将"意识"（思想感情）向外引出去，在体外活动，合是将"意识"向内引，引回自己体内，引回在中丹田活动。所谓意引气，气引形，意识引回即将元气带回——元气归身，使练功的人不损失元气，这样用开合功法才有益无害。用了"开"的功法，在收功前必须经过"合"，将意识收回中丹田。

开、合的功法用得好，能练出功力来，能练智力，能培育真气，加强神经组织的功能，加强人体血脉流通，血液循环，而达到治疗疾病、保健和养生、益寿延年的效果。

1973 年 1 月 31 日　星期三

唐洪兴是肝炎，中、西医治疗 6 年不愈而来练功的。初来时还发着低烧，说明肝病不轻。练功以后，疗效甚大，仅练了 60 天行功、坐功就痊愈了，经过检查已正常。

从两个月各种病人病情反映来看，行功对疾病疗效是相当大的。单练行功永远是半入静的，练功境界是不佳的、不高的、不深透的。行功要配合坐功或站功才能完美。

1973 年 2 月 2 日　星期五

今夜唐洪兴雪中来访，我给他教了床上平坐，让他在入静方面有所提高，疗效更大。他的病虽已恢复正常，但保持、巩固是重要的。

1973 年 2 月 5 日　星期一

钦明是个重病号，因车祸受伤，腰折、脑震荡过大，脑神经受了绝大的影响。经过两年多的治疗，已有好转，腰已见愈，能坐立但不能行走，小便失常。我是给他练坐功的。今天他妹妹用小车推他来家里。情况是前周我给他教了头部前脑按摩，又给他讲了些入静的功法。今天他反映是难入静，我给他讲了"一念代万念"的入静功法。看他下周如何。

1973 年 2 月 6 日　星期二

今早我见小韩了，他反映血压已下降，心情是很好的。前数天因感冒受了些影响，我给他教了风呼吸法，嘱他练三天，感冒好了继续练气呼吸法的行功。今早他告诉我，练了风呼吸法感冒已见愈了。

1973 年 2 月 7 日　星期三

练功的人多属不容易入静，总觉得入静是个难关。只要苦练必能过这一关的。许多练功者没有实践经验，往往因为看了两本简单的书，自己依照书本练功，觉得不易入静，以为进行"意守"就可帮助入静，因此松静关未过进入"守意"关，一脚踏两关或一脚踏三关，练松静，又练守意，同时还配合了呼吸。这样不仅没有疗效，会练出各种恶病来，而自己还不知道是练功练出

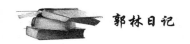

病来，深信练功能治病，又苦练，越练越坏，甚至无法医治。

1973年2月8日 星期四

郭钦明和他妹妹来访说：1. 他的坐功每天2次，每次30分钟，未见什么不良现象，大便比较通顺，睡眠和食欲都好，精神和气色都特别见好。2. 给他头部后脑教了按摩，给他讲了些入静功法和内功——治病、保健、养生的效果。

我给他介绍了针灸大夫，让他一边练功，一边针灸，这样疗效又大又快。

李文反映他的青光眼经过练功和按摩大有成绩。他说："我在没有练功之前，我的眼睛向前看的时候，总觉得有一座大楼挡着我，我什么都看不见。最近这座大楼渐渐地消失了，眼前面我什么都看得清楚了。"

1973年2月9日 星期五

奎连今夜来访，他告诉我他得病的原因。6年前在学校（北京工学院）体育锻炼举重过量，身子向后倒下，从此患了高血压病。看他的病是忽高忽低地波动着，内功治疗法是很有效的，看他能否坚持，正常以后还得努力巩固，否则反复是必然的。我给他讲了"内功"的意义，使他从科学上认识内功治疗法，使他知道练功的初步知识。

1973年2月11日 星期日

今天发现新加入练功的人都收功不行。收功不好是练功的一大损失，我把要求检查的都检查了，又给他们教了两次收功法。

蒋贵主动对群众讲起话来："我是首都医院（协和医院）的职员，我患了神经官能症。我用了医院所能治疗我的病的药、针和一切一切的治疗方法都无效，每夜服用8片安眠药都不能安静地睡眠，中、西药我都用尽了，不能睡，自然也就吃不下去。日子长久了，把我变成像鬼一样，骨瘦如柴，脸无血色。是1972年由李大姐介绍找到郭老师，经过郭老师的安慰和鼓励，说我的病一定能治好的，3个月后能见效，30天内可能有见愈的现象。当时我还半信半疑，病那么严重，练功30天就能见愈？3个月就有好转的疗效了？我不太相信，但我已没有第二条路可走了，除死之外，只好跟郭老师学学试试看。郭老师说我的神经严重的失调，坐功、站功也难得入静，行功是混合功，只要稍安静些就能练，慢慢地进行，能半入静就会有疗效。在我练功的时候，我还是三心二意的，就是这么走、走、走呀，就能有效？边练眼眶还充满了泪水。这样练是不会练好的，应按老师教的以"一念代万念"的功法想些快乐的事，这样我不知不觉地精神特别安静，步子也轻松。到练完功之后，头脑也就清醒多了，心情舒适了，越练越想练，自己对练功有了信心。我就加紧地练，每天早练、晚练、白天练，甚至夜里公园没有人的时候，自己还在练，越练效果越大，那病就好起来了。目前一片安眠药都不用吃了，吃的好，睡的好，也胖起来了。看吧！我现在像是健康人吧！"

1973年2月15日　星期四

李文汇报他的眼压又下降了，头脑更清醒，心情非常愉快和安静。今天我检查按摩法，错处很多。他的按摩没有照三个原则来进行，他的指力和一般按摩一样，只会使劲，并且按摩眼睛时他不用小指而用中指，可知青光眼的穴位那么小，眼球也受不了大指头的刺激，这样按摩疗效不高。我一一从头给他又教了两次。

今早看见孟爱梅了，照她的反映血压又反复了，是自己停了几天功没有练，而且过节的时候吃了些辣椒，辣椒是刺激的。在讲"四调"的时候已经强调这一点，可是在节日里许多人喝了酒而使病情有所反复，这样把练功抵消了，练功也无效了。孟爱梅

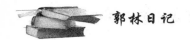

因吃了辣椒，练坐功时不能入静，觉得胸部疼痛，她不知原因，急忙往医院跑。我对孟爱梅说"你的胸痛不是高血压引起的，是你自己吃了辣椒有些兴奋了，练功时不能入静，而你勉强在不入静中要求自己入静，坚持了练功。但不能静也就不能松了，你还强迫自己练功，那就会引起胸痛或头痛。其实不必服药，练练行功，放松放松就好了。"我给孟爱梅检查了势子，发现她的功步不如前了，腰特别硬板。我把她的错误告诉她，不松腰对疗效大有影响，必须给她教松腰法。

1973 年 2 月 16 日　星期五

今早在公园看见老康，他提问关于收功的时候如何转意念？我对他说："你在练功的时候，如果一念代万念的选题是"我想健康"，那么在收功的时候，当力量转到后腿、前脚脚尖竖起来的时候，即把这个意念（我想健康）放开不想它了，就把意念转到中丹田，想着中丹田了。手揉着气球或做着长呼短吸，等意念在中丹田站稳了，两手伸开，慢慢地两手向内合，合到胸部的时候，两个掌心向下引气回中丹田。"

1973 年 2 月 18 日　星期日

我 6 时许到了公园，自己练中度行功。这些病号我没有给他们教中度的行功，他们都有病，只宜练慢功，否则步子不稳会引起头晕。而且肝炎、肺结核、心脏病的病号不少，练中度行功他们会因功力不足和劳累而使病情加深。今日汇报的有闫成清，他患有心脏病、气管出血。他练行功，练功以来未出过血，能睡能吃，已停止服药。

1973 年 2 月 19 日　星期一

今早往公园去辅导。有一姓杨的病女，40 岁，患红斑狼疮已有 4 年之久，曾住过 4 次医院，中、西药都已服用过，全不见效。红斑狼疮病，肯定是血液毒，用风呼吸法可能是见效的。可是对这种病，我的临床经验是太少了，但见死必救才是"革命的人道主义"，我不能拒绝她，我约她明天早些到，我给她单独一人辅导。

1973 年 2 月 20 日　星期二

今早到了公园，见患红斑狼疮的小杨在练行功，可是我想她练混合呼吸法是来不及治她的病的，必须用强速度的风呼吸法来猛烈地刺激她的大脑皮层反射到神经组织系统，通过经络将所吸得的氧气结合先天之气、后天之气输送到血液组织系统，使血液得到新陈代谢，毒的血液排除，使新血液渐渐成长。我今早把道理给她详细谈了，并给她教了风呼吸行功，我带她练了几分钟。在练功过程中未发现她有什么不良现象。小杨练得很不错，看这种情况，她如坚持下去，她的病确有所救的，一定有疗效的。她是我治疗红斑狼疮的第一个病人，我愿在此取得临床经验，但必须 3 个月之后才见成绩。愿练功的力量能与她的毒液发展作斗争终究胜之。这还靠病人自己苦学苦练，还得配合"四调"。

1973 年 2 月 21 日　星期三

张锡珩是个 50 岁的男职工，他在 1965 年得了高血压，230/130，经过多年中、西医药物治疗无效。他是顽固性的高血压症。他开始试练，初练站功觉得难以入静，疗效不高。1972 年 9 月我安排他练行功，他练一个月之后去检查，血压开始下降，以后每月检查一次，都明显地渐渐下降。练功 3 个月后血压正常了，12 月是 140/90。1~2 月是巩固时间，他说下定决心练一辈子功。他是每早练行功一小时，从未间断过，风雨都不停功，这就是苦练出成绩。

小侯是热情的、苦学的，他想学"五禽戏"。可是我给他说明，他不练"松小棍"，五禽戏是无法学的，松小棍是五禽戏的基本功。

1973 年 2 月 22 日　星期四

奎连来汇报，近来练功不能入静，而且头脑里轰轰声响。我查他的原因是，他自己配合呼吸练功，以为配合呼吸容易导引入静，不料这就是他强迫配合呼吸而引起的头脑发响的原因。幸好他练的时日还少，如练下去时日长了，大偏差必出来。他的松静关还未过，连"意守"的功法还不知是什么，怎么配合起呼吸来了。我嘱他明天练功即"忘息"，可能头脑不再有轰轰之响了。

1973 年 2 月 23 日　星期五

小明今天来了，一坐下就按摩起来。她是随时都给自己做头部按摩的，看来她不断按摩配合练功是有很大成绩的。她的病仅经过 5 个月的治疗，收到这么大的疗效。小明现在还是单式按摩，我想给她教复式按摩了。复式按摩因按摩更多的穴位，疗效会更大，只怕她功底浅，功力不足，对复式按摩可能有不适宜之处。为了试试她的指法，我让她给我按摩一次，她给我按摩了头部的几个穴位，觉得她的指法很有意、气之引力，而且沉稳而柔和，这是意想之外的成绩，她是从实践中步步提高的。她曾告诉我，她花了五角钱去医院叫大夫按摩过一次，她很有感觉和体会。她曾说医院大夫按摩确与气功按摩大有不同之处，她体会到了医院大夫按摩是用劲的，气功按摩是决不能用劲而用"气"，用的是内气，以自己的内气按摩穴位，通过经络输送各部而起治疗作用。小明的按摩，是用了自己从安静得到的"意"而引气。

1973 年 2 月 25 日　星期日

人体里的经络主要有十四条，都有一定的部位和通五脏六腑循行的关联，按摩必须要以意引气，由手法按入一定的穴位，通过经络达到五脏六腑而起循行的作用，从而获得治疗的效果。

1973 年 2 月 27 日　星期二

今天奎连也来过，他反映练行功比较容易得到舒快之感，而坐功因难以入静没有尝到甜头，他只能坐 15 分钟。我鼓励他还得坚持坐，只在室外练行功，在室内不练功是损失，对治疗疾病疗效也不高。坐功和行功相结合，疗效快而大。

1973 年 2 月 28 日　星期三

我扭伤了左脚已有 3 个月了。知道扭伤的脚是不能受寒的，但这 3 个月正是冬天，正是我给群众安排冬季练行功的时候，一般病者是练坐功和站功的。除了几个特殊病人给他们教过行功，其他 500 多个病号，没有练过行功。行功对各种病症都能收到一定的疗效，只要天天坚持练，练一个冬季，什么病症都能痊愈，都会得到特大特高的疗效。我给群众安排了，我必须亲自到公园辅导。我对病人群众强调不能停功，停一天退十天。只要对内功治疗有信心的病者，在冬季都有许多在室外练行功的。因此，在整个冬季——9 月至 1 月，我都不断地在早晨往公园辅导。

1973 年 3 月 1 日　星期四

钦明练的是坐功。初练时和大家一样，困难的是不入静，10 分钟也坐不下去。他今天汇报说能坐半小时了，是以头部按摩做预备功的，按摩能够安静神经，效果是很明显的。钦明本来睡觉

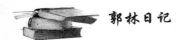

也不好，梦多，自按摩以后能安睡了。可是他练功时间减少了，这对疗效是有影响的，他一天只练一次疗效是不大的。我告他每天至少练 2~3 次，这样疗效较大。但是练功者都没有注意"四调"，不重视"四调"，往往被生活冲击了，或被七情干扰了，因此坚持不下去或坚持得不好，疗效当然不好了。

1973 年 3 月 4 日　星期日

我已有一周没有到公园去辅导了。我知道群众在盼我了，有问题要解决那就不能不急。吴维是第一个见到我的，让他先提问题。"老师，我的病已痊愈，全都正常了。可是最近练功的时候感到右胸有点微痛，不知何故？"我问："不练功的时候痛吗？"他说："不练功不痛。"我说："那可能是势子问题，查查势子就明白了。"检查了吴维的势子。他练行功时右手臂抬得太高，因此影响到右胸疼痛。我纠正了他的势子。又检查了患红斑狼疮的小杨的势子，小杨步伐较快，上丹田未放松，气未沉入丹田，因此练功时脑有些沉重。我带她练了 5 分钟，纠正了她的过快的步子。

1973 年 3 月 7 日　星期三

今夜给小连讲了"一念代万念"的功法是三稳——预备功时选题，进行练功时守题，收功时要放题转意念，题放了把意念转到中丹田才开始收功。小连反映，她坐功比较容易入静，每晚睡前练坐功 40 分钟，目前血压正常了。我嘱她必须巩固，要苦练。

1973 年 3 月 8 日　星期四

姜正义今早来公园是找我解决问题的。她坐功能坐 50 分钟，但近来坐功时觉得腹胀。她坐那么长时间，如腰不放松，气不下丹田，腹中气不流通易形成腹胀。坐功腰必须松透，看腰松的程度而得效果。练行功较为容易，因它是半松静的，腰稍不松不至于影响太大，松了腰疗效就更高了。

1973 年 3 月 10 日　星期六

今天我没有去公园，晚上康洪、李永等来了。康洪提问了坐功的收功法，他没有进入第二关，没有进行"意守"，只是用一念代万念的功法入静。我告诉他不管是行功、坐功或站功，用一念代万念的功法，收功的时候必须要转意念，把在练功时的一念放开，把意念转回中丹田才开眼，意念不转回中丹田之前，眼不放开可揉球，等意念回到中丹田的时候，才真正是元气归身了。但已经进行了意守的，意念本身就有一定的活动之处，如是中丹田，就不必转意念，如不是中丹田就要转意念，这就是"升、降、开、合的"合"的用意了。这是练功中的大事。

1973 年 3 月 12 日　星期一

王喜耀来访。这位老解放军是患了不少病的，经常住陆军医院。1972 年在公园找到了我，他苦学苦练的精神是令人佩服的。他今天说："我的病有高血压、气管炎、咽喉炎、关节炎，练功以来都好了。昨天去医院检查，大夫问我为什么这么久不来取药，最近有什么好药服了，脸色这么好，精神又好。我说我已经学到了一套治病的法宝！可是我的心脏病还没有痊愈，有好转了，我想学站功可以吗？"我说："老王，心脏病是不宜练站功的，心脏病适宜练行功，练最慢步的行功，不少人练它心脏病得痊愈，你脱了军装穿上便衣，每早练行功，心脏病必能痊愈，行功疗效特大而快。"

小侯子告诉我，他最近也练行功了。有一夜他练行功，在行走入静之中，两手触及一棵大树，惊动了他的神魂，许久平静不下去。我说行功是半入静的，不应把眼睛全闭上，应半开眼以注

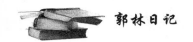

意道路和障碍物。我检查了他的功法，批评他："侯子，你整天不少读书，但练功总是出问题，行功疗效大而快，但用功法不当反而有害。意引气、气引形是什么意思？意——气——形（我在一张纸上画着给他看），而你练功时是气——意——形。意不引气，把'意'落在形上了。"我说有了意才引出丹田之气，意是从松静而来的，意的深厚程度也要看松静的程度。

1973 年 3 月 15 日　星期四

小琴患的是肾炎，尿血，服用了不少中药和西药，也针疗，可是未见效。后来她每天练行功和坐功，至今只有半年，她已完全健康了，能吃能睡，也胖了许多。今天我遇见她，她说："老师，我已检查过了，完全正常，已经恢复健康了。"我说："小琴，不要忘记了你在练功之前病情严重的情况，还得巩固。"她说："老师，我知道。"

1973 年 3 月 18 日　星期日

今天在公园等着我去的有 300 多病人，我给他们讲了几个问题：

1. 放虚恭（放屁）及腹胀的原因及消除的方法；
2. 行功疗效特大而快的原因；
3. 肝病、心脏病不能练站功的原因；
4. 病人应有室内、室外两种练功方法；
5. 培育"真气"的必要性；
6. 升、降、开、合的松腰法。

1973 年 3 月 21 日　星期三

老弟依约定的时间来了。他告诉我说："我近来也练站功了，可是我很难入静。我自己琢磨，练功时我就想着这个地方

（他用中指点着上丹田），可能容易入静，因此站功的时候我什么都不想，只想着上丹田，但也入不了静，既入不了静病治不了吧？"我说："老弟，你是自作聪明，谁教你想着上丹田？你是我教功的第一人。你是 1971 年 1 月向我学练功的，现在是 1973 年 3 月。两年多，你如能好好地学，不至于有高血压、头痛和脑胀。你既然练功，不让我给你检查势子，不讲究功法胡乱练，练不好身体倒练出病来。低血压的病人，练功时才应想着上丹田（他不懂什么是意守），没有病练功不应想着上丹田。高血压练功想上丹田，就等于服错了药，没有高血压也会练出高血压来。"

我让小英给老弟按摩头部。我在一旁看着小英按摩，小英可真能入静，指法也很适当，被按摩的也入了神，两者在宁静中进行着，约半小时按摩完毕。老弟说："真好！真好呀！确实比服药更好。姐姐从前没有教给我这个。"老弟这次患病，很可能是意守上丹田引起的，他还不知道。

1973 年 3 月 22 日　星期四

小英和于枫今早来访。我给小英讲了一课按摩，告诉他高血压应按摩耳线，并告诉他指法。告诉他两手由阳白穴过脑落于两肩的时候，应找对了"肩井"的穴位。他由"肩井"直落时没有重点找到"曲池"，只是在面上一过而已。古书有说：穴位是"神气之所游行出入的地方。"按到了穴位才会收到效果的。小英按摩脑的时候在"哑门"两边的"风池"穴位也不准确，我注意他是在不正确穴位之处用功，白浪费了时间。穴位既是"神气之所游行出入的地方"，指梢直刺入穴位处，刺激了神经，气即快到，气已到，按摩者指法更深沉时，手梢就好像被什么吸住似的感觉。这种按摩，两者即有共鸣的感情和精神的活力。这也是两者有了功底、功力，得松静了而引上了"意"，那时意也在气中，古人之所谓"守气"，因气到而效即到了！

我们的气功按摩法是有很强的科学根据的。赵明的青光眼，我以5个月按摩和练功彻底治疗有效，全部恢复了正常，而肝炎、神经官能症等等，练功配合了按摩又得了快的疗效，也是有了一定的医学结合的效果。今天我和小英谈了，老弟今夜来治疗，小英是提高了一步。

1973年3月26日　星期一

夜7时本来是李淑秀和杨彩球在公园练功的时间，我昨天让李把杨带到我家里来，听听她的病况汇报。杨说："我是个纺织女工。我在9年前得了脑鸣病，中、西药我都服用不少，在反帝医院治了一年多，没有见效。因为这个病不能睡觉，不能工作，很是痛苦。我下决心治病，后来又到别的医院看。总之在9年当中我不断地服用药物。说针灸好，为了方便，我自己学了扎针给自己扎，但也不见痊愈。服用什么药物，当时好像有些效，但不久就不起作用了。去年11月我儿子到公园去，听很多练功的病人说老师什么病都能治，很有经验。因此去年11月我就开始听老师的课，听了课我觉得很有道理，自己就下定决心学练功来治病。我的脑鸣声音有四种：响起来像电铃一样；像火车开出一样，声音是一长一短的；像是打鼓那样，也像天上行雷一样；像有人在敲门似的。总之各种怪音不时在脑海里出现，弄得非常烦躁，非常苦恼。自从我练了行功以后，各种声音渐渐减少了。我是服用了数百付中药的。练功以后觉得响声渐轻，我慢慢地把药停服了。过去我终日跑医院，太烦恼了，现在我没有跑医院，也没有服用任何药。我每天早晨都到公园去练一次行功，大约40分钟，到现在4个多月了。练到3个月就很见效啦！现在各种怪声都消除了，有时还有一点点轻轻的电铃的长声，但不是时时发作。我现在每天都在上班，听见纺织机响也受得了，过去简直害怕得很，现在全日上机还能坚持，确实好多了。应该谢谢

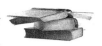

老师的辅导！"杨彩球一口气给我说了这么多情况。我给她教了按摩，让她配合按摩更好地巩固。

1973 年 3 月 28 日　星期三

气功的按摩是在体表的穴位处进行指梢正气透过穴位气相触的刺激，通过经络传到体内脏腑器官，从而达到调整脏腑机能活动、治疗疾病和去除疼痛的目的。

穴位按摩起到使全身组织器官的正常生理活动和相互间的联系和协调的作用，气血运行失调，就能引起各种病痛。古书有说："气是血的主帅。"气领血运行，"气到"与指梢相触，气血当然被推动起运行流通的作用。"气到"则"守气"，按摩者意守他的指梢，也就谓之守气也。被按摩者可意守按摩者的指梢，则两者"气到"两者相触点，从这里就产生无限的感应。

1973 年 3 月 29 日　星期四

今天于枫要求我给她按摩一次。她的要求我是从心灵深处允许的，我对她有了真正的感情，我给她的按摩定能达到极好的效果。在预备功的时候，松静的程度就能达到满意的水平，手起气即上升，掌心双按她的太阳穴的时候，因为她松静得好，使我双掌三按的时候已有"气已到"之感觉。掌心贴在她的太阳穴的时候，从我最高级的神经系统起有一股热流，从上丹田直达舌尖，再经任脉通过心机组织经络运送而来。由掌心变化方式用指梢接触她的太阳穴的时候，"气到"的感觉特别明显。由太阳穴起一直是用指梢按摩的，我知气到了，我紧守指梢之"气"，意引着气，意也落在气中活动了，每移动一个穴位，都像是"指梢如鱼吞钩饵之沉浮"，在穴位深处似被一种东西吸住的感觉。那时我在穴位深处移动着的指梢即更缠绵，更圆转，热流温暖地通过我全身神经组织系统。当时我是有知觉的，我的眼睛似含着泪水，我口中津液特别多，我的指梢每移动一次穴位的时候，我的泪水微微的渗透我的眼眶，而我慢慢的将津液一口口地咽过了我的五关——喉头关、心坎关、化食子关、气堂子关直入丹田。那时我发觉于枫也有丰满的津液，这说明她的松静也够水平（这是气到的条件），是"意"产生的因素。尤其是当我按摩到她的眼睛的穴位时，我的指梢浮沉、粘引的程度更高，也许这是藏神之处，"神气"之力更吸住我的指梢，此时可能疗效达到最高。到我收功的时候，今天的按摩进行了50多分钟，今天的按摩疗效确实是很高的。

1973 年 3 月 31 日　星期六

今天是星期六，是"五禽戏"的课，我想今夜虽然足痛也得带伤给他们示范一次了。我 7 时走到公园，我的伤足痛得够受。但那时李永已来了，小魏、小马、又华、小侯子都来了，我一一检查了他们 3 个月来的情况，每禽都有相当的成绩，只是学的太少，动作可能因练得少而生硬。结果是我只能给他们练一次。我在脱衣服的时候，听小侯子在说："老师足伤怎么练功？练功忘了伤痛了？"我去年冬天扭伤了左脚，至今已 4 个月未见愈，4 个月没有练功了。今夜因长时间未练功，首个预备功练了一段"拉马过桥"，因为这个动作比较不吃力，可试试伤足是否能活动。练"拉马过桥"的一段觉得勉强还可以，因此开始练"五禽"正课，练了一个"熊戏"，我是边练边给他们讲的。练"熊戏"时步子已有不稳的现象，但练起来"气到"了，勇往直前，收不了功了。练"小鹿"的时候，由于足伤我不像"小鹿"跳得那么生动了，精神和情绪都受到影响。练"老虎"的时候更不行，结果过硬的势子都不能练，虎卧一节没有练成，鸟戏的探海也没有练成。天啊！这是多大的一件苦事。但我还是给他们讲了五禽戏的要领，我是边练边讲的。可是练完之后，坐在木凳子上穿衣服时，我的伤足痛得受不了。小泊、小魏、小侯子都来扶着我走。

1973 年 4 月 3 日　星期二

今天读到《中国通史简编》（范文澜著修订本第二编）。第十节中有这样一段："华佗精针法，尤精外科手术，先使病人饮麻沸散，失去知觉，剖割腹背后，缝合创口，涂敷膏药，四五天便合口。华佗又教人作五禽之戏（模仿虎、熊、鹿、猿、鸟的动作），使身体轻便，血脉流通，可以预防疾病，延年不老。"《通史》记载华佗的"五禽之戏"有防疾病的功能，我必努力教好学员，把祖国宝贵的传统代代相传下去。

针灸与气功的穴位按摩是同一道也。只是针灸之行快，气功按摩穴位较慢，但前者以"得气"为基础，后者我之探讨所知"气到"是也。穴位是"神气"游行出入之地，"得气"与"气到"都是触神气刺激的反映，相通经络而输送到所接受的各器官，照华佗之理"血脉流通预防疾病"则延年不老。

1973 年 4 月 4 日　星期三

今天在记录本里查看一些病员的情况，来汇报病已痊愈的真不少，百分之九十都是练行功的。1972 年 12 月 10 日在天坛公园讲大课的时候，有数百人之多，我即日教练行功。病员都明白了缺氧是会得大病的，小病也会转重。

脑鸣严重的杨彩球，神经官能症严重的蒋贵，肝硬变已 15 年的刘文辉，肝炎已多年的付洪旺、毛英、李永等，高血压的张锡珩、王文卿等，心脏病的段来和等都来向我汇报了他们的病痊愈了的喜讯。

行功是混合功，是动功也是静功，半入静能收到大而快的效果。病员们觉得行功比较舒适，也容易坚持下去，日渐见疗效，

兴趣更大，信心则更足了。病情轻的，不到 3 个月已见疗效，病情重的 3 个月一定有疗效。练得好的、利用功法恰当的 3 个月可能痊愈，恢复正常。只要努力巩固就是。照今天的病历看来，汇报痊愈的百分之九十为练行功的，真是惊人的效果。

1973 年 4 月 9 日　星期一

小明今天反映肝俞有点痛胀，她去医院检查了，没有发现什么问题。我怕她是站功松静不够而影响的，让她自己注意，并教她按摩肝痛处的方法。

1973 年 4 月 10 日　星期二

督脉大站上丹田，由上丹田督脉线直到鼻尖，这一线上的肺、心、肝、胆、脾、肾等穴位，对经常的健身按摩有极大的重要性。按摩头、面的时候，这条穴位线是重点。在这条线上按摩的时候，可做每个穴位加强按摩法，相关脏腑有病，加强这道线上按摩配合练功，必定疗效是特大的。今后对病员病种、病状况的不同，分别实行这条督脉线上的按摩治疗。按摩疗效慢，但按摩的优点是可长期而无副作用，病已痊愈可在保健期间按摩，达到加强脏腑的功能，消除疾病，延年益寿的目的。

前天星期日，老常因耳鸣问我按摩法，我教他用三个手指（食指、中指、无名指）按摩耳门、听宫和听会，不知他是否做了。

1973 年 4 月 11 日　星期三

在公园我辅导的病人，到目前为止共有 555 人，各病种都有。

1973 年 4 月 13 日　星期五

今天我给他们讲"五禽戏"是"内功"的动功，要有静功的基础才能学好。静功不苦学苦练，动功学得几个势子也是无用处的。

1973 年 4 月 14 日　星期六

朱革民找我谈的是，他近来发觉两肩前后左右有些痛，但手摸不出什么地方疼痛，只是觉得内里在作痛。他练的是站功，我只好查查他的势子，查出他的站功姿势两肩不平，两手向胸前举得过高，快到鼻尖了，两肩向前挟，因此易引起两肩内部受压而疼痛。我的解决办法是，停止练站功，由明天起练 3 个月行功，消除了疼痛及两肩恢复了正常的时候，再改功种。

1973 年 4 月 15 日　星期日

患红斑狼疮病的李红今早汇报，她练功两个月甚见效，她本来是全身发软没有劲，而且头痛，现在这种现象已消除。但我告诉她，病是未愈的。

1973 年 4 月 18 日　星期三

王贵忠今天伴他的爱人来找我。她患神经官能症，前两周来过一次，我给她教了坐功及按摩督脉的大站上丹田。照她儿子昨天来反映，他母亲很苦练，每天都练功及按摩。她今天说："老师，我很高兴，近几天来我没有失眠，每夜都能好好地睡着了，能睡七八个小时了。"练功仅十多天就能有疗效，这说明她是能安静下来的，对练功是有信心的。今天我又给她教了前脑按摩，我约她过两周再来汇报及查查势子。她万分愉快地告别了。

1973 年 4 月 19 日　星期四

小明今天谈起"五禽戏"，她要求我谈谈"五禽戏"的意义。我没有时间同她多谈，简单告诉她练"五禽戏"能治病，能防病，能长寿。练熊戏能治肝病，加强肝的功能；练虎戏能治肺病，加强肺部的功能；练鹿戏能治脾胃病，加强脾胃的功能；练猿戏可加强脑力的灵活；练鸟戏最活动关节。总之，会使人的血脉流通，百病不生。小明睁着大眼睛听着我说，她说："老师，我应先练熊戏啦！"我说："你又不是肝病，五禽你都练，那就什么病都能防了。"她又说："老师，我是要练一辈子功了。我一天不练就像立即生了病一样，每天把功练好，我的神气就十足了。我最近练鸟戏的时候，就觉得两臂一动，前面像是一片湖水，我非常平静地在湖水面上，舒适地浮游着，真是说不尽的愉快。我必须把五禽都学好！"我说："小明，你很有条件学好，努力就是！"

1973 年 4 月 20 日　星期五

老康已病 6 年之久没有上班，经检查现已正常，就上班了。可是上班仅一星期，病又反复了。说明练功时日仍短，虽已愈，但体质经 6 年疾病后太弱了，未得巩固，因劳累病又反复，又低烧了。段和其的心脏病，练功 5 个月，正常痊愈，但上全班两个月后，病又反复了。说明经练功数月，病虽愈但未巩固，上班劳累，病即复发了。巩固是主要的，一般病员都急于治病，却不重视巩固，病愈了不进行巩固的苦练，致使病多次反复。我今夜把巩固的重要性告诉老康了。

1973 年 4 月 21 日　星期六

今天向我汇报的人不少，将重点记于下：

1. 薛宝崑高血压 220 / 160，有 3 年之久。经过练行功两个月，降到 140 / 90，接近正常了，但还要巩固；

2. 于克成高血压 180/120，练功 3 个月，昨天检查结果是140 / 100，看来行功对高血压是有特效的；

3. 金渭滨患高血压、半身不遂，练坐功时会阴跳动。这种情况病员汇报的很少，其实会阴跳动是经常出现的，并不是怪现象。

1973 年 4 月 23 日　星期一

钦明说日渐痊愈，双足已见有些劲，有人扶着他能站立起来。他仍在服中药及扎针，他每天练坐功能安静地坐 40 分钟以上。今天我给他教了一套坐功的"升降开合"的软功，这套坐功的软功是配合长呼短吸，在"开"的时候连呼三次吸三次，呼时腹部收，吸时腹部恢复原状。这能加强他的阴部功能，使他小便能自然通畅。他练数次之后说甚为舒适。

1973 年 4 月 27 日　星期五

心神安宁，气血易行，这是肯定的。为了更细致地复习"五禽之戏"，近日我在室内练功。练内功不分动功和静功，只要是心神安宁了、松静下来了，能达到激发全身气血运行的综合功能，增强肌体的防御机能，使白血球增生而加强消灭病体的菌毒，还使血液循环加快，流量增加，调整神经，调和了人体的阴阳，那么，练内功者健康是肯定的，延年益寿是无疑的了。

我近日在室内细致地复练"五禽之戏"，因心神安宁，"气到"则产生快感。应将前人留下的可贵传统法宝传给广大群众，使广大群众自己能苦学苦练掌握此法，达到"民健国强"的目的。

1973 年 4 月 29 日　星期日

曹汉贤也在练行功，他苦着脸告诉我，他又在最近犯过病。他是 1971 年练功的，他患的是癫痫症，他练坐功必须配合按摩疗效才大而快。他的头部按摩是我在 1972 年夏天亲自教他的。

数天前他来家找我，我查了他的按摩情况，发现他没有苦用功，他对按摩不重视，练练行功，练练坐功，练练站功，没有以一种功为主功，把精力都分散了。他汇报坐功仅坐 20 分钟，行功也只练 15 分钟，有时练 20 分钟站功。他没有集中时间、集中精力向自己的疾病进攻，他与病魔斗争的火力不足，可能他对练功的信心不足吧。既已掌握了练功的武器，不集中精力来斗争，是无胜利可能的。他的功力斗不过病魔，病反复是必然的。

1973 年 4 月 30 日　星期一

我决定 5 月 2 日上午 7 点半向群众练一次"五禽之戏"。我想先请大夫给我检查一次身体。我到了内科候诊室查问叫号的情况，护士说我的号大概要在一个半小时以后。我找了候诊室窗下的空位子坐下，立即开始练坐功。"589 号"，我从飘渺的入静之中，再慢慢地把意识正在中丹田活动着的缠绵不舍的甘露一样的津液咽下去之后入诊。大夫检查之后告诉我说"正常！正常，没有什么了"。我问："血压也正常吗？大夫。""是的，130 /90，正常。"我想我刚练完坐功很入静，练了有 80 分钟，血压肯定是正常了。曾有一位西医大夫，他不相信练内功会降血压。他和一位中医大夫开玩笑说，把这位会练气功的大夫一个人关在房内，让他静坐练功两小时，到时西医大夫去开门，把他拉出来试血压，果然血压降下了 20。这位中医大夫没有高血压病，但知道练气功能降压。

练静功对降压疗效是特高，但不坚持练，血压会反反复复，只要坚持练，高血压病是能经过练内功治疗的。

1973 年 5 月 6 日　星期日

新参加练功的有好几位因病弱体质，练起功来不到 20 分钟就头晕了。给他们教了"息功法"，让他们懂得有头晕时立即进行半途息功，做了长呼短吸之后，再继续练功。

1973 年 5 月 10 日　　星期四

陈福荣是患肝炎病的青年干部，他是练行功的。1972 年开始练，3 个月以后见愈。今年春天一直没有见到他，今天忽然找上门来，说是出差外地几个月，没有很好地练功。最近又继续练功，练了两周之后感到肝俞痛、头颈痛。这很可能是停功的时间长了，势子又有些错误的地方。按道理说，他练功时右手可能提得太高了，头颈没有随着行步而转动，才有此现象。在家不能给他检查势子，约他在星期六晚 7 时在公园检查。

每个练功者，他的势子往往有变动而自己不知道。检查一次纠正后，过不久他又不知不觉地变了，往往是从正确变成不正确，而他们以为自己是没有什么变动的。势子不正确即使没有引起坏的反映，也不会提高练功水平。有许许多多病人，教了一两次之后自己去练，永不来要求检查，自以为然了。可惜！

1973 年 5 月 12 日　　星期六

我从机关下班直奔公园。陈福荣来了，我给他检查了行功势子，果然不出我所料。他本是肝病，行功手向前动的时候本应不过胸，在脐中过就行了。他把手提高到胸前，因过高肝俞受压力而引起疼痛。这是因为他出差去了，我在公园辅导了几个月他没有参加，因而出这现象。他的头颈完全不转动而行，因僵硬而引起疼痛。

今夜贾荣宜来了。以下是贾荣宜的谈话摘要："我进行守意已经有 7 个月了，没有什么经验介绍，但自己走了一段很长时间的弯路，直到前些天老师给纠正了才得到大的效果。事实是我最初'守意'的时候，因我是肝病，老师教我意守脚大趾内侧的穴位。我没有很好地掌握功法，我意守的时候，是把意念集中在所守的地方，而我的眼睛很自然地同时看到所守的地方，我的视线总离不开右脚的大趾了，意念与视线集中在一起了。前半月给老师汇报我的练功情况，老师指出了我的错误。老师指出的错误是意念不应与视线守在一起，不管意守什么地方，意念和视线是分开的。如意守中丹田，那是'内视前方，意守丹田'。这两周来，我照着老师的教法闭眼内视前方，意守中丹田，照着老师教的功法进行练功，气到果真特别快，我体会到了意引气、气引形的意思了。"我接着老贾的谈话，详细地给他们讲了意守时"内视前方，意在丹田"的功法。

1973 年 5 月 13 日　星期日

6 时许我们就到了公园，在小柏油路上有不少在练行功的病员，我沿途给他们一一检查势子，纠正错误。

在未开始讲以前，我先让大家提问题。老朱是半身不遂，1972 年冬开始练功，现已得痊愈。他说："我今天提的问题是，我近几天来练功有个新情况，就是练功时我有病的一条腿阵阵发热起来，不知何故，并且练功中还出汗。"我就老朱的问题讲了，练功要火候适宜，并详细说明病患处在练功时发出阵热，是练功时气已通，体内白血球这个战士与病菌作斗争时发生的现象。

1973 年 5 月 19 日　星期六

今夜 7 时半我到了公园，刘文辉、禹复兴、赵振国、蒋贵、付洪旺都来了，老姚、老贾、张锡珩也来了。他们各人把这周练功情况谈了一下。在重点谈到"意守"情况时，禹复兴说："头几天练站功 40~60 分钟。开始站时，意念总难下到中丹田，时间很长也下不去，后来我做了揉球的功法，它也下不去，不过后两天就好些了。"我问老禹："那你揉球的时候使用'意念'没有呢？""我用了。"我又问："用在哪里？""用在球上。"我说：

"那你就错了，你因'意念'难下中丹田，你才揉球，那等于给练功做'意守'的预备功。在揉球这个时候，也应让意念下到中丹田去。揉球的时候也是'意守'丹田，不应意守球上，如守在球上，揉完了球又要移动意念到中丹田，那就难上加难了，更使意念复杂化了。"

我让他们下次练功做预备功，如做松腰法升降开合使用意念的时候，也应和练功时意守地方一致。今夜可算解决了一个难题。

1973年5月20日　星期日

有人提问如何建立练功的"三心"，即信心、决心和恒心。

今天我的课讲：气功如何治疗疾病，让病人有了练气功治疗的知识，不致盲目练功。从理论上引导他们认识内功治疗法是有科学根据的，这样他们才会有真正的信心，才能下定决心作自我治疗。我举出肠胃病、肝炎、高血压、肺结核的病例，一一详细说了怎样经过练功使大脑皮层的反射作用到新陈代谢、吐故纳新之后，进而达到血脉流通，加强五脏六腑的活动功能，使人达到百病消除，再继续练功巩固健康，达到长寿。

今天两位癌症病人早已来了，也在听课，张占忠这位老病员（癌症）也来了。我详细说了用风呼吸法行功治疗，让那些不是癌症的病人都有了治疗癌症的功法知识，让他们对练内功治病更有信心，坚定苦学苦练、自我治病的决心，自己掌握自己死活的命运。

9时半我带了三位癌症病员：王锡珍，男，42岁，是膀胱癌。曾用电疗消灭。第一次电疗之后一年多，又发现癌出现，又用电疗消灭了，至今是用中药治疗；郗良玉，男，45岁，是食道癌。3个月之前经医院定诊的，现仍用中药治疗。另一位是张占忠。我给他们做了思想工作，使他们有信心自我治疗，不因此

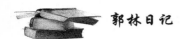

病为不治之症而干扰练功。再给他们安排了练功时间，先由张占忠辅导教势子。张占忠有经验给他们辅导，他们早晚练行功，日间练松腰法。这种不治之症，曾动我的心魂，我没有临床经验，是摸索着试探，一是救别人，二是自己从这里研究提高。

1973 年 5 月 21 日　星期一

小侯说下决心在 3 个月内把腰松下来。今天他来了，我再给他教坐功松腰法，我扶着他的腰，让他两臂举高，左右摇动，腰也自然随着两臂摇动而动。他动得还算好，但如不苦练不会自然而动的。

小侯今天反映，练功时总觉得气短，这就是他腰不松、气不下丹田之故，腰不松即松静关仍未过，松静关未过好，是无法意守的，勉强意守必出偏差。

1973 年 5 月 22 日　星期二

为辅导前天开学的两位癌症病人，今早 5 时许往公园去。公园里锻炼的病人越来越多了。东单公园是个有名的疗养院，我东找西找找到老郗，但不见老王，看来老王可能没有信心了。老郗告诉我他已练完了，我让他走一段给我看看情况如何。他练了只两天，还算不错。我给他教了休功法，并嘱他由明天起在家练坐功。我找到老禹给老郗教坐功，早晚行功，白日坐功和练松腰法，全神对敌，看是否能战胜！

1973 年 5 月 23 日　星期三

老郗今天汇报说他有感冒。其实练风呼吸行功是专治感冒的，只是他练的速度不够。今天他说有些觉得胸部微痛，我检查他的势子发现，他的两臂向左右提得太高，影响胸部吃力，我已给他纠正了。明天再来看如何，望他能苦练战胜病魔，这是多大

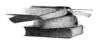

的喜事。

1973 年 5 月 26 日　星期六

今天是辅导员们的活动日。首先是个人汇报这一周的练功情况，个人没有太多的特殊体会，重点是：1. 王永余闭眼练功过程中内视出现白光。我告诉大家，出现白光时意念集中在白光上，意无法引气下气海，应该是意守中丹田的，意念集中不到中丹田。应该用功法消除内视的"白光"，应该用长呼短吸揉气球，使心神安静下来，再继续练功，否则"白光"引着意念，意引着气在白光中活动，那就损失人体的元气了。2. 赵振国说练行功意守时头有些晕的现象。老赵得病 20 年之久，练功仅一年而痊愈。他已是 78 岁的老人了，血虚气弱，行功是在动着进行的，这比站功和坐功意守更难。更因年老气弱，有些过于劳心了。我给他安排了早练行功不必进行意守，晚练坐功时可意守中丹田，这样消除他的头晕，也有意守的机会。

1973 年 5 月 27 日　星期日

今天我讲的是"升降开合"调整的两个功法，1."升降开合"气息法；2."升降开合"意守法。两个"升降开合"不同的功法，一是气息活动，二是意念活动。气息活动就是用升降开合的势子，随着"气运"一开一合，一升一降，根据病情和病种的不同而使用势子活动。1. 如心脏病在开的时候，两臂平伸时用短呼短吸，时间停留不能过长，以免心吃力过多，肝病也是同样。2. 如高血压、低血压同心脏病的做法是不一样的。高血压在势子下降的时候，掌心是向下的，让血气随着势子慢慢降下，这样对血压下降有帮助。低血压病的做法是：两掌上升时是掌心向上，让气血随势子上升，下降时也是掌心向上降下。高、低血压病都用长呼短吸来调息。3. 如神经衰弱、神经官能症，两臂

开平是用长呼长吸来调息的。

升降开合的几种势子，我边讲边示范给他们看。

1973 年 5 月 30 日　星期三

下午 4 时许，郭钦明到我家里来，他是今年初春时节学练功的，那时他的伤腿还不能站起来，小便失常，大便秘结。经过几个月的苦练，他今天告诉我，他的小便已正常了，过去一小时多次，并经常控制不住自动流出来，现在两小时才一次，是正常的。过去便秘，以通便手术才弄出几个弹丸来，现在每天都由自己大便，而且是正常的大便了。练功前一双腿因萎缩而无肌肉，现在渐渐长出肌肉来，像是好人的腿一样。我鼓励他努力苦练，今天给他讲了练内功练"精气神"的三个要领，望他有更深的体会而加强练功的"三心"。没有理论指导的实践，那是提不高的。

1973 年 6 月 2 日　星期六

今天我去公园辅导。查老都情况，因调息不合适，引起胸痛。他呼时轻吸时重，呼吸轻重不平衡引起胸痛，并且有些咳嗽。我带他练了 10 分钟，纠正了他的缺点，目前没有出现坏情况，能吃能睡，食道没有疼痛。但今天他还没有练坐功，早晚练了行功，日间应找时间在家练坐功，加强他的内静有助于风呼吸法的行功，疗效会有大大的提高，明天应找老禹给他辅导。

小段是心脏病，练行功是很有成绩的。今天汇报说练功的时候感觉背跳动，眼看见五彩小点星光。这种现象是神气弱而神经松静不够。我查了他的生活情况，他每夜睡不到 5 个小时，夜里在公园练功到 23 点才回去，早晨 5 时又到了公园练功，练完功才上班。他现在上全日班了，精神有些紧张，而且疲劳。我劝他多安排些睡眠时间，当练功出现五彩星光的时候，用长呼短吸的揉球功法消灭见光现象。这个小家伙本来是苦学苦练的，他是工厂的青工，因工作累，病情反复了多次。

1973 年 6 月 3 日　星期日

小侯子早上 9 时到我工作室。我和小侯子商定小册子封面题《内功治疗法漫谈》，因有些是个人 1972 年的总结，有些是个人的体会，还有些是写的功法记录，所以不以"总结"二字为总题。文章共有 20 人所写，都是经过练功治好了病而写的，坐功、站功、行功都有，以行功成绩为最高。小册子共 105 页，目录编排是以典型的重病者经过苦学苦练而治愈的先排列。

小侯子今天工作了一整天，第一本《内功治疗法漫谈》装订出来了，这是我和小侯子经过多大的努力拨开了阴暗的阻力而取得的一点成绩。

1973 年 6 月 10 日　星期日

天空黑沉沉，出门时就有零星雨点，6 时许到了公园，练行功的病员很少，老郗也来了。我查查他的病情，还未开口说话，看见他失神的眼睛，凄伤惊虑的表情，我心神也受了影响。我问："怎样了？老郗！"他失神的眼睛望着我低声对我说："老师，我可能不行了！前天又发现在食道上长出一小瘤，已进行了电疗，可能希望甚少了。"我说："老郗，不要悲观失望，带着失望而不安的情绪练功是无效的，不管如何也得坚持练功，这是大有希望的一招。不练功不见得能减轻病情，你练功的日子不多，要五脏六腑来一个转化，必须要经过一段过程。这个病发展是快的，但能下苦工夫练功来攻破它，你还是心神平静地练功吧。"

我今天讲的课是练"精气神"三个字的意义。

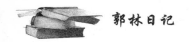

1973 年 6 月 13 日　星期三

赵国栋，患的是心脏病。他问我像他那样的心脏病如何治？我教给他"打氧气"法，慢功四个回合的"升降开合"，用长呼短吸停的"一息"法，让他天天早晚练一次。

打氧气法不仅能治炎症，对高血压、心脏病、癌症都有疗效，风呼吸法行功就是高速度的吸氧。

长期低烧是内有炎症，打氧气法天天坚持低烧可消除。康洪就是长时间低烧，他练功 3 个月，是打氧及练行功而消除的。尤其是胃病行功有很高的疗效，只要不断坚持，疗效则不小。

1973 年 6 月 16 日　星期六

明天讲课想讲讲"心安神静与练功的关系"。照医学所说："心"它的主要生理功能：（1）主持人体的意识、思维、精神活动；（2）心生血又与血脉关系密切，维持人体的血液循环。练内功就是要达到血液循环舒畅无阻，因此要求做到神静心安。心又是离大脑皮层中枢最近，它主持意识和思维的活动，练内功要做到"意识"有规律的活动。功法里所谓意引气、气引形，意的活动正规才能引出气的流通，"气机"的活动是受意主持的。中医学上指出"气为血的统帅"，气足则血旺，气弱血亦损了。练内功意识活动起到万分重要的作用。练功到了相当程度的时候，进行守意，就是"意念"集中在某处活动。意识和思维活动既为"心"的主持，那么"心"不安而乱，意识和思维也为失主而乱，神也就不能静，在这种情况下练功，不管练什么功，都不能达到理想的要求。尤其练内功，意识、思维、精神在乱的时候，练功者往往因追求病的疗效，强行入静，意识和精神受到制约引起精神紧张，即会出现偏差。因此练内功首要做到神静心安。就是说练功未到相当程度，追求练功达到最高疗效的目的，使疾病最快得到痊愈，也得使用功法"一念代万念"，预备功选定代万念的一念的"题"，进行练功的时候守题（或似抓非抓），收功的时候放题转意念引气入中丹田。这一段过程的功法，使用意念集中活动的功法，意念活动得正常疗效就高，否则无效反而出偏差，如心跳、出虚恭（放屁）、打嗝甚至腹胀等种种不良的坏现象。

医学上指出："器官在心的统一调节下，进行各种有规律的生理活动，彼此互相协调，在斗争中维持人体的整体统一性。"那么心有了病变，各器官自然受到影响，意识更会使精神失常。心安神静的练功，不但治疗人体的各种病，起到气血流通百病消除的作用。经过了练功收效的同时，也治疗了心病，心神常安，宁而不乱，心神之病也难生。

练功的病人，自己也得经过在各种环境的斗争中创造"心神安宁"的条件，"衣食住行"的调整也是重要的。在家庭中，在工作中，必须注意心平气和来处理事情，极力避免急躁浮夸，结合练功治疗疾病才容易痊愈。

1973 年 6 月 18 日　星期一

在我们祖国的中医学里指出，人体里有两种"气"存在，一是"邪气"，一是"正气"。凡在人体里使你致病的因素，或在疾病里产生的产物是邪气。凡使人体生长发育而有抗病能力的都称为"正气"。疾病的发生和发展，都是正气和邪气互相斗争的结果，谁胜谁败取决于邪气和正气的力量对比。一般来说正气是起主导作用的。正气旺盛，邪气必失败，这是规律。我们练内功治疗法，是扶植正气的。因为练内功治疗是自我建设、自我修复的。在精神意识上投降于病魔，功法再强，在他病体上也起不了疗效高的作用。自己抗病能力强，思想、情绪、精神、意识都能安静下来，则松静相依，松静关顺利而过，"意念"则达到有规律的活动，意引出气，使"气机"在病体里顺行而流动，则使百病消除。

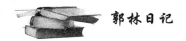

1973 年 6 月 19 日　星期二

任督二脉有统一人体经脉的作用，督脉统一身之阳脉，任脉统一身之阴脉。阴阳失调是造成疾病发生之要素。练内功，不管是行功、坐功或站功，我们都用舌尖舔着上牙根之处，这是以舌尖接通任督二脉使之相连，则阴阳相接起到调整的作用。练内功能治各种疾病，这是医学的根据之一。

1973 年 6 月 27 日　星期三

下班之后，我去看张洪祥爱人的病。老张早就告诉我，他的老伴患高血压病已到后期了，最高是 260 / 160，经常是 200 / 120。8 时许到了老张家里，和他老伴谈了一会儿，了解病情，她告诉我她病的过程。她说话时舌尖已不灵活了，其实她不必详说，我也明白的，看她精神还很好，按摩配合练功这个病是能治好的，目前这种病例治好的已不少。因此我很勇敢地给老张及病人谈了气功配合按摩治疗的科学道理，并开始给他们教头部按摩及按摩足三里、三阴交、合谷和曲池加上降压沟，共 15 个穴位，这够老张记忆了。我给他教了三次，告诉他早、晚、午给病人按摩，每天三次，每次按摩要进行三次，疗效才大。

1973 年 6 月 28 日　星期四

中国医学指出："糖尿病是胰岛素功能减退，引起碳水化合物代谢紊乱，或肾虚而形成阴虚和燥热的病理变化。"我院档案室负责人李起爱人告诉过我，李起本来就有休克的大毛病，其病理变化为脏腑气血、津液的损伤，又为阴阳衰竭所致，尤以亡阳为主，李起的糖尿病是在结婚之后有儿女而得病的，照理他是亡阳而肾虚。如能树立起信心练内功、行功或站功，以呼吸为推动力，加强其脏腑活动的功能，使红血球吸取大量的氧气输送到各

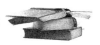

组织液之内的分泌腺而产生更多的内分泌，并由练功心窍之舌尖顶住上腭，接通任督两脉使之血脉流通，调节阴阳平衡，而练功时所得津液咽下气海，经过肺部调其所有的燥热，以免引起肺结核病害。

1973 年 6 月 29 日　星期五

今天可喜的事是我院档案室负责人李起已开始学习练功了。我给李起教了行功，也给他教了按摩的穴位及指法，以及按摩的两个方面三个原则。李起问我多少时候才能见效，我说如每天坚持苦练，3 个月可见效，李起拍拍自己的胸脯说，立志苦练 3 个月，每天坚持 2 次，每次练 40 分钟。

1973 年 7 月 4 日　星期三

彩球给我汇报说："昨天早晨我练站功，站到 30 分钟的时候，忽然觉得腹部有一块硬的东西，一会儿它就动起来了。当时我以为是气动，我没有理它，可是愈来愈动，但一点都不觉得难受，只是一种异样的感觉。不料回家之后，忽然尿下许多血。我害怕了，立即往医院跑，但大夫检查不出什么毛病来。大夫说没有什么病，并给我打了一针，这一针是什么药我不知道。注射后血止住了，尿里没有血了。"我问："你从前有过肾病吗？有过膀胱病吗？有过这种现象吗？""没有过。老师，我从来没有尿过血。"我说："我从前给你们上课的时候，讲过如内脏积有淤血，练功相当时候，淤血会从大小便排出的。""是的，老师，我听您这么讲过的，因此，出了血我还不怎么害怕的。并且虽然尿这么多血，我肚子一点也没有感到不舒适，没有疼痛，什么不好过之处都没有，可能是'气机'推动所积的淤血排出来吧！"我说："彩球，由明天起你暂不要练站功，以免过度劳累。毕竟出过许多血，明早暂改练坐功，让它稳定下来再说。""是的，

老师，明天我改练坐功。"

彩球是经练功而出血，尿血是下焦。彩球练功出血可能是气之不利，或是淤血经气动而排泄。练内功就是经过不断的锻炼，气的畅通达到血脉循环而除百病。气动排淤血是治病所得的疗效。彩球是去年 11 月练行功的，她练行功治疗了她 9 年脑鸣的疾病。她根除脑鸣的成绩是配合了按摩，她练站功仅数十天，她的气功排淤血，与练行功及按摩大有关系。

1973 年 7 月 6 日　星期五

10 天前我给张洪祥老伴辅导。她是高血压，200/160。当时我约 10 天后再来给她复查。今天晚 7 时到她家的时候，病人高高兴兴地坐在床上等我，见到后说："老师，我是坚信您的指导，我不断地苦练，我觉得收效很大，一天天觉得舒适。近两天来，我还觉得十个手指头都麻酥酥的，像有小虫在爬，头脑也是这样，总之是有舒适之感的。过去我的舌头干得要命，不断喝水，喝得肚子都胀了，还解决不了舌头干的苦。自练功以来，口中津液很多，我的舌头不觉得干苦了。请老师给我复查一次，看是否做对了？"病人一口气说到这里，我看她脸上有了自然的微笑，我万分的高兴。她说："老师，我做一次按摩 50 多分钟，每天早、午、晚做三次。"她自己坐好了，做起了入静的预备功。我坐在她床前的木椅上，一直看她从头开始，一个一个穴位做起按摩来。她的神态是合乎要求的安静，她的一双手是轻松的、慢慢的、柔软的、缠绵的，而我教给她的指法也一点不错的、有规律地给自己按摩着。我看着时钟，从头至尾地看着她按摩，这使我万分吃惊。我没有想到这个重病者对练内功有如此深的感受。她做完一次按摩是 50 分钟。她慢慢地把闭了 50 分钟的眼睛睁开，平静地看着我笑说："老师，我是多么的舒适啊！"这样一个病人使我感动，我鼓励她，再教给她一套床上坐功"升降开合"松静法。这套功法是治疗她的心脏病，她因血压过高引起心脏的动脉硬化，她如每天不断地做了这套松静功，心脏动脉必能慢慢软化过来，心率就能平稳。我与她夫妇约好，过半个月再来看她，请老张好好地给病人更多的帮助，使她能达到更高的疗效。

1973 年 7 月 11 日　星期三

亚克斯和我去公园。小明在这里练功，我在路旁步子轻轻地跟在她的后面，一直跟到北头，看她收功。小明行功进行时心安神静的效果很好了，但若收功不得法会减弱所得的疗效。她收功的时候，没有做揉气球法，也没有做升降开合法，她"放题"转意念的时候，是用气转丹田的直接收功法。她止步的时候，两臂直向下垂，两手就将气转入丹田。应该是两臂慢慢左右平伸之后，缓缓地两臂屈向胸前，掌心向上缓缓地将内在运行之气引向上丹田，使运行之气引入大脑，通过中枢神经下五脏，这样大脑受到运行之气的刺激而起到反射作用，达到更高疗效。我立即把小明收功不得当之处详细给她说明，教她纠正过来，嘱她明天练功必须改正缺点。

1973 年 7 月 13 日　星期五

我自从 1971 年 8 月 4 日进入公园之后，由 3 个病人至 17 个病人，发展到今天的 723 名病人。我不断地从这些病人的临床上，发现了许多许多练功治疗的真理。是医理、生理、病理结合了功法的使用，使病人一批批地经练功而痊愈了。这证明了"气功治疗法"不是盲目的，是经真理的指导，从实践中得来的。气功治疗法经过医理、病理、生理的变化的结合来认识，这真是无限的深远，有着非常重要的探讨价值。这是如何掌握人的生命的价值。"气功"它不仅是医学的一部分，它还是哲学真理的存

在，它治愈了人的病症，可能也解决了人的世界观。

1973 年 7 月 17 日　星期二

刘树本汇报，他同厂一病员因练行功感觉有些头痛，这是上丹田不放松，亦可能是过分的紧张，守题过紧。我嘱他用升降开合松静法配合长呼短吸解决。

张锡珩汇报，他辅导的三个女病人，一为肺结核，一为肝炎，一为肾炎，练功以来病轻见愈，但体重减轻。练功以后必须增加吸收能量，食欲上增，而她们不增加营养食物，病体日渐消瘦。培育"真气"，后天之气（即食物营养品）也得随自然之气而增进，才能使气足血旺，病体容易恢复健康。练功与"四调"确有重大关系。

1973 年 7 月 19 日　星期四

老赵今天为他老伴的病来访。他曾问过我关于他老伴糖尿病的功法。我了解她的病情之后，告诉他给她按摩肾俞、关元、命门、足三里和涌泉等穴位。并告诉他药方：松树二层皮（干）二两（老大松树为佳），炖猪骨内服，每天一剂。我劝他要她每天节粮，每日 5~8 两，吃不饱时吃青菜补，并给她练坐功，用气功治疗法使她血脉循环，新陈代谢。坐功，按摩配合"四调"是能痊愈的。

1973 年 7 月 20 日　星期五

小贺，男，28 岁。肾炎 4 年，中、西医治疗未愈。他来练功的第一天，还是 4 个"＋"号。他今天来见我，见他脸色红润，身体结实，告诉我已经正常了，一个"＋"号都没有了，全都消灭了。他说坐功很有感受，两手麻酥酥地从手尖到手臂。练坐功一小时，有时还不想收功。这小家伙是能吃苦用功的，能用功勤学，病必能治疗有效。

下午钦明来访，我给他教了床上腰骨节治疗法的动功。他的一双腿已经日渐有知觉了，配合按摩及服中药是有恢复的可能的。可是他是个穷华侨，没有钱住华侨大厦。我同情他的困境，我去见张国基老同志，把钦明的情况告诉他，得到张老的热情帮助，他给我写了介绍信，让我找华侨补校的负责人柯昆伦。柯看了张老的信，安排钦明即日住入华侨补校。钦明解决了住的问题，继续练功治疗，只要坚持练功治疗，他必能恢复健康。

1973 年 7 月 22 日　星期日

今天我讲的题目是"血液循环和练内功的关系"。心与其节律性的收缩推动血液在管道内流行，我们练内功第一个重点是"心安神静"，以心之窍舌尖顶着上腭，接通了督脉和任脉，经过有节律性的练功动作，就加强了心的节律性收缩的功能。因人体有了疾病，尤其是心脏病，它的节律性收缩弱了，推送血液到管道内的流动力也弱了，甚至产生动脉血管硬化的病变，它的血管即不易流通血液。如心绞痛就是心的动脉血液流通不畅，甚至堵塞了，血液不能流行可能导致死亡。

练内功及气功按摩，是使硬化了的血管经过练内功得来的功力（内在气机动力，运行到按摩时的手梢）接触了病体，结合了病种应用的穴位，手梢之内气刺动人体气行穴位的内气，即促气行，加强流行动力。祖国古医书说："血为气之母，气为血之帅。"加强气机的动力，气引血行，硬化了的血管经内气的摩擦，气力向血管进行内攻。

因此我们练内功的病者反映，肌体和五脏六腑在练功的进行中，某局部在动，这就是"气机"在进行冲击时刺激到肌肉某处时起的作用，这是练内功治病起疗效的作用。功夫到高度时，"气机"动的作用更大，疗效也更高。我们经常说练内功是达到

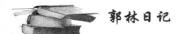

血脉循环，使百病消除，血液流通，百病不生。因练内功时能做到心安神静，全部肌肉和精神都能放松，意念也集中在一定理想之处。练功时心脏有节律的收缩，推动血液在管道内流动更顺利，送往细胞组织和毛细血管，往下腔汇合静脉回心脏，这就和平、稳定、良好地完成了血液循环，达到了练内功高度的疗效。当然，达到血液循环的目的，与意念活动有很大的关系。初步练功者，难以抓住意念的集中活动，排除杂念也比较难，意念不能集中，心不安神不静，在这样状态下进行练功，意引气的效果已失，血液循环的效果也受到很大的影响，就不可能达到更高的疗效。

能过松静关，必须有一个时间过程。掌握了功法，树立了信心、恒心和决心，勤学苦练是无一不成、无病不愈的。行功是动静相兼、半入静的混合功，因为动中有静，静中又在动，意念集中活动，可能比坐功、站功、卧功更难守。但意守目标不在本身肌体内，即使松静不够，意念无法集中活动的时候，也出不了大的偏差，影响不了神经系统，影响不了五脏六腑。行功能半入静，又是在平稳的有节律性的慢功之中，舌尖接通了任督两道大脉及带脉，心脏发出的动脉血结合了行功步法的两脚脚跟先着地，由人体八脉集中于脚跟起点处的毛细血管，血液汇合静脉经过毛细血管网回流心脏，完成血液循环。因此行功对任何疾病治疗都有很高的效果，尤其是对神经官能症、高血压、肝炎、肾炎、心脏病都有高度的疗效。

根据这两年我在数百名病者中摸到的经验，有高度疗效的都是练行功的，练三个月至半年行功，病已痊愈的可加练坐功或站功，加强功力保护和巩固健康，功力加强，功法可进入深度的练功，迈入第二关了。

1973 年 7 月 25 日　星期三

按摩不能使劲，练内功使劲是我们的大忌。使劲与放松有较大的矛盾。上虚下实，练内功时要做到脑空灵，腹也空，这样容易松静，气沉丹田，元气归身，则上身飘灵，下身沉着。

1973 年 7 月 28 日　星期六

今日读《参考》，内有美国医药及新技术的消息，我将重点摘要如下：

1. 血液"广播站"

一个病人血液中二氧化碳的含量，系其健康情形的重要反映，在复杂手术进行时，麻醉师对这方面的资料是非常重视的。

2. 灼伤的氧气法

氧气能挽救由于血管损坏致使缺乏氧气而死去的皮肤细胞。充分集中氧气有杀除病菌的作用。所有这些因素都能使受灼伤者早日康复和减少感染（接受氧气浴的病人斜卧在一个胶袋子里面，然后由医务人员将高于空气压力二至三倍的氧气注入胶袋）。

我读到这段消息时大有感慨。我们祖国的内功（气功）治疗法，首先是以练功大量吸收氧气往血管中去，起到杀除病菌的。我给张苌民治疗白血病得痊愈用的是风呼吸法，配合行功治疗，而达到理想的目的。风呼吸法就是行一步吸一口气，行一步呼一口碳气，吐故纳新、新陈代谢起很大的作用。

杨新菊昨天汇报她的红斑狼疮病的情况，也是以风呼吸法配合行功而得到高的疗效，也就是达到氧气杀除病菌的作用。氧气增加了人体内白血球与病菌作斗争的功能。

今天的《参考消息》同时谈到："美籍日本科学家研究成功第一个人造肝脏"。内中有一段说：估计约有 600 万至 800 万美国人患有肝病。肝功能失灵是最普通原因之一。

我想到如果这 600 万至 800 万的美国肝病患者，让我以祖国最伟大的传统内功治疗医治他们，不到半年之久，全部得健康而除重病，决不至于死亡，会更健康地活着。我们"东单公园疗养院"的肝病者百分之百都得健康复原的。肝病是最容易在练气功中得到特高的疗效。

1973 年 7 月 31 日　星期二

7 月份练功的有腹胀、放屁，打嗝的不少，还有头痛的。腹胀、打嗝大多是练行功时未达到放松的要求，头痛是追求意念过于紧张，不抓与抓得太紧都是不适合的，都不是练功所要求的。我把这些有关的功法又详细的讲了一次。

1973 年 8 月 4 日　星期六

今早我到公园检查。郭大夫在练功，她见了我高兴地说："郭老师，我机关给我开了证明文件了，请给我多多指教，使我厂的病人得救。我厂病人多是高血压，其他各种病的也很多，休假的不少。将来得到你的帮助，让我们厂的病人早日回到生产岗位来，万分感谢您。"郭大夫一口气说完了之后，即把证明文件交给我。证明文件如下：

北京市义利食品厂介绍信字第 866 号

郭老师：

兹介绍我厂郭淑媛同志一人前往你处联系，其本人是医务室大夫，去你处学习。

特此证明

北京市义利食品厂革命委员会（圆印）

1973 年 8 月 3 日

我看了她交来的证明文件说："好吧，郭大夫，明天给您约时间，我给您个人教授就是了。""谢谢郭老师，明天是星期天，我来听课。"郭大夫特别高兴。

　　今早查功时看见了患高血压病的老陈及患心脏病的小段，他们两个人收功之后，立即用两手擦脸。我问老陈，这是从哪里学来的，他说老谢这样做过。我问小段，这个动作是谁教的，他说是自己不自主地这样做的。我对他们说："我们练完了40分钟的功，血气在循环几十分钟之后，大大小小的血管都在流通的时候，即使是脸部的毛细血管都在你们练功时舒张，在大小血脉循环之后都没有复原，你们用手擦脸，脸上的毛细血管会受到刺激的。如天天这样，脸部毛细血管受害不少，这样做是会引起偏差的。

　　杨新菊今天汇报说，她所服的激素全部停了，病情没有向坏的方面转化。

1973 年 8 月 5 日　星期日

　　某男，34岁，是北京制药厂医务所的大夫。我和他谈了一阵，知道他练过6~7年功，练站功和盘腿坐。但他得了"遗精"病无法治愈，甚至无法结婚。查他的情况，是一脚过三关，盘腿坐时腰没有放松。他停功已两年，但所得的病无法治好。我让他练慢步行功，以养精练神为主。

1973 年 8 月 6 日　星期一

　　因车祸受伤的新加坡华侨郭钦明已练功半年，同时他也进行针灸治疗，而渐见愈，现双腿已有知觉，大小便正常，腰已不疼痛，扶拐已能走动。他今天来告别，定于9日经香港回新加坡。

1973 年 8 月 7 日　星期二

某大夫的病，是练功出的偏差。古时老道士的功法（化精为血）而得长年益寿，这是有了相当的练功时日，才能到这程度，这也是从生理、病理、医理结合功法而来的。他未得其法先做盘腿坐，其松静关未过，腰不松所出的偏差。人体解剖学说明："精索内静脉，是男子睾丸静脉，起自睾丸，有数条缠绕动脉葡萄蔓，故又称蔓状静脉丛。此丛的静脉向上逐渐合并，右侧注入下腔静脉，左侧注入肾静脉。睾丸静脉路径长，环流不利。在某些条件下，如腹压升高时，可发生精索静脉曲张。"此现象在练内功时如腰不松，又追求所谓深远而盘腿坐功，两腿盘坐时腹部受压而使腹压升高，且因睾丸静脉其日常活动是左侧注入肾静脉的，但腰不松气不沉丹田，则影响注入肾静脉的通道，造成精索静脉曲张而泻精了。他的泻精病，照他所说，练功就泻精，因此惊怕而停功。其为大夫，知学理，知生理，而不知功法，为此受害了。停功后此病仍存在，是病已造成，停功后病可不发展，但病未治，当不能愈。

1973 年 8 月 9 日　星期四

于克成汇报，他的高血压练功之后已经正常，但心脏病未痊愈，并有些心绞痛。我查他练功情况说，是做升降开合松静功的时候，他的病情应是半开的，可是他把它尽开了，因此，病脏受到压力而引起痛。已经给他纠正了。

刘树本说，刻蜡版一页要 9 角钱。我们的 1972 年的总结是 70 页，要 63 元，太贵了，我们负担不了这个成本。这是内部资料不出售的。刘树本提出，找几个人自己刻，一个人十来页就行了。庞鹤鸣大夫自动提出他能刻。老刘交来庞鹤鸣大夫单位开来的介绍信。我得给他约时间，个别教授。

1973 年 8 月 11 日　星期六

张怀涛带刘师傅也来看我。刘师傅是胃癌病人，张怀涛是我病人中的第一号病人（所有病人都有编号），他是心脏病。他们今夜高高兴兴地来告诉我，他们已上全日班有 8 个月了，身体一直都健壮。刘师傅胃癌痊愈，现在每天吃一斤四两粮食，已经长得是个健壮的劳动人民。这使我得到绝大的愉快，我鼓励他们必须坚持继续练功，以巩固健康，这是他们永远的幸福。

1973 年 8 月 12 日　星期日

"升降开合"松静功法，使身体松静，在练功时达到"心安神静"的目的。

李俊山是练站功的，是 1972 年开始的，但从没有让我查过势子，自己一直站了一年多。昨天查了他的势子，他不是第一式，不是第二式，也不是第三式，而是他自己的自由式，连他自己都不知到他的功式渐渐变了，变到不成样子了。他的背驼了，两肩向胸部弯入，两膝向前又过度弯曲，站立不稳，两腿发抖，上身摇摆不定。如时间长了，肺部呼吸必受到影响，而造成胸痛或肺痛。大家应该让辅导员检查势子，以免造成大害。经常检查纠正错，只有好处没有坏处。

段和是心脏病及肺病，经练行功肺病已痊愈，心脏病亦见愈。这几天他活动时出现打"哈欠"，他问我是何故？我说这种现象是精神劳累和意念活动劳累之故。我问他练功时选的是什么题？这必是在选题上出了问题。小段说他选的是：明天要去同学家里办一件事。选题是"一念代万念"，为排除杂念，心安神静地练功。他选此题是多么复杂的题，这样的题不但起不到心安神静的作用，它扰乱了练功所要求的"松静"，从而得不到疗效。

1973 年 8 月 14 日　星期二

小朱是红斑狼疮病，他是 1971 班的。他今天汇报如下："我昨天在首都医院检查，已大见练功的成绩。血色素练功前 7.78，练功三周后升到 11.00，血沉由 96／小时降到 45／小时，血压由 160／100 降到 140／90，尿蛋白由 30 降到 20。平日手发抖现象已经没有了，激素由 2 片减到 1 片了。"小朱是风呼吸配合快步行功的，疗效真是惊人。

中国儿童艺术剧院王纪福患的是白血病，7 月开始练功。他今天汇报的情况是：练功前血色素是 12，现在升到 15，脾原大四指多，现只大二指多了，成绩是明显的。

小王也和小朱一样，用呼吸法配合行功的，这对血液病有明显的疗效。被医院诊定为不治之症，但祖国的气功治疗法治之，没什么病不痊愈。

1973 年 8 月 15 日　星期三

我给庞鹤鸣教了针对他的病的按摩法：按摩枕骨，双手交叉法按摩；以舌头顶上腭接通任督二脉连系带脉的按摩法，按摩任脉大站；按摩命门。并嘱他苦学苦练行功。

1973 年 8 月 17 日　星期五

今夜我安排了去查看张洪祥老伴的病情。到他家推门一看，张大娘坐在方桌边的椅子上和她儿子在吃晚饭，一阵惊喜冲进我的心神。两个月前的一天，亚克斯伴我去看张大娘的病，那时她躺在床上起不来，老张说她人已昏迷，血压高至 260／140，动脉已硬化，舌头已僵硬得话也说不清楚。过半个月我又去看她的病情，老张把她扶起来坐在床上，老张坐在床前，我坐在床前的椅子上，我给他们夫妇又讲了一些内功的理论。我说："老张，靠她自己进行内功治疗可能有困难，你在旁多帮助她试试看。"当时我对这个病人这样严重的病情的治疗，也没有多大的把握，但还是要试试。我给他们讲了坐功功法及按摩法，并说："老张，她自己可能按摩不了，你每天给她按摩二次或三次。早中晚按摩就行了，试试看吧。"我第三次去看她的时候，她高高兴兴的坐在床上等着我（我先和老张约好的），她说话比前十多天已经大有进步，她告诉我血压已下降了。她又把练功的情况和体会告诉我，后来她练坐功和自己按摩给我看，她取得了我预想之外的最大的成绩。从这次起，我知道她一定有痊愈的希望，她已经很好地掌握了内功的功法。她说："老师，我知道我会得救了。"那时，我再细致地教了她"升降开合"松静法，我相信她会练得好的，一定会有成绩。

今天我是第四次去看她。进门一看，她不是躺在卧室里，而是坐在厅里的桌边椅子上，像一个健康人一样吃着饭。她是这么愉快，这么有精神，眼睛是这么灵活，脸是这么红润，她热情地起来招待我。

她说："老师，您看我的舌头越来越好，已经很灵活了，我能说话了。您头一次来，我的舌头是这么死硬，现在并不死硬了。我每天做四次或五次按摩，每次都有愉快的感觉，我更想多做了。我的手脚都有如蚂蚁在蠕动一样，麻酥酥的。有时觉得我的耳朵没有了，有时觉得脑袋没有了，可是没有了脑袋我什么都知道似的。最可恨的是那个时候屋外的孩子们乱声惊醒我，我全身都万分难受，我的心跳动得厉害，半天都不能平静下来。"我说："那时你应做升降开合松静功及长呼短吸来消除惊慌。"老张在旁提醒她说："还有什么要问的都说出来吧。"她说："是的，老师，我的心绞痛还没有痊愈，有时还有点痛，我的胸部有时闷着不舒畅。"我今天给她教了一套胸部按摩法，她按照我教的一一做了。

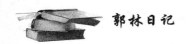
这位张大娘的疗程也仅仅两个多月，也收到和贺虹一样大的疗效。贺虹还有青光眼、糖尿病，都痊愈了。

1973 年 8 月 21 日　星期二

今夜给杨漫如和郭喜春两位病员的肺癌病症开课。

王纪福是白血病，未练功之前白血球是 36000，练功一个月，今天去医院检查结果是降到 19000。他是青年男子，是北京儿童艺术剧院搞美术的。他苦学苦练，我是用风呼吸法配合快步行功给他治疗的，看来此法对血液病疗效特高。今天给二位肺癌患者开学，是找小王来辅导的。小王聪明、热情、品性坦率，我喜欢他。我不断地给他检查势子，他给癌症病者辅导很有好处。他每早 5 时必到公园练功。今夜给肺癌病者谈了一些思想问题，鼓励他们与死神作斗争，并说，明早到公园来辅导他们。

1973 年 8 月 22 日　星期三

我 6 时到达了公园练功，小王已经在给两位患肺癌的病员辅导，给他们教升降开合的预备功。后来我把松静功的要领给他们讲了一回，并领着他们练功。练了一圈 10 多分钟，不算快，也很可以了。今天是第一天，不给他们选题，让他们熟悉了势子再搞意念活动。

1973 年 8 月 24 日　星期五

今天在公园讲"神经系统与练内功的关系"，简要如下：

神经系统是肌体的主导系统，它管理有机体的一切活动，使有机体的各部联成一个整体。巴甫洛夫曾指出：神经系统的活动一方面是使有机体各部的活动统一起来，另一方面是使有机体与经常改变着的外界环境发生联系并保持平衡。

但我们生活在客观环境里，经常受到外界环境改变的刺激和干扰，造成神经失调的病症。练内功是起到调整神经的作用，它用各种练功的功法，使神经系统得到镇静和平稳。

植物神经是管理平滑肌、心肌的活动和腺体的分泌（完成消化、呼吸、分泌、生殖和体液循环等机能），它也受中枢神经的各级中枢及大脑皮质的控制。植物神经失调了，人体内受它管理的脏器亦失灵了，从而造成各种疾病。练内功首先是加强人体神经系统的功能，练功及配合气功的穴位按摩，就能很好地调整神经，加强神经系统各级神经活动的功能。

平滑肌布置在人体内脏血管中，它保障有机体的生命活动，而它的有节律的收缩也是很慢的。平滑肌为植物神经所支配。

我们练内功是加强植物神经的功能，能调整它的失调，加强加快平滑肌的有节律的收缩，使它达到人体中的液体循环。我们练功时，把各部神经都放松，在平和安静的进行中起到心安神静的作用，因此达到血脉循环的目的。

1973 年 8 月 31 日　星期五

刘丙戌的胃癌是用气功治疗法治愈的，由此证明没有什么不治之症。刘师傅今夜又到公园练功，他几年来都是勤学苦练的，今夜见到我，我们俩坐在一起谈了起来。他回忆说："老师，您还一定记得，我们是在 1970 年 8 月在这里初次见面，那时还有张怀涛师傅伴着，见到您就是我最大的幸福。我是在 1969 年由北京医院及肿瘤总院确诊为胃癌。我见到您的那个时候，我每到吃饭的时候就呕吐，连一两粮食都下不去。日日夜夜总是服药，服中药也吐。我想您还记得，就在这个树林里，是您第一次教我练功的地方。后来您每星期给我们检查一次姿势，给我们讲功法，一星期一次至两星期一次，三星期一次，后来就一个月一次给我们讲讲和查查。自练功以后，我的饭量一天比一天增加，直到 1973 年春我就上了整班了，先是上半班，后经大夫全面检查我的癌症已全消灭，我上了整日班也没有感到累。现在我是一个健康的人了，我早已没有服药了。肿瘤医院因为我的病愈而专门开过座谈会，让我给病人谈谈病愈的经过。已经开过多次座谈会了。我有了今天的生命，有了今天的健康，当然我是感谢老师的。"

这次和刘丙戌的会面和谈话，使我万分兴奋，我内心不觉大喊："祖国宝贵的传统内功治疗法万岁！"我和刘丙戌见面时，我虽教他练功，可是那时我还没有开始给病人群众讲课。当时我与福元老弟经常在此练功，是我教他一个人练功，我的病员就是李福元一个人。见刘丙戌和张怀涛以后，我教的病员是3个人，先是张怀涛带着年轻的杨圭克向我求教，由3个人渐渐增加到10多人，开始在小亭子讲课，病员日渐增加，到今天加上预备在10月1日开班的，已有1000人以上了。我该如何努力？

1973年9月2日　星期日

我是1971年9月4日在公园给群众讲的第一课。我下决心在公园辅导慢性病的病人练"内功"治疗。从那天起一直坚持到今天，两年间我没有停过一次课，从开始的几个病人到现在的近千人，去一批来一批，两年来，一批批康复了的回到工作岗位。这些病人中各种疾病的都有，多数是肝炎、高血压、心脏病、肾炎。心脏病的很快恢复了健康。头一年多是练站功和坐功进行治疗，从1972年1月开始，大多数都转入行功治疗。除严重的心脏病或是不能行走的病人练坐功，行功的疗效突飞猛进。1971班的病员不断来向我汇报病愈的好情况。白血病、红斑狼疮病这些血液病以及青光眼、糖尿病等都有特殊的疗效。这给予了我很大的鼓舞。

病人邱春媛说："老师，我向你汇报，我的糖尿病已经痊愈了，过去病中的'三多'——多喝、多吃、多尿已经正常了。练功前的血糖是400多，现在只有100多些。可是我想求你教我治疗糖尿病的按摩，把病情巩固巩固，可以吗?"我答应了她。

1973 年 9 月 4 日　　星期二

今天是 1973 年 9 月 4 日，开班只有两个月，重病号都有突出的成绩。

1. 王纪福，男，36 岁，是中国儿童剧院搞美术工作的干部，患的是白血病。长期住过病院，出院后仍在继续治疗，没有上班工作。出院后检查白血球是 36000，练功后检查是 19000，血色素原是 12，现在升到 15，脾原大四指多，练功后是二指多。以上这个情况是在一个月前检查的，今天他又做第二次检查，情况是：白血球 13200，血色素仍保持原有的情况。现在他的食、睡都很好。他仍在勤学苦练之中。

2. 关铁铨，男，20 岁，患红斑狼疮病。练功前血色素是7.1，练功后升到 11，血压原是 160/100，练功后是 140/90，激素原日服 2 片，现在停服了。9 月 4 日检查，血色素已升到 13。

3. 郑子忠，男，24 岁，患肠粘连病，有 6~7 年之久。经常住院急救，动过两次手术。练功前，不能吃不能睡，现在食、睡都已正常，练功后没有犯过病。

4. 王涌泉，男，患心脏病。练功前头晕，心跳每分钟 148次，练功后头晕没有了，心率 90，食、睡都正常了。

5. 郎华真，女，62 岁，患神经官能症、血管硬化病。练功前服 4 片安眠药仍不能入睡，练功后不服药了，现在每夜能睡7~8 个小时，已正常。

除以上情况外，还有许多都在好转之中。这都是 7 月 1 日开班的成绩。

今天是我在公园讲的最后一课，因为我咽喉已嘶哑，无法给大家讲课了。但我还经常到公园练功，每星期日依时来给大家检查，大家有问题还可以向我提问，如提问的人多，当天没有机会

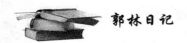

回答，可第二天再问，总之我是不断地来的。

我不来时新病员可以找老病员辅导，他们都已痊愈了，我指着老病员给他们介绍：

癌症的有刘师傅；

神经官能症的有蒋贵；

高血压病的有张锡珩；

神经系统的有杨彩球；

心脏病的有禹复兴；

肝硬变的有刘书本；

肺结核及其他疾病的有李则涵。

总之，你们找到他们，他们可以给你们帮助。他们每天都在公园里练功。

我自己亲自抓的几个重点病号，如肺癌的小郭、老杨；白血病的关铁铨、李红；杨新菊几个红斑狼疮病的，指定了王纪福为联系人，如出了什么问题即由小王来家找我。其他的由辅导员负责和我联系。

1973 年 9 月 9 日　星期日

我告诉两位癌症患者，从今天起加上学站功，找杨彩球辅导。

1973 年 9 月 13 日　星期四

朱保良大夫鼓励我，应该把张洪祥大娘的的奇迹写成总结给病者群众介绍经验。

中秋节的前夜，夜 11 点婆母上楼通知我，老张和张大娘来了。这么晚来找我出了什么问题，我心里这么想着，一双脚飞也似地下楼了。进屋后张大娘就说："老师！老师，我在这月明之夜特来向您表示，我永不忘您给我生命的大恩。"我说："大娘，这么远途，不应在这么夜深时来访，应好好休息才是。"张大娘说："老师，我都痊愈了。您看我的精神多么充沛，3 个月前您第一次到我家看我的时候，我还卧床不能起，今天和 3 个月前已经变成两个不同的人了。老师，您看我 31 年来上厕所都蹲不下来，而今我不但能走，还能灵活地蹲下来，很轻松地自己什么都不用扶就灵活地站起身来。您看（张大娘立即表演给我们看，像好人一样），老师，不但如此，我一只脚就能独立站很长的时间。"张大娘说时又表演了如练功时的金鸡独立，这真使我万分惊奇。

我第一次给她看病的时候，我对老张所说的病况，我自己也没有信心，张大娘不能行动这种病况，练内功治疗可能没有多大希望。可是老张热切地希望我救她。他对我的信任给了我很大的鼓舞，因此我想，尽可能地治吧，自己从治疗中摸索经验，重病者会给我更多的机会研究，更深入地探讨。我第一次给她教的是床上平坐功。本想给她教卧功的，但卧功她容易入睡，坚持的时间不多，而老张把她从床上扶起来，用枕头靠着腰，她还能坐得平稳，床上平坐对她是适合的。第一次没有教她"一念代万念"的功法，因她的大脑动脉硬化，头痛，头发胀，头脑不清，没有抓意念的能力，只教她最简单的想一"松"字，低音"送"字，使她送走一切病的痛苦。那时她是万分地高兴，接受我的讲授。她虽不能伶俐地说话，我讲的时候老张坐在她的床前，我让老张在我离开她之后，尽可能照我的讲授帮助她练功。

除了床上平坐功法之外，我还给她教了平坐的"升降开合"松静功，这都是适合她的病情的。

第二次我到了她家的时候，她已能下床站在床边，手扶床前桌子愉快欢喜地欢迎我。她那时说话的声音清楚多了："老师，谢您，我比您第一次来的时候好多了，您来看看我练得是否对吧。"我是两星期去一次的，使我意外的是仅十多天的练功，她有这样高的疗效。当她从头到尾做一次我教过的给我看，她的姿势不但合适，而且松静达到了理想的高度。她说："自从我练功以来渐渐地没有那么胀得难受，我的舌头也灵活多了，好像薄多了，也软多了。练功之前我的舌头厚而硬，而且渴得厉害，不断地要喝水，喝得肚子胀得难受还要喝，否则干而苦。练功时我的口水很多，我咽下之后很解决口渴，而且睡也好了，梦也少了。"我问："您一天练几次功，练功时情况怎样？""我白天练四次，夜晚练一次。初练的头二三天仅坐 20 分钟，后来渐渐加到半小时，连做升降开合总有一个小时。在最初的几天很难入静，眼睛闭上了，别的事像闪电似地一幕一幕飞过来。后来我默念老师教的'送'字，很能排除杂念，慢慢地入静了。过了一个星期之后，我在练功时，两手都麻酥酥的，脑袋是空的，身体是轻的，腹部有点咕噜咕噜响。"我说："这些都是正常的反应，不是坏处，你觉得舒服吗？"她说："很舒服，虽然仅两个星期，但已成习惯了。每天不练功是不行的，少练一次，也感到不安，练一次功精神就好一些，多练一次功脑袋就清醒些。"这次我教了头部按摩，前后脑共 10 个穴位。

我第三次到她家的时候，她已能自己起床，扶着棍自己走出室外来迎接我。她说："自练功以来，没有扎针，也停止了服药，我的头已经不痛也不胀了。练功的时候我右边的脑袋一次又一次的轻微跳动，我不知是什么反应。有时候我感到有一滴滴的水从头部经耳根流下来，当我用手去摸什么都没有。经常在练功的过程中，全部脑筋和全身骨骼都像换样似的，是否在脱胎换骨呢？"她一双灵活的眼神盯着我问。我问："你现在坐功能坐多长时间？"她说："我是这样做的：早晨醒了在床上坐起来，先做升降开合，再做按摩，这样有一个小时。继续床上坐功：第一是两腿直伸，两手放在小肚；二是一腿直伸，另一腿的涌泉穴贴着直伸的那条腿上的承山穴；三是我两腿弯曲，涌泉穴相对相贴着，双手放在胸前，掌心对着掌心。"张大娘一边说一边做。老张说："她做得很好，一点儿都没有忘记。她让我看她练功，我觉得她的松静真是高度的。"我问："有别的不舒服之处吗？""老师教我'忘息'自然呼吸，我心中感到迫气，不知何故？""迫气的时候，你的脑子是在不清净的时候是不是？""是的。"老张说："她总说练功有时想到她的小孙儿的这个、那个，那不就是干扰了。""是，杂念干扰时我有迫气现象，连'送'字也默念不下来了。"谈到这里我明白了，她的迫气是松静不够而强制进行练功，"送"字的功法已不够力量了。我给她教了"一念代万念"的功法，教她适合她自己病情的选题、守题、放题，并细致地讲了转意念的收功法。这次又给她教了打氧气法，告诉她有迫气的时候站立起来，练打氧气法来消除迫气。

我还检查了她的按摩法，使我非常地惊奇。在我三年来教过的病人中，我认为第一个超出成绩的是青光眼病的赵明，第二个是患十多年脑鸣的杨彩球。赵明是18岁的纯洁女子，彩球是30多岁的职工，而张大娘已是59岁的老人了。看来能有高度松静的按摩成绩的，合乎练内功按摩理想要求的，不受年岁、病种（特种病不在内）、职业的影响，只要树立"三心"，只要有追求和探索与苦学苦练的精神，一定能达到高度的疗效。张大娘的奇迹，确实是在我的意料之外，事实摆在这里，任何人也不能不信了。

1973年9月17日 星期一

下午7时鹤鸣及彩球来我家，接我去书本家，到的有蒋贵、张锡珩、杨彩球、鹤鸣、王纪福连刘书本共6人。

1. 谈了辅导病人的情况，没有工作证的、没有户口本的不给辅导；

2. 谈了必须重视松腰，腰不松过不了三关，病已治好了巩

固不了健康;

3. 嘱各人预备松小棍,练行功松静功小棍;

4. 对参加学行功治病者,只给他默念"送"字的功法,不应多教功法而增加初学困难;

5. 给两位癌症患者小郭、老杨教坐功,由老李及彩球辅导;

6. 下次讲课是在蒋贵家里,时间是星期四夜7时半;

7. 各人必须勤学苦练保健;

8. 练行功(此处指慢步行功,编者注)不要意守丹田,用选题的功法;

9. 每人除行功之外,必须练站功或坐功,做好室内练功。

10时许大家依依不舍地散了,老李、彩球送我和保良大夫回家。

1973 年 9 月 18 日　星期二

今夜王纪福(白血病)、贵琦(青光眼)、罗正(神经官能症)三人是由杨彩球辅导。今夜她回来。

查了贵琦和罗正练行功的功法,贵琦选题是"莲花",选题不错,但一念代万念的功法是使意念集中在题上,消除杂念容易入静,可是他以看花集中了视力在题上,并不是意念集中在题上,这样练疗效不高,反会引起偏差。

查罗正练功的功法,她把意念集中在呼吸上。"调息"本来是第三关,我没有给她教"调息"功法,她是自己随意用的。第一关未过,上了第三关,因未松静又强制意念集中在呼吸上,因而引起头痛。

把他们的错处用科学的根据给他们纠正了。

1. 告诉他们开始向彩球学练头部穴位按摩,以帮助入静;

2. 告诉他们备松小棍,给他们教行功松小棍;

3. 讲意念活动在练内功中的重要性。

1973 年 9 月 19 日　星期三

7 时，书本、彩球、小邹及两位大夫都到了。

1. 庞给大家谈到刘丙戌胃癌病者痊愈了，他给我们在公园的病员介绍他的练功经验、病的过程及西医治病的过程；

2. 给他们安排了下周学行功的松小棍；

3. 讲"一念代万念"的功法，使他们更好地入静；

4. 给小邹做头部按摩。

10 时散。

1973 年 9 月 24 日　星期一

张洪祥老伴见我来时，她是多么地高兴。她正坐在客厅里和儿女们谈天，她要求给她教卧功，我教了卧功和松静功法揉球即告别了。

1973 年 9 月 28 日　星期五

今早往公园查功，郭喜春向我汇报他最近的病况："老师，我的病经练功后大有成绩。练功之前，我不断地扎针、服药，病仍向恶化方面发展。练功一个月以后，我停了扎针。昨天经医院检查，我的病已停止发展。这证明是练功突出的疗效，我必须好好下苦功，我是有信心在您的帮助下救我的生命。"我说："小郭，下定决心勤学苦练，没有攻不败的病魔，死神最怕树立了'三心'的病者，你只要坚强地斗争，胜利是属于你的。""谢谢郭老师为我费神了"。小郭嘴边露出胜利在望的微笑。

1973 年 9 月 29 日　星期六

今早我往公园查功，老杨对我说："老师，我经日坛医院检查过，淋巴腺瘤已缩小了，只是肺有了积水，昨天抽水很多，但

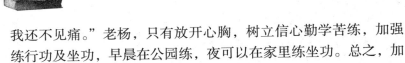

我还不见痛。"老杨，只有放开心胸，树立信心勤学苦练，加强练行功及坐功，早晨在公园练，夜可以在家里练坐功。总之，加快练功效能，制止病情恶化，就用苦练来消灭它。

1973 年 10 月 2 日　星期二

今天起我的练功地点移往中山公园。

给小侯子任务，加快给红斑狼疮病的杨新菊记录她的总结，整理好刘丙戌胃癌痊愈的汇报稿。促小侯子访问以上两人。

1973 年 10 月 5 日　星期五

当我正在给刘苏按摩的时候，郭部长从室内走出来，大家高兴了一阵。郭部长（郭鲁）告诉我："我的眼神经跳动得使人烦闷。曾扎针过好长时间，初扎针时有效，后来扎也不管事。也按摩治疗过，不是气功穴位按摩，是机关里一位工人家传的按摩法，初时有效，后来也没有效了，他的按摩手头是很重的。"部长说到这里，刘甦接着对我说："同志，给郭部长按摩一次吧。来吧，照你的按摩法会有效的。来吧，给他按摩一次。"他说时郭部长已主动坐到刘甦刚按摩完离开的小凳上。朱保良说："我知道，她从来不给男人做按摩的。""那就未免太保守了。"这是郭部长的话。那时我的心在跳动，我想怎么办，那么多人看着我，又有被按摩者的爱人在旁守着，又是第一次给他按，我内心有些不大自然了。"应该打破保守，当大夫的都没有分男女病人的才给治疗啦。"有人这么一说，我的心静下来，准备给坐在自己前面的部长按摩。我自己做了三次长呼短吸，心神安静了。我的两手开始慢慢地、轻轻地，指梢由他的下腭直向面上移动到额前阳白穴位处开始按摩了。在指梢和手心动作的时候，我的心神愈来愈安静，渐渐忘却了被按摩的是谁，却没有忘记他是个眼神经疾病者。每次换气的时候，我的两手都是慢慢、轻轻、悄悄地从他的下腭经过面部毛细血管到他的双眼时，都立即将意念集中到他的眼上，重点在双眼的穴位上活动。我这次用的是复式按摩法，我的指梢和手指都是单指入穴位，手一下按着三、九个重点穴位。我很自然地配合着气呼吸法（长呼短吸），呼吸是这么柔和细长。我的指梢在移动的时候，从轻微的感觉到清晰的感觉。我自己已经是足够松静，被按摩者亦渐渐入静，他的穴位微微地、慢慢地有吸引我指梢的力量，我自己的体液内已起有气动的现象，我全身各部都有着一阵阵细细的春雨在我温暖的身体上溶解着，并摒入我的血液里舒舒的流动着似的。我的脚跟慢慢地离开了地面，久而久之，我的脚尖也似离开了地面。我那时感觉只有一双手在眼患者穴位上有规律地移动着，我的身体不时从椅子上飘起来，但经过气呼吸一次身体又复坐在椅子上了。各重点穴位反复按摩了 3 次，我便收功了。看手上的表，按摩过程达50分钟之久。

1973 年 10 月 7 日　星期日

今早到中山公园的时候已经是 7 时多了。老杨把自己的介绍信及孙桂兰（心脏病重病号）的机关介绍信交给我，我立即对孙桂兰进行望闻问诊。她头晕、失眠，胃也受心脏不好的影响而疼痛，不想睡，不想吃，全身无力。我教给她胃部按摩及让老杨给她教头部按摩。孙桂兰是老杨辅导的，照老杨反映，她练行功是见效果的，只因服用中药过多了，胃不好了。我告诉老杨，还是给她练行功。

1973 年 10 月 11 日　星期四

今早在公园见李灵光了。在我自己负责的病号里，他练气功多年了，练出一身病，现有一股邪气在身，在脏腑内乱转，无法消除。他是 9 月中旬第一次见我求医的。我查明了病情之后，安

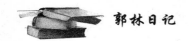

排他暂练行功，但未给他任何功法，只要求他用"松"字或什么都不用，空白着脑子练行功，练两周之后看情况再安排。

李灵光直到今天才见到了我，汇报他的练功情况是良好的，没有出任何不好的问题。我约他星期日去中山公园再安排功法。看来行功是可以消除他的病痛的。

1973 年 10 月 14 日　星期日

郑字忠因过度的松静，意念太散无法集中而引起心跳、头晕，练行、坐、站功都不行。我让他一星期内只练松小棍、升降开合及头部按摩，一周后看情况如何再安排。

1973 年 10 月 16 日　星期二

今早在中山公园练功。王纪福、詹贵琦及杨彩球到园里来。詹贵琦带着无限喜悦的心情，高兴地站在我面前汇报说："老师呀，我是这么的高兴和愉快。我昨天在同仁医院检查我的一双眼睛（青光眼），病已痊愈了。视力几年来都在 0.4 或 0.5 之下，服用了多少药和针灸治疗都无效，眼压总在 36° 上，眼胀、头痛之苦折磨我，是无法用语言表达的。可是自练功以来，得到您的指导和帮助，我的一双眼渐渐光明了，现头也不痛，眼也不胀，什么都看得清清楚楚的。找到您我是多么的幸福，多么的幸运，我不知怎样向您致谢。"

1973 年 10 月 22 日　星期一

今早我 7 时之前到达东单公园，看见小郭及癌症老杨在练功，小郭给我汇报，他是先练风呼吸法行功，后练气呼吸法的行功，两功练完之后才收功的。快慢功结合亦有它的好处，快功不能坚持时间长，练完快功接着练慢功，这对治疗癌症有特效。

1973年10月23日　星期二

晚7时遵郭部长之约，依时往他家里去。今天他安排好了时间，也依时回家。可是今天我没有给他进行按摩。我告诉他：

"郭部长，我不是不愿意给您尽力效劳，可是我们的时间有限，照您这样一星期一次或最多两次按摩是没有疗效的。"他说："不，已经见效啦，好多了。"我说："不，还没有痊愈，您自己进行按摩，最少每天按摩一次，这样疗效就高，一定达到痊愈。""那就请您教给他吧！"部长夫人在旁插话。"好的，就收一个新学生吧。"部长和夫人一同就位坐好了，我给他们教了前脑的八个穴位按摩，把指法及两个方面三个原则都清清楚楚地说了。后来又在部长的前脑上给他做了一次，这次是上课式的，是一边做一边讲的，他们都很满意和高兴。告别时部长约我星期五再去。

1973年10月24日　星期三

今夜在家里讲课，是根据一周来练功情况的汇报而讲的。庞大夫说他的视线总是没有离开意念活动，在练功的时候用"圆、软、远"的功法，"圆、软"都能见成绩，只有"远"总感到相当难，老师要求内视远方，而他的视线总是向下沉。后来庞大夫又提出：我练行功松小棍的时候，把意念集中在松小棍上对吗？我说不对，为什么把意念寄予松静二字，如果把意念活动放在小棍上，转意念的时候那太困难了。如收功时放题，没有具体的东西容易放开，小棍是个具体的实物，意念盯了下去，收功时不容易放了，否则一放，连小棍都摔掉了。我讲到这里，他们都感到这是练松小棍的重点功法。

1973年10月25日　星期四

今早，向我们每天练功的地方走着，四周静悄悄地没有一个游客，但由远方渐近地听到女音清晰的歌声。我行功在歌声的旋律中舒适和愉快地进行了 40 分钟，但在舒适和愉快之中听出歌者声音渐渐低沉，气也渐弱了。气足血旺，声音必定洪亮。我行功完了，她的歌声仍未停。我再细听，听出她是气不出于丹田，声沉了，她苦练是勉强的，她实际上身体有病。我主动到她面前同她说话："小同志，该休息了，如果你愿意，找我谈谈吧。""好，谢谢您。"她又继续唱了一曲，而我拿起大刀练起动功。我未收功之前，她站在我练功不远的地方，在看我练功，我看见她，即收了功。她也向我这里走来。我把外衣穿上了，问："小同志，你做什么工作的？是文工团唱歌的？"她说："我是河南平顶山文工团的。我的工作是唱。""你姓什么？为什么在北京？""我家在北京，因病回家治病。""什么病？治好了没有？""我的胸部的血管里长了一个小东西。我在中医治疗，说是积淤而长成这个东西。治了三个月，服了不少药，小东西现在是消了。""从你歌唱之中，我听出你有病，而且你用气也不顺。你的声音不是从丹田而出的，旋律还可以，但还不会用气，如气出于丹田，歌声圆转而缓绵，可是你的歌声因用气不当而用了劲，歌声由尖硬而后气低沉了。你的年岁多大了？""工作证写的是 24 岁，我现在 26 岁了。""你的病必须根除。你服药及时，虽已得愈，但是你将回到工作岗位再唱，用气不当强制硬唱，这个病还会发生的。气不顺血不通因而积淤了，在胸部小血管里长了小东西，这是淤血结成的。血脉流通，这个病消除，血脉流通百病不生。你练功必须练气功，练到气出于丹田，那样歌声也美好，病也不生。"她听完了说："我姓具，想向老师求教。"我安排她星期天晚 7 时来家找我，她万分高兴地向我道谢而去。这血管里的小东西，就是癌症的前身，一起一伏，一消又一起，必须从根消除方行。

1973 年 10 月 27 日　星期六

夜 7 时我与保良及彩球去张大娘家查功。我让彩球给她教了一段行功小棍。因她行走不便，我教了她床上平坐功、点穴的卧功及椅上平坐功。她练的都是静功而没有动功。她已是够松静的了，应该练行功小棍，对她是万分适合的，让她提高到动静相兼、自然松腰、顺利地气沉丹田，建立好意守丹田的条件，将来过意守关的时候，就出不了错。

1973 年 10 月 28 日　星期日

6 时许到了东单公园。给练行功的病员——检查了势子之后，郭喜春汇报说检查结果是病情稳定，没有发展，已稳定两个月了，没有任何不良现象。我嘱他必须勤学苦练，战胜病魔。查杨曼如，她已开始练小棍及坚持按摩。她汇报说："我也有见效，经检查我的淋巴管结核已消，胸部也不痛不堵了。"

邱春媛，女，52 岁，北京化工商店店员。她的糖尿病已经 10 年了。练功之前，她的脚跟长了一个瘤子。今天她汇报说："老师，谢谢您，我的病已痊愈。未练功之前，血糖 400 多，昨天检查是 120，正常了，+号全没有了。我脚跟的瘤子都消除了，我已上半班。我仍继续练功。"

患青光眼的少女芦文媸今早也来了。我查她的病情的时候，知道是赵明辅导的，但她只愿按摩不愿练行功，彩球给她教了行功不练。我给她做了思想工作，如不练功只按摩是没有效果的。这是我治疗的第六个青光眼病人。从 1971 年到现在，只有一个青光眼病人因没有耐心练功，对气功治疗没有信心，自动停止治疗，其余五个都已痊愈了，视力恢复正常了。

8 时半，我离开东单公园去中山公园。我给郑子忠教了"第三种行功"。3 年之中，我只教了气呼吸和风呼吸的两种行功，

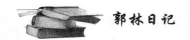

因为没有第三种的需要，所以没有教。郑子忠因为甩手 100 天，内脏及神经系统都有与内功矛盾之处，又因他练行功以来，用"一念代万念"的功法不当而引起偏差。现象就是练起慢步行功时，头晕、心跳直至不能继续练，给他试练坐功和站功都不行。今天只好给他教了不闭眼中蹚步的行功，一方面治疗他的旧病（肠粘连），另一方面让他练小棍帮助练功松静。但这种行功他如不坚持天天练，也是没有疗效的，那就看他自己了。

1973 年 10 月 29 日　星期一

小具依前几天在公园所约的时间，7 时来家访，她很有礼貌地向我鞠躬多次。我给她讲了一些练内功治疗的要领，还给她读了前星期见她第一面那天的笔记。她听了之后说：我听了老师的笔记很感动。我和她谈到她的病的情况，她说："老师，我的病经医院定诊为早期乳腺癌了。我初到北京时到各医院检查过，到肿瘤医院检查，他不告诉我是什么病，只是推我去中医医院治疗，后来中医医院才给我定诊为乳腺癌。""即使确诊了是癌症也不要紧的，只要你树立了三心——信心、决心、恒心，苦学苦练，将来身体也会恢复健康，永远不犯病，而且歌唱得更好。学了内功歌唱时就会用内气。用了内气即能用丹田之气来歌唱，永远也不伤身了。"我说到这里，约她星期四早到中山公园老地方去，还告诉彩球给她辅导。第一周教行功得松小棍，第二周教升降开合松静功，第三周才教她慢步行功。她是早期癌症，不必用风呼吸法的快步行功。她听了我的安排，高兴得又向我深深地鞠躬几次而别。

1973 年 10 月 31 日　星期三

关于 1973 年总结的事，今天开始把病员总结稿给庞大夫去刻字。1. 胃癌病愈的刘丙戌稿；2. 北医研究院吴兆祥心脏病愈稿；3. 徐国瑞腰痛病愈者总结稿。

1973 年 11 月 1 日　星期四

6 时许到了中山公园门前，遇见了小具。我对她说："小具，今天应好好地把病情从头至尾给我谈谈，是怎样起病的，是怎样治疗的，治疗之后又怎样？"她说："老师，我不瞒你了。我是从 4 个月之前开始治疗的，那时疼痛的地方只有黄豆粒这么小，经过各医院的检查和名医的治疗，没有停止发展，而且发展的很快，现在是很大了，有这么大（她用手比画）。""那已有 5 厘米大了。"郭大夫插话。小具接着说；"大的周围已经起了许多小的，是双乳癌，左右都有，右边的比较厉害。"小具说到这里，我的心阵阵地微痛，这样一个聪明而善良的小姑娘被病魔毒害着啊！小具接着说："初时我父亲带我去肿瘤医院检查，他们告诉我父亲转往中医院去治疗，后来又到日坛医院。龙潭湖医院专门治疗癌症的主任也治疗了一个多月，都无效，并发展得很快。他们都告诉我父亲确诊是癌症了，我父亲急得血压高起来。父亲听说天津有一位中医大夫专治癌症的，大夫叫孙丙衡，有治疗癌症的经验，专门给首长治疗癌症的。孙丙衡也确诊我是癌症。我父亲又找到东单三条，那里有个街道革委会设立的医务处，有个老头专治癌症，有特效的，街上排队要排两三天才能挂上号。我也让他治疗过，也无效。东城区红旗门诊部有专治癌症的马在山中医大夫，是有名的癌症专家，目前我还在那里治疗。我现在仍不断在服中药和药水、消癌丸、胎盘丸等等。我是 1973 年 3 月发现痛处，经各处治疗都无效，治疗停止不了它的发展。""既然如此，病未愈为什么这么早就到这里苦苦地练唱？"我问到这里，小具忽然不平静地急急地说："最近我单位领导到家里来，要我立即回去演出，说没有人用，要到郑州去演出。我父亲虽然不让我走，领导说没有人用，边治边工作。我急起来，先练练唱，以免到时唱不了。""那么你没有开假条吗？""有的。大夫一个月一个月开假条，我也把确诊证明给领导寄去，但还是派人来找我。我无可奈何，先练练唱，到时真要我回去演出，免得到时着急。"我说："小具，你还是先停止练唱吧，治疗好了、痊愈了再唱吧。"前天我还告诉彩球给小具教慢功，但今天看来慢步行功会赶不上病的发展，必须先用风呼吸法配合快步行功，待病停止发展以后，再练慢步行功。

1973 年 11 月 7 日　星期三

今夜给他们初学练功的病员讲练功的要领——五个重点。1. 松静自然；2. 意气合一；3. 动静相兼；4. 上虚下实；5. 火候适宜。

今夜讲了松静自然用的功法，帮助入松静的有 7 种，1. 升降开合松静松腰法；2. 揉气球帮助收功时转意念回丹田；3. 看鼻尖摒除杂念；4. 默念"松"字摒除杂念；5. 以"一念代万念"，帮助意念集中活动。就是预备功选题，进行练功时守题，收功时放题；6. 按摩入静；7."打气"解决因不松静而紧张时所用。给他们教了一个闭目"轻练内气"成长的动静功，他们都反映这个功法练后感到有十分浓的舒适感。

1973 年 11 月 15 日　星期四

今天是彩球在东单公园辅导。她说："今天给患癌症的两个女病员教了慢步行功，前星期教的升降开合，看来她们练的很好。那个子宫癌的动了手术，但又发现肺癌了。老师，这个病人是否要教风呼吸的快步行功？"本来对癌症病患者，我都多用风呼吸法配合快步行功的，可是这两个女病人身体已经太弱了，立时用风呼吸快步行功，她很可能受不了，也会引起副作用。不同的身体情况、不同的病情应用不同的功法对待。对这两个癌症病人我告诉彩球，先给她们练两个月慢步行功，让她们的身体有点好转再下强力猛攻。

针对小具的乳腺癌，我给她布置了，上午练风呼吸的快步行功，让她充足地吸氧增加白血球战斗力量杀灭细菌，第一步使她的癌毒停止发展。下午我让她练自然呼吸的慢步行功，加强她在练功之中熟练"意念"集中活动，练出更多、更浓、更集中的"内气"来，让"内气"的热力活动运行通过血液的道路扫除血液的毒菌，强、弱、快、慢的合攻，可能达到理想的疗效，我已给小具教了快功和慢功，她练得相当好，合乎练功的要求。我也把这些内心的话都对彩球说了，并嘱她好好注意抓这两个癌症病者。

1973 年 11 月 18 日　星期日

6 时到达东单公园，病员愈来愈多了。我一一查看练功者的势子，最后给几个癌症病员做了详细的检查，他们都汇报有好转现象，没有坏的发展。对癌症我有三种不同行功的治疗：1.体质比较强的，以风呼吸快步行功为主；2.体质比较弱的，先用忘息的慢步行功为主（一个月之后配合快功）；3.体质还可能做到快慢两种行功相兼的，早上风呼吸快步行功，下午慢步忘息行功。

小具是安排早练快功，下午练慢功，这对她十分适合。风呼吸快功的效果在吸氧杀菌，忘息慢功使她得到心安神静，达到血脉流通，使病毒从体液的通路借用"内气"活动运行力量向下排除，使得体力渐强而恢复健康。郭喜春与杨曼如两位肺癌病者是先用风呼吸，后用忘息慢功的，目前效果甚显著，未出任何坏现象。他们同时还配合肺部按摩和行功松小棍。

我告诉王纪福，通知几个癌症患者及患红斑狼疮的这些重病员，下星期日早上在中山公园给他们讲理论课。

晚6时许，彩球、刘书本及张锡珩都来接我去讲课。1. 给他们讲了练功要领"松静自然"，把几个功法细致复课。2. 告诉他们以后给新来的病员教功，不要一口气教完，应一课一课地教，第一周教升降开合，第二周教练行功，第三周教"四调"，第四周教"一念代万念"的功法。每周先检查所教的旧课，之后再教新课，一个月后看松静的成绩如何再教按摩。他们都同意。

1973 年 12 月 12 日　星期三

小具晚7时到我家里来，广播电台的张新也到了。小具说："老师，我来向您报喜，自练功以来我的癌没有痛过，而且渐渐一天比一天小下去了。昨天我去中医那里看病，大夫当时摸摸也说小多了，我看见他那么惊喜和高兴，没有告诉他是练气功练好的。其实我刚起病的时候，只有黄豆粒这么大，经过各中西医治疗4个月直到你见我的时候，已经有5厘米了，而且右乳房的周围还长出了许多小的，经过电疗很快扩散到左乳房。只有练功才见到效果显著。我爱人走的时候对我说，你遇到郭老师是你的好运气。我爱人万分感动。"我说："小具，还得要努力，这个病是重病，还得要下苦功才行，当然是有痊愈的希望的。你必须把'四调'配合好，才能达到练功的疗效。对你的病，我早就有信心，今夜再教一套癌症的按摩法，回去之后立即进行按摩，早晚各一次就可以了。"教后让她离去，并告诉她星期日早晨去中山公园检查势子。

1973 年 12 月 14 日　星期五

我国气功治疗法有相当的科学根据，也是有着物质基础的。它以"内气"活动，以"内气"的电、热、动力在人体里起到在血道循环里扫除阻塞，促进并加快血液流通，保持调整作用，它有电、热、动力，因此它在人体的组织液通路上有冲劲和钻劲。

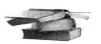

它在人体组织液通路里运行的时候，能使组织间废物沉淀、阻塞停滞及滞留在组织液间的毒素都能逐步消融清除。最后是"内气"能使这些积病的毒素经过淋巴血液而排除体外，人体因而得到健康。

1973 年 12 月 24 日　星期一

小明说："老师，近来奶奶病重，我在医院照顾她，不能外出练功。日日夜夜盯在医院，睡眠不足，更不能练功，眼睛又有点坏，怎么办？"我说："那你就在医院练室内行功吧。好不容易把眼睛治好了，再来一个反复，还是个不幸。""那请老师教我室内行功，我一定练。"我给小明说："水上行，云上走，是意念活动，并做到：悠游自在，荡荡洋洋，轻轻飘飘，若浮若沉，动中求静，静中在动，这样才有疗效的。"小明来回读了几次我所说的，她明白意思了，我教给她姿势，这个聪明的家伙，学得快，很容易有所体会。但她无事不登三宝殿，她还说："我不白来找老师一次，总是得了宝才走呢。"

1974 年

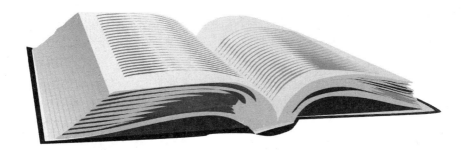

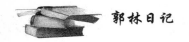

1974 年 1 月 1 日　星期二

付洪旺说："老师，请看看我的头发吧！练之前您还记得我的头发是黄色的吗？后来是棕色的，最近全是黑色了，而且是亮亮的、闪着光的。"

当时王纪福也来到我的身边。

"啊！果然是黑而且有着光亮。"小王说。

我伸手去摸摸他脑袋上的短发看看，真是变黑了。

"身体怎样？"我说。

"很好，正常又正常！谢谢老师！"

一会儿我离开了练行功的小柏树林，往没有树叶的树林里去。即时晨光从东方照进林里来，这是我走过满满三年的地方，有着我不少春夏秋冬的脚印！

"老师！老师！您好！"

"啊！是张占忠，老张你好！"

张占忠是个癌症病者，是 1972 年冬入园求练功的。那时他因膀胱癌动过手术仅 100 天。医生也告诉他虽割除膀胱，但仍未能保证可过关，因此他来求练功治疗。我教了他风呼吸法行功、按摩、坐功及松静功的小棍。现在算来已有一年多的时间了。

"老师，谢谢您！练功以来身体还很好，我上全日班已有 8 个月了。我没有一天中断过练功的。膀胱没有出什么问题，尿中早已没有血球了，计来现有一年多，没有坏的变化。"

"还得继续苦学勤练，才能更好地巩固，不能因为没有坏变化，就可安下心不练功，还有别的不好吗？"

"脏腑还好，只是过于劳累的时候心的跳动急些！"

1974 年 1 月 5 日　星期三

9 时许到李淑一老友家里，一见之下，我便问及她的健康情况。她说：

"近来好多了，能食能睡，真是神奇，你教我的按摩连头痛都消失了，偶有头痛立即做一次按摩立即好了。这个法宝省了多少止痛片和睡眠药，药物还有抗性的。"

她今天特别愉快，还约好本星期日去接她游公园。她比我年长10岁，却还存着天真的孩子性格，我喜欢和她谈谈玩玩，和她在一起谈玩是自然而愉快的。

她还说："我近来开了三次会，参加区、市及全国的妇女大会。你看我的精神是多么好！"她的心神都有一种热力，是生命的热力！

1974年1月6日　星期日

陈成光也来了。我先查老陈走火入魔的情况，让他先说了练功的情况，再叫他练功让我们大家看看。

陈成光练起功来全身发抖，呼吸急促，走不到十步，情况非常令人担扰。看他哆嗦和呼吸急促的样子，大家都摇头不想再看了。

我给他讲了一些这种"动触"的情况对他的心脏病是多么危险的道理，并以第三种功来纠正他的偏差。我指定他练这种"纠偏"的行功，练30天，每天两次，每次不超过一小时，每周让我检查一次。

10时李淑一老友来园里找我。大家见面之后，我练了一套双剑匕首的"五禽之戏"，李老看了很高兴。

1974年1月7日　星期一

室内行功意念活动的口诀：——"水上行，云上走。"练功之前熟识这种功的精神慨念——

悠游自在，

荡荡洋洋，
轻轻飘飘，
若浮若沉。

1974年1月8日　星期二

照周天运行的循环，有一定的轨道：……这轨道的规律如
……

"循着二十部脉道的经络路线流注运行的，根据内景的理论，
用练功的方法去运转它，则真之道在丹田里向镇玥玉，督冲三脉
（阳跷库）即会阳穴，在两阳之间流注，折而走向"尾闾关"分
两支流注，在尾闾关第二节中这两个地方，冲力比较大，动触的
感觉很明显。再由尾闾关分两支流注，夹脊上行，直上腰脊第十
四椎两旁的"轳辘关"。由此继续上行，通过背、胛、肩、颈部，
直达经脑枕骨棱下的"玉枕关"。初学的人只觉得一片热气上升，
但功夫深的人还分四支上行。这一段的行程，即所谓"逆运法，
通三关"的说法。气脉运行至此，其势已缓，故一般练功的过程
在玉枕关通过较慢，而热气就减小了，再由玉枕关继续上行，越
过头顶"百会穴"和"厥阴肝经"的气脉会合，仍旧前行，转变
为向额颅面颊而下注，与手三阳的气脉大会于"祖窍"（两眉之
中心稍下些，又名安中，山根），由月窖下入目中，复出于"龙
宫"在大眼角上下眼睑有穴如星之处。循鼻两旁夹井灶（即鼻
孔）下至上唇，左则转而向右，右则转而向左，在"人中穴"交
叉而过，与任脉、冲脉相会（女的即会于乳根穴）。这一段的行
程，在头面部分已不于热力，而感觉是分五条道经，自头下面有
如小虫爬行，又似注抹薄荷冰的滋味，也非常明显。再从此下前
项至"挨刀信"从"人迎""气口"两穴、喉结旁下入"玦盆"，
肩巢凹中与身气脉大会于膻中（两乳之间）。这一段行程，虫爬
现象减少，若有若无了。从膻中，注成两支，主支由内里直下，

归入丹田，名叫"中脉"，其从者即由乳根自胸膈下行，入于日月双穴（在脐中两旁微上凹中）。还合于下丹田的时候入窍归元，这样循一遍，即是大周天的功夫。此时入窍归元的感觉则另是番滋味。古说"氤氲紫气"的象征，当此时念头已到相当集中的程度了，但仍然把念头与向内吸紧的络道吻合在一起，一点儿也不能分心动念，既不可欢喜也不可惊诧恐惧，切切实实地跟随着它向里吸入，一直觉得真气不再向内吸入的程度。同时把念头集中吸贴的地方，这地方不会很大，一般说来约有鸡蛋大（功夫深了只有豆大）。如此把念头集中在这最后一点，一心一意定住在那里，连氤氲紫气也不动了，久久练习功夫会进入"清静境界"，牙关也会闭紧，眼睛也会内吸，呼吸微细绵绵不断，吸多呼少，这样已经达到最高的程度了。如此保健治病应有无限大的效果。

运行周天练功出现偏差病当复返，或引错经络，或是以意引气，不是意随气行，即当不堪设想了。

1974 年 1 月 9 日　星期三

练"内功"保健或治疗疾病，这是我们祖国最伟大的传统宝贵的医学方法，可是有许多人因练功而出偏差，这是事实。

一般人随便读了几本练内功的书，以为自己有了学问，有聪明，就以一种固定的功法，不辨症，不管阴阳虚实，脏腑盛衰，生搬硬套地去练，这当然会练出偏差了。

有些人盲目追求各种动触现象，贪着动触的兴趣，不知不觉助长了动触的程度以致大动起来，无法收拾。

而且最坏的是对于气脉的运行忘用意识去引领它，以致把经络通路引领差错，迷反之自然规律，而不能循经道正规流注，从而造成偏差。

救治出了偏差的功法，古人说是"导引术"。这种导引术分为外景和内景两种，用的功法也不同，而导引气脉归元的作用是

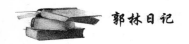
一致的。

所谓内景的导引，则自己照功的口诀，把自身的气脉在体内运行周流而入静归元。所谓外景的导引，即自己或帮助别人在体外"循经指穴"，调整气脉流注的偏差也使它同样归元。

如发觉有了动触的现象，用法进行导引则气机可以归元，动触的现象可以消失。

1974 年 1 月 10 日　星期四

瘫痪病人陈玉珍的爱人张洪祥今天夜 7 时来访，告诉我张大娘最近不但能行、能跑，还能像孩子一样表演跳给她老爱人看。她每天在家除了练功之外还操作全部家务。我想起半年之前亚克斯带着我第一次去她家看她的时候，卧床不能起，目不认人，舌头已硬化不能说话。练功只有几个月，她已变成一个健康的人了。自从我到她家给她辅导练功之后，她信心很强，完全停止服药，不上医院。因为她是瘫痪的病人，上医院不容易，她坚决以练功治疗，结果她获得最高的疗效。

祖国传统的内功医学治疗法应更进一步地发掘、整理、研究，将为人民不用药物治疗慢性病，更快地解除病者慢性病的痛苦。

张洪祥说他的爱人要来看我，但正是"三九"寒冬的时候，我告诉他不要来。

1974 年 1 月 11 日　星期五

"双音""叠韵"的运用：

梵音念作"真音""登音"两个音。凡是念音，其音的大小高低只能以自己的耳朵听见为标准，不能过大过小，以后五脏念音的标准亦仿此。

第一个梵音念做"真音"，顺其自然地韵律再变，越变越柔地不断下降。

第二个梵音念作"登音",是迭念平音,不变韵的连续念登!登!登!念到第三个登,变为刚音,音符拉长,自上翻高,同时由鼻孔呼气(自外呼气),心气反而下降。

念"真音"是发舌尖音,变而为鼻音。念登音也是发舌音(尖),今第四个"登"音直上升高,在脑顶发出共鸣。

意识的贯注与梵音的结合。在念梵音的时候,要集中意识,贯注在心脏,一心存想着所念的音符,一音接着一音,音音都在心脏波动着,好像以石投水,水波不断地一起一伏似的。此法对病有疗效。

1974 年 1 月 12 日　星期六

"意识活动"的功法。什么是似守非守?其实他在一年的练功中只是非守,而根本没有到似守,松静有余,而意念不集中在该集中之处,意念在神外飘流,即"空又空"。空是清静无力达到归元,气机不动,意念也不能空一,缺乏功力推动气脉流动,气脉不达畅通,保健和治病也没有效果的,旧病未能巩固,当有发展的可能。

1974 年 1 月 17 日　星期四

韩新林是个高血压及肝类病号,但练功以后高血压已恢复正常(130 / 80)。我给他教了肝类一般的按摩法及口诀。

震宫梵音的音符吐纳:

所谓震宫的含义是指肝脏秀木、是在东方震位的意思,木的本性是发(哥可声)的韵律,因此专练肝脏的梵音是念做"哥""哦"为口诀,这个音的用法是以等转音为规格,是以"异"音纳气,发的是刚腭音。"哦"音是吐气,发的是孝腭音,念"哥"音的音符把它的本音拉长,同时纳气吸入直转肝脏。随则

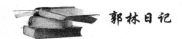

转音念"哦"音的音符也把本音拉长，同时吐气呼出直至肝脏。

意识的贯注与音符的结合，在念梵音的同时信念意识集中在肝脏，把音符的震动结合在肝脏，一心一念，存想这种结合的滋味，同时贴在在外面的手印要随着音符的起落微微地跟着它震动，但又不能重压着它。

1974 年 1 月 19 日　星期六

韩长文，33 岁，患头痛，失眠，耳鸣。经各大医院治疗无效，1973 年 8 月 14 日来求学练功治疗。他一直都勤学苦练，头痛已消除，已能安睡，只是耳鸣没有痊愈。给他教了鼓耳的导引术。鼓耳导引术我是第一次用以治疗，给他教的时候为免出偏差，细致地告诉他两天做一次，每次不能超过三回。

1974 年 1 月 20 日　星期日

王纪福是白血病的年青人，他是 1973 年 7 日开始练功治疗的。第一天练功的时候是 36000 的白血球，渐渐下降，今天他来说已是 6000 多些，已到正常，可是他没有停止服药，如停止服用药，而能巩固正常就好了。

小王脾受影响，前二星期给他教了治脾病的功法，十多天练功未见出坏现象。治脾病的功法也是我第一次用于临床。小王今天说没有坏现象，当会见效的，这套功法我认为必有效果。小王因白血病多年，身体被折磨得够虚弱了。这套功法是万分温和而无激烈的大气，给他使用定能适宜，疗效是否合理想，还得经过实践的一段过程。

1974 年 1 月 21 日　星期一

小具是在 1973 年 11 月 1 日开始练功的，就是我和她见面的第三天。在这一段时间练功的过程中，好多次给我汇报喜讯。练功十多天，癌渐渐不痛了，一个多月以后她的癌已经小了，在练功两个月她的乳腺癌的大癌边的一串小癌全消失了。这使我们大家该怎样为她高兴啊！

1974 年 1 月 23 日　星期三

我早 7 时独自一人到了东单公园，那时已经有许许多多病号在练功了。我入了园门，有些已练完功的见了我，迎面愉快地伸出手：

"老师！过节好！"

"同志们过节好！"

不一会儿大家都围上我。

"我第一个向老师报喜，我的病都痊愈了，而且我的光脑袋竟然长出五分长满头的黑发了！"

孙良平说着手一动把小帽子摘下，光光的脑袋上果然长了满头短发。大家都争先走近他的身边看他的奇迹。

"你练功有多长时间，老孙？"

"半年。我没有服用过什么生发药，也没有涂过什么生发水，练功以后它自己慢慢地长起来了。"

大家都高高兴兴地谈起各自练功的收获，各人都有成绩，各人按着各人病的情况不同，努力锻炼，恢复了健康！

1974 年 1 月 24 日　星期四

风呼吸是配合快步行功的，以动为主，而室内行功是以静为主，似行不行，意识活动为重。

陈玉玲这位瘫痪的病友第一次离家出门玩。

"我一个人走遍了公园，上过许多大小的假山了！"陈玉玲像个健康的人一样满心高兴地微笑着对我说。

"怎么？你上过大小假山了？"

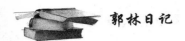

"是的，老师！我多么高兴，我救起了我自己，我是个健康的人了！

"我感谢毛主席给我这样大的幸福！是毛主席教导了我们这位真真正正为人民服务的郭老师帮助了我，克服了千辛万苦地帮助了我，使我今天能像个健康的人一样来游园。回忆半年前，郭老师第一次到我家的时候，我卧床不能起，眼睛认不出人，舌头也是硬的，家人把我扶到木椅子上坐下，我还不能说话。我的血压是200 / 100，像死人一样躺在床上不能动（那时大家都向她围上来）。"她说得高高兴兴，像给大家演讲一样神气。

"从郭老师第一次到我家之后，我就没有往医院去过，也没有扎针了，也停止了服药，我的健康完全是通过练功得来的！"

大家也问问她练功的情况，都表示佩服她这样坚持苦练而得救了。大家都说要向她"取经"。

1974 年 1 月 26 日　星期六

今夜小侯子也来访，他本来是患肺病做过部分切除的手术，为巩固他的健康，我要求他定时练功。在五行方面，肺的功能是属"金"，定时练功在寅时最为合适，这正是开阳之际。当听他说过在二三时睡醒之后练功，这对他是不利的，因这个时候是丑时，五行属木，肝的功能金克木，相克者"死"。小侯肺病而选丑时练功，这样他的练功无益而有害。

1974 年 1 月 27 日　星期日

李灵光的汇报是："我的病好多了，有两个月左右气已不向上冲，头也不胀不痛，胃也感到比前好多了。目前能食能睡，只是耳鸣这个病还存在。请老师教我治耳鸣的功法吧！"

李灵光说完之后，我给他教了一套鼓耳的按摩导引术。但这是我第二次用上此法，效果如何，我还没有大把握。我让他练一周之后汇报，我万分盼望这个导引术能治疗耳鸣。

1974年1月31日　星期四

小杨是 1973 年 9 月开始练功的，她患的是肝炎。每天早晚练行功及头部和肝俞按摩。今夜给她讲了"五行"，及肝功所能适应的练功时间的适当安排。肝的"五行"功能属"木"，"丑"时合适练功，而丑时之下是寅时。肺的五行功能属"金"，练功时辰正是寅时，但金克木，相克者亡，这是中医学理研究合理的进行阴阳调整的治疗法。我们练内功的治疗法，与这医理学理相同。为免与金木相克，我教小杨安排不要在寅时练功，即使她在丑时不方便练功，也须避开寅时。

1974年2月3日　星期日

王大姐是个顽固性的高血压病者，经半年练功的时间，她的血压正常了。

我从没有教过任何人练室内行功意守丹田，并且经常强调松静、意守、调息是三个大关，要一关过好，再过一关。练行功是动静合一的混合功，初练者是不可能在松静关未过之际进入意守关。我经常告诉大家，练行功最好使用"一念代万念"的功法，把病全部练好了，之后加上站功或坐功。站功和坐功都能达到松静自然的程度，才能练意守丹田，这样可免出偏差，并且练室内行功是配合了一套室内行功的功法的。练室内行功的意念活动是：

在水上行，在云中走。

因为室内行功就是定步行功，在似行非行之中达到"神气"合一，但先必练到松静自然，如蛇行蠕动的势子让任、督、带三大脉道都已通顺，这可得到理想的疗效。我教过他们练定步行功的口诀：

"悠游自在，荡荡洋洋，轻轻飘飘，若沉若浮。"

刘恒昌，75 岁了。

"我在 1963 年开始练功，我练的是站功。读了秦仲三的一本气功书，我已全部掌握了他的功法，大周天、小周天我都弄通了，全身的气也都能走通。我是以意领着运行全身，但不到一年之久，气是引通了，而我也病倒了。

"起的时候就头晕心跳，后来就停止练，不能练，也不敢练。可是不练，病仍存在，甚至气转着全身，一切动作都不由自主了，连打太极拳、行经都不是我的主意，它自己就动起来。后来气向头上冲，我实在痛苦，还引起了高血压，腹胀。

"我的病缠绕了我十多年了。1969 年起我成了半边不遂了。腹胀是气胀着，可是到处找大夫，服了多少药都无效。我也住过医院，阜外医院把我当做腹水病，其实不是水，而是气，大夫不懂这个病。第一年病倒时找过王卿斋治了一个月无效，经常找秦仲三，他亦没有什么办法，只能找旁门左道来练练，但什么效果都没有！

"王卿斋让我脚尖指地，眼向前平视，这有什么用呢？

"我亦经常找胡跃真，不知和他谈了多少次了，可是一样没有效果我在活受罪呀！希望老师能解决我的痛苦吧！"

我说："是的，可是我也懂得不多。我还在上班工作，时间也不多，可是我会尽力帮助你。我想由李永直接帮助，每天由他替你治疗。"

"大致分为三个疗程，每个疗程进行一个月，三个月以后可能见效果了。病已长久了，不能短时间治疗的，并且病也相当重了，耐心地配合给你治疗的各种功法。内功治疗法是个自我建设、自我修复、自我进行活动的治疗法。

1. 以导引术来消灭的"动触内动法"现象，并充气归身、定神、定意。

2. 给你进行穴位按摩，是以法进行按摩的。到一定时候还给教按摩，让你自己长期进行按摩，达到"神意合一"的效果。

3. 教你练静功，以"静制动"的功（你是内功必须以内静制内动）。所谓内动是你现在的情况是乱动，必须引导它归正而有规律地动，消灭了"动触"毒素，仍然经过练功而恢复健康！"

"老师！万分感谢您了！"

我即让李永给他进行点穴的"导引术"。

1. 用两手除拇指之外轻轻抱着对方头部，四个手指在耳尖上，两掌心轻轻向两边（耳尖上）按三按，继而两拇指平放在上丹田督脉大站之中转9次，两个方向转9次，共转了18转之后，两拇指从丹田向两眉（攒竹穴位）慢慢按到眉尾（太阳穴），随即转用剑指按太阳穴（如上丹田一样的做法），完了两手慢慢经脸颊下消。

2. 用两手弹指点（攒竹穴）下腔穴上之中，点三点即将弹指跟两鼻壁点下到督脉终点之处（人中穴）下消。

3. 用右手的鸭咀点祖窍穴（即山根）咬住山根一拉即放。

我教给李永这套方法，照样在刘恒昌老人头部做了一回。我告诉李永每天早上给他做一回，两个星期以后看情况如何再进行别的功法。关于练静功，由李永给他教定步的室内行功。

当李永给老人治疗的时候，我观察到老人神色安静，很能配合李永的手法。我想李永如有信心坚持给老人进行帮助，是会达到理想的疗效的。

治疗的效果不是老人等活动，只要李永的功力合乎要求地进入老人内景，动触才能消，从而使老人恢复健康。

第一个疗程如有了效验，第二个疗程就有了基础了。第二个疗程导引术加强效验，必有反应，并且老人自我练静功能达到"神气合一"的要求就好了。

（写到这里天已亮收笔）

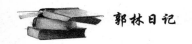

1974年2月7日　星期四

曲飞有高血压及心脏病，可是她不爱练静功。

"老师，我对风呼吸法的行功最有兴趣，我早晚都练这个行功。"

"你练一个行功，也练一个坐功，早起练行功，夜晚睡前练坐功。风呼吸行功是动功，坐功是静功，动静相兼了那就更好，对你的心脏病、高血压病更适合。"

刘老头有一个新的情况：他每天睡眠不能像一般人这么睡的。他不能仰着身子躺，他说仰身和侧身躺，气都向上冲得厉害，而且迎气。昨夜他想侧身试躺，可是身子一侧，气就向头部冲了，他立即用意把气向下引，可是向下引的时候一双脚、两条腿都发凉了，冷风阵阵似的。他只好又照旧用一双手放在胸前俯身睡。

老头说是以意领气下行，其实他的意下气不下，自己的意念活是下，可是他不认得血行之路，如果他认识了气行之路的话，他该不会得这场病了。内景运行的真气是有一定的轨道的，如人体里的七经八脉和一切经络都是有一定的轨道的，并且轨道之中亦有岔轨一样，搬道岔的人要知道该火车往哪儿去的那道铁轨，他才把道岔搬好，如无这个知识，道岔管不好，火车在轨道上不能按规律运行了，那就要出乱子了。

练功的人不知道经脉运行的轨道，如何能举轨道的四通八达的道岔？真气的气机让他一开，这股气在经脉上行不通，到处撞了壁，结果就在五脏六腑内乱撞了。

如今我们把它修正下来，功法点穴、按摩都是给他定神、定意，起到神意安定作用，静下来，意念不乱活动，不把气机乱开乱领，又以练清静归元法的静功，使它内静而制他的内功。

刘老领气下行的时候，意念是下去，而气血没有照经络运行

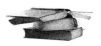

的轨道下去，气不通血也不行了，气行血行，气停止流注，血也止。因此古人说："血是气之母，气为血之帅。"气足则血旺，气血都不能到的地方当然是冰凉的。

刘老头目前是气急向上冲，那只好给他开窍了，明天李永照我现在教的给老头做吧。

我在彩球的头顶百会穴上用拇指转个半圆之后，即用右手的剑诀开动法在"百会穴"转九个半圆，随即加上左手的剑诀动，同时转九个半圆，又用大拇指贴在百会穴一转即用内力锥下，大拇指立即离穴，两剑即锥下百会穴，又提两手分左右随下自己的中丹田。

给刘老教头部气功按摩，如果他气向上冲时，不要再用意念去领气运行了，如气向上冲，要求他立即按摩头部的 10 个穴位。按摩时不能把意念寄在指尖上或手上，不可能寄在被按摩的穴位上，让他默念一个"松"字，他松静了，这股斜气慢慢向下消了！

"气不向上冲的时候还按摩吗？"

"每天早晚做一次按摩。"

1974 年 2 月 8 日　星期五

去玉珍家里，我查问了她练功的情况。她每天练功，安排了 8 个小时之多，我给她调整为 6 个小时，早晚按摩各一小时，早晚静坐各一小时，共四个小时，下午练小松棍一小时，在她的平台练行功一小时。她在这半年来的练功是用"一念代万念"，她的"松静自然"达到了相当水平，她所有的病都已痊愈，现在应该辅导她进行"意守"关，在巩固疾病期间使她一方面得到提高，一关一关地过来，取求平稳，不致出偏。

今夜教她意守中丹田，口诀是"意在丹田，眼看远方"。并细致地给她讲意念在丹田的时候仍要似守非守为主，不能紧抓紧

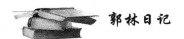

追和紧盯，否则出了"动触"会影响病体恢复的。但陈玉珍的"松静自然"确有给她进行意守的好条件，也是她进行意守丹田的基础，这使我对她"过二关"信心十足。

陈玉珍很聪明、敏感，她内景活动现象很多，可说是丰富多彩的。每说出她的内气运行的种种感应的时候令人听了是很有兴趣的。

陈玉珍练小棍亦深有所得。她说在生活中有一点儿会什么头痛、肚子痛，拿了小棍一练，百病都消除了。她说小棍是她最爱的，她练一次需 1 小时左右。在 1 小时练松棍中，她是很能入静的，虽是在动中，而思想、意识、精神都万分宁静，因此小棍的效应是丰富多彩的，如练静功一样。

1974 年 2 月 9 日　星期六

老杨告诉我一个情况：他辅导的一个病员患有心脏病，练功 3 个月得到相当大的疗效。他本来的心绞痛现在本已不痛了，可是最近忽然发作，不知何故，但想起他有一天看见病者在河边跑步，是否因跑步过于剧烈而引起心脏病的复发。

肯定的。心脏病是不能做激烈的运动的。跑步的姿势及精神活动都与我们的慢步行功有相矛盾之处，慢步行功是半动半静的，但功法是主静的，意念活动是内守的，跑步完全是动功，兴奋而激烈，属"开阳"而不"内守"，这对心脏治疗只有坏处没有好处。

病者往往自己主动除练功（内功）之外随便加上别的锻炼，这对练内功只有坏处没有好处，即使要练功，必须练"内功"的动功，不能以练筋、骨、皮、肉的方法来治疗重病。我让老杨给这位心脏病跑步的病人详细说明道理，制止他随便运动。

1974 年 2 月 11 日，星期一

贺宜兰患妇科病多年不愈。

"老师！我的病有十多年了。初时是月经前后肚子痛，经常流血过多，月经期总是缩短，先是一个月，后来二十多天，最后十多天就又来了，一来就很多。头痛、失眠、腰痛、胃痛、不能食不能眠，全身没有气力。

"前月去医院检查，但检查不出什么来！

"我练功已有 100 天了，练功以后渐渐肚子不痛了，能食，又能睡好。彩球同志教了我按摩头部的 10 个穴位之后，头痛也消失了，月经近来已正常，只是还有腰痛没有痊愈。"

我问："你学了多少种功？"

"就是慢步行功和按摩。老师教过我腰部按摩的，也很见效。我是多做'升、降、开、合'，早上行功，日间在家做'升、降、开、合'，我觉得升、降、开、合的松静法是很有效的，做了之后全身都感到很舒适。"

"再给你教一套小棍吧！你首先要知道，这套小棍儿治你的病是万分合适的。手的掌心是人体的八脉之宫，小棍是在手心不停地转，八脉通过小棍的活动使全身的血脉流通。古人说血脉畅通万病就消除了。你的腰痛经练松小棍能痊愈，只要坚持每天练一次就行了。"

1974 年 2 月 12 日　星期二

亚克斯身体健壮，没有任何疾病，但他年已五十了，应该进行保健养生，锻炼是有病除病，无病防病。没有病的人，他不会主动地锻炼，他经常说等 10 年之后才开始练养功。我不同意他的意见，我每天给他做思想工作，我以为保健也应练内功。

亚克斯每早起和我一同练室内行功（定步行功），已经有

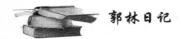

100 天了。现在我要求他练静坐，转入静坐之后，如能坚持下去，慢慢即走入正轨了。

他第一天坐功能坐 30 分钟，还算安静。坚持就是胜利，坚持一段时间，得了甜头就自己不主动放弃了，难的是开头这个时期，目前还须我来督促他。

1974 年 2 月 14 日　星期四

杨新菊今天来谈她一年来练功的情况及她得病十多年的过程，以下是她的口述：是 1959 年冬得病的，那时觉得人没有精神，不想吃，睡不好，全身关节都痛得使人万分难受。我就是在自己单位的合同医院治疗，大夫把我的病当做关节炎治，但服用什么药物都没有效，病随着时间推移越来越严重。大夫给我开三五天药，休息亦不管事，全身关节也越来越痛，后来就发烧了，发的是高烧，39℃、40℃，有时甚至达到 41℃高热，不得不住医院治疗。我们的合同医院因迁移外地，把我介绍到同仁医院住院。那是 1969 年冬，我开始服用激素，由两片渐渐增加到 12 片。我知道这种药副作用很大，服到后来亦只好死而已。大夫不是不知道，只是不服用激素高烧就不退，直烧下去也是死而已，那只好服一时活一时。十多年来这个病的苦难把我折磨得没有活的兴趣了，死神就在我的前面，我不怕，可怜的是我的两个孩子，这么小就失去了母爱，而我自己还年轻。我的爱人是位年轻的党员，有党的关怀和爱护，我觉得我们是很幸福的！但死神狰狞的脸对着我，是万分惨痛的啊！

1969 年冬我住同仁医院时经过中西医会诊，把中医赵炳南大夫也请到了，确诊为红斑狼疮病，听说是不治之症。从此以后我不断地发高烧，不能上班，大夫除给我服激素之外，还服用许多西药和中药，但亦无效，而死神的影子老在脑子里干扰，这真是一种难言之痛！

1972年春节，我带着痛苦的心情在东单公园随便逛逛，就看见郭老师在练"五禽戏"，当时我不懂什么是"五禽戏"，我也好奇地挤进人群里去看了。老师练完了功，许多人围上去，又有许多人在谈论这种功夫是能治病的，什么病都能治。许多病人要求老师教功治病，因此我就挤上去向老师请求救治。老师的学生告诉我明天早晨到园里来登记，我依时间到达指定登记的地方，从此起我得救了！

　　我练功练了两个月。1972年5月，郭老师劝我把激素扔掉，让我渐渐地一片一片地减下去，8月间我把全部激素扔掉了，一片也不服了。但在全部激素扔掉的时候，我又发起高烧。高烧的危险和痛苦威胁着我，我想再服激素，因为激素服下可立即退烧的，目前的痛苦可以消除。但我知道这只治本不能治根。有一天早上又发高烧，我决意再服激素，解除眼前之苦再说，并且高烧得厉害，我起不了床，去不了公园练功了。但若几天不去，我知道郭老师会到处找我的，我不想再麻烦老师教我功法，使我克服这种难堪的苦处！

　　郭老师果然找来了，问"小杨！怎么又多天不见了，不练功了？你如不坚持下去，死神会把你抢走的。不要如此悲观失望，鼓着勇气与病魔斗争，胜利会属于你的！不能停止练功！"

　　"老师，近几天我实在起不了床，我又发高烧了！"

　　"服用激素没有？"

　　"没有，老师。我坚持听你的话，我不敢再服这药了！"

　　"不服激素也不能不练功！"

　　"老师！我起不了床。"

　　"不，可怜的小杨，你得与病魔作斗争，你弱下去，它就残酷地攻上来了。发高烧也得起床，鼓着勇气起来到公园来，否则你的高烧不会自行消退的，还须等你把药服下去它才退。"

　　"小杨，你从今天起练功的选题改变一下。"

"改变一下？改什么题？"

"我给你的题就是：练功练得好，死不了！练功练得好，死不了！"

果然那天早晨老师在园里找我，有些病友帮助老师一同找我。当我们在园里相遇的时候，我的眼泪充满了眼眶。当时老师给我说了以上这些话，病友们也围上来。在园里不管什么地方，一听见老师说话的声音，人就像洪水一样冲上来，不一会儿我和老师都被病人围住。他们听见老师给我选了练功的题，大家都练起来了。我见大家练，我也练，一时忘记了是在发高烧的痛苦中。

那时我想，高烧不退躺在床上，必然又得服上"激素"不可。还是听老师的话好。

"是，老师！明天起不再躺在床上等药物来找我，决心把这家伙扔掉，继续练功就是！"

从那时起，我虽在发高烧，几十次手上拿了药，想起老师的声音"练功练得好，死不了！练功练得好，死不了！"并且老师又教过我，时时想想能救我的毛主席的伟大教导："排除万难，去争取胜利！"因此，尽管我发着高烧、头晕、心跳、两脚无力，踏在地上如踏在棉花上一样，我还是迷迷糊糊地到了公园。可是一到了公园树林里，一阵阵新鲜的空气向我迎面吹来，我立时清醒了，我知道我又到了公园，我即按照老师教的功法练起功来。

老师教我的是风呼吸快步行功，是一步一呼、一步一吸的。我还没有开步走，正做着升、降、开、合的预备功的时候，我发烧的热度仿佛渐渐消退，人越来越有精神。在练功中，我的两腿越来越有劲，按老师指定的时间练完了功，我大有心神舒畅愉快之感，好似什么病都没有了，那时我想我的热度一定减退了。我是多么高兴！

我记得有两个早晨醒来，天空下着雨，雨虽不大但差不多也

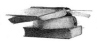

算中雨了。

"不能去了!"我犹豫了。

"不,为什么不能去。老师说过一天不练功倒退十天,而且头不晕,心不跳,两脚又有劲,怕什么?"我拿起雨衣就要出门。

"下着雨还出去干什么?不要出去了!"

家里人不许我出门,可是想起老师说的,"有了健康,就有了一切。病好了,快快回到厂里工作。你是个女工人,在毛主席的领导下,在新社会里,我们女子都有了政治权利,有了工作,你有了健康,工作前途是愉快、幸福的!"我想到,难道我上班的话,下点雨就不出门?我穿上雨衣,决心出门到公园里练功!

总之,我能坚持下来练功是很不容易的。我记得有一次我家庭给了我很大很大的干扰,甚至是无可挽救的打击,难道这次我又要倒下来了?练内功治疗是要"心安神静"才能有疗效的,心神被痛苦的事干扰,练功是无法达到血脉流通的,练也白练。并且这种烦恼、愤恨的激情又使我回复到头晕、心跳、两脚无力走路。我心情平静不下来,连我自己亦无法克服,我只好流着眼泪躺在床上等死吧!

我几天无法到公园练功了。老师派同志来我家找我,她伴我一同到公园去,老师在公园里南边树林里等着我,我见了她眼泪更不断地落下来。我只好把家庭的痛苦向老师诉说。

"小杨!你是毛主席、共产党领导下社会主义社会的女子,哪能遇到一点儿家事都摆不开。为了一点儿家庭的小事不练功,让病魔向你进一步作恶?你病痊愈了,早日回到厂里工作,什么家庭的小事都解决了。"

那天老师给我说了许许多多话,又鼓励我要活,要工作,要练功治病。从此时起,我又鼓着勇气摒除家庭的干扰,天天依时练功。在郭老师和小王同志、彩球同志、华真同志等帮助下,我再不停功了。我天天不间断地练,早上在公园练快步及慢步行功，在家里练小棍及按摩。到现在我已 4 个多月不发烧了，我睡得很好，过去我不能吃不能睡，现在我一夜睡到天亮，中午饭后又睡了两个小时，睡得很甜，吃得很香，关节也完全不痛了！我不服激素，我也不服用其他的药片。我目前服用少数的中药，能不发烧就愉快了。老师说，虽 4 个月不发烧，但病魔还没有完全离开我，它还会卷土重来的，那就更惨了，我必须继续努力达到最高的理想，争取胜利早日回到厂里工作，更好地为社会主义建设生产！

1974 年 2 月 15 日　星期五

因小杨（淑芬）练功成绩不高，昨天约她今天来家，给她查查功法及生活，她依时来了。

"老师，我没有进行头部按摩，我觉得头部按摩没有效果。我本来是在睡前按摩的，可是按摩之后我仍是兴奋不能入睡，但其他的我都坚持每天练。"

"小杨，你错了。头部按摩是内功的穴位按摩法，许许多多病人都感到头部按摩有很大的效果，它是起到安静作用，不是使病人兴奋的，也许你的按摩功法不对。头部的最高级神经是指挥官，头部神经不安静，那你练什么功也安静不下来，头部神经搞好了，人体一切的神经都能起到良好的作用。你练功成绩不好，最大的错处是不重视头部按摩。我给你教肝俞按摩的时候，不知道你不进行头部按摩。头部不按摩，单独进行肝俞按摩，效果就不大了！

"照你所说，你的肝功能经医院检查都正常，只有肝俞有些痛，练功已经过 100 天了，不应如此。

"从今夜起再进行头部 10 个穴位的按摩。按摩的时候与别的练功不可逆转，首先心安神静，不能带着千丝万缕的杂念来做，仍须把意念活动集中放在'松'字上好了！"

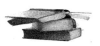

1974 年 2 月 16 日　星期六

"我们练太极的许多人都在放大屁，这是什么缘故？"

"你们练拳的时候没有把身体放松，没有把精神松静下来，尤其腰没有松，练起功来气不沉丹田，内气要找出路，便从大便处放出，气放出就是虚恭，即是放屁。"

1974 年 2 月 20 日　星期三

小马是肾病，小郑是糖尿病，小刘是肌肉萎缩，小杨是肝病。

查她们四个人，都同是教了头部按摩不照练，都不重视头部按摩，是认为自己的病都不在头部。她们认识不到最高级神经是能支配全身的神经，头部神经松畅了，其他各部经络都因之而松畅，头部松畅了，精神才能安静，不管练哪一种功，精神安静，才能达到血脉流通。我把道理简单给她们讲了，向她们提出要求，一定要进行头部按摩。

1974 年 2 月 25 日　星期一

王纪福是白血病患者，他是儿童剧院的党员干部。他练功非常认真并且信心坚定，从 1973 年 8 月开始练功，取得很高的疗效，他现在辅导癌症病者。

今早我到公园查看癌症病人的时候，小王向我提出要求和建议：

"老师，你真把癌症抓起来，你最好讲讲理论课，有了理论才领导实践。我知道也不多，老师不讲课，我们都感到练功之中有许多困难。"

"小王！你的意见是十分对的，我同样想到这个问题了。但我们首先要有讲课的地方。你写个公函给中山公园公安办事处，

请他们支持我们，说明这十多个人是癌症患者，希望他们让我有了固定讲课的地点。同时写给画院党委一公函，要求支持我在每星期日上午7至9时业余辅导癌症病人。我们伟大领袖的教导：'救死扶伤实行革命的人道主义。'"

我想画院可能允许我的业余合理的活动。我给小王说到这里，想到前日批判我不务正业，搞卫生革命是"招摇撞骗"，并且领导对我说："你要给卫生部打一个报告，我们代你转去。未批准以前，你暂时不要去活动了！"

这个警钟老在我脑袋里敲着。因此我告诉小王同时给画院一函，看他们能否许可，否则我讲不了课。如果不允许，就无可奈何了。这是个痛苦的思想包袱。

做好事也不是一帆风顺的。

发明创造要有充分的客观条件，我要突破癌症的科学尖端，困难还不少，阻力是相当厉害的。

小王同意我的意见，可是他不喜欢中山公园。他说游客太多，不安静。他建议给文化宫办事处去函，在文化宫找适当的地方。我觉得他说的有理，文化宫是新的去处，我也不想在中山公园了，警员不理解我们练的是什么功，他们说不是社会主义的练功法。算了吧，不愿向他们解释了。

1974 年 2 月 27 日　星期三

曲飞、老嵇、郭大夫、贵齐、彩球、华珍都来了，热热闹闹地谈练功，你一句我一句地交换意见。谈到练功的疗效，我强调应该重视头部按摩，最高级神经是人体的总指挥部，总指挥搞不好，一切都指挥不灵了。

最近才发觉，一般的练功病人不是头部有病，教了按摩也不坚持去做，以为自己的病与头部无关，这是错的认识。

1974年3月2日　星期六

杨希凯在广安门那边辅导十多个病人，都大有成绩。有一位神经衰弱的病员，服8片安眠药才能睡眠，现在已一片都不服用，练功后安眠药已停止服用。杨希凯说他的病人都希望我能恢复讲课，蒋桂也说东单公园的许许多多病患者盼我讲课。许多人都希望老师恢复讲课，否则他们练功也提不高，疗效就不大了。

然而我的讲课无法实现了，阻力太大，只好等待政府来抓，盼它有一天抓起来！

1974年3月4日　星期一

昨夜研究病者交来的病历，如何对症下药，研究这个练功的药方费了不少精神，因为各个病情不一。

王纪福是白血病；李师桂是肺癌；李红是红斑狼疮；宋家贵是淋巴癌；何如珍是鼻咽癌；王凤珍是乳腺癌；刘福安是肺癌扩散；杨新菊是红斑狼疮；姚文英是直肠癌；史毓芝是乳头溢液；孙国滨是白血球增生；郭春喜是肺癌扩散。

1. 动功采取功种：①升、降、开、合松静功；②风呼吸快步行功；③自然呼吸慢步行功；④通天动八段锦动功。

2. 头部按摩。

3. 点穴（照不同的病情点）。

4. 生活四调。

只能使这批病人疗效迅速，否则毒菌发展速度快，功力跟不上它的发展，那就让毒菌占了上风。

我想通天动八段锦一个月只可给他们教两段。这个动静相兼的功力是比较强些的，加上每天他们吸入大量自然之氧气，毒菌必会失败。

1974年3月6日　星期三

"老师，老宋的鼻咽癌以及淋巴癌都很严重了。老宋这几天一直服用几片止痛药来止痛，看到他的痛苦我是很难过的！要他们怎样练功才有疗效呢？"

星期日见面时我想教他们自己点穴止痛，提高疗效。

鼻癌的应该点"鼻尖"。

淋巴癌的应该是骨马尖（肘尖）上方的凹进去的地方。

我的头晕眼花好像是砚芳的悲伤带给我的。她今夜突然来告诉我：

"老师！我来求你，我父亲已得癌症了了，是今天确诊的。肿瘤医院确诊的是肝癌，是后期了！请问老师，练功可救他吗？"

砚芳哭肿了的眼睛及她这种悲伤的样子给我很大的刺激。

我天天早上出门时都看见她父亲在扫大院子，他是主动为大众服务的，我天天都和他说几句才出门。看见他神气不怎么好，但想不到他内脏出了这个惨病。砚芳忽然告诉我，真像是晴天来了大风雨。

由砚芳而想到画院的领导，等到今天，领导没有找我谈关于星期天辅导癌症练功的事，可能是不会同意我了。怎么办？

不幸的病人急需我，而我前面阻力这么大，我怎样去向领导解说这个问题？但我的领导同志对练功治疗法是绝不相信的，我如何能使得他相信，这不是三言两语的事啊！

1974年3月7日　星期四

早晨出门上班，走到院门口，又看见砚芳的父亲两手拿着大条帚在扫院子。他的爱劳动是一贯的。见了他，砚芳昨夜悲伤的诉说还在我脑子里未消而深感不安。

"不，伯伯！不要劳动了！快去公园逛逛吧！

停下来！不要劳动了！你不扫有人来扫的！

停下来！上公园去！"

"是，老师，谢谢您了！"

我回到画院，几次想找领导谈谈关于我星期天给病人辅导的事，经过了数次思想斗争，结果怕批评不敢找。

半天，半天心神难受得很！

在走廊上遇见送信来的小赵（即组长赵志田），我鼓起勇气上前。

"小赵！我有点事想和你谈！"我说。

"现在没有空，等着有时间再谈吧！"小赵匆忙走入院长办公室去了。

这时癌症病人的可怜不幸的脸色在我面前一个一个地出现，第一个是王积福，第二个是宋永贵（他是郭大夫热心照顾的一个），第三个是杨新菊，第四、第五……啊！我难受！

1974 年 3 月 9 日　星期六

今天在首都剧院开全市批判大会。我们的组长赵志田坐在我左侧的椅子上，我和他两人平坐着。我经过思想斗争，终于和他说话了。

"赵志田，我和你谈一件事，是有关癌症病者及几位大夫请我辅导他们练功，我说要通过组织才行。但明天就是星期日了，不知领导是否同意我去辅导！

"业余时间，那是你自己的事了！有多少人？他们对你说来过画院吗？"

"20 多个人。他们说来过画院见过领导，但我自己也得向领导说。"

"不要搞人多了，你自己还得好好地练！"

真是给我吃了一个定心丸。我心里非常感谢他，真有说不出

的高兴和感谢。当时我想必须努力把这些危病的不幸者从死神手里抢回来，为社会主义建设服务。15 个癌症病者能救几个是几个，我必须尽力而为之。领导给我开绿灯了，我要更加尽我所有的力量！

1974 年 3 月 10 日　星期日

我对大永说明文化宫不允许我们在这里活动，不得已只好往龙潭湖去。各病人听后挺愤怒，尤其是何如珍更是跳起来批评文化宫当局。我力劝他们安心，告诉他们龙潭湖虽远，但空气及一切的环境都是合适的，不一定在此地。大家很不高兴地跟着我上汽车往龙潭湖方向去。一行十多个病人，车中座位已满，谁都不知道这一批全是癌症病人，是不幸的不治之症的重病号，他们一个个站在车中，我心里万万分难过。天啊！谁知道这批人死神都在残酷地拉着他们的手，他们每个人都在挣扎着，他们都有儿有女有亲人，都不愿与亲人永别的，我如何能把他们救起来！望天给我力量啊！

1974 年 3 月 11 日　星期一

患者小贺肌肉萎缩，我对这个病症仍在摸索之中。小贺是我第一个病号，小刘是第二个，两者也是同一单臂膀萎缩，按摩如能有更快的疗效，这又是一个治愈不治之症的奇迹。

我还得深入研究肌肉萎缩按摩的穴位，这是一件艰苦的任务，任何成绩都是不容易取得的。

1974 年 3 月 12 日　星期二

李灵光说："我的耳聋病经过您的帮助已痊愈了。"

耳聋病患者李灵光是我第一个医治的病人，现在我知道我的治耳病的功法有了确实的效验，耳聋的病人有幸了。

我给李灵光的治耳聋功法，除了他练慢步行功及整个头部按摩之外，我教他用"通天劲"的治疗法。

是用两个中指同时分别往耳孔轻轻地塞入，塞入之后轻轻地转动，由浅入深地转入耳孔，中指在耳孔内转两个方向。每转几转，中指塞入耳孔深度三次。最后一次，两个中指同时从耳孔中快速拔出来。这样每两天做一次，第一天做了，第二天让耳休息一天，第三天再做，每天做三次。这个治耳聋的功法是我根据点穴法研究出来的。照李灵光的病情，是经过医院药物治疗及针灸治疗而无效的。这个"通天劲"的功法是配听宫、听会、耳门三个穴位按摩的。李灵光用这个功法仅仅一月，用功法可能是15次左右。我对李灵光的治疗还得加上治耳聋的穴位按摩，如加上更多的穴位按摩，效果就更高且快。

1974年3月13日　星期三

目前癌症班共有15个癌症病者，后期的占半数，都已被医院拒绝住院治疗。这说明这批癌症病者对药物已绝望了，他们都把希望寄托在我的气功治疗上。为此我精神担负很重。昨夜我完全没有休息，我得研究他们不同病情的点穴，单练功是不够。

内功的功力是什么？

调整神经系统；

调整血液系统；

调整组织液系统；

平衡人身的阴阳。

练功在自己体内所有的内气积聚的现象、内气积聚的具体情况、内气积聚是否达到理想，均是由练功者自己苦练而得。

内气积聚由淡而浓，由薄而厚，由少到多，由微而大，高度的积聚而溢气海，通流全身，达到治病、防病、长寿延年，完全

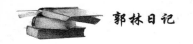

要以练功的积聚内气的成果而定。

癌症的这批病患者可能要经过一年以上的练功过程才可以有确实的效果，15人之中能经受一年以上锻炼的不知有几人？

1974年3月14日　星期四

现在发现许多癌症在医院检查不出确切的因果，可是患者的病况不断地发展，大夫也给抗癌药，可是没有诊断的证明，到了后期大夫也无法可治，医院也不收，只好劝导回家休养，也就是回家等死神来临而已。

我多么盼望我们祖国传统的内功治疗法能突破这一难题而为人类造福，我该如何努力先把这帮已走上内功治疗的癌症病人救出死亡之境，让他们认识到我们祖国传统内功的伟大。

1974年3月16日　星期六

昨天李俊山来找我。

"老师！求您帮助解除痛苦吧！

"去年7月间我练功练出了毛病了！近几个月来我的内气在五脏六腑内乱动，我已经停止练功了，可是这股气消除不了，有时冲上头来感到头晕，睡不好，吃不香，非常苦恼。请老师多多指导！"

我看见他这种苦口苦脸的样子，觉得他也太可怜。我教彩球给老李点穴，点通天穴、祖窍和太阳穴。当彩球给他做功的时候，老李的内气即发动了，全身在震动着，气向头上冲。最后给他教了第三种行动，告诉他两个星期之内练这种行功，两星期之后再给他查看。

目前在东单公园里凡是练功出了偏差的，一是一步过三关而引起的，二是以意领气在内脏运行，因不识气脉运行之道，以一知半解的功法自以为是地练，因此出了偏差。

1974 年 3 月 17 日　星期日

李永昌大夫因为练功不太能入静，我给他做了一次头部按摩，但这次按摩我做得并不满意。问题在于我的手指不论到了他哪一个穴位，他的神经都在跳动，他过于兴奋，"内气"无法随我手气一到而吸引。他的"内气"不到，我的"内气"不接。对方的功底不厚，加上他对内功理解不深，这样的按摩没有"内在"的成果。按摩和被按摩者"内景"活动程度相称，才能产生共鸣之感和效果！

1974 年 3 月 20 日　星期三

魏砚芳的父亲魏明山的肝癌现在由庞鹤鸣大夫帮助他进行针灸，庞大夫的灸术高明，因此我给他介绍这样配合练功治疗，效果更好。

1974 年 3 月 23 日　星期六

有几位辅导病员的老将，他们每个人的病都是经过练行功而痊愈的，今夜我给他们过关的计划是：

连彩球在内，一共 8 个人同日开始练站功。本周站功只要求站 15 分钟，时间不多，质量要高。在 15 分钟内意识集中在一个"松"字的默念而摒除杂念。下周即 4 月 1 日起站功以半小时为限，意念活动用"一念代万念"的功法自由选题，从 5 月 1 日起站功为 40 分钟，开始意守中丹田。

意守中丹田须经过五关，即津液过五关，意念随之而过五关（喉头、心坎、食囊子经达中丹田转入气海）。意念进入中丹田，气机即开，内气就活动起来了！

人最大的幸福，的确不在于名利和任何的物质上！

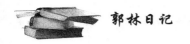

1974 年 3 月 24 日　星期日

教肾功按摩功，手掌按摩涌泉配合呼吸，每脚 72 转，呼吸 3 次——长呼长吸或长呼短吸均可。

1974 年 3 月 25 日　星期一

明山之女砚芳来告诉我，她父亲的癌症今天往铁路医院检查，医院建议开腹取片检查。砚芳不同意做此检查。我对她说，既然各医院已确诊为肝癌了，又何必多此一举，使老人受苦。

砚芳每天早晚亲自辅导她父亲练功，每天在东单公园练功 3 次。因他年老体弱癌症已到第三期了，不能用风呼吸快功，只好让他练慢步行功。砚芳亲自给他进行按摩头部，使他容易入静，血脉容易畅流，希望功力能在最快的时间里制止他的病情发展。

1974 年 3 月 26 日　星期二

鹤鸣今天来给明山针灸。他摸了他的癌，他说面积边缘确实已经缩小，本来面积大但平缓，现在面积小了，却好似癌顶高了些，不知原因何在。

按砚芳所说，明山练功有明显的成绩，是灸针的效果，或是药物的效果，或是练功的效果不得而知。

具本艺的乳腺癌也是练功一个多月后癌已缩小了，练功两个月癌已停止疼痛，大癌边边的小癌全部消灭了。但具本艺练的风呼吸快步行功，本来是比慢步行功疗效快而高的，慢功是否有相同的疗效，得再看一段时间。

郭喜春的肺癌是练风呼吸快步行功加上打氧气功法，肺按摩及松小棍的动功。练两个月之后完全停止发展，经第三个月检查后巩固了，停止了发展，稳定地不发展了，看来这确实是功力的成绩。李师桂是子宫癌转移至肺，练功以来没有发展，肺边没有

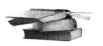

了转移的现象。李师桂是快、慢功及按摩同练，这使人为之乐观！

1974 年 3 月 28 日　星期四

王连魁高高兴兴地来汇报，说我教他按摩的瘤子渐渐消失，至今还剩一点点，再继续练功和按摩，必然全部恢复正常。

老王的血管瘤长在后脑哑门穴左侧。他是 1973 年 10 月中开始练功的，此时还未到半年。他的动脉硬化、心脏病、白内障、关节炎各种病都已痊愈，血管瘤经按摩又有特大的成绩。他是经过勤学苦练而获得疗效的，凡是勤学苦练的病者都能获得大的成绩。勤学苦练大约需 100 天，疗效就显著了！

除了 1971 年王熙明后脑的大血瘤经按摩而得愈，到 1974 年的今天，老王的例子还只是第二人。

1974 年 3 月 29 日　星期五

我是在星期三那天"休克"的。星期四晚上往东单公园试练"五禽之戏"，观察自己的外动和内在是否有变动。按大道理讲，经过这么大的病情，是元气不足，内气活动微薄。不料练起来，和平时一点都没有两样。

今夜我又往东单公园练"五禽"动功。这两夜本来就是我在东单公园练夜功的定期练功的。照惯例有过不平凡的大病，练不了这样长时间的大套动功的。但连两夜练"五禽"都没有经过大病的现象。这证实星期三的惊人情况，仿佛不是病，而是一次死去活来的考验。

这两日我的"子午"练功情况恢复正常了。每一次练功我先练"清静归元法"，后练"河车搬运法"，最少都练两个"周天"。练河车搬运法感应特多，"内气"活动特别强，但往往有河车搬运的功路（经脉通道）未完被阻挡在半途中干扰而中断，再由醒

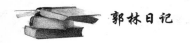

悟而克服了继续运行。这是不良的现象，今后更该苦练。

1974 年 3 月 30 日　星期六

鹤鸣告诉我，他给明山针灸的时候，用手摸到他的癌已经有变动。初时癌的情况是一块硬东西周围像扎下根似的，又硬又实不能动的。前几天发现不硬不实较软化，面积缩小了，今天再用手摸到它能移动，是向肝的左侧移动。鹤鸣说不知是好现象还是坏现象。我的经验考查，这是好现象。因为与具本艺的癌变化有相似的情况。昨天和今天，我面对明山查情况，他的慢功练得很有成绩，第一个大优点能入静，练的次数多、时间多，气血畅流的机会肯定是多了。

1974 年 3 月 31 日　星期日

练功时眼前见光，要以功法消灭光，以免有害病体。

练"内功"不管是动功或静功，或是混合功，都重视意念活动。如意念活动不好是没有成效的。

我们练"内功"对病人给以治疗，以意识、精神活动为主。

我们练"内功"的治疗法不仅是一门医科学问，也是生理学、哲学的深奥的学问。

1974 年 4 月 7 日　星期日

各病者要加强练功的信心，把每天生活的时间多安排在练功治疗上，练得多练得好疗效才高，练得少练得不好疗效也低。

3 月份给他们教了：

1. 风呼吸快步行功；

2. 气呼吸慢步行功；

3. 升、降、开、合的预备功；

4. 头部按摩；

5. 涌泉按摩；

6. 通天劲八段锦；

7. 今天教的一段定步的风呼吸法。

共有八种功。他们要好好地安排练功时间才行，否则顾此失彼，顾彼失此了。

练内功首先达到培育真气。

1974 年 4 月 10 日　星期三

王积福是白血病，今天交给我 4 月份的小结，看来有很高的疗效，真是万分高兴。他是 1973 年 7 月 1 日开始练功的，虽然没有停止服药，他练功前的一天白血球还是 38000，4 月份小结时仍在服用中药，白血球 5000，是正常了，当然是不稳固的，仍有波动。小王是万分地勤学苦练，1973 年 7 月至今半年多，如继续练下去，总有一天是要恢复健康的。他自己也知道这是最后一条路了。

法国总统蓬皮杜最近死于白血病。白血病在世界上没有任何治疗法可以突破。由法国总统之死亡，可以肯定白血病至今难为药物所治。

1971 年至今 3 年来因白血病来治疗的，王积福是第二人。1971 年轻工业部设计院的张苠民是白血病，经中西医治疗无效，经我辅导练行功（风呼吸的快步行功），五个月之后恢复了健康。这可以说明我们祖国伟大的传统"内功"治疗能突破这一关。照我 3 年临床的经验，"内功"是能治癌症的，第一步必须以风呼吸快步行功或风呼吸慢步行功和气呼吸的慢步行功，对癌症治疗效果大，并能以最高的速度得到疗效。站功和坐功亦有大的疗效，但必须经一个长时间的疗程，才见显著效果。因为行功是半入静的动静混合功，病人不必达到完全入静，可有"内气"吸聚的功能，只求练功者意识活动照功法所要求去练，必能达到理想

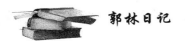

血脉通流、血脉循环的目的。

3 年来 1000 余名病员经过认真练功，不管哪种病都已有百分之九十以上得以恢复健康。快慢的行功加以配合呼吸及按摩，所得疗效速度高、疗效大，真有惊人的成绩。此种治疗法不知何时能为政府所采用。

1974 年 4 月 12 日　星期五

李俊山：老师！您教过要把松静关过好才开始意守的，可是我练功不到 3 个月就开始意守丹田了，并且也配合呼吸了。后来不知不觉肚子就难受起来，几个月直至现在，只有愈来愈坏，没有好。看来是我过早地追求守丹田，而且也配合了呼吸而引起偏差的。一股气在肚子及胸部乱动，有时也赶上头来，腰胀脑痛甚至不能好好睡，也影响了饮食。请老师帮助吧！

1974 年 4 月 14 日　星期日

鲁文慧因练功感觉下部的癌有痛感及增大的现象。将她的行功改静坐。她目前练的功种是头部按摩，通天的八段锦，定步风呼吸法，升、降、开、合松静功及坐功共六种了。六种功练好了，功力也相当高的。

1974 年 4 月 15 日　星期一

练功中途停功的，十个之中九个都得病，而且比以前病得更重。

1974 年 4 月 17 日　星期三

升、降、开、合的松静功，因配合呼吸弄错了方向，他们出了胸痛、迫气、头痛及做噩梦的反应，今夜给他们查出是用反了呼吸而引起的，给他们纠正了。

卢贵琦告诉我："老师！我来给您汇报大喜事。昨天我在北大医院检查眼睛，双眼都已痊愈正常，视力已恢复到 1.5 了，已如好人一样了。我明天该回去工作。"

贵齐说到这里，李大夫、张大夫、徐竞、亚克斯等在座的，都高兴，都为他祝贺。青光眼经过练功恢复正常。练功前他的视力是 0.4、0.2，今天达到了 1.5，这是多么大的成绩！

我给贵齐检查了一次头部按摩，给他纠正了几个缺点之后，让他回去好好地坚持练功，能在巩固期过关那就是他的幸福了。

他告别的时候真说了有一百个谢谢，说了又说，好似这个谢字就是他给我的报酬。

1974 年 4 月 18 日　星期四

画院领导在班上说我"招摇撞骗"，点了我的名字。

检查了又检查，批了又批，这真使我想不到。我亦想起"应该经得起群众审查的考验"。我不会经不起考验。这么多病员重病的，患了不治之症的，不少人经过我的帮助，一批批回到工作岗位参加生产，为社会主义建设。为了他们，我愿受尽一切痛苦和折磨！

1974 年 4 月 19 日　星期五

砚芳找我谈，并将今天检查的结果书给我看。照大夫的检查（铁路医院），癌没有恶化，没有发展，癌用手推它能动。照今天大夫的检查和我、鹤鸣所认为，癌是在胰头，并不在肝。明山亦经常感到腰有时痛，看位置及现象不是肝癌。明山的化疗（抗癌）注射停止之后，人又有了劲，练功又有兴趣。现时他练的功是慢步行功，但他很能安静，疗效较其他病者为佳。他没有练快步行功，我让他练定步风呼吸法，这也是有良好效果的。目前他

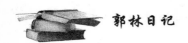

练的是慢步行功、定步风呼吸法、头部按摩、涌泉穴按摩、腰俞按摩、他每天早晚练，有 3 小时练功时间了。

李俊山今夜见我很高兴，说没有什么问题了，他已苦练头部按摩及练慢步行功。他说按摩头部的时候腹部在动。我告诉他这不要紧，停功之后不动就好了。他说停功之后不是动的。

"招摇撞骗"的帽子压在我头上很重，但我不能有了这种压力，就把不幸的病人扔在半途，置之不理。

难的是我不知从何处检查"招摇撞骗"的错误，造假事实来充作检查材料，才真招摇撞骗了，这样对我的思想改造是没有什么好处的。

癌症病人照样明天早就在龙潭湖指定的地方等候着我，我得忍着内心的痛苦去给他们辅导。救活了别人的命，我这一点儿痛苦算什么！只求以后给他们辅导，少遇阻力就好了！

"谁批准你去教？你在画院的院子里练你的什么气功都可以，那就没有问题。"

这是党领导前天在组上给我说的话。都不许我为癌症病人在治疗日（星期日）辅导，这是无理的！

星期日是我自己的练功日，不许做好事，实在太无理了！

1974 年 4 月 20 日　星期六

"通天劲八段锦"是个强烈的动静混合功，气通心肺而运行脏腑各部，达到人体内的血脉经过经脉道路而循环。

癌症班各种癌都有，这套功法适合各种癌症者之用。这有速度的疗效，只要认真细致领会功法并熟练，会有合乎疗效的理想成绩的。

1974 年 4 月 21 日　星期日

刘福安是个肺癌病者，是年轻的女子。前周她说：她的癌每天在下午 4 时到 8 时剧痛，4 个小时的剧痛是难以忍受的。我听之后，立即以肺部的导引术给她消痛，并教她回家练消痛功法。

她这周练了这个功法，这一周每天下午 4 时到 8 时的时候已经消除剧痛了，只有一些微微的阵痛。

1974 年 4 月 22 日　星期一

我决定了退休的问题，这还得要在我这次受批判之后才能进行，可是难的是关于"招摇撞骗"的检查，找不出实事求是的具体事实的材料，如我在检查中混过关，那才真是"招摇撞骗"了。后来我决定主动找文化局领导一谈。

上午 9 时我到了文化局传达室，经过了传达室同志的联系，他是打电话上去联系的。传达室同志说："你去政治组谈话，这位是解放军张志武同志。你自己直接上二楼去找吧！"

"是，谢谢！"这时候有人唤着我的名字："你到哪里去？"
"我有事上楼去。"

原来是画院的汽车司机老常。他在这里，肯定今天下午画院就知道我上这里来找领导了。我匆匆上楼了。"张志武同志，我来想和您谈谈。""请坐。"

在一张办公桌边，我和老张同志相对着坐下来。他从抽屉里拿出一个日记本，预备记上我的谈话。我没有因为这个日记本妨碍我想谈的话，我把我要谈的全部自然地从头至尾谈起来。我要说的首先是我教练"内功"的经过和我思想的活动。我谈多少他就在日记本上记下，谈到在我家学习的几个人的人名，他也一一记上了。最后我强调了两件事。

1. 我在教练功之中从没有什么"招摇撞骗"的事实，要我检查这件事，我思想始终认识不上去。我确实没有做过什么招摇撞骗的事；

2. 我最后的思想活动是请求领导批准我退休。

我画不了什么工农兵所喜欢的作品来，不愿拿公家的全薪金。

以下是老张同志对我谈的话：

"对于你教练功的成绩在这里暂时不谈，但你是有错误的。因为在社会主义的新社会，是不能自己想做什么就做什么，一切活动应由党领导去做。阶级斗争这么尖锐，你集合了这么多人在练、在教，那是不行的，应该有关部门批准了才可以去教。"

"我对这点我认识不上去。我是在做好事，我教练了这么多病人，都一批批地上了班，回到他自己的工作岗位上去，国家省了多少药费？还谈不上我是'招摇撞骗'。这些病人好了的，痊愈了的，不收一分钱，不要一粒糖、一块点心。我为抢救别人的生命是认认真真的、严肃的，有什么招摇撞骗？这点还求领导深入调查了解。"

"即使是作马列主义的报告还得要批准才能作啦！"老张同志肯定地说了这么一句，但他没有提到我"招摇撞骗"的事。

"是的，我当然有我的错，我给中央领导写了报告，恳求准许我做这件事，但没有向画院及文化局写报告，是我的错，这我应该检查。但我有个思想活动，我不能作出符合时代的好画来了，我的精神思想都在为病人服务。请求领导批准我退休！"

"退休还不得由街道管，不可能自己做什么就做什么。不能作出好画来，画院还有别的工作好做，身体不好就告假休息，这不是退休不退休的问题。"

"不，我想不是退休不退休的问题。我目前在辅导的有十多二十个癌症病者，在短期的辅导已有相当的疗效。我能以传统的宝贵的气功治疗法突破世界上至今未能解决的医疗尖端的，这是为祖国争光，为人类造福！这个工作是艰巨的，必要经过一个艰苦工作的过程，我业余干画院亦不允许，那我就只好退休了。"

总的说，我这次往文化局去，不是为我个人退休的利益问题，是为祖国几千年来传下来的宝贵医学治疗法发扬光大，这样大的事不会是一帆风顺的。革命就是要斗争，照着毛主席的教导去做："前途是光明的，道路是曲折的。"

1974 年 4 月 28 日　星期日

癌症病者，男，58 岁，肺癌。确诊已 3 个月，是老庞的中药正在继续治疗，癌继续在发展中，咳嗽得厉害。我交给王积福辅导，先给他教定步风呼吸法及升降开合的松静功，一星期后给他教慢步行功，但必以风呼吸法快步行功为主。肺癌的临床我是有信心的，风呼吸法快步力量猛、速度高、疗效大，尤其控制肺部较容易，病者如思想解放、勤学苦练，是有希望的。

1974 年 4 月 29 日　星期一

王小平的母亲本来是青光眼，给她治疗痊愈了。今天小平来说她又有一条腿麻疼，甚至站立不方便。我给小平教了一套按摩法，让他回家给其母治疗。

1. 用十个手指按病处（是腿疼由腿上部捏到脚跟，来回三次）。

2. 用两掌心挟腿揉法，从腿的上部捏到脚跟，三次来回。

3. 两手交换五个指，以腕力打在病痛之处，来回三次。

小平写好了，很高兴地去给他母亲治疗。我告诉他要松静自然地进行，不得紧张，不能赶快，慢慢进行为宜。这种按摩法如病者有功底，按摩的人又有功底，疗效是特大的。

1974 年 4 月 30 日　星期二

张新告诉我，北京医学研究院副院长得了肺癌，老张问我是否能给他治疗。我说先问他是否相信，练功治疗信者当得救，不

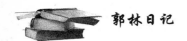

信者无效，半信不信者疗效不高，甚至不见疗效。练功治疗看信心而定。

"我去劝他的爱人，先去动员病者。他本人是不相信医药了，他以中药治疗为主的，配合气功治疗更合适吧。"

这是张新说的。

北医第一个来求练功治疗的是吴飞祥。他患心脏病、动脉硬化、气管炎等病。1972年开始练功，早已得痊愈，恢复了健康，上整日班已经7个月了。其实副院长可向吴飞祥了解练功情况！

1974年5月5日　星期日

王栋是我国驻瑞典的大使。相见之下，我注视了他的一双眼（青光眼），已经不是平常人的眼睛了，眼球已变形，突，光色模糊，混而不清、无神。我知道这双眼已患病不少时间了。

"我有眼病，据大夫说是青光眼。"

"看来王栋同志的眼病已经有了相当时日了。"

"是，已经三年多了，治疗无效。"

看来老王同志眼功能不好，并且是由肾虚引起的，肝功能又失调，肝不好又引起眼病。

"是的，是的。我长年有腰痛病，前后犯过肝炎病，严重的肝病！"

"肾与肝功能都不好，眼是肝之窍，是容易引起病来，肾与肝都不好，即影响到五脏，五脏不是每个部位都独立，与其他各部无关，而是互相影响的。五脏之中，肺部、肠胃都受到互相的影响，如有肺病的，他日肺病好了，但病菌未必全部消除，肺病好了，会转到别的部分去，又引起别的病来。"

"是的，是的，老师说的一点都不错。我真是有过肺结核病的，已经痊愈了。而我也有肠胃病，很严重，还有头痛。"

"老王同志真是一身都是病，还有别的病吗？""我还有全身性关节炎。"

我给他们教了升降开合的松静功，告诉他们这是基本功，学习一周之后还要学行功，是慢步的行功，好治眼睛。给他们先按摩两个穴位，一是太阳穴，二是足三里。第一天不能多给功法，否则他们会感到困难的，让他们舒舒服服地过关更好。

他的目前情况是，眼压，28—32，视力 0.5—0.6。我还没有看过他的病历。总之是有希望痊愈的。

1974 年 5 月 6 日　星期一

今天查看明山的病情，可能没有多大希望了，但不敢告诉他女儿砚芳。

1. 他的脸色和眼神看来没有生气，体弱一天比一天更甚。他服用了鹤鸣的药泻后，连慢步行功都不能去练了，练功和服药还有矛盾。

2. 自从治疗以来，他只有练慢步行功，风呼吸快步行功至今还接受不了，其他各种癌症患者是以风呼吸法取得成绩的。慢步风呼吸法不适应于其他慢性病，对癌症功力还有不足之处。

魏明山每天虽练功用心而能入静，看来功力不足，赶不上癌的发展了。由此证明癌症必须以风呼吸法快步行功，疗效大而快。

魏明山不练快步风呼吸法是遗憾了！

1974 年 5 月 14 日　星期二

我给王栋说好，从明天起给他进行按摩。是由彩球先给他按摩，每星期我给他按摩一次，重点放在腿的按拿。今夜并教给他涌泉自己按摩。王栋很能入静，按摩效果一定是很理想的。我告诉他气功治疗法不是头痛治头，脚痛治脚的各部治疗，眼睛病得由五脏六腑来入手。五脏六腑加强了功能，身体各部没有病，眼

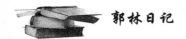

睛也就会健康，一方面他自己必要勤学苦练，功夫厚了，各种各样的病也自然而然地消灭了。

我对王栋强调，要加强脏腑的功能，得勤学苦练来与病魔作斗争。

气功治疗法也得研究过"三关"，过好松静的自然关，才迈步进入意守的第二关，第二关的功夫能掌握了，第二关的功法（意守的功法）熟练了，功法顺利地达到了过关要求的程度，才进入调息的第三关。

1974 年 5 月 16 日　星期四

王栋来访。今早给他按摩头部，是为治他的青光眼。因他练功日子还短，没有功力自己做按摩。他的眼病很重，想给他快点治愈，只好先给他按摩，待他功力足的时候就可以自我按摩了。

给王栋按摩，我重点放在他的眼病上。我下手在脸面上按摩毛细管使他慢慢入静之后，即按摩眼睛的穴位，一双眼睛进行了细致的按摩。按摩了全部穴位之后，才转太阳穴，随头部按摩顺规则按摩了一轮后，又按摩一次眼睛，共按摩了三回眼睛穴位，才做全脑按摩。

彩球按摩内气是渐渐而来的，而我给他按摩下来就有异样的感觉，内气活动很强。问他有否不舒适，他说只觉得舒适，没有不舒适之感觉，我才安下心来。告诉他一星期我才给他按摩一次，彩球每日给他按摩一次，大约经过两周之后可教他自己做了。

老刘练功时胸部迫气。查他功法，"一念代万念"选题是在 6 里以外的水电站上的一颗松树，根据这个原因知道他选题过远，收功因功力不足，元气未回丹田，意念活动过于紧张。把这个活课题给他们讲了，要求他们以后选题不能选得过远，并且守题的时候千方百计要做到意念与视线分开，即意念在题的活动的时候，不要使视线集注于题上，视线与意念要分开。

练功要领的"意念合一"是练功的三个途程，一是意引气、气引形，二是意随气行，三是达到意气合一。在意念活动的时候，意念和视线必要分开，才能达到意引气的目的。视线是经气而引出的，这样经过提高的途程，意才能随气走，否则意形相合永远达不到意气合一的理想要求，并引起胸痛胸闷和迫气，这是气不下丹田之故。

高血压病顺利降下而没有波动的，都是不断进行坚持头部按摩。

1974 年 5 月 17 日　星期五

王栋大使今天练功，给他讲授"一念代万念"的功法。今天来家谈用功法的问题。他选题是一个小孩的一双灵活的眼睛。我告诉他练功的时候只可想小孩的一双灵活眼，但不能看他，自己练功的视线仍须向前看。

1974 年 5 月 19 日　星期日

组织青光眼班，使不幸者在社会主义社会重见光明。

今天是星期日，照例我清早在东单公园辅导。亚克斯建议我把青光眼的病员组织起来开设青光眼班，使他们更好地得到练功治疗，使他们更快的在社会主义幸福的社会里重见光明。他的这个建议很有意义，我立即接纳了。青光眼病员共有 12 名（名单在华珍手里未交来），给他们讲了开班的意义，他们各人都表现出幸运的笑容，高高兴兴地听我讲。

他们的情况：9 人之中有 6 人的视力已降到 0.1，有一位 18 岁的小女子两只眼合并才只有 0.3。她已住过医院治疗，动过手术，她与王栋同住过北大医院。她对我说后悔动手术，受了苦却未见疗效。

当时我大脑里闪出伟大的白求恩大夫的英雄模样。我下定决心为这班不幸者服务，想尽办法要使他得救。三年来，治疗青光眼的有6例，赵明是我治疗痊愈的第一位病员，贵齐和赵明都有典型的特效成绩，黄平的母亲瞿娘的青光眼虽是初期，但因眼压高、视力弱而致使头痛、失眠，影响健康。练功之后仅两个多月已得恢复正常。过去连文字都看不得，基础演出的节目都不能看，经两个多月练功之后，不但看报、看什么文字如健康人一样，并已恢复到能做针线活，如健康时一样。瞿娘是1972年夏天开始治病的，至今已一年多，她仍保持每日练功，不断地按摩，因此她的眼睛至今没有再复发。

1974 年 5 月 20 日　星期一

张新向我汇报以下的一段话：

"老师，这段日子我看了许多关于气功的书，体会也很深。我觉得您教的小松棍站着练有些累人，我试试躺着练小棍觉得非常地好，练得满身温暖，也有内气动的效果。关节头部按摩我是盘腿坐着练，比平坐练又好得多。"

我把不能如此、不讲功法乱练功有害无益的大道理给他讲了，他似信非信。当时老韩及陈玉清等劝他不要乱改老师的功法，"气功"是内在的功夫，会出偏差的。当时陈玉清还把小棍练了给他看，但无论别人怎么说，总觉得自己的新发明受到批判是不服气的。我看他的态度还是要强，我不能不老实对他说："你如不听劝告，两个月之后你必须再来找我，那可后悔来不及了。不要拿自己的生命开玩笑吧。"

1974 年 5 月 23 日　星期四

杨新菊每天练8种功：1. 定步风呼吸；2. 快步风呼吸；3. 全套呼吸慢步行功；4. 八段通天劲；5. 涌泉按摩；6. 头部按摩；

7. 腰按摩；8. 松小棍。她通过勤学苦练，战胜了死亡。

1974 年 5 月 24 日　星期五

今天是青光眼班第一天上课，到的病员只有 6 名。我讲了：

1. 要有信心，才能有疗效，能坚持就会痊愈的。

2. 要求练功以后早睡早起，早早在公园练功。

3. 练功以后尽力避免七情干扰，不急躁，不发脾气。

4. 在练功治疗之中不吃刺激物，如喝酒、大量吸香烟、吃辣椒等都是不适宜的。

5. 每个月到月末时写一份练功小结。

讲了之后给他们教了一种按摩的基本功。

1974 年 5 月 26　星期日

癌症病者李发的惊人成果。

"老师：我是来向你报喜的。我昨天去医院检查，我的癌又缩小了。最初比鸡蛋还大，前两周检查癌缩小了一半。这次检查，大夫也惊住了，他吃惊的说，天啊！癌又缩小许多了，现在不是整的，而是一条细小的长条小东西了！老师！您看！这么小一条还是动的呢！

是，李发加紧苦练，不久全部消了，胜利是在望了。

我和李发两人都笑了。我即给李发检查了定步风呼吸法，并加强他的喘病的按摩。

风呼吸法快步行功肯定是战胜癌症的特效功法，加上定步风呼吸法，效果真是惊人的。在气功治疗法之中，从没有人用过这种功法治病，我自己按功法实验了几次之后，知道这种功在经络之中有速变进展的强力，又因是吸氧的强功，直接吸氧到肺部，接受得快而强。肺在人体的作用是五气运行。在练功的气机推动下，直接影响肺的功能。李发的成果是合乎功理的。

1974 年 5 月 28 日　星期二

小侯必须进修内境，我今夜给他讲了几个题：

1. 收视返听；
2. 含光默默；
3. 黍粒落黄庭；
4. 任督脉的通道。

小侯听完之后，下定决心做练内功计划给我看。他如能努力练功，对他的健康首先能保住，否则他只有策力而无功力，这是一件危险的事。他能虚心追求提高是他的大优点。

我必须让小侯修"内境"而抓紧帮助他。

华、梅二人如能学成，也是一件不容易的事，他们学外功容易学内功难！

1974 年 5 月 29 日　星期三

王栋的头部按摩做得很好，尤其是两手下降换气时很入静，两手提升气的时候能掌握松静自然的练功要领。

他练功已 25 天了，按摩已有 10 天，眼压仍是 24，未见下降。当然他已有三年多的病史了，10 天的按摩不可能这么快有显著的疗效，但他所滴用的强性药有影响练功的效果。

想起赵明的青光眼。她开始治疗的时候，眼压是 37，自练功后她把一切滴用的药物都停止了。她练功 100 日渐渐见效，5 个月痊愈，眼压和视力都恢复正常。

黄平之母瞿娘的青光眼也是按摩及练功 100 日痊愈的。

1974 年 5 月 30 日　星期四

青光眼与闭经的治疗法

看了《针灸大成》一书，知道青光眼除了我的头部按摩之外，还有几个针灸的穴位可以收到治疗效果，分别是足三里、三阴交、合谷、曲池、内关。在我的头部按摩之外加上这些穴位，那就更有力了。

还有膈俞、肝俞、胃俞、胆俞、三焦俞、肾俞、足三里、三阴交这一组穴也主治青光眼。我想为使青光眼病者能争取速度快，疗效高，尽可能多地给他们按摩穴位，让他们自己进行按摩。

关于刘福安的病，亦可给她加强按摩穴位如命门、肾俞、大肠俞、长强、合谷、三阴交、地机、血海、四满、大赫、关元、中级、曲骨、归来、昆仑。她的闭经是受癌病的影响，试进行这些按摩看疗效如何，盼对解决她的病有一定的希望！

1974 年 5 月 31 日　星期五

青光眼的第二次讲课。

我讲课 2 小时。

1. 练功要领"松静自然"。

2. 练功必须克服七情干扰的重要性。

3. 气功过三关的必要性。

4. 按摩的三个方向（左右）、三个指法（指梢、手指、手心）、三个原则（慢——快；浅——深；轻——重）。

5. 教了肝俞按摩法及点眼按摩。

1974 年 6 月 1 日　星期六

今天是 6 月的第一天，辅导员来家听讲。我给他们查了功，各人没有出什么事，但过意守关已经是 1 个半月了，还没有一个未能较好过关，原因是腰不松。

为了要求他们苦练松腰，强调要苦练松小棍，小棍练好是自然松腰的。今夜摆出穴位图，给他们重点讲了任、督、带三大脉

的通络和松腰的关系。

督脉经长强穴起，第一个要过的是腰俞穴，腰不松，腰穴运气不通，督脉不能顺利上行，舌的作用虽接上任脉，气亦未能得下行，到达丹田和会阴，这样内气无法相聚。

大脉不通，经络不行，谈不上血脉循环消除百病的效果。

1974 年 6 月 3 日　星期一

给王纪福及李师桂检查，是快步行功风呼吸法错误而影响胸部迫气，是两手在行功时摆动过大，两臂都由后摆到前，胸两腋被紧挟不能放松，使气脉不通造成迫气。

1974 年 6 月 5 日　星期三

袁留忠是个心脏病的重病号。他说："我的病全都好了，血压 130 / 80，已巩固了 3 个月了。自从郭老师教给了我练吐音治疗法之后，心脏的杂音已经全部消失，心绞痛也消除了。真不知怎样感谢老师才好！"

1974 年 6 月 8 月　星期六

杨希新今夜来家给我汇报以下情况：

刘福安是个肺癌患者，她要求我向老师汇报她的病情。她是在北京肿瘤医院治疗的，每三个月去检查照相。1973 年 12 月去检查，结果是癌正在向前发展，病甚重。1974 年 2 月检查，病情仍在不断发展，白血球只有 2000，以上是练功之前的情况。练功以后（她是在 1974 年 2 月中旬练功的），1974 年 6 月检查时，她练功有 100 天了。检查情况是，肯定是稳定下来，没有发展了，肺之上半部分很明显地已好转，肺之下半部分没有看清，白血球已上升到 7000，正常了。肿瘤医院大夫觉得十分惊奇，问刘福安是服用了什么特效药，使白血球达到了正常，还是每天生活上用了什么。于甬红大夫还说像她这样重的病情很多都是治不好的。大夫立即拿出许多病历给刘福安看，告诉她（大夫指着病历一个个地说），有许多患病较轻的也治疗无效，最终完结，像她这样情况是没有过的。大夫一直追问小刘，要她详细说说她治好病的情况。小刘告诉大夫，没有服用过什么特效药，也没有用过什么补品，只是天天夜夜勤学苦练气功，以气功治疗法治好的。

肿瘤医院的大夫才点点头，他自言自语地说："气功的威力真大呀！"老杨说到这里时真是眉开眼笑。

1974年6月9日　星期日

袁留忠在我没想到的时候跑到东单公园来，他从没有来过。想起3个月之前，他连两步路都走不动，走一步都十分困难。他患有高血压和心脏病，可是今天他全都好了。他血压为130/80，巩固了两个月了，心不跳也不痛。他高高兴兴地到这里来给群众宣传他练功取得的效果。

1974年6月10日，做1973年的"总结汇编"的汇总工作。

1. 小侯子的"珍贵的宝藏，特殊的疗效"；
2. 陈玉珍的"我获得了第二次生命（瘫痪）"；
3. 刘丙戌的"我要和癌症作斗争（胃癌）"；
4. 杨新菊的"气功疗法对红斑狼疮有疗效"；
5. 王连魁的"气功疗法治好了我多种病"；
6. 李清谦的"驱走病魔，重获自由（半边不遂）"；
7. 詹贵琦的"气功给我看见光明大道（青光眼）"；
8. 李文的"气功给我的眼睛重见光明（青光眼）"；
9. 李玉章的"气功治好了我的高血压（顽固性）"；
10. 李则涵的"气功治愈了我的多种疾病"；
11. 李文郁的"气功疗法治好我四种慢性病"；

12. 何元义的"气功疗法治好我的病";
13. 王永泉的"气功治好了我的慢性病";
14. 罗康生的"八个月练功的收获";
15. 于克成的"气功疗法对我心脏病的效验";
16. 杨希凯"灵丹妙药（肝炎）";
17. 吴兆祥"气功治好了我的心脏、动脉硬化病";
18. 徐国瑞"气功疗法的力量无比的强大（腰痛）";
19. 杨彩球"气功疗法使我受益不少（脑鸣）";
20. 廉经文"我练功的效果";
21. 郑华真"向郭老师学习（神经官能）";
22. 文郁、贵齐、康洪、管才"病员的来信";
23. 任花女"我的顽固性高血压怎样治好的";
24. 蒋桂"我是怎样辅导练功的病友";
25. 杜文秀"气功消灭了我长年低烧的痛苦"。

这本小册子真是丰富多彩，文字真实而生动，写稿的病人都是从重病到恢复健康，怀着无限愉快的心情写出了这些"心声"。这次总结文章共 17 篇，比 1972 年又大大进了一步，大大印证了医疗效果的水平，都是经自己体验而产生的。可惜印得太少了，仅印 200 本，却已比 1972 年的多了 5 倍。这次工作还算是成功的，没有受任何阻力。这是所有工作者团结努力的成果。我为此得到大大的安慰，今后要更加努力向前！

1974 年 6 月 13 日　星期四

青光眼患者共有 12 名，除青光眼之外，还有白内障的 2 名，得知我要讲关于青光眼的课，他们也参加了。

我早 6 时到了龙潭湖，自己先练了整部五禽戏。7 时许王栋等都到了，他们到此看病的热情很高，都能心安神静地听课。

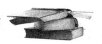

1. 说明今后都依时在龙潭湖讲课；

2. 讲青光眼的病因及生活"四调"；

3. 讲练功的各部功法，尤其每个开、合、升、降都与松、静功有关；

4. 给他们检查按摩；

5. 加按摩穴位：①百会穴、②肝俞穴、③腰俞穴、④涌泉穴，都是加强他们的脏腑功能，以免使青光眼因脏腑的不健全而加重病情。

治眼病也得治五脏六腑的病，气功疗法不是头痛治头、脚痛治脚的，而是整体治疗。

1974 年 6 月 14 日　星期五

陈玉珍意守中丹田，因急于追求过关而引起血压波动。建议她即日暂放下坐动，停止过关，暂练行功，直至血压正常后再意守丹田，练坐功。现在她练功的日子还短，过关的功法没有掌握好，因极力追求而使血压受到影响，暂练慢步行功，是一定能稳定血压的。

1974 年 6 月 15 日　星期六

高大夫今天来说，艾思齐同志的夫人要求给她介绍郭老师教气功，治疗她的神经衰弱病。我想起艾思齐在 1959 年我们游华山时谈笑的情景，如在眼前。游华山归后，他亲自到我家来取我在华山绘的"智取华山"一幅大中堂的作品，是我答应给他的，可是不久听说他不幸去世了。

今日他的夫人来访，未知她看到我的作品"智取华山"否？我作品中题名是"林妹殊"。我约她本星期二上午来，未知高大夫与她约好否，见面之下她可能只知搞气功的郭老师，绝对不知道郭老师就是与她爱人游华山的林妹殊画人。

神经衰弱病气功治疗法是有特效的，只不知她能否坚持练功？如有气功的认识必有信心，有了信心必然有追求的兴趣了。

1974 年 6 月 16 日　星期日

青光眼的 10 名病者都见了面，小谢和小杜练功练得好，成绩高，这两名青光眼病者的眼压已经正常。

1974 年 6 月 19 日　星期三

曲飞现在练慢步行功、按摩头部及涌泉穴、腰俞、关元、命门，还练风呼吸的快功。她真能勤学苦练，她的心脏病、肠胃病等定有疗效。

1974 年 6 月 20 日　星期四

出门的时候天空是灰暗的，看似有雨，我以为病员不会来了。我 6 时许到了龙潭湖，一个病员都没有来，我自己练五禽之戏。湖畔杨柳长垂，湖水静静的，晨风微微，吹不动杨柳，湖水也起不了波，我也心神安静地练了全套五禽之戏，汗水湿了衣衫。不久青光眼的病员渐渐都来了，没有一个不到的。

1. 检查头部后脑按摩。

2. 谈青光眼痊愈的患者贵齐的材料。

3. 加功百会穴，用通天按摩功法。

4. 按摩已改好，老按九的数字，给他们讲九数的意义（简谈）。

5. 病员提问题。

杜红、谢晋华欢天喜地地汇报，她们昨天去医院检查眼压，都已正常了！

孙梅英练功前的眼压是 44–49，昨天医院检查已正常，为"22"，头已不痛了。一个月的练功疗效特高！

1974 年 6 月 23 日　星期日

闻老李说蒋桂在夜里进行头部按摩的时候入睡，头撞到桌角上，头部伤了一处，到医院去缝了几针，今夜没有来，其余人都到了。我告诉大家练功入睡了是不好的，是达不到疗效的，应睡一觉，醒来再做功。

今夜给他们仍是讲按摩数字，一天，二地，三人，四时，五音，六神，七星，八风，九生产的数字经九数而用之的意义。

我们练功的病人，大多是以各种不同的病情配合按摩的。不重视按摩者，往往检查时都发觉疗效不高，即使有点疗效都很小。气功的穴位按摩不像针灸这么快速而方便，但发现做过许多针灸的病员因不见效，才来要求练功的，经过了练功和气功穴位按摩日渐见效，甚至日渐痊愈。

1974 年 6 月 25 日　星期二

今夜讲的题是：

相老九之 4（时）及十二时配十二经的五脏六腑，结合练功意义

1. 子——胆；2. 丑——肝；3. 寅——肺；

4. 卯——大肠；5. 辰——胃；6. 巳——脾；

7. 午——心；8. 未——小肠；9. 申——膀；

10. 酉——胃；11. 戌——心；12. 亥——三焦。

人身每日走 66 穴，每时走 5 穴。

1974 年 6 月 27 日　星期四

到龙潭湖我看时间还早，练了一套五禽之戏。在龙潭湖练五禽是特别愉快的，环境这么清静，空气这么好，有山有水有绿葱葱的树林，练起五禽戏来是不知有人间、有世界了，说不尽的愉

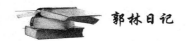

快。

对青光眼病者，给他们讲练功的要领，首先要达到安静自然，才能有理想的疗效。小杜和小谢练功特别入静，疗效尤高，二人眼压已正常了。想起前天早上杜红给王栋反映的一件事："我昨天去医院检查，大夫检查我的眼压下降，正常了。他对我说，你是最听话的病人，你因依时不断地吃药，因此眼压下降得快，你眼睛不久可恢复正常人一样了。但你要不断地依时点药，而且用药要用一年，否则会再犯的。于大夫说到这里，我肚子笑疼了，其实我早就把药全都摔啦！这是练功的效果，不是点药的效果。大夫这么说，我真好笑！"

小杜是个 18 岁的女孩，很有决心和信心练功治疗她的眼睛，因此她苦学苦练，确有特好疗效，这是使人高兴的事。

刘福安的练功情况、癌病的情况很好。6 月份在肿瘤医院检查，仍是稳定的，没有发展，只是月经没有通。我给她加功法按摩志室、曲骨、腰俞，我想这个难题是会解决的。她本是寅时练功，我劝她不要改练功的时间。

1974 年 7 月 2 日　星期二

青光眼班今早依时（早 7 时）到齐，在龙潭湖上课。准备给他们讲练功的五个要领：1. 松静自然；2. 上虚下实；3. 火候适宜。还有两个没有讲，下周可能讲完。今早郑华真给青光眼班教了松小棍，希望他们尽快尽好地恢复健康。

孙梅英今天没有来上课，小杜和小谢反映，是她服了降眼压的药过多，影响了胃而呕吐。我让这两个小姑娘去孙大姐家帮助她按摩。小杜和小谢都很热情地接受了这个互相帮助的任务。

今天一口气教完了松小棍 32 个势子，不知他们回家后是否都能练下来，这帮助了他们松静，练功时会收到大的疗效。看来青年易学，年老的学不上来，要更多地教导才行。

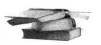

我每次在龙潭湖讲课之前，都早到些，练一场五禽戏，真是痛快之极！

1974年7月3日　星期三

今夜是第三班的课，他们都到齐了。给他们讲了按摩基数改为"相老九"的意义。这班文化程度不一，练功时间不长，因此这一课可能听不大懂，不易理解，只好慢慢地细细地讲。练功不掌握功法，如盲人走路是危险的。但他们情绪很高！

1974年7月4日　星期四

今天把这课讲完，除"相老九"的意义之外，告诉他们高血压病的根源。肝病和胃病结合练功安排功时，给他们重点讲"五行"：金、木、水、火、土。如不结合医理、病理来讲，那是空的，如结合了病理、医理、生理及天时地利来谈，是不会错用的。

告诉他们当气到之时，要注意守而勿失——保者不受七情干扰，不受生活冲击，到时，当自安心，静神地让气血运行，从而提高练功治疗的效果。气到之时，守之而补气，气到之时，破之而失气。失气对健康有损无益也！

1974年7月5日　星期五

一病员对我说，"我自从练功以来觉得心情舒适，精神好，容易饿，饭量增加了。"

"你练的时间还短，练时间久些好处更多。"

"我爱人对练气功治病很有兴趣，我还给他辅导。他很喜欢练行功，我想学好按摩也给他按摩。我睡眠很不好。"

"是的，我已打算安排一位辅导员给你教按摩，按摩头部以后睡眠就好了。"

"谢谢你，郭老师！我下决心把气功学好，身体恢复了健康以后分配了工作，我要好好地为党、为人民工作！" "只要苦学勤练，不会恢复不了健康的。" "我爱人有些青光眼病的现象，我想参加青光眼班学习，便于辅导我爱人。"

1974年7月6日 星期六

今早我在东单公园查功的时候，服务员推着小车来练行功的地方搞卫生。他看见练功的病人挤满了柏油小路，这对他搞卫生是不方便的，因此他走到我的身边对我说：

"公园里几次不让你在这里教功，你偏在这里教，多么讨人厌！"

我盯了他一眼，一声不响走开了。当时自己虽不理他们，可是精神不是这么平静无事的。我想起丹利给我说的一段话：

"你写个文件给我，我亲自代你们送卫生局去，要求领导支持你们，最少给你们条件，方便这个工作的开展。"

如果卫生局真的支持我们展开这个工作，这对人民是有利的，来学气功治疗的病人也方便，工作的人员也会更好地为人民服务。努力搞好气功治疗，这将多么让人愉快！

1974年7月7日 星期日

李文郁是沈阳医科的大夫，在京住了50多天。当时我在东单公园讲大课，曾办过高血压专题的学习班。她勤学苦练，每课必到。在她离京的时候，我又给她教了许多功法。她本是多年的顽固性高血压引发动脉硬化造成的心脏病。她回沈阳之后，不断地勤学苦练和不断地来信，我在信中给她辅导。她现已恢复如健康人一样，上了8个月全班了，精神充沛，工作上虽十分紧张，而她的病没有反复。

1974 年 7 月 9 日　星期二

青光眼病员渐渐来了，依时讲课。

1. 汇报一周病情，各人都有见愈的成绩。小谢停了药以来，眼压渐渐下降，今天她汇报仍在降压中没有波动。小杜情况还是稳定。老何的眼压由 39 降到 32，降幅虽不大，但在向好的方面前进。

2. 今早讲五个要领的"火候适宜"和"意气合一"。第二个题没有讲完，时间已到，只好留在下次讲。

3. 复教松小棍。

各人都用了功，只是一周的时间各人都是生硬的。小赵虽是个重病号，但她爱动，小棍还是用功练的。

1. 调息：息息归根的意义。

2. 五脏五藏：心藏神，肺藏魄，肝藏魂，脾藏意与智，肾藏精。

3. 气到慎守勿失，让他依病情，合时结合 12 经 12 时辰练功或守气。

4. 纠正打氧气的功法。

小侯、丹利在我课后，他们约我往树林里去谈心。

"丹利，我计划把心脏病的病员也组织起来，在龙潭湖给他们讲课，让他们提高疗效。"我说。"当然，老师自己办起来，一定能达到理想的疗效。心脏病员在我们练功队伍里已经不少了，这个病种在世界上还未过关。对这个病种，老师应花长时间更好地深入研究。"

"我很同意你的意见，3 年来在病员的的临床研究中，使我学习了许多宝贵的病理知识，对我气功的治疗法是有很大的帮助。我的新功法'吐音治疗法'，最近在心脏病的治疗里又得到了大大的成功。袁留忠、段来和等几个心脏病患者，我是用'吐音法'治疗的。段来和心脏的两种杂音,医生说是消除不了的,后经我用吐音法治疗一周,他自觉有一种杂音已消除,还有种杂音仍存在。他又去医院检查,大夫对他说收缩期间杂音可以消除的,但舒张期间杂音就不可能消除了。当时小段把大夫的话告诉我,我即对他说'大夫不懂得气功治疗法,他是没有学过气功的,你继续练下去,必将你心脏所有杂音消除!'当时还有彩球等在我身边,听了也对小段说不要全听医院大夫的说法。前几天小段来向我汇报,他心脏的杂音全部消除了。"

"老师!所以把心脏病员组织起来,你自己进行辅导,成绩还会不断出现。努力吧!"丹利对我鼓励道。

1974 年 7 月 10 日　星期三

曲飞是长征干部,现在是人民银行总行的处长。她亦有不少病,练功以来她对此有很浓的兴趣。她是个热情的人,约我在她家里讲课。因天气太热了,她家比我家好得多,因此今天的课是在她家里讲的。

今夜讲课"相老九"的第二课。

1. 12 经结合 12 时辰的五脏六腑,气的流注之时。

2. 五脏五藏:心藏神,肺藏魄,肝藏魂,脾藏意与智,肾藏精及相关的意义。

3. 练功最好选在气血流注之时,在该时最少"慎守勿失",在气血流注五脏之时,千万勿伤气血,这更易保证健康而益寿延年。

1974 年 7 月 11 日　星期四

练内功(气功)是练大脑,锻炼五脏六腑,要练出多变的效果。所谓能登了"黄庭"的尖顶,一定是经多年的勤学苦练而来的,是以"铁棒磨成针"的精神,才能达到这个目的——治疾防病、益寿延年。落入黄庭之福，靠巧力硬取是来不得的，要有一定的功时、功法、功理、功力和功底的考验，是否能向"黄庭"尖顶上登，是有一定练功规律和原则的。举凡登黄庭之尖顶，就看是否有真功夫了。

李东的受害，落入失去健康的苦痛之中，是练内功路不正造成的大害。

今早看李东气迫喉头之痛苦，我心就难受。他是由1960年开始练功的，至今已有十多个年头了，但心脏病、肠胃病、肝病，内气在脏腑内乱行乱动，五脏不安，神不静，不能睡、不能吃、不能工作。太惨了！

今早我告他是练功走火（出了偏差）而得病的，暂以内静制他的内动，已经让老李给他教了基本功，升降开合松静功及慢步行功。我今教了他各部按摩及定步行功，看他是否下决心练功而得救！

1974年7月12日　星期五

段和来今天告诉我心脏全部杂音已消灭了。

昨天他又到医院去检查，医生查听不出什么杂音了，医生对以前说的无言以对。

因此，目前看来"吐音法"对治疗五脏的疗效很大。袁留忠的心脏病杂音非常厉害，我是今年3月中旬给教"吐音法"的。他汇报练吐音法一个月以后，心脏杂音全已消失，心脏已恢复健康，至今已三个多月巩固之中，没有反复，证实心脏病的"吐音法"效果特高。

肺病、肺癌的我也已用了"吐音法"。如肺癌李师桂，刘福安，我正用吐音法治疗，至今效果非常好，经数次医院检查，目前肺癌已稳定而没有发展，吐音法肯定是成的。明天可给李勇教吐音法，到九、十日间用吐音法给鲁芦的爱人李卓然治疗。吐音

法配合各种按摩法、行功，心脏病、肺癌、肝癌都已有相当多的、大的疗效。

1974 年 7 月 14 日　星期日

王连魁用两只手握着我的手说："老师！老师！快快摸摸我的瘤全都没有了，没有了！"我摸摸，果真这个血管瘤连根都消灭了！

"好，好，好呀！这就是你勤学苦练的成绩了！"

目前的大喜事是我的"吐音法"对心脏病、肝病、肺病都有鲜活的成功病例。

小东是练功"走火"得重病的，经过十年医药治疗无效，他往疗养院去，不管疗养多少时日仍是解决不了问题。这小家伙对我是否能解决他的痛苦怀着疑问，前两天我教给他的功法全部没有练。他对丹利说："打打太极拳，看一场足球还有些作用，这能使我一时忘了痛苦。"

他可不知道，这一时忘记了痛苦，却没有力量把他目前潜伏在他五脏六腑内乱动的病魔消除。

用错功法的气功是致人死亡。李东是以意领气盲目追求走上了悬崖。我对丹利说，让他星期天夜来我家，将进一步救他，使他明白自己的根源，使他第一步能使用以"内静"的功法制止内动。他如再不回头，可能会有他之"闹黄庭"而身亡的惨事发生！

1974 年 7 月 16 日　星期二

下午 5 时许，画院专案组主任老杨来谈了一阵关于我退休的问题。他问我亚克斯对我退休问题的意见，我说已对他做了思想工作不成问题了。又问经济生活情况，我说尽可能克服困难，清苦些过活。

他告诉我秦仲三前天已在医院去世了。

他又告诉我 8 月 1 日北京市画展开幕了，但老画家都没有交出创作来，连王雪涛都没有。绘墨画的这些画家还未解决问题，这次也没有展他们的作品，青年人是多数了！老杨谈了半天，临别时让我填一份退休的表格，看来我的退休问题已定了。今后应该大大地向气功治疗法前进！

救死扶伤，实行革命的人道主义！

1974 年 7 月 17 日　星期三

今夜讲题重点在"呼吸法"，把医理的引用结合病理、人的生理与呼吸在练气功之中的重要性具体细致地讲解。

"调息"本来是放在练功过程的"第三关"的，因最近经常有病者因配合调息而出偏差，为此而成为课的重点。

1974 年 7 月 18 日　星期四

今夜讲的也是调息问题。

1. 怎样叫做"息息归根"；

2. 吐纳也有阴阳之分——呼随阳而出——先呼而后吸为泻。吸阴而入——先吸后呼为补。养阴壮阳，滋阴潜阳。

3. 给他们纠正了"打氧气法"。

1974 年 7 月 19 日　星期五

这几天，我清早往东单公园练行功。慢步行功治疗法是我独创的，病人练了，现已有了相当的成绩，但我有必要在此基础上再进一步提高。

1974 年 7 月 20 日　星期六

老放在我心上的一个病种，就是肌肉萎缩病，我完全没有治疗的经验。我摸索着，除给他们练基本功之外（升降开合松静功、慢步行功、头部按摩），还教他们"三六"按摩法。这个按摩法有活血、通脉、强根的最大作用。"三六"按摩法：1. 撚。2. 捶。3. 敲。用手指撚，用手心捶，用五个指梢敲。运气而不用劲，每种做三次，三种共做九次。这种按摩法我用以治疗瘫痪，半边不遂，都有疗效，今又试用于肌肉萎缩症疗效更高。这是一件"大喜事"。

今早我在东单公园练功后给病者辅导的时候，患肌肉萎缩病的刘燕卿（女 19 岁）向我汇报："老师！我 7 月 16 日又到北京医院检查，做了肌电图，目前没有发展了，而且正在恢复之中。我的胳膊萎缩了已经三年了，腿萎缩了四年，治疗无效，照大夫说我是尺神经损伤。练功以来，不但没有发展，而且已经在恢复中了！"

"燕卿肌肉及腿的萎缩都是不易治之症，你练功得了疗效，真是你勤学苦练得来的成绩，还得继续努力与病魔作斗争！"

"是，老师！谢谢您！"

我查看了她的手。她是左胳膊萎缩，左手受了很大的影响，比右手小得多。她是 1973 年深秋时练功的，至今已 10 个多月了。现在查她的左手的确没有继续萎缩，胳膊也没有发展的现象，这是多么高兴的事啊。查她健康情况，胃、肝仍虚，还要以按摩加强她的五脏功能，使她恢复得更快。

对此症我必须多取得临床经验。

1974 年 7 月 21 日　星期日

昨夜辅导员李则涵、蒋桂、彩球、华珍、希凯、永诣都到了东单公园夜谈至园门即要关闭才离开。最后决定他们全体先以慢步行功来过意守关，慢步行功第二关纯熟后再进入站功和平坐。慢步行功是个动静相兼的混合功，在内功历史上没有过。东单公园学练功治疗的病人多是先练行功而得痊愈了。过去的 3 个月他们是以站功过关的，陈玉珍及彩球是以平坐过关的，但仍未达到理想的成绩。彩球虽无任何不良的问题，而陈玉珍三次过关未达目的，每次过关，血压即波动。这样走回头路是不理想的。第三次我到她家去说服她停止过关，以练慢步行功及平坐，不"意守"只是静坐，一周之后，她的血压又平稳了，130 / 90。这就说明，过于急进对病体是不利的。于克成也是高血压病，他站功能站一小时，没有出任何不良现象，进行意守不久脑胀难忍，停止了站功，再进行慢步行功，一切不良现象又消失了。这都说明松静关没有过好，是不可能进入"意守关"的。站功和坐功都是要完全入静，气沉丹田，如不松静谈不上过关了。慢步行功看来他们是有松静的成就的，但慢步行功也得达到上虚下实的练功要领，气沉丹田，才能意守丹田。这几天来我自己先做试验，每早行功一次，用时 50~60 分钟，所进行的路程不到 3 米远，虽慢而不僵硬，达到逍遥自在、若沉若浮的定步行功的意识活动一样，如在水上行，云中走的轻轻飘飘、荡荡漾漾的味儿，真有"饮酒西湖"之感。这种"意与气合""意与脉合"的高度所达到内脏的经络血脉流畅的舒适，不是文字所能形容的。总之，高度的慢步行功，可以深进到全部入静，有"明珠落在黄庭"之感。昨夜我把我这几天以行功试验"意守丹田"的体会给辅导员讲了，鼓励他们先把行功练到适当火候，再入站功和坐功的意守。他们同意了，决定今天子午时（二佳时）我在东单公园给他们示范慢行功的过关形式。今早五时之前，希凯夫妇都到了，亚克斯都起个早，伴同我往东单公园，除郑华珍未到之外，所有辅导员以及张锡衍都来了。虽仅是给几个人辅导示范，但慢步行功是我所独创的治疗法，且在近 3 年之中，对各种病的疗效都这么高，这就是"行功"之成绩，我将更进一步对"行功"深入研究。今夜在示范中，大大感到满意。

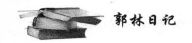

今早我进行到 45 分钟的时候，亚克斯在我耳边轻轻地报时，我即收功，共进行了 55 分钟，路程最大的是 3 米长，颇适合。其实不计路程之长短，只要能掌握深深入静、意与气合，意与脉合的功法，清静归田就达到高深的内境了。

1974 年 7 月 22 日　星期一

"我也是老师指导练功的，坏是没有发现更坏，只是仍不能睡好，肝痛未消，头脑发胀。"赵成说。"你们进行按摩没有？已经是两周的时间了，练行功配合按摩是一定有疗效的。"我说。"老师！疗效是有的，各种按摩都做，在进行按摩和练功之中，精神是愉快的，是病重未能在短时间内痊愈。"

"好吧！今天再教给你们一个功法，练定步行功吧。这个功是练意识的，在这个功内体会深，即练得好，如马马虎虎，只练其形，似练不出内境来，那就没有意思了。势子是简单的，意思是深长的，如：在水上行，云中走！你练功中，意识活动就是这么两句话。水上行，云中走，怎样才适应，在行走之中思想感情应怎样？实际上，你们根本不是在水上、云中，人体脚在陆地上，意识活动是在水上、云中。你们如有一丝不入静，不尽可能地排除思想存在的杂念，肯定是行不了，走不动，也可能沉入水底里，或在云中摔下来，而致皮破血流疼痛叫苦了！但在练功之前，有个很好的生活功，熟记这四句口诀：

1. 逍遥自在；2. 轻轻飘飘；3. 荡荡漾漾；4. 若沉若浮。

练功以前，必须念好以上口诀，有口诀的深度体会，会得到大的疗效。

既然是知识分子，应该更好地练成这个功，这得苦练。

"老师！如要练这种功？能在我们病中产生什么作用？"

"我是以内静的功法制止你们的'内动'。但过去教的仍照办，今夜只是加功而已。"我说。"是，是，我们一定好好练。"

看来他们两人对我新给的功法都很有兴趣，但功式我是安排老杨回去教，老杨怎样教法，他俩对功式有如何看法，是否这么感兴趣，那不得而知。我约他们下星期一晚上再来查功。

赵成是在 1960 年开始练功的，十多年了毒更深。好像他的病不是在练功中得的。最后我告诉他："如果你的功法对头了，练了十多年功，怎么练出一身病来？练功练得好，百病都消除了。你的功法无力，战胜不了病魔，最少你们该认识这点吧。"

他们同意我的意思，点点头，但他们内心是怎样看法的，还得更深入了解才能明白。

1974 年 7 月 26 日　星期五

今晚 7 时与李永、华珍在玉珍家练功。玉珍一切正常，血压已降到 140 / 90。这说明过去"意守"时她因意念活动过于紧张，每次意守丹田，血压猛上升，改为静坐时，血压又恢复正常了。玉珍的家务劳动也太重，她是个瘫痪的病人，卧床不能走动。经过练功半年渐痊愈。自开始练功到今天是一年的时间了，仍须静养，而她的环境无法安静。她清早忙家务，到晚上女儿下班回家才能休息。过于劳累对她的病有所不利，练功的时间少了，这对巩固病情无益而有害！后天是星期天，我请老张带玉珍去公园玩。

1974 年 7 月 27 日　星期六

7 时与老杨到达他们练功的河边。病人有 100 名之多，齐齐坐着等候我，见我们来了，远远鼓起热烈掌声欢迎我们。每次给他们来辅导，他们都是这样热情的表示，这是我的安慰。群众爱我，信任我，这对我是一种有力的鼓励，我更当努力为他们服务。

今夜 9 时我给他们讲的是"意与气合"，30 分钟是给他们提问题的。

老曹的心脏病，经 8 个月的练功，心脏病没有犯，但做了头

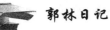

部按摩，睡觉还不好，我告诉他要增加营养了。见他脸上血色不足，让他每天吃些羊肉，能养心，也好入眠。

老刘的腹胀未消，胸闷仍存在。照他的反映，是练功的时候，自己在不知不觉中配合了呼吸，因松静关未过，自己调息不当，造成迫气，而且他的意识活动过于紧张，而成腹胀之因。我请老刘星期一早到东单公园来，我给他查功！

1974 年 7 月 28 日　星期日

近来我自己每天在东单公园练慢步行功一小时，在一小时的练功中对于"收视返听"体会有所提高。慢步行功入静后，意念集中，气脉运行得悠悠缓缓，步子十分平稳，过一小时之后，很有舒适之感，便止步收功。在收功时气沉丹田，热气发于会阴穴，阵阵温暖，荡荡漾漾，人似乎已离开大千世界。慢步行功疗效高，是因其从生理、病理结合了高度的功法而成。

陈玉珍这位典型的瘫痪病者，在短短练功时间里恢复了健康。她也高兴万分地把自己练功获得了第二次生命的种种体会及现实情况不断地给大家讲。

1974 年 7 月 29 日　星期一

老刘反映他走火的情况。他胸迫，腹胀未消，在练功时又不知不觉地进行了调息。为消他目前的苦，我让他暂停行功 10 天，教给他按摩胸腹的办法。

1974 年 8 月 1 日　星期四

今夜的讲题是怎样过好松静关，更细致地讲"一念代万念"的意识活动，"升降开合"讲了升、降、开，合仍未讲。其实"合"是重要的功法，升、降、开用好了，"合"用不好是没有疗效的，但有了升、降、开之后才有"合"。今夜因时间关系不能多讲了，只好留着下周讲。

近来不断地有许多病员汇报他们练功的成绩，以高血压病最快见效，功法掌握得好的，松静好的，疗效高而快速，这说明了气功治疗法是调整血液的功能的有力功法。有许多病人，虽练功3周，血压每周降10度至15度为普遍现象。

1974年8月2日　星期五

杜红星6月5日正试听课开始练功，算来只有两个月，青光眼已正常，又已通经，只有两个月练功治疗达到这样高的疗效，这说明我们祖国气功治疗法的伟大。这是不可思议的！

1974年8月3日　星期六

"青光眼的情况真是一天比一天有了成绩。小杜和小谢眼压已正常，并且也巩固了，其他病人也都说情况大有好转，只是没有去医院检查。""应该督促他们去医院检查，练功已整两个月，要摸清他们的病情。"

早5时30分，在东单公园我给他们再练一次慢步行功，是他们练行功的第二阶段，是以行功过松静关，进入意守关，即进行慢步行功意守丹田了。

"我的血压现象有些古怪，往往是我躺下血压即上升，起来活动它又渐渐降下去。大夫只是给点药，说不出什么道理来，只是说动脉硬化而已。为什么躺下上升，起来活动渐渐降下，他们都解决不了我这个问题。"我说："照我说，这是不难解释的，人体的心脏内有两个'机器'：一是收缩机，一是舒张机。舒张机活动的时候，动脉血流心脏的心室（左）、心房流出经过血管输出；当收缩机收缩的时候，就是静脉血经右心房心室回到心脏。当你躺的时候心脏内的这两个机器功能有些失常了，不大活动，这也说明心脏血管确是动脉硬化了。当你起来活动，心机也

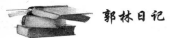

渐渐动起来了，它是受到你的运动的反射刺激作用。心机动起来，收缩机和舒张机功能加强了，血液慢慢循环起来了，所以血压也慢慢降下来，甚至有时会达到正常。老李同志不知同意我这种意见否。"老李高兴地笑着对我说："老师说得有道理。"

1974 年 8 月 4 日　星期日

今早有些微微的晨风吹动，练功之中我感到特别舒适和愉快。因为好天气的缘故，我更容易入静了。一起步意念很平稳地集中在丹田，内气活动很迅速，不过其中好多次意识到他们在注视我，有些彷徨起来，步子不沉，自己仿佛好几次在大风大浪的大海里被风浪激动的，我失去主持能力，我也失去中心似的飘飘荡荡起来，但全身放松了，把意识也放松了，内气很快沉下丹田，步子也慢慢地稳定了。我感到慢步行功真正入静之时和站功及坐功入静及内动的现象，各样都有些不同，从气脉周流来说，入静时杂念来干扰的机会很少，因为自然和愉快使你更想练下去而不愿收功。

练了一场有节奏的慢步行功，精神、身体都特别轻松愉快，这种幸福不是笔墨所能尽说的。

近日来向我汇报成绩的不少，尤其高血压的特别多，练功不到一个月血压已下降。

1974 年 8 月 5 日　星期一

谈起心脏病者在龙潭湖听课，我有些放心不下，怕他们在听课中犯起病来，那样会相当麻烦，如出了事我有很大的责任。

"老师！我们空军司令部就在你讲课的地方不远，如有什么意外，可立即送到司令部医务室去。我们救急设备是很齐全的，即使请大夫去救场也不困难，骑车两分钟就到了。"

我听了老史热心而诚恳的话，心头上压着的大石头立即放下。

给赵成查功。

"这两周来我的精神好多了。我做了个梦，一定要我回学校上课，可是我在梦中不这么紧张了。虽然我还是不愿意回去担任这个工作，总之调工作是我精神上的大负担，每次做梦都十分激动的，甚至影响到整个脑袋都麻木了，心跳心慌得非常难受。这次梦醒并不难受，但老想调息，坐卧都调息，可是每次躺在床上调息，肚子像针扎似的疼得难受，不知何故。我想一定是调息的坏处了。还有一种现象是遇一点点小事都容易受惊激动。"

"我教你的定步行功练了没有？"我问。

"我想多练少。口诀我是天天不停地默念，可是我很少练，我把时间都放到练慢步行功，定步的最多练了6次而已。"

我批评了赵成，不应放弃定步行功。定步行功是使意识活动集中的强有力的功法，练好定步行功加之配合各种按摩，他的病是容易解决的，给他安排以后的功目是：

1. 慢步行功在早上练，定步在晚上练，两种功都安排45分钟。

2. 每一种按摩继续做，不能停。

3. 注意加点营养如牛、羊肉，每天吃少许，不必大吃。

玉兰和赵成一样不爱练定步功。

他是定步和行功同时练。在行功之中，练定步功法是不行的，不能乱练。他们总是爱自作聪明，自己乱练。他们的头部按摩也没有做好，赵成比玉兰好些，因此玉兰近几天来犯了神经痛、牙痛。我嘱他俩加紧头部按摩。

仍需要进行定步行功。这个功很不容易练好，是专门练意识活动集中的，专为调整神经系统，是最有效果的功法。但这个功非常不好练，坚持这个功，就能解决一切神经系统的病症。

当时我检查了赵王二人的定步行功势子，二人都练得不像

251

样，不是行功也不是定步功，甚至不是我所想的不合乎功法的样子。我立即给他们教了几次，让他们回去再练。告诉玉兰精神仍然紧张而引起了神经痛，进行好头部按摩，并练好定步功就可解决了。

老刘腹胀，胸迫气。他说他练功时是意守丹田，不练功也始终不忘记守丹田，甚至睡眠也想着丹田，上厕所大小便时也想着丹田，他以为守丹田就是好事。老刘是老守丹田而出的偏差，他掌握不了松静自然的功法，用守丹田代替了松静的一切功法，因而受害。

"老刘，你的病就是从不忘守丹田而得来，现在治你的病要忘了想丹田。"

"不，老师！我做不到，我想忘也忘不了。练功时，自己自然就想着它。我想过不要守丹田了，可能病是这里来的，可是不想守，它自然而然就守着了。"

我给老刘安排了一个月的纠偏行功，天天练，其他一切按摩暂停。他按摩时就出这个"走火"病，这是自作聪明。

近来发现"走火"的愈来愈多了，多是不认识他自己的病点，是练功练坏的，不知道自己是从哪里来的病，等他走遍了医院药物无法治疗之后，便痛苦着呻吟了。

1974 年 8 月 6 日　星期二

张平汇报她的青光眼已痊愈，眼压已正常。我给她教了床上坐按摩法。小杜、小汤、小平三个小家伙眼压都正常了，只有看她们如何巩固就是了。

1974 年 8 月 7 日　星期三

下午 6 时许，首都医院（旧协和医院）的党委副书记叶德蓉同志来访。她说在 1962 年得肝炎，时好时坏，断不了根，服用多种药物都好不了，因此来学气功治疗。她说首都医院老专家很多（其实我想这些老专家都去过美国受培养，为何一个肝炎都无法治疗）。叶德蓉还说他们医院有不少大夫都有肝炎病。我心里想，应该全部要练气功治疗。

1974 年 8 月 10 日　星期六

早 6 时我在东单公园练慢步行功一小时。慢步行功意守丹田，内气活力很强，意识集中丹田，立即气脉循脉道自然的流注，真气充满丹田，而溢流经络，全身颇舒适。东单公园中虽有各种繁音干扰，可是意识集中了丹田，当气循脉道流注的时候，外界的声音全都不入耳。

近一周来的练功情况，慢步行功的未迈入关内，"守不住丹田"意识活动经常落在势子上。我让他们在 8 月份先练熟势子，下月开始进入意守关，不紧张，不着急，一步步稳定地前进。这时他们的病症不易引起反复，他们各人也同意这个建议。

照他们的反映，意念集中丹田是比较困难的。但总得有一个相当的过程，只要掌握了功法，排除杂念，就容易守住。在我这儿辅导的人，都有一些功底，他们都是练行功配合了按摩而练成的，他们的"松静"关本来就过得好，只是进入守丹田意识紧张起来，更放松不了，意念不能在丹田久驻，愈想站住，更不能站住了。进入意守丹田以来，慢步行功是放到最慢的尺度了，可是连李则涵这位老将也把意念落在势子上，可知这是件不容易的事。

1974 年 8 月 11 日　星期日

今天我自己的练功又深入了一步。当我最入静的时候，若存若亡了，这是最使人愉快的。

今天患乳癌的王凤玲告诉我，自从我给她几个穴位按摩（下

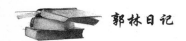

谦、三里、鱼际、委中、少泽），效果很大，她的右膀经按摩以后收缩了二分，本来比左膀肿胀，收缩后疼也减少了。

广安门的摇头疯病员孙红齐家的媛媛和杨希海夫妇来汇报红齐痊愈的情况。红齐练50天后病痊愈了，已回家去。媛媛把她练功前及练后两个不同样的照片送来，练功前头仰，痊愈后健康人一样的正常。我请媛媛写一份小结材料。

1974年8月12日　星期一

慢步行功确有治万病的功能，信者坚持百病能愈，只求松静达到气脉流通，百病能消除，这是有事实为根据的。

1974年8月13日　星期二

肌肉萎缩病的刘燕卿每周三次来我家增加营养，每次给她羊肉、黄豆吃。她算被我说服了，按时自己来吃。希望她能早日恢复健康。

今天给患肺癌的周传燕加了功——吐音法，并给患心脏病的老王加了吐音法，效果很大。我两周查一次看如何。吐音法段和来心脏病试用过，袁留忠也是心脏病，教过吐音法，疗效相当高。

前周给李永加功了，加的也是吐音法，以后看对肝炎的效果好坏。

1974年8月14日　星期四

今天讲的主题——意念活动的升降开合法，重点是选题、守题、放题。解决这个问题，疗效是特高的。这是松静关必要的问题，这问题弄不好，练功不能排除杂念，不能入静，不仅练功得不到疗效，也得不到愉快之感。

练功之前选题，我强调早晨练功该在夜里选好题，有了题练功，守题比较不易跑题，当守题时不能强迫其流注，任其自然为好。

收功时放题，转意念使元气归身了。今天的课对他们是很有必要的，大家也用心在听。

1974 年 8 月 15 日　星期五

李永约我今早往天坛公园练功并给他查功。我很久没有去天坛公园练功了。今天到了园里，李永又把我带到 1972 年我们在天坛公园讲大课的地方。回忆起李永和我在这里整整讲了一年课。李永到了这个地点时他也说："我们在这里讲课的时候，听讲的病人也有三五百人了！""是啊，李永！你还记得吗？我第一次发动病员练行功是 1972 年冬天（12 月），当时还有张尽民在辅导行功，全体病人第一次练行功的时候有五百多人，是我们第一次，也是我们在天坛公园活动的最后一次。因那天遇有外宾来游园，保卫人员命我们停止活动，立即出园。从此之后，我不再到天坛公园，回到东单公园了！"我说到这里时，内心有点说不尽心头事的感觉！

"东单公园现在是够旺盛的了，病员可不少。"

"是，快达到 2000 人了！1973 年已 1300 多，已给市委卫生局汇报了，但不下来抓，还没有得到党的领导。我们虽有这么大的成绩，上级不派人来抓，我们虽做的好事，还有说不出的许多困难，想至此，内心很不安，思想也有很大的负担。"这是我当时思想的活动，我没有给李永说出，我沉默了一阵，我们选了地方练功了。

天坛公园地方大，人稀少，树木多，尤其是古柏最多。园内还有一个最动人的小松树林，它比东单公园好 1000 倍，但我们的病员都集中在东单公园，已形成了东单公园是我们练内功的大本营的印象，我是在东单公园"出家"的，东单公园成了我们的

根据地了！

亲爱的党啊！您的光辉何时能照到我们东单公园一切的慢性病症者的身上！我多么耐心地等着您！

毛主席教导："前途是光明的，道路是曲折的！"

为此我有着信心，您总有一天会关怀到不幸的我们！

平心静气地给李永查了功。是查他的吐音法，他有点错，我纠正了。我练了一小时慢步行功。我现在每早坚持练慢步行功，以之研究"内景"，天坛公园因安静，练"收视返听"效果高，体会更深了。练行功能集中意念，在中丹田有这么高度的功夫，坐功和站功的第二关问题就不难解决了。

自从我每早练一小时慢步行功以来，再在家里坐功的时候，意念更容易集中丹田，一上座意念就稳定了。气机动得很活跃，气脉的流通也很快，我练了还没有一个月的慢步行功，"内景"的感应很是丰富。它之所以能治疗那么多的重病，是有一定道理存在的。练行功是求能松静下来，治疗的效果是一定很高。

1974 年 8 月 16 日　星期六

天气热死人，我终日挥汗不停。我的家似一大火炉一样。我把辅导员带到东单公园门外的树林玑石堆那里，各人谈了一些辅导情况之后，我把这整天来我练过关行功的体会告诉他们，并把势子一一教给他们，在下一周内练熟势子，再下一周开始守丹田。

我每一次练，都准时是一小时零五分钟。我在预备功上没有多用时间，在收功上，我重视有充分收功的时间。

在练功的过程中，两手向上提的时候，意识也缓缓向上升，意识多向上活动的时候脑发胀，脚步不稳，汗珠子经额上流下，那就是气不沉丹田了。后来我把两手的活动改在中丹田，左左右右，意识即降下，气也随之而沉下丹田了。

意识守在丹田的时候全身气脉畅流很快，每一个脉道连接交点畅通得很顺遂，气脉经过每一个穴位的时候自己有特殊的舒快之感，这种舒快之感似是闪电时来时去。这种行功松静相当了，势子宜多降，少升，升即不过膻穴，这样意识能站住丹田，一开一降一合都没有影响意识留注丹田。只有升如过膻中穴，脑即胀，有时杂念也在这个时候袭来，气脉畅流立即也受到影响。因此这一周来我把势子都适当地配合开和降。是向前向左右开，降在中丹田、气海，向外的平衡圆形。开是在膻中穴前和左右开（总不超升过膻中穴），到合的时候两手在气海前，平衡的一刹那，意识在站注丹田的时候似全身都向下沉，脑和胸部都轻松自然。就在那一时刻，我多练"收视返听"的功夫，当时外界的一切我很自然地不知不闻，"收视返听"的功夫又提高了一步，深入一步了。

两周之前，有一个不愉快的缺点，甚至可说是遗憾。就是每当一只脚提起换步的时候，意识自然跟着势子上升，胸部和脑部立即胀起来，甚为不舒适，引动情绪失去了平静，步子就抖动不稳，气脉畅流大受影响。这一周来我以理智克服了这个缺点，消灭了这个遗憾。我每一步起步换步的时候，先重心慢慢地移向了这个立着的脚，慢慢地让这只脚立得稳稳的，另一只脚即轻松地换步前进，同时用两手的势子和身体随开步而向前倾一些，这样换步时精神不紧张，已守在丹田的意识仍平稳地站注而不动荡，胸部和脑也不胀了。经过这三十多天来的摸索和"内景"的探讨，慢步行功的上关（意守丹田）是比站功、坐功、"守丹田"更快、更好，能巩固病体。心脏病和肝炎、肾炎，都不适合站功和坐功上关，以行功上关可提高功力，能更快巩固健康。它是动静相兼的混合功，是合乎练功要领要求的。

收功的时候，因步子已经稳了，不必换步，手势上升过膻中穴也没有影响。我的收功法是用通天指（心色经脉道）使气脉的

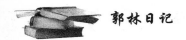

真气迅速通过心色，直达心脏——玉堂、膻中穴直下丹田到气海。我收功的时候，多用 20 多分钟的收功，就大有收获了。

1974 年 8 月 18 日　星期日

今天又来了一个白血病的重病号，是老杨从广安门那边介绍来的。

翟玉琪，33 岁，男，白血病有一年多。住医院（宣武医院）前，白血球 180000，五个月住医院至 20000 无法再降，现仍用中西药治疗。这个血球数字还是随时波动的。今天我交给杨新菊给他辅导：1.定步风呼吸法，2.升降开合预备功。让他练一周，再教快步风呼吸法行功。

翠花今天汇报她的病情是在向前发展之中。昨天检查尿有三个"+"号，尿已有红血球了。她练功只有一个多月，还没有功力制止病不向前发展，我只有鼓励她并给她加了功，给她按摩中极、关元、三阴交、阴陵泉、三焦俞。

照杨新菊的经验，练功半年以后才渐渐击退病魔，练功一年才稳定下来不向前发展，翠花本来是勤学苦练的，可忧的是她每天要干家务活，她的劳累对病有影响，不似杨新菊一切家务不管，自己只好养病，日常生活的配合有很大的关系。这是绝症，是要与死神作斗争，这个可怜的少女必须要有最大的意志力。病已攻入肾了，这是难关。

1974 年 8 月 21 日　星期三

鲁芦爱人老李低压总在 110~120 降不下去，我给他加按摩"关元穴"掌心按摩 45 次。他今天来汇报，低压已降至正常，老李说："真神啊。"我一笑。

袁留忠给我汇报说：5 月份查了身体。1. 过去一分钟间跳 6 次，第二次查一分钟间跳 3 次，最近查大夫说已完全消除了，心绞痛没有犯过。2. 血压，4 个月以来都正常，真是一件好事。

1974 年 8 月 22 日　星期四

叶德容提出："选的题，只许想不许看哪儿行呢？我选了这盆花（她指我桌上放的花）我看它才能想它啦！不看哪能行。"

"老叶！你练功之前看熟了，练功时不看也可想象到的。"我对他说。

1974 年 8 月 23 日　星期五

贺兰宜在内蒙古工作。治疗妇科病的按摩穴位：气海、大敦、关元、太冲、然谷、三阴交、大都、缺盆、水突、极泉、曲泽、委中。

今天收到他的来信，照我讲的穴位按摩了一个多月，甚为见效，他每天练慢步行功两次，按摩头部及涌泉、命门、腰俞，近两个月来月经已正常，血块已没有了，头痛、头晕已消除，能睡，饭量已增加，一切渐好。

1974 年 8 月 24 日　星期六

今天练的慢步行功，因松静合乎练功的要求，气 TLD 在运行时，它在经脉道上流注的情况"内视返听"特别明显，头部、五脏、六腑及四肢配合我的势子进行的时候，我体会到了自己意想不到的效果。我练慢步行功过去在东单公园行进一小时是 25 步，今早我在龙潭湖进行大致是 10 步左右的路程时，真气忽然很明显地从中丹田任脉道上进行，很规律的，它自己（真气）直下会阴，那时会阴慢慢地产生一股荡荡漾漾的气，人体感到特别舒适，所谓如饮"醍醐"之滋味。环境有支配意识的活动力是事实。

当有"真气"直往会阴、通过任脉的脉道下行的良好体会

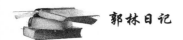

时，我很自然地变"意守丹田"为意念随气而行，让真气流注会阴。练功之要领的"意气合一"，这时体会很深了。直至改功的时候，我都没有移动意识，是让它站住会阴的。今天练的可说大有收获！

今夜把我一个多月来研究的新功，自己实践得来的第十一种行功教给他们，先让他们明早开始练势子，暂不意守，熟练了势子之后，才开始意守中丹田。他们都很高兴。在教练势子中以杨彩球成绩好，她是由苦练大套松小棍的基础而得。

1974 年 8 月 26 日　星期一

赵成是从 1960 年开始练气功的，练过坐功、站功、卧功。因患了脑动脉硬化、神经失调、肺结核、肝炎、脑麻木、失眠、全身疼痛。心惊胆战来求学功。一个月之前，曾给他做过导引术，给他以静制其内动的功法。今夜他来汇报见效，各方面都已有好转，心神也安定下来。

1974 年 8 月 27 日　星期二

胡宗德刚练功时练的是坐功，自觉效果不好，自动转入行功。练行功仅半年，头上血管痛完全消除，20 年的病变已解决，血压 140 / 90，已归正常，病的痛苦现象全部消除。大家听了这个小结之后都很感动。丹利要求我今天的课按这一题讲。查史丕显的的爱人练功半个月，每天不断地练，每课必听。他练慢步行功，给他"圆、软、远"三字口诀。她练功时用上这口诀，可是当她望远的时候，她的意念活动同时放在远处，视平线在远处，思想也在远处，即造成"意与形合"。气的循行无道，神亦不能游行于穴。神无归宿，气无去路，阳不能滋阴，阴虚因而下降。心本芷魂，肝本芷魄。但古人有云："气是血之帅，血是气之母。"二者不能分离。气无去路，血不能流畅，血不能达到养心。心火下肝，肝脏受到干扰，魄无安之可能，金木失常（心肝的功能失常），魂魄无归，故在体外飘飘荡荡了。

金、木是青龙和白虎，龙虎不得安宁。不立时解决，造成五脏六腑的“黄庭”大乱，这是健康的危机，是练功的走火，是因法诀有误也。

1974年8月28日　星期三

昨天在龙潭湖讲课主要是“三题”的事。昨天老史的爱人因照我授给口诀“圆、软、远”，松静够了，而远视平视的时候，意念随了视线活动。当时我问她飘荡的时候“三题”如何处理，她说平视是远，守题亦是“远”，意念和视线合一，达不到“意气合一”了。肺是主气的，真气受阻于肺，土气不能升，肺气不降，而又影响了肝，青龙白虎都受到了干扰，这也是造成走火危机之一。幸好早汇报，早解决，否则对他的健康大为不利了。

今夜我把这个课题给病者说得细致些，让他们有所注意。

指出袁留忠选题池里的荷花，他不但是思想荷花，他也眼看荷花，这也就是意念在视线上活动，也就是意念与视线合一，是不合乎练功法诀的。以后意念活动应与视线分开，让意念与气合一。

1974年8月29日　星期四

夜7时，听课的干部都到齐了。今天的讲题是黄庭大乱内小题：

1. 无辜引火自焚（火）
2. 盲动土崩瓦解（土）
3. 滥造旱情之灾（水）
4. 恶引绿龙乖张（木）
5. 妄击白虎踡伏（金）

（2—5）五脏动态

但题较复杂，听者功底又浅，讲黄庭之意义及第一题，已花

两小时，可能需三课仍讲不完。讲细致一些他们才能有所体会，如简单讲无用。

还应配合"四时"好——

一、二月气在肝；三、四月气在脾；

五、六月气在头；七、八月气在肺；

九、十月气在心；十一、十二月在肾。

还有——

心藏神，肺藏魄，肝藏魂

脾藏意智，肾藏精志。

以上与练功大有关系，他们听得也入神。

1974 年 9 月 1 日　星期日

今天是我们大本营第一天的搬家。

在今天以前的病号已达 2000 人。今后到东单公园的只要不是老弱，可介绍到龙潭湖来学。

1974 年 9 月 2 日　星期一

赵成带来了一位木匠老李，他练了十多年功走火，出现气窜腹胀等现象。前次来，给他教了按摩法，仅练两周腹胀已消，气窜亦好多了。

1974 年 9 月 3 日　星期二

今天的课题仍是前面未讲完的"黄庭大乱"课，无辜引火自焚。启发他们练功要注意功法，不能放任自己，喜欢想怎样即怎样。练"内功"是为治疗五脏六腑的病，总有一定的原则和规律，出了偏差损失健康，且有生命危险。因此练内功是不能凭些小聪明而自作主张，熟练功法，熟用功法，疗效也有一定高度。尤其是重病号如出了偏差，走了弯路，又误了时间，对病情有极

大的影响。当时我也引用了偏差的例子，给他们讲了，希望他们
有所认识。

今夜把"自来客"的十条也读了，简单地解说给他们听，让
他们也知道同是练内功就有不同思想体系和流派，学内功的病员
对此应有所认识。

1974年9月5日　星期四

下午叶德蓉打着雨伞来家访我，谈谈练功的事，并谈到医院
目前的情况。她是首都医院的党委副书记。她在首都医院工作有
20年之久。她1960年得了肝炎病，至今已经是14年了，吃药
不见效，时好时犯。她找到我是为她的病而来的。今天雨中访我
当然是为了病，但她是个热情的同志，老党员，可为友！

她对我说："我们医院共有2000余职工、大夫和干部，但是
2000人之中，有200余人患了慢性病在休息中，不能工作。尤其是
大夫，他们自己病了，不能给病人看病，一个大夫病了，医院就
少看几十个病号，十个大夫病了，医院就少看几百个病人。医院
的病人也就拥挤起来，有的从郊区来的天未亮排队，结果还没有
排到，号早没有了。病人得不到号，常常是哭着回家去的。

"我有个理想，我必须把我院的慢性病职工和大夫都组织起
来，练功治疗。现在首先要自己把病练好了，才能说服别人。我
为了他们也得勤学苦练！"

叶德蓉有深深的体会，她来练功不到一个月，可是她没有一
天不在练功。她每课必听，且也参加专班病人听课。听她所谈，
我也万分感动。

1974年9月6日　星期五

黄丽君是亚克斯他们文工团里的主要演员，几年前患了高血

压、动脉硬化、心脏病，连走路都困难，要扶手杖才能走路。两年前我劝她练功，小魏也多次劝她练功，她没有接受我们的意见，几年内血压都没有下降。最近她爱人也因病从学校回来了，向小魏借了我们的小结汇编，看来是下定决心寻求练功治病。我介绍了东单公园辅导员给他们教了，他们也在前周到龙潭湖我们的练功地点来过，他们现在坚定了信心。

今早，我去东单公园走了一回。丽君见了我，欢天喜地地拉着我的手，热情地对我说："老师！我的血压降下去了，现已是140/90，头不晕了，腿有劲了，我多么舒适。我两年之前听了你的话就好了，两年来被病折磨得好苦。今天才知道我还有活路啊！""你会恢复原有的健康的，好好练功。"我对她鼓励道。

1974年9月9日　星期一

李吉发，男，45岁，是北京有色金属熔炼工厂的党委书记。他患了高血压、动脉硬化、心绞痛、半身不遂。两个月之前，他由小贺带来要求练功治病的时候，还是扶着手杖来的。今天夜7时，他知道我在东单公园，便来找我汇报。今天来时把手杖甩掉了，走得很像样子。他告诉我，他的心绞痛没有犯过，练功以来全身都有了劲，头也不晕，能睡好，能吃好，半边身体也渐渐不麻木了，因此，不要手扶也能走动自然，他万分地高兴。我让他明早去龙潭湖听课，让他能在功法上多学知识，练功疗效更高。

我约杜红在东单公园见面。我告诉他王栋的爱人想看她的病历，设法向医院借来看，我在家找一些关于青光眼的小病历单子给他看。

杜红今天告诉我，这个月的经期又正常了，我高兴得真是说不出话来。我的心事又解决了一件，这是多大的安慰。

1974年9月10日　星期二

我把上海病员廖国雄的"走火"日记读给学员们听，启发他们练内功不要自个乱用功法。乱用了功，以自己五脏六腑当了战场，本来为治疗疾病，结果练得一身更严重的病。

今夜来听课的有王栋夫妇、张实、丹一、丹利、李永、老韩、王纪福、杨彩球。

材料读完之后，我给他们讲了——

1. 什么是"口窍不通"。

2. 什么是"提自己倒气法"和"啊"字口诀。

3. 吐多了白沫，伤了人体的元气。

4. 练津成精、练精化气的意义，还有练气化神，是怎样的练法。

5. 从小动而至大动，甚至失常，是"气机"开动了，真气外溢，错用了口诀，失去轨道而行，而致阳气不得归元，阴气不得自守。9时半完课。

1974年9月11日　星期三

7时与李灵光、康林同往曲风家，听课的有曲风、袁留忠、孙浜、嵇尽民、于克成、陈孝清、翠花、叶德容。袁留忠又介绍的一位老干部安德秀。

今夜安排他们各人谈谈练功的体会，我让李灵光也谈谈。以下是李灵光谈的摘要：

"我是从当学徒的时候爱练武艺，青年时拜了许多老师，也学了不少拳术。太极拳的陈氏、吴氏都学了。过去老师教的也有气功，所谓气功就是练气，练气就是马步式死站着不动，把内气运到丹田也即守着丹田。

"初练的时候不觉得什么，后来愈来愈觉得一股气在腹部鼓着不散，甚至冲上全身，冲上头脑，不练拳的时候内气也在全身窜，使人心神不安宁，尔后眼、鼻、耳都失灵了，眼看不见东西，耳也聋了，吃不得，睡不得，工作不了，全部失去了生活的主持力。我知道这是练功练坏了，但自己无法救自己了。当时许多师兄弟甚至师父们都在犯病之中，有几位当过国家体委拳术裁判的，都病倒了，或是患癌症死去。那时自己有些震动了，想求郭林老师指导，但自尊心仍很强。师兄弟们也不回家，以为这是失脸面的事，说郭林老师有"三部书"，我们还有"五本书"，何以求教于她。但终于因病的痛苦磨得我够惨了，我不能不有求于她了。

"得郭老师的热诚相待，我才脱离苦痛。我才体会到拳术再高明也不过像体育活动一样是健身的，但不能治病，更不能达到延年益寿，只有气功，才真能给我们幸福。"

曲风听到这里即问："那现在这股在你五脏六腑乱冲的气消除了没有？"

"消除了。向郭老师学习之后，得到她的帮助，练了功之后慢慢地消除了，我也尝到甜头。我体会到练气功是一种最大的享受，因练气功的时候得到最大的愉快。过去拜老师是要花许多钱的，并且老师也很不容易把真功夫很痛快地传给你。可今天在社会主义的新社会，有了这样毫无保守地把家传的宝贵东西传授给我们。我决心今后好好努力学习就是！"

1974年9月14日　星期六

三天没有见老沈面。他告诉过我吐了黑血，大便也出了黑血，他可能是急于求成，而硬着自动"过关"，因而出事。大家千万勿守丹田，练松静功好了。

今夜又给他们谈谈关于如何从松静关转意守关的问题，让他们更好地认识和体会，让他们也量力而行。

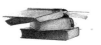

辅导员全体都是从大病中经练功得到了健康，来为新病员服务的，先保了他们的健康，才有利于为新病员服务。小心为佳，急进无益。

1974 年 9 月 15 日　　星期日

晚 6 时收到一封从北医住院处 306 号房的来信，我急急开封阅读——

郭林老师，您好！

遗憾得很，我因没有听您的指导，没有接受您的一套功法，擅自"意守丹田"使得大便出血。我于本月 11 日下午，被本单位领导和医务人员护送至北医住院处，当即输 2000cc 血。现在我的血压是 100 / 80，血色素是 9.4 克，还处于昏迷状态，大便出血未止。这是我没有听您的话，辜负了您的一片心，但是我对您的功法是绝对相信的。我一定认真养病，克服一切困难，争取早日恢复健康。出院后我一定很好地学习您的功法，成为一名名副其实的健康者。另外，我在住院期间还要求您给以指导配合疗法，使我得以早日出院，和同志们一起练功。因精神不好，就谈这些吧！此致敬礼

您的学生

沈承烽

信封地址是：北医住院处 306 号 15 床。

我读了这封信之后，想立即去看看他，可是时间已过看病人的时候了，我只好等到明天。这事并不是出于偶然的，老沈总是急于求成，急进心理很强，因而有此不幸。

1974 年 9 月 16 日　　星期一

老沈擅自进行意守丹田，因松静不够，意念活动过于紧张而引起大出血，虽是他暗中急于求成而引起，应由他自己负责。但

我也有不是之处，我对老沈查功不够细致。

我有点粗心大意，对他们关心不够，尤其对老沈关心不够，为此我心很不安。

今晨在龙潭湖把沈的来信告诉了陈孝清，约他下午伴我去医院看老沈。

"我是对不起老师，没有好好地听您的话，这次是给我练功的极大的教育。

"当我练新功（第十一种过关行功）进行意守丹田之后，慢慢地感到肚子里有一块重的东西向丹田下沉，一会儿这块东西在腹内动起来，左右走动。当时我以为是意守丹田的好现象，自己还为此高兴。急进地追求守，新功的势子本来是不够熟练的，自以为边守边熟练势子，这样会快些提高。不料觉得慢慢地肚子疼痛起来。9 号那天，我又以为自己在饭堂吃肉包子过多而腹痛，因此 10 号那天（是期二）我又继续进行守。

"11 日早晨，我往龙潭湖去见老师的时候，感到五脏都不舒服。老师当时说'你可能出事了，是进行守丹田吧！'我知道不能告诉老师，也不敢彻底说，我只说是守了。

"我是想不到这么厉害的！"

"可不是么？气机打开后，却因功底不厚，没有功力将运行的真气引入经脉的正轨，真气滞于腹中，化阳不得，化阴不能，左不能出，右不能入，流转于经脉正道之外。气动而冲击了旧病未得巩固的伤处，又刺激了上宫。而上宫的气机受刺激之后，血库之血当即向外冲击，因为冲击的力量大而使各窍都出血，今只上而口吐，下而便出，好在来得及救治，否则这是大险而至亡命。你今日还得健在，幸也！

"老沈！目前你不能练任何一种功了，把所有的功甚至各种气功按摩暂时停止，等养好了出院后，才能练清静归元的功法。"

1974 年 9 月 17 日　星期二

各班在 8 月份都有突出的成绩，青光眼九成人员都已恢复了正常的眼压。77 岁老翁许春波是老青光眼，中西医全治疗过而无效，左眼早已失明，眼压经常在 50 以上。今早他兴高采烈地向我汇报，坏眼昨日经检查也恢复了正常，眼压由 50 多降至 20 多，坏眼睛已看见光，不久可恢复视力。小杜、小谢、老刘、张平都稳定了，保持正常。

心脏病的突出成绩也不少。王云齐拿出医生诊治的证明给我看，检查心脏病已经恢复正常。我给他加吐音法有一个月了，心脏的杂音早已消失。柴玉新 9 月份的检查亦已得到心脏复原健康的成绩，尤其她的糖尿病四个 ＋ 号现已剩不到一个 ＋ 号了，尿糖也由 400 多减到 200 多一些。还有郭敖浚有更大的成绩，她练功 2 个多月，心脏今日也一切恢复正常了。他脸上微笑是多么地愉快！恢复了健康的病者精神面貌都是不平常的。癌症班的病人没有出现坏现象，各人都平安无事地向前努力，与死神作斗争，他们都得到了辉煌的战果。红斑狼疮的杨新菊、肺癌的刘安福、白血病的王纪福、肺癌的李师桂都渐得恢复。癌是练功以来没有坏过，都已停止发展并在恢复期间。新到的刘志芳是硬皮症，人之全身已变了形，四肢都已收缩得十分明显。她今天汇报，练功一个月以来至今，已解决许多问题，全身已消除疼痛，能睡好，吃得香，精神好。她说有坚定的信心与死神作斗争，她一定能战胜病魔的。但愿如此。这是我第一次治疗的病种，病种真是无奇不有。17 岁的小华利，她是 2 岁开始患有肌肉萎缩、神经萎缩的，病体左边身躯各部都已收缩变形了，甚至脸部和眼睛都是一边大一边小。活动一个月以来大有好转。这个小女孩很聪明而热情，但愿她能有一天恢复健康。

今天我已把老沈的一些真实的情况讲了，教育他们不要自作

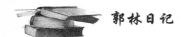

主张而妄行，急于求成是不行的。连他自己也想不到来了这么一场危险，关系自己五脏六腑的事，是不应盲目，试验一失至一命呜呼，枉哉痛也！

李永对我说，在龙潭湖长年盘腿坐功的几位老人经常在听您的讲课，他们对我说想请您帮助他们有所提高。他们说他们总是坐、坐、坐，没有落实到黄庭之境，坐练数十年了，没有实质的内景提高，总是这么平凡。

我对李永说："互相研究是互相提高的，我自己仍在追求提高，而且是不断地追求提高"内景"。功夫是要经过苦行修炼的，并不是口说、言语之能事！内景功夫的深厚是定"黄庭"能否安宁。

我自己近二十年来渐渐深入提高，而每天所得到的无穷的愉快和幸福，确是自我苦修炼的果实。回忆起我在 1963 年度动手术切去膀胱之一部分，这是练功之不得法所得的危险，差一点而一命呜呼了。

"苦行修炼"危险是有的，即无良师又无同行之益友，这是自行修炼的大大不幸！今天我因遇险而得经验，是坏事亦好事，但这也不可常试之，太危险了。

1974 年 9 月 19 日　星期四

心脏病"吐音"功法：

一、准备

1. 两手平举，双手五指交叉放玉堂穴处。

2. 两手平移至左胸心脏处。

二、吐音（口读真登一字）

1. 要领是：意想心脏，耳听心脏，吐音振动心脏。

2. 先吐高音——真字，后吐低音——登字。吐真字由膛音慢慢换成鼻音，最后吸气吐登字，由膛音慢慢换成鼻音，最后呼气。

3. 往复三次共吐六个音。

三、按摩

1. 双手移至中间玉堂穴，按摩正九转三呼吸，反九转再三呼吸。

2. 双手移至右胸处。

3. 双手再移至中间玉堂穴处。

四、点穴

1. 双手反转，两拇指点玉堂穴。

2. 然后双手慢慢上举，两中指贴于印堂（上丹田）处三呼吸。

3. 身体缓缓向左旋转，再返回原处三呼吸。

4. 身体缓缓向右旋转，再返回原处三呼吸。

五、收功

1. 三呼吸后，中指离开印堂，并将交叉五指慢慢分开。

2. 两臂划弧，舒缓下落，手心转为向下。

3. 合于丹田，然后松松地放下。

1974 年 9 月 20 日　星期五

龙潭湖是个大的自由疗养院，请多病者各处散开，一眼倒看不见几个人。东西湖静悄悄的湖水，有数不尽、望不尽的大大小小绿叶的森林，地方是这么美好，空气是这么新鲜。近来我在此练功感到无限的享受，这是我后半生的幸福。

1974 年 9 月 21 日　星期六

大脑袋重病员彭微是头骨增生。她的脑袋是个重物，她除患有骨质增生还患有肺结核、肾结核的病，肾切除了一个，还有肝炎。总之这是个特种的重病员。她今天见我来了，也高高兴兴地来到我身边汇报。

"老师！我练功以后已经好多了，我吃得香，睡得也好了！"

"你第一天来这里的时候连走路也走不动的！"鲁芦说。

"我现在每天早起步行到东单公园来的，并且走这么远路也不累。"

叶德容是李维文单位的党领导，叶德容说："应好好地努力练功，将来总会恢复健康的！"。

我想李维文如真能坚持下去会恢复健康的，看她能否勤学苦练就是了。

李维文对自己的病，在精神上是抱有很大的希望的。但是这个责任担在了我身上！

1974 年 9 月 22 日　星期日

赵新华，25 岁，在南京大学印刷厂工作。他患的是神经衰弱病、失眠、胸部迫气。1970 年在上海脑科医院手术，诊断为鸡脑骨的压气，把脑鸡骨切除后，又出现气管出血。

其实脑迫气并不一定要取去脑鸡骨，也并不是"脑鸡骨"压气之病，把青年折磨如此，真够痛苦了！他如能早见我，当免此切除之损失。并且他已手术两次了，取去脑鸡骨，而以钢丝代之，后又因不适宜，再经手术取出胸中埋藏的钢丝，这真是苦之又苦！他是国家的接班人，我要好好地辅导他。

1974 年 9 月 23 日　星期一

在密林里的小径上已有好几个人影在移动着，我知道是我的病员已比我更早地在练慢步行功了。我自己也选了一道小径练我的进关行功。每早我必练一小时零五分钟才收功。今早在这样凉凉的氛围中，我容易入静，我的步子更显得悠慢而稳定，意识经过任督两脉的通道很快地落下会阴，会阴穴一阵阵温暖的热流，我想起会阴穴一开，百脉流通。我最近练进关行功总爱守会阴，我以为这是练精化气的必要通途。我今天的势子，每一个动作在内景里都感受得到气变化的作用以及流注的迟速，阴阳的调换和经络的交会的感觉都很灵敏。

关于我的势子问题，经过我细致的收视返听，渐渐有改进，如头部向后倾，向左右倾的时候不能过速。头在转向左右的时候，根据气变化的运行速度动作，不致影响意念下行，如若过速，真气向上冲，立即有头痛的不舒适，即时意念像电似快速离开了会阴穴而游行于外，这时步子也大受影响，不稳定而生硬。为意念顺利下行，起步的那只脚提起来时是轻松松的，落下地时也蹓蹓实实的。因此今天在头部转向左右的时候，我掌握了规律进行。这一点我还得给辅导员纠正我前些时的不是。今天进一步的体会是，当我把向前走的一只脚提高时，腹部立即随之向下一收，更稳定站住的这只脚不因提高上步而动摇。今早使我收功之后有一种说不出的快慰，每每觉得自己在练功之中得到了无限的幸福。

1974 年 9 月 24 日　星期二

课场，这是一大块经人力平整过的土地，这块黄色的土地四周还是浓绿的草苗，浓绿色的树叶遮住了课场的天空，但叶缝中常常透出浅浅的阳光来。虽在森林里也不都是暗沉沉和冷冰冰的，虽是病者，也有着无限温暖愉快的气氛。

今天讲五个要领之一，即五要领中的"意气合一"。

1. "意、气、形"三者关系，独立的又是紧紧相结合的关系。

2. 意与气合一的三个阶段。1. 气随意行；2. 意随气行；3. 意、气二者合一同时在经脉运行。

3. 练功时最忌练出意、形合一。这是练功不练内气，只练形体，只运筋、骨、皮，这样达不到气血循环的目的，也达不到

治病的效果。

4. 练功时"选题、守题、放题"的重要性提请练功者注意。

1974 年 9 月 25 日　星期三

松静自然是我们练气功的第一关，通过了松静才能达到气血循环，才能达到练功治病的目的。但一般人都是说练功不容易入静，那是当然的，否则要功法干什么？在松静功方面我前面讲了好几个入静的功法。

1. 升、降、开、合是松静功为练功入静而练的。

2. 头部按摩是帮助练功入静，它也有独特治疗的功能。大脑皮质松下来，一切也就容易解决了。

3. "一念代万念"的功法"三题"，选题、守题、放题的首要意义，就是使练功者能摒除杂念入静好。

4. 禁气球也是练松静的功法重要之一。

1974 年 9 月 27 日　星期五

史毓燕是个 20 岁的女子，去年深冬由永娟介绍来求练功治病。她是初期癌症，一双乳头溢血，发低烧，全身无力，睡眠不好，吃不下去，还有头晕心跳。看她交来的病历，中西医诊断是导管瘤的现象。我看病情不轻，现象是癌病的，因此下手就给她练快步风呼吸法、定步呼吸法。后来低烧渐渐消除了，我又给她四肢的穴位按摩。风呼吸法是猛力的进攻法，加以四肢穴位按摩是给予去淤血，使气血畅通。最后给她加强头部按摩，让她能睡好，又加给她膻中、关元、命门、涌泉的按摩补阴益阳，这样一步步地做来，终于她今天来汇报她的病痊愈了。乳头初时是流血流浓，渐渐转流清水，最后也全部好了。为此她高兴地来给我报喜。

1974 年 9 月 29 日　星期日

袁留忠今天自己一人不约而来，并手提一篮水果及两盒月饼，看来这些礼物分量很不少。我住是三楼，他提着重东西登上三楼，入门见我便哈哈大笑，一点没有喘气憋气。当时华珍和彩球都在我身边，大家见了真吃了一惊。记得今年初春，他由曲风介绍到公园找我求教练功治疗的时候，连步行也不能，走一步就喘不过气来，心也慌，也跳动厉害，我都不敢让他一个人独自来公园的。可是他练功仅半年，身体就完全恢复健康。他的高血压经过练功之后，到今天已平稳了 5 个月没有反复，也不心跳心慌了。他过去心脏的间停是一分钟停 6 次，练 3 个月之后间停了 3 次，一分钟仅停 3 次，到目前已经正常，没有间停，心绞痛也没有犯过，睡得好，吃得好，行走已和健壮的人一样，今天还提了重物登上三楼，脸色不变，气不喘，还哈哈大笑。当时我大大吃了一惊，但我也喜出望外，我内心非常激动。我想送不送礼品并不重要，但人情是这么有意义而动人。

今天接李淑一大姐来信，说彩球约她 2 日去游园，如我不去，她有事也不去，改期等我一同玩。近来我为了救死扶伤的事业，我实在没有时间出去为自己休闲，把全部时间、全部精力都放到救死扶伤的事业上了。近年来连电影都没有时间去看，我一生是最爱看电影的，而今也不能不牺牲了。

1974 年 9 月 30 日　星期一

今天是 1974 第三季度的最后一天，我的笔记本又写到最后一页了。时光是这么飞快地过去，青光眼专班、心脏病及癌症三班全班讲课不觉有 4 个月之久了。三个专班都有非常高的成绩——癌病班，有白血病的王积福、红斑狼疮的杨新菊，直肠癌的姚文英、肺癌的刘福安、食道癌的刘大娘、肺癌的李师桂，他

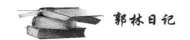

们勤学苦练，一直练功，现在已渐渐在恢复健康，没有一个癌病患者倒下来的。

患心脏病渐渐恢复健康、有特高疗效的人不少。昨天亚克斯从东单公园练功回来还告诉我，患心脏病的严绍芝告诉病友们，她前几天往八大处游玩，她一口气上到第七处了，她说玩了一天回来什么事也没有（没有问题了）。

我回想她 5 个月之前来练功治疗的时候，她告诉我到百货大楼买东西，要登上二楼，也不知在楼梯上休息多少次才能上楼。5 个月后的今天与 5 个月前相比，想不到取得这么大的成绩。心脏病专班不仅是她一人，高成绩的还有不少。

青光眼班的成绩更使人难以相信。老许和老刘都是有一只眼七八年不见光明了，他们对这只失明的眼睛已经不抱希望了。可是他们都来汇报，坏的一只眼的眼压都快变正常了。最难对付的青光眼者是王栋，可是最近王栋的一双眼眼压都正常了，视力是1.2。他是勤学苦练的一员，只因他的夫人对气功治疗没有多大信心，练功以来仍让他不断加强药物治疗，对抗了练功治疗的功力，使我没法劝说，告诫过他几次不必多用药，直至最近才接受了我的意见，眼压才渐渐降下了。其他的青光眼病患者，眼压都已正常，正在恢复之中！

这一季以来的成绩是惊人的，但是我仍须努力向前进。

毛主席教导："救死扶伤，实行革命的人道主义！"

1974 年 10 月 3 日 星期四

我 6 时许和亚克斯到了龙潭湖练功的地点，已经到了不少病员，他们都正在练慢步行动。

我练五禽之戏，45 分钟练完之后，大家热烈鼓掌。今天练的比昨天在广安门练的水平更高些，自觉动静都合乎功法深度的要求，大动作和小动作调配合适而自然。老虎一环柔中带刚，内气运行充足，行、跳活泼而神似。熊戏在五禽排第一，也是我最熟练的，可以说有炉火纯青的戏势。内气的阴阳转化之变换是丰富的，是适度的。猴和鸟戏柔和而生动活泼，只是小鹿无神，似缺生活的真实性而为憾。小鹿一戏仍须继续研究练习才能提高。

今天是我在节日期间第一次在龙潭湖演练及演教。这是我一年一度的活动，我自己是愉快幸福的。

1974 年 10 月 4 日　星期五

上午文工团演员张巨来家访，要求练功治疗他的静脉炎。照他说他病有一年之久了，服用中西药无效，在铁路医院住院治疗过无效。初起的时候感到腰痛，后发展到一条腿都痛，后来两条腿都痛，甚至走不了路，目前发觉背也痛。先前医院大夫说是静脉炎，后来又查不是静脉炎，住院检查了两个月，也查不出是什么病。

照他的病情，我看是风寒进入了骨髓了。因他本身湿气重，湿气引入风寒即合为风湿，窜入经脉要道而觉痛。查他的体质，是阴虚而阳不足，他指给我看的痛的地方，正是足少阴肾经道的照海、和谷穴位，这就是风寒入肾经，因阴虚，阳力不足拒寒风之邪气，邪气已经渗透骨髓中了。

张巨的病练功治疗是有相当疗效的，真气运动，冲进骨髓，邪气即消了！

1974 年 10 月 6 日　星期日

今早在龙潭湖辅导，有肺癌患者来求练功治疗。

管金发，男，48 岁，在北京起重机四厂工作（生产科），住址广渠门外关厢起重机厂宿舍 73 号。日坛肿瘤医院确诊为肺癌。他的病历号 186586，癌症是在 1972 年 8 月发现的。

内功治疗癌症疗效是很高的，尤其是肺癌，从过去情况看效

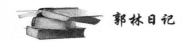

果良好。今天开始教管金发练功，由王纪福辅导。

给龙潭湖要求查功的病员一一查了，该加功的也加了。

正午离开龙潭湖，往陈玉珍家给她查功，一切良好，血压150/90。前月发现她的缺盆穴之旁有一气管瘤，我教给她按摩法，今天查功时见此瘤已消去四分之三了，过10月之后可能全消。气功按摩法确有高度的疗效，气管瘤、动脉瘤、血管瘤都见特效了。

1974 年 10 月 8 日　星期二

今早在龙潭湖上课，有一位青年送他父亲来听课，并要求练功治疗。他父亲仅有一只好眼睛。他父亲张弼元是天康259医院理疗的按摩大夫，因患青光眼病，1963年手术后，今年6月又在北京同仁医院手术。这次手术是把右眼球整个挖掉了，另一只眼又已失明，因此来求教于我。

为什么青光眼病要把整个眼球挖去呢？第一次手术做了之后没有效果，眼病继续发展，因眼压高无法下降，又怕影响脑神经，干脆把它挖掉，这个叫做除根了。这是多么残酷多么没有人情味多么可怕的治疗法。这是西洋的治疗法，解决问题只好抬起武器来行凶。我想起我的青光眼专班的患者，他们毫无痛苦地舒舒服服地，不必服药，不必挨刀割之苦，平安地保护好一双眼睛。小杜、小谢的眼睛早就恢复健康，王栋亦已眼压正常，视力1.2，他们的成绩还在渐渐提高。

77岁的许春波老人，他的左眼失明已有8年了，右眼得到了痊愈。而这个已经失明的左眼，眼压达到了正常，失明的眼睛重见光明。

何琼英、刘士俊等眼睛亦已恢复正常了。这说明了我们祖国古老的气功治疗法的伟大。

这样宝贵的医学治疗，政府为什么不提倡，不整理发展？

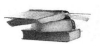

我为张弼元失去眼睛而伤心，为祖国气功治疗法未得到政府的关怀而叹息。

今天讲的课是动静相兼。以段长年严重的走火出偏差为讲课的活题材。查老段站功已两年之久，因松静未够、紧守丹田而引起"内气"在五脏六腑内乱窜乱滚。因内气不得顺经脉之轨道运行，阳气不得出窍、阴气不能内守、内气遏于腹部不得下行，只向上冲，造成腹胀、头痛、眼胀、耳聋、舌硬之苦。这种偏差是功法问题，如练功不熟悉，功法是无益而有害的。

段长年是9月30日来龙潭湖求治疗的。我第一个给他口诀，不定时、不定数地指导他默念"松"字功法，今天看来已见效，而且人的精神、脸色都大有改变。

今天广安门组的张淑琴汇报她的双乳溢血病已见痊愈，已上了全日班了，来要求加功为之巩固。

东单公园练功的刘楷患胰脏溃疡病已有9年，练功仅有37天就大大见效，他说做升、降、开、合，每次45分钟很能入静。勤学苦练是一定有成绩的。

今夜的课题是"练津化精是怎样练？"也谈到练精、气、神之三宝。

在练"精、气、神"之中必经能练"津"成"精"的基础——治病、巩固健康、延年益寿，这是三个路程分开一段一段走过来的。

勤学苦练是练气功的前提条件。

1974年10月10日　星期四

今天是星期四。彩球今天是休息日，到龙潭湖辅导。

段长年今早来龙潭湖汇报，我教他的功法甚为见效，头不痛眼不胀，能食好、能安眠了，但胀腹仍未消，内气仍时时向上冲。

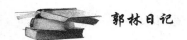

我给老段百会导引"术"，并教他按摩神厥、关元、气海穴。彩球给他头部前半部按摩。看来他的病是容易恢复的，下次来说给他练纠偏行功了，看他是否能行。也给他定步和呼吸法，以通所压的气。

王纪福最近因抓意念过紧发现腹胀、胸迫气，我给他练纠偏行功，停止他练定步行功，暂停脾的按摩。

定题定步的行功，完全重于意念活动，但如过紧地抓意念活动，这会出偏差的。定题定步的行功实际可名为意念活动功。

1974 年 10 月 13 日　星期日

青光眼失明的张弼元今早由他的儿子送到龙潭湖来。我给他安排了坐功每天练功 3 次，每次练功时间约 20 分钟，每天增加 5 分钟直到 40 分钟为止。坐功前做升降开合一次，收功是按行功的收功做法。

1974 年 10 月 15 日　星期二

今天是我在龙潭湖定期讲课的日子，5 个练功要领今天讲第三课了。今天的课是"松静自然"，我重点讲的是"三题"，即选题、守题、放题。练功熟练，三题掌握好，三题的功法疗效是一定会理想的。

我的心像是一块大石在压着。

龙潭湖也有派出所，聚集这么多人在讲课，不知他们是否会来干扰我们。

我亦做了思想准备，不管来与否，有一刻时间讲一刻，有一时讲一时。

数百病员能在冬季练功治疗，面对他们的痛苦，对我个人也不算什么了！

忆先父已为革命牺牲了，他的青春的鲜血洗涤了我的私心。

父亲既然能血战沙场而献出宝贵的生命，我是革命者的后代，我在仅有的生命之残余时候对人民毫无贡献，将在黄泉之下无颜见先父了。

今天选出典型的一份是徐秀琴写的。

徐秀琴写的自己的 7 种病：1. 肝炎；2. 风湿；3. 低烧；4. 慢性痢疾；5. 妇科病；6. 皮肤病（满身是红的血斑）；7. 心脏病。练功60 多天，5 种病得痊愈，心脏病和妇科病都有好转，明显减轻。但月经来的时候有低烧，心脏仍有间停的现象。

大家听了小徐的小结汇报，课后都在谈论气功治病的疗效惊人。

1974 年 10 月 19 日　星期六

李力说她姐姐在哈尔滨医院剖腹检查，定诊为胰腺癌，癌细胞已扩散至直肠等处，医院说是无法治疗了。她问我能否练功治疗。

我自己想，只要病人行动方便，能练风呼吸的快步行功，以气功赶上疾病的发展，是会胜利的。但还须告诉她本人知道自己是癌症，才较为有利！

1974 年 10 月 20 日　星期日

张弼元患青光眼，右眼已失去，左眼在治疗。

他今天汇报，他坐功一小时，很能入静。给他加头部按摩。他虽两眼已失明，查他的升降开合、松静功很好。收功下次查，看他练功的情况，左眼是有希望恢复的。

1974 年 10 月 22 日　星期二

丹利把10 月 6 日《光明日报》送来，副刊全版都是谈长沙马王堆三号墓出土文物的材料，里边也有许多关于气功强身的材

料，并且印出气功强身图细部的有 2 图，还看见动作。现在把有关气功的，我先贴起来。

1974 年 10 月 23 日　星期三

看见了以上两篇材料，使我在气功研究工作中受到很大的鼓舞。

我 5 年来对病员用指尖按摩穴位的功法得到这么高疗效，就是我所强调的人的"气"在穴位走，人体的"气"就是体内的电流，指尖的电流是最强的，用手指接触到穴位，使人体的经脉因指尖的电流接触而起到一定的作用。如人体的气脉硬化了，接受本身电力的触动，使它起到变化。这个变化就是病体接受了电力而得疗效。"气功治疗法"也就是用人体本有的内电疗法（内电即是内气）。这种气功的活动，是一种功法使"内电"储蓄，聚而起到五脏六腑的变化。储聚时人感到一团热气、热感、热潮，这就是电的热力，这种力在人体内活动，经过人体的经络脉道运行，就能扫清人体内所有不洁的积淤和一切的污物，使人体的经络脉道畅通而血气循环，这就是治病的效果。

1974 年 10 月 25 日　星期五

争取党的领导，是我的真实的思想，可是我还希望自己当个气功治疗法的大夫。我的向往是更好地把祖国的气功治疗法研究深入和发展，让祖国这伟大的传统宝贵的医学能为人类做出更大的贡献。

1974 年 10 月 26 日　星期六

现在全北京城都有练功辅导点了。东城是沈承烽、于克成、蒋桂三人负责，东城是在东单公园，这里是我的老根据地，是我第一天给病员讲课的地方，病员比较多。

东城——东单公园。沈承烽、于克成、蒋桂。

南城——广安门。杨希海。

西城——中山公园。郭华珍。

北城——地坛公园。陈孝清。

龙潭湖是我扎根的地方，我和彩球在大本营不动。我亲自抓的癌病班在龙潭湖，各点如有青光眼、癌病及其他不治之症送往龙潭湖，由各点转向龙潭湖由我和彩球辅导。还有任永娟是在东单公园。

工作是一天天上轨道的。

王栋是青光眼病患者。我在本周给他加功按摩肝俞、胃俞及头部的曲差、攒竹、太阳、上丹田及青光眼穴。

他的反映是："自从在本周加功之后，每日在练功的时候特别容易入静，全身有电触之感，上丹田比任何时候练功时都放松得好，并且背上之脉明显地向上走（督脉），似有一股气向上走一样，从命门渐渐向上走，练功之后有特别的快乐之感觉。"

肯定给他加功是有疗效的。

王栋的眼压已正常，视力是 1.2，很快能恢复到 1.5 的。他能勤学苦练，确有一定效果。

1974 年 10 月 28 日　星期一

农民冯茂生，24 岁，是去年从西安农村来的。他因青光眼病在西安市治了很长时间，而且动了手术，但手术后眼压降到 10 以下，视力到 0.01，根本看不见什么了，甚至自己的照片在手上也看不清。他来京治疗已 8 个月，在北京的中、西医院都进行了治疗，但无效果。听说他们家已用尽一切力量，变卖一切物品，花去医药费十万多元，而病情愈来愈严重了。

冯茂生是从外地来的。我原决定不再给外地患者出手续，不进行教功了。可是看见他年轻而可怜，群众都同声合力地代他向

我请求给他治疗，结果我把他收下来了。向他提出要求，由他生产队写证明，并写详细的病历，星期四开始教功。

什么都有例外，遇到这样的情况，也只好改变定规了！

1974 年 10 月 30 日　星期三

今夜讲的是"上虚下实"的练功要领。给他们讲了，要达到上虚下实，是要有练功的条件的，那就是——

1. 生活"四调"要做到；
2. 练功的意念活动要正确；
3. 练功姿势要正确。

1974 年 10 月 31 日　星期四

李连贵是腹内癌。第一次手术时取出毒瘤，第二次又长在腹内，又手术取去了。这次是第三次长出毒瘤，医院无法手术了，因此到我这里练功治疗。本来外地病员不收了，但他送来了介绍信，只好收下。如能勤学苦练，可能是有希望的。但看他连走路都无气力，走快功是个问题，如学不了快功，怕赶不及病情的发展了！

王栋给我提过意见，不要在说话和编印汇报材料的时候，说医院治不好的病，才来学气功治疗的，要想到各方面的工作。他的意见本是合理的，但所有的病员都走遍了中、西医院。如徐秀琴，她是首都医院的职员，住院已有 14 次了，仍不好。病员自己说的是事实，不是造谣，怎么办呢？

1974 年 11 月 2 日　星期六

翠花是 24 岁的女子，从越南回国，定居广州。她患红斑狼疮病，在广东经中、西医治无效，到京治疗也无效，4 个月前经张新介绍来求学功治疗的。经过 4 个月的勤学苦练，取得很大的成绩，红斑狼疮已停止发展，每天服用的三片激素早已停止服用，唯肾功能仍未完全解决。如继续练功治疗，经过一段时间，她会和杨新菊一样得痊愈，可是今天又决定要走了，病将如何就不可知了，这引起我绝大的不安。

1974 年 11 月 3 日　星期日

肺癌患者，死人样（后期肺癌）。今天却变成一个前后不同的人了。

这位被日坛肿瘤医院早已判死刑的肺癌病者，今天在龙潭湖英姿勃勃，粉红色的苹果脸浮现她愉快的笑容，简直和健康的少妇一样，一丝一毫看不出曾是重病人了，已恢复健康了！

1974 年 11 月 5 日　星期二

夜 7 时在家讲课。讲题是："五脏六腑的特性和它本有的功能"。

1. 人体五脏的"藏而不泻"，六腑的泻而不藏。

2. 中医的"五行"学说与气功的关系。

3. 气功的生理、病理、医理、功理的结合。

今天的课讲了有两小时之久，大家听得很有兴趣。

1974 年 11 月 6 日　星期三

今夜总结以下几件事。

1. 巩卫国因脑震荡而引起高血压神经官能症，他已经痊愈。功法是我教的"下蹲每天 90 次"，每次 30 个，每天 3 次。看来这个功法是有特高的疗效，尤其是降压。

2. 孙小宾提出，过去他做升降开合之后总觉得一双腿酸痛，

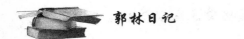

而且练一年功以来，上身有好的反应，下身是死的一样，除了酸痛之外，没有麻苏之感，也没有虫爬之感，升降开合的时候是两只脚放平均力量。自我查功查出缺点之后，以后练功左右脚一虚一实，虚脚就有麻苏之感，腿就没有酸痛而且舒适。

1974 年 11 月 7 日　星期四

今天新班第一课讲气功的历史和道、佛、儒三个不同流派的"气功"的大概，以及准备讲练功要领的几个专题——

1. 意念活动。
2. 呼吸配合。
3. 姿势掌握。
4. 生活四调。

气功的初级课有所提高、有所改进和发展，是渐渐走上唯物的和科学的根据。

1974 年 11 月 13 日　星期三

郭素琴是北京工业局金局长的亲友。金局长介绍到北京中医院、首都医院等处治疗无效，鲁芦带他来求练功治疗。

她 53 岁，患高血压、子宫瘤等症。

1966 年高血压。

1969 年关节炎。

1968 年不能起床至 1970 年。

1972 年肝炎、心律过速。

现在有严重的尿道堵塞。

每天喝七磅水之多，但不服利尿药，不能通尿，腹胀得很。

今天给郭素琴教了升降开合松静功，星期日给她教风呼吸快步行功及定步风呼吸法，以猛力的功法进攻解决她尿道问题，其他一切就不难了。

今天，青光眼病者马敷来汇报，她的青光眼一切恢复正常，眼压 17、18，正常。我给她加功以巩固，青光眼班的成绩是特高的。

1974 年 11 月 14 日　星期四

管金发是肺癌，10 月 1 日开始练功的。头一周他去医院查后回来告诉我，发现癌肺水已经相当多了，还在发展之中，我即鼓励和安慰他：

"你只练功几天，没有明显疗效的，不要为此引起不安定。神不静心不安，练功是没有疗效的。你应以肺癌得痊愈的刘福安为例，你树立了信心，勤学苦练下去，必能胜利的。"对这些死神站在他们面前的的癌症病员，还得经常做他们的思想工作，否则死亡必定征服了他们。官金发原来练功的时候信心不足，悲观的情绪充满了他全部心魂。自从他亲眼看见了他的同病者经练功而得救了，他才信心十足地苦练。今早查功的时候，他汇报说："我向大家报告个好消息：我的病情经过练功治疗，有突出的好成绩，我的癌肺水被吸收了，说明我的病没有向前发展。"他练功还不到 50 天，提高得很快。

他们练的风呼吸法，每天早晨吸清新氧气，尤其是鼻开窍于肺，所吸的氧气直达到肺，因此比起其他病容易见效。

鼻癌、咽喉癌、甲状腺癌也容易见疗效。经练功治疗，树立信心，勤学苦练，哪种病都见效！我说到这里，大家都是满心愉快的。

1974 年 11 月 17 日　星期日

癌症班今天继续检查。查到刘怀菊的时候，我及大家都又惊又喜。刘怀菊是甲状腺癌，也是后期癌症来的。因为她年老并且还是小脚，第一天见面时看见她的癌有二寸许，那只大的挂在脖

子下（天突穴上）。她是 1974 年 5 月练功的，当时是李则涵辅导，谁看见都觉得可怕。她练功正是夏天，衣服遮不住她的大癌，露在领子之外，别人看见总觉得这个人是已被死神牵着手了，不久是要离开人世的了！当时她说："医院要我做手术，我不愿做。我想练功治疗！"

我考虑到她癌这么大而已成熟了，可能练功赶不上发展的癌细胞发展的速度了。而且这位刘大姐是小脚的，练快步风呼吸行功怎么走？

"救死扶伤是实行革命的人道主义。"我好几次想放弃刘怀菊，没信心给她治病，后再三读了毛主席的教导，我又鼓起勇气来，我再三给她细致地辅导。

我把她的老伴和女儿叫到果园，和他们谈，要求给她帮助，一方面教她的女儿给她按摩后背肺俞、、心俞、肾俞，以增强她五脏的功能而抗癌，一方面教她的老伴老头子给她按摩小脚和三阴经脉有关的穴位，让他的家里人配合起来帮助她，救她一命。

从 1974 年的 7 月初起，刘怀菊每天都比任何人先到公园。

我天天给她纠正功势，不断地给她查功法，及时地给她加功。

今天查她的癌竟然小了三分之一，已经不是明显地贴在天突穴那里了。这样看来前途大有希望。大家都说："哟，小了，小多啦！"

1974 年 11 月 20 日　星期三

两位青光眼的病人。

李昌平，男，53 岁，是一位老干部。右眼于 1942 年受伤失明，现眼压高而无法量，已超过量压器，造成头痛失眠、心绞痛、耳聋，左眼视力只有 0.2。

他须克服一切困难，多来查功并加功，才能见效。

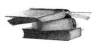

首先对肝、肾进行治疗，使他的眼压下降，安眼为主，否则就影响心脏。这个病人在气功治疗法内是定能见效的。他本人是否能勤学苦练、树立信心是个问题。

今日同时来一个左眼已失明的青光眼病者。病者万毅，男，65岁，视神经已经萎缩了，看他是否有信心而决定治疗效果。

1974年11月21日　星期四

今天又多加了一位红斑狼疮的病员，是个小女子。翠花走了又补上一个，但还未给她办手续，要求她带工作单位或是医院证明文件才给她治疗。红斑狼疮在医学方面是不治之症，以气功治疗法能得到高度的效果，我是有经验的。她的病情还没有杨新菊严重，杨新菊练功一年即完全恢复了健康。翠花也有很大的成绩，练功仅3个月，狼疮已停止发展，激素也渐渐停服了。

1974年11月23日　星期六

鼻癌病患者的来信：

郭老师：

这几天我没有去龙潭湖锻炼，心里感到很不安。去医院检查，不接受医院的治疗，医院不开假。

现在我仍照你指导的功法坚持锻炼，时间和功安排如下：

早5时，起床做玉堂、涌泉，便后按摩，后做定步呼吸，做升降开合8个，接着做快功，时间大约80分钟。

中午做升降开合4个，40分钟，按摩以上两穴时间20分钟。

晚8时开始又做升降开合4个，再按摩以上两穴，时间约1小时。

患者李敬唐，1974，11，23

为什么不接受放射治疗就不给病者开假条？这个使我不解，

强迫放射治疗这是什么医疗制度？

李敬唐是鼻癌患者。鼻咽癌如没有做过手术，没有做过放射治疗，以气功治疗，我对他是抱有很大的希望的。因为到目前为止，他的癌还没有扩散。通过我对所有以气功治疗的癌病患者的观察，未做放射治疗的，以气功治疗有显明的效果。放射治疗之后不久就扩散了，气功治疗的力量赶不及它扩散的速度。我是用风呼吸法，每天每时以大量吸氧通过鼻咽进入肺脏，经肺直接通五脏六腑和全身的经络和脉道，消除癌细胞，并配合各种按摩，加强五脏六腑的功法，达到加速血气通流，使患病者的体质不仅没有减弱抵抗力，反而使患者增强体质，加速血气循环而抗癌。但放射治疗与气功治疗法是相反的效果。做过放射性治疗的患者，病人体质立即大减，人不想食不睡而无气无力，精神就受到影响，人未到死亡，却像个死人的样子了！

李敬唐是为假条而接受放射治疗的。

我看着他走向不幸的死亡之陷阱，救他我有心无力。天啊，这是多么不幸的事！

1974 年 11 月 24 日　星期日

李淑荣给我汇报：

我右乳做手术的时候，发现我的左乳房也很不好，不久癌细胞窜到左乳房（扩散到左乳），乳房的周围有许许多多的小肿块，这小肿块有癌细胞是肯定的。为此我和我的爱人受到恶劣的心情和精神的影响，后来才由李永昌大夫介绍来练功治疗。

11 月份前两天去医院检查，大夫检查之后说，左边乳房一个一个的小东西全部消失了。这不是可喜的大事么？老师！我的爱人说真不知要怎么谢您才好啦！

我微笑地看着李淑荣快乐的笑脸。

但愿李敬唐将和他们一样有着健康的喜报！

1974 年 11 月 25 日　星期一

今天讲授意念活动的升降开合。"三题"这是第二课了，第一课讲的是心安神静。

1974 年 11 月 26 日　星期二

李惠文的脑骨增生只靠练行功是不够的，必须给他做头部按摩，长期按摩只好让他家里人代劳。

1974 年 11 月 28 日　星期四

红斑狼疮的朱耘 33 岁。她患这个病有 3 年多了，今日开始给她教功。朱耘如能勤学苦练坚持下去，肯定是有疗效的。这是我练气功治疗法的第四个红斑狼疮患者。前三位都有相当的临床经验了。首要加强她五脏六腑的功能，抗病是重要的，一功二守，一是用特快的风呼吸法杀灭癌细胞，二是坚守肾的阵地，以免病毒攻入肾脏。现未查得她肾脏的情况，我让她把医院最近的诊断结果给我看。我必须下工夫把小朱的病来个全面治疗，不胜利不收兵。

今天检查癌症班的效果很好，没有出现任何坏现象。刘志芳是硬皮癌，练功之前手足四肢，嘴脸眼鼻都已变形了，两手十指硬直不能伸。今日检查她的中指能屈到劳宫穴，她自己也汇报渐渐体力增加，食、睡都很好。

1974 年 11 月 29 日　星期五

刘怀菊的爱人姓郭。老郭说："她好多了（指他的妻）。未得老师教她练功治疗前，她这瘤挂在领子上像个饭碗那么大，我们全家人都以为她是活不了的。长了这个毒东西谁都知道是活不

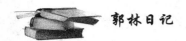

成的。谁知练功之后，这毒物渐渐消下去，她现在能食能睡，吃的相当多，体质渐渐强起来。

"当时，医院动员她做手术，我们本来也同意她做，可是她自己不愿意做。看她很有信心地每天苦练，没有一天停过。希望老师还多多帮助她，我看不久她会痊愈的。""但你每天给她按摩么？"我问。"一天也没有断过，我是照老师指导的方法给她按摩的。"

"她能活着你给她的力量不少。"

"是老师给她活着的力量！"

"好吧！从今天晚上起，最好到公园去加练一次气呼吸的慢步行功，可以练40分钟。"

"是练我从前在练快功之前练的那种行功么？"

"是。早上练快功，夜练慢功。"

谈到这里，我查问刘怀菊的确诊证明书在哪里，他说是肿瘤医院定诊的。

"我将她转到中医院去治疗，把日坛肿瘤医院的确诊证明带去交给他们（交给中医院）。后来老师要看这个证明，我几次去中医院要，他们医院大夫说丢了，找不着了。"

"她在中医院看病的挂号证有吗？她的看病证是多少号？"

"没有这个，肿瘤医院的挂号证也给了中医院。"郭老头说着叹了一口气。

1974年11月30日　星期六

李大夫是第一天学行功。他患的肝炎病。我让彩球给他教气呼吸慢步行功。小徐最近大便出血，而且出血不少，因出血多而使得病体无气无力。查她姿势没有什么错处，只是她乱用功法出了偏差。

我曾教过小徐按摩命门穴次数是54转，并要求用气按摩，不可用力按摩。但她让她的孩子给她按摩，不计数，不计时，不用气而用力按摩，因此造成大便出血的偏差。这就是所谓自作聪明了，自己害了自己。我指出她的错处，并劝她不能自己乱用功法，以免再出乱子。

心脏病人数不少，没有教"吐音法"的成绩不高，教了吐音法之后疗效突出。

老阳来汇报，肺癌患者刘福安最近感冒了，病情有反复，因感冒影响癌的病情，目前咳嗽还常有血丝。

刘福安近来离开了辅导，自己练功，也没有来龙潭湖练功。我没有按期给她查功，她把快步风呼吸法的行功主动停了，练的是风呼吸法的慢步行功，因此在这个冬天免不了感冒，因感冒又影响了癌病的疗效。这给我一个启发，练功已经超过一年的癌症病员，仍必须练快步风呼吸行功，时间可减少，但不能停止不练，不能以慢功代替了快功。

快步风呼吸法行功练半年以上的，如发现有因练快功而出现不好现象的时候（疲劳的样子），可暂停，消除疲劳之后仍须继续练。快功对癌病者来说是重点。对癌症病员应强调这一点。

肺癌病员李师桂是去年冬天开始练功的，至今有一年之久，未见她有过感冒。

1974 年 12 月 1 日　星期日

气功对眼睛的治疗法，不但要治眼，还必须治其肝、肾，肝肾及其他的脏腑功得到加强，视力是会提高的。

1974 年 12 月 2 日　星期一

今早在龙潭湖练功，鲁芦告诉我，昨天早上练行功的时候，忽然头晕心跳而且有要呕吐的现象。我即检查她练功时的"意念活动"。我问"你今天练功选的什么题？"

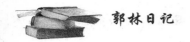

"我选的'舒服'两个字。"

由此使知她的选题不适当而引起头晕心跳。因为她平日练功松静到了相当程度，而选题的空虚，使"意念活动"集聚不稳，引起心神也随之飘然的现象。练功选题是个重要的环节。

鲁文、卢凌及牛刚来我家听讲。牛刚带来的一个小女子是他的侄女，23岁，以前因关节病动过手术。这几天来她练了升、降、开、合的松静功，她由不认识到自觉采用气功治疗。人的病体哪里有病，练功时都有痛的感觉出现的，经过一个相当过程之后，慢慢不疼痛了。她到大夫处看，医院大夫告诉她，做过手术的人是不能练气功的。牛刚今天来告诉我，使我好笑。

1974 年 12 月 4 日　星期三

郭悦英，28岁，女。她是今年9月4日开始练功的。她主要的病是低血压，13岁起就得此病，十多年来中、西医药治疗无效。9月4日参加了练功治疗，她的血压已正常，120/80。因低血压引起的头痛、消化不良、神经末梢痛全都消失了。她住在龙潭湖附近，故每早是在龙潭湖练的，环境好，练功效果特高。

在练功治疗中的病员以高血压患者为多，低压病的较少。高血压病的大多已到动脉硬化的程度，极重的已半身不遂，但经练功之后十之八九能恢复健康，今证明练功治疗不但对高血压有特效，对低血压的也有三例已恢复健康的。照郭悦英的情况，练功仅3个月效果即显现。

1974 年 12 月 5 日　星期四

今天和老韩整理病员交来的总结。有12名癌症病者得到高的疗效。

1. 李师桂，女。子宫癌手术后扩散到肺部，医院诊断是"毛膜上皮癌转移"。练功以前曾3次住院，出院后来练功治疗，情况渐渐好转，癌的转移没有发展。

2. 李淑荣，女，乳腺癌。右乳房和右胸都已经手术，后转移至左胸，左乳房有 10 多个小癌，大的有大枣这么大，小的是白豆这么大。练功之后，11 月 26 日医院检查，这 10 多个小毒物全部已消除了，身体一切良好。

3. 刘福安，女，肺癌晚期。在肿瘤医院治疗，日坛医院认为此症已无希望，最多能活 3 个月的时间。她经练功后，到肿瘤医院检查时，找她的病历一时找不出来，后在定了死亡的病历里找到她的病历。大夫对她说："像你这种现象早以为死了，因此你的病历都在死亡病历里。"

经检查之后，刘福安的癌没有发展。练功以后不但不见发展，她的白血球已由 2000 增到 7000。大夫万分惊异。肺部拍片可看出，上半肺已有好转情况，下半肺没有模糊的现象。由此看来她继续练下去是必能过关的。

4. 周传兰，男，是个铁路工人。肺癌。练功 4 个月之后已上全班了，目前不但没有发展，而且像个健康人一样了。

5. 刘怀菊，女，甲状腺癌。练功之前在脖子下的癌有饭碗那么大。她是 1974 年 5 月来练功的，练功以后癌渐渐缩小了，到现在还有大枣这么大，体质一切都很好。

6. 史毓燕，女，25 岁，未婚。她从 13 岁起得月经病，十多年来月经不正常，中西医治疗无效。后发现低烧，两乳流血、流浓，不断地流水，是导管瘤。参加癌症班练功之后 3 个月，妇科病全部解决，月经日期正常，头不痛、腹不痛，两个乳头的流血流浓渐渐消失了，后来水也没流出，如健康人一样。1974 年 10 月初已回到边疆建设兵团工作。

7. 张淑琴，女。病症与史毓燕相同，练功前中西医治疗无效，练功之后好转情况如史毓燕一样。她是工厂的工人，早已上全班，但在整日工作中不能做重体力工作，重体力劳动之后乳头

仍有少量出血。但肯定她继续练功，必定得痊愈的。

8. 王连魁，男。脑后大瘤如大鸭蛋一样大，经练功 4 个月，瘤已全消除，体质康复了。

9. 杨新菊，女，患红斑狼疮。患此病已 4 年之久，曾住医院 3 次不得痊愈，中、西医都认为是不治之症，以激素控制每天至多已经服用 12 片激素。她是 1973 年 2 月开始练功的，到 5 月开始停服激素，两个月内激素全部停服。本来每天发高烧 39 至 41 度，练功半年之后高烧已消除，而今是练功又一年半了，恢复了健康。

10. 王纪福，白血病。1973 年 8 月开始练功。练功以来白血球没有上升过，渐渐下降到 7000（但有时仍有波动，波动时最高到过 19000）。目前情况甚好，白血球是在 10000 以下。

11. 孙国滨是在 1973 年 2 月练功的。当时白血球是 30000 多，练功以后渐渐下降，至 12 月 5 日检查，白血球 6600，正常了，且半年之内没有服用药物。

12. 在 1971 年练功的胃癌病者（是练功治疗的第一个病员）刘炳戍，男，59 岁。癌大 5 厘米，每天甚至 1 两粮食都不能下腹。练功以后渐渐增加了食欲，癌渐渐消减。练功两年，人已全部康复，癌全部消减了，现在上全日班，1 年多没有发生任何病，甚为健康。

为此，癌症班病者仍不断在练功，后到者，亦日渐好转！这是一件使人大为兴奋的事！

经常听见外界群众说，能治好一两例癌症患者就是了不起的成就了，可是练功治疗的癌症病员，经过他本人勤学苦练后，没有不得愈之例。练气功治疗法将发展到如何情况，真是难以预测！

刘德才今天交来总结及练功前后的医院化验单。刘德才患糖尿病，四个"+"号，练功 3 个月"+"号渐渐消除。11 月中旬检查，血糖、尿糖都正常了，完全恢复健康。刘德才是依靠勤学苦练才得到这个疗效的。

蔡玉珍的糖尿病已20多年。经半年练功，四"+"号全部消除了，身体恢复健康。这说明练功是没有不治之症的，气功治疗就是宝贵的传统。

牛刚今天向我告别。他还在郑华珍辅导的这个点（西城小公园）向病友们做了演示。他练功一个月，20年来高血压病来了一个突破。20年血压都没有下降，练功一个月血压正常了，140/90（他已65岁）。他满怀深情、高兴万分地向我道谢，并告诉我回到部队之后必坚持永远练功。

练功配合我给他的各种按摩功法，配合得适当效果高。

刘志芳，37岁，女。患全身硬皮病，中、西医治疗无效。她是1974年7月来求练功治疗的。当时她的脸已硬变，四肢亦硬变，尤其是嘴已不能合拢，一双手不能自由收缩，十指都硬得像柴条一样，完全不能伸缩。当时我对这种病没有临床的经验，对她及在讲大课的时候，我说明我对硬皮病是陌生的，练功是否能得效果，还要经过一个用心的探讨和研究的过程。她当时也知道是最后一条道了，能否生存只好试试看，反正是无路可走的，她也只好试试练。当时这是影响练功的信心的。而后我做了她的思想工作，她在练功一个月之后渐渐有成绩了，增加了她的信心，继续也苦练，不到两个月，硬皮病不但没有发展，她的十根手指开始能伸缩，能慢慢地握起拳。今天给我表演她握拳时中指能到劳宫穴了，脸和嘴也已松软了。她很高兴！

1974年12月6日　星期五

给癌症班查功。我是定期每周给他们查一次，没有出现坏问题。该加功的加功，出了问题立即给他们解决。今天给他们查功，没有一个坏的出现，大家都是满脸笑容，有与病魔作斗争的信心，这是使我愉快的。只是今天看不见李敬唐出来了，这是早已料到的事，经过化疗后，人便倒下来了。在我们的练功中，鼻咽癌是肯定比很多病更能得效果的。风呼吸法的快步行功是以猛速的呼吸法向癌细胞进攻的，呼吸先经鼻咽然后下肺，鼻咽是肺的通道，肺癌有了特效，鼻咽癌的效果是肯定的。想起李敬唐来做化疗以前像健康人一样在湖堤练功的情况，化疗之后还来过一次，但这次看出他是勉强而来的，人的状态已大大地变糟了，神色已失，我为之下泪。

没有经过化疗的癌症患者来一个好一个，个个都信心十足，猛力加速步伐练功，效果一天比一天明显。

1974年12月9日　星期一

昨夜下了整夜的大雪，今天雪还不停。婆母怕我们出去，早来专门说大雪已厚达五寸以上，院子里像银海一样，劝我和亚克斯不要出门了。亚克斯每天早晨是和我一同出门的，他往东单公园练功，每天我送他到了东单公园，即只身往龙潭湖去。今早大雪，亚克斯听母亲一劝就不想起床了。我把他从床上拉起来，告诉他练功的人不应因任何原因而停功的，风、雨、雪更阻止不了练功者坚持练功的志向。亚克斯听了我的劝告，照样踏雪出门，我送他到了东单公园门前，东单公园也像银海一样。我看着亚克斯脚踏进银海，脚印由近到远，他的黑色的身影在银海里慢慢地不见了！走远了！

我小心翼翼地手扶着花椒木小棍，像个不甚健康的老人走路一样，一步步向前移动，脚底是像踩在棉花上一样，又像是在白白的毛毡上走着一样。往常我没有感觉到自己是个老人，可是今早走路我可是现实的老人了。

1974 年 12 月 10 日　星期二

昨天下了大雪，各处雪未化，街道万分难走。尤其是龙潭湖比市内雪更大，大雪覆盖着龙潭湖的周围，特别寒冷。刘大娘不畏寒冷，在这冰天雪地的时候，年轻人的大脚也会在路上摔跤的。昨夜下的大雪经过北风吹冻了，滑得使人走一步都惊心的，可是刘大娘在这样的时候，今早把医院的药方及证明书（癌症确诊书）送到龙潭湖来找我，我看见她这一双小小的脚在雪海中向我身边慢慢地走来，我感动地大叫了一声："刘大娘！这样的天气还来干什么呀！"

"老师，前天我不是说过今天把药方送来给您吗？"刘大娘说着把药方交给我："我还得在这里练功！"这样的病人，愿天公给她健康吧！

1974 年 12 月 11 日　星期三

关节明练了半年功，他的心脏病大有好转。可是最近出现胸迫气、腹胀情况，看来是意念活动不适合。给他查了功法，照他说是一向没有选题，只是默念"松"字。近来发现好几个病员都有胸迫腹胀的问题，我细心考虑这个问题，再三地分析才找出原因来。意念是松字，式子是松了，意形混合了，意气活动分了家——意念落式子之中造成意念集中在式子，失去内气活动的动力了，内气无法运行，则迫在胸腔或在腹部。

这说明我之革命未搞彻底，从今以后，意念活动不要选松字题，免得造成偏差。

选题松字即为健康。式子松是必要的，松静是练功的原则，不能松静不能达到练功的理想，练功治病也就没有疗效。强调姿势的松，不要同时选题为松字。健康代替松字是可以的。

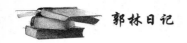

1974 年 12 月 15 日　星期六

今夜辅导员都到齐了，给他们讲了关于我所创的 15 种行功治疗不同病种的情况。

1. 气呼吸慢步行功

治疗心脏病、肝病、胃病等慢性病。

2. 气呼吸中度行功

治疗神经官能症、青光眼、糖尿病和一切尿道失常的病症、高血压病。

3. 气呼吸法快步行功

治疗低血压及一般妇科病。

4. 风呼吸法快步行功

治疗癌症初期，一个月至 3 个月疗程。

5. 风呼吸法中度行功

治疗癌症练功的第二个疗程（看病情而定时间）。

6. 风呼吸法慢步行功

治疗癌症第三个疗程练功（看病情而定时间）。

7. 风呼吸法定步功

癌症的基本功。

8. 风呼吸法自然行功

治疗气管炎、肺气肿、鼻炎、咽炎及肺结核病。

9. 自然呼吸法纠偏行功慢步

10. 自然呼吸法纠偏行功快步

11. 自然呼吸法纠偏行功中步

以上 3 种看偏差的病情而定。

12. 气吸呼法的定题定步室内行功

治疗一切慢性病（着重于高度的意念活动，是全部入静中而练的，疗效特高）。

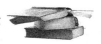

13. 气呼吸法自然行功

体弱之体不能练其他的功，以此为过渡时期的锻炼，练到一定程度体质增强了，转入病者病情所适合的功。

14. 气呼吸法屈膝行功（慢步）

治疗关节炎、肾炎。

15. 进关——意守丹田慢步行功。

这 15 种行功都经过我多年来的熟练，并经过了自己练功的"内视反听"来的经验而肯定治疗的效果。5 年来，这些行功确实经过了许多病员实习，各病种得到了理想的结果才推行的。

1974 年 12 月 16 日　星期一

今早在龙潭湖给孙国滨加了"吐音法"。他是咳嗽而痰多，我用肺音法给他治疗，按理说是应该有疗效的，但必须坚持练习 30 天之后才可能见效。

1974 年 12 月 17 日　星期二

我细心地研究我的新功——屈膝行功。这种行功重点是活动腹部及膝盖，关节炎及下阴的疾病，练屈膝是必有疗效的。

屈膝行功是配合气呼吸法的慢功，因为重点集中在膝部的活动，两手定放在膻中穴，前膝屈、后膝松，后膝屈、前膝松，随屈膝而收腹。当收腹的时候，气就沉下丹田，行步屈膝时，意念集中在丹田，仍然保持口诀——圆、软、远的三个原则，当视力向前远处看的时候意念更集中、更稳定。

今早练屈膝行功 40 分钟，预备功 5 分钟，收功 10 分钟。练时心神万分舒适，"内气"活动很丰富，全身有热流现象，脉道电能具很高的速度。但这个功难度也大，必须有相当功底才适合练习。

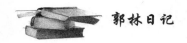

1974 年 12 月 18 日　星期三

今早马仲义向我说他的腹部有些胀痛，肝区亦有些微痛，我想可能是姿势出问题了。查他的升降开合的松静功，他蹲下起来的时候没有注意这里会出问题的。他蹲下起来的时候，随着身子向上起而配合了呼吸，吸下去的气与两手提向上的气造成上下矛盾，内气无法顺道运行，因此，气集于腹部和肝部而引起疼痛。这个问题不是老马一人没注意，李灵光的肝痛也是这个问题，为这件事已经给辅导员阐明了多次，但练功者自己不小心。

1974 年 12 月 19 日　星期四

段长年腹部仍有胀气，查他的时候才知道，他进行按摩的时候没有照我安排的功法，而是照自己的意思做，他按摩一次配合一次呼吸，按摩和呼吸都不定数，因此出了问题。

今天给郭素琴教了功，是呼吸，收腹、提肛，一套。练得好，对他的病肯定是有疗效的。

1974 年 12 月 22 日　星期日

彩球今天给癌症班教"八段锦"，通天经八段锦是静功的动功，癌症班有必要用动静相兼的措施。一动一静是"一攻一守"的功法，这种功法才能急救他们的生命。

只有祖国的气功治疗法才能给癌症患者带来生命健康的福音，这是祖国医学的光彩。不管政府重不重视这个治疗法，党的光辉是否照到癌症患者身上来，我也要尽心尽力给他们辅导，能救一人的生命，也是气功治疗法的功绩。事实是永远的客观存在的，客观存在的事实是永远消灭不了的。

1974年12月24日　星期二

彩球要求 1975 年给她教"五禽戏"，我想也应该给她教了。她学了一套松小棍，也学了一套通天经八段锦。"五禽"一年最多学一个，一个人学，还不如多教几个人，让他们互相帮助和互相鼓励，能提高。我已经老了，5 年以后我都 70 岁了，是应该传下去的时候了。李永在三年前就要求学五禽，他对五禽戏是特有兴趣，这次班让他参加。韩长文是个青年共产党员，他是能苦练勤学的，品性也很好，就让他们同时开学。

我告诉彩球，学五禽戏要写自愿书给我，保证坚持到底，不得半途而废，我让彩球通知长文。

下午李永自己来了，就是为要求学五禽而来的。我告诉他要写自愿书，他说："什么都行，只要老师教。"教"五禽戏"还得先教八卦，熟练了八卦，才能给他们正式教五禽戏的势子。姿势不是五禽戏的重点，必须结合练内气运行，才能达到理想的结果。没有气功底子，五禽戏是学不成的，学会了姿势，是个空架子，一无用处。因此五禽之戏不能随便教给任何人。彩球、长文、李永，性情好，能勤学苦练才能有所成！

我决定 1975 年 1 月 1 日给他们开班了！

1974年12月26日　星期四

今早我在龙潭湖辅导，孙国滨到来，见我就说：

"老师！我来向你报喜，你听了这大喜事，一定会乐极了！"

"什么大喜事？快快说来吧！"

我昨天到张弼元大夫家给他辅导，见了他的时候，他问我：你是戴着眼镜吗？我说是戴着眼镜的。他又说：那我真是看见眼镜了。他高兴地说。并且他还说看见了他刷牙的牙刷是绿色的，他问他家里的人，家里人告诉他是绿色的，他知道自己的眼睛已重见光明了！后来他还告诉我，有个朋友给他送来一篮食物，内有一张字条，他也看见了。张大夫要我立即来告诉老师！让您高兴。张大夫还说：等我的眼睛更好些的时候，要亲自到卫生局去汇报这件事。

要是他的左眼没有被摘去还存在的话，一双眼都能保住多好啊！国滨说话的时候彩球在我身边，还有好多病员在，青光眼病的贾月英也在我身边，她是来龙潭湖要求查功的。她听了这件大喜事，对自己的眼病更有希望了！这件事鼓舞了她，还鼓舞了我身边的许多病人。

"我们郭老师的功法真神通，盲人重见光明！这是多么动人的事迹！"大家齐口同声地说。"老师！您应该把气功治好了青光眼做个小结啊！"

张弼元重见光明的喜事大大地鼓舞了我，更坚定决心，努力为痛苦的病人服务，使他们从不幸的苦海中得救！

晚上我与彩球、华珍去给陈玉珍查功。她本来是个瘫痪了卧床不能起的病人，血压高至 260 / 160，血压表都无法量了，眼不认人，口不能说话了。从 1973 年 1 月练功，把她从绝望中救回来。她练功半年即能起床活动，练功一年左右，她能自己去公园练功了，一切家务由她担起来了。她是由卧功、坐功入手的，坐功一直坚持到现在。可是她近来发现胸部、腹部胀气、憋得难受。今夜去给她查功，知道她出了偏差，气不沉丹田，内气不能依经络脉道运行，在五脏内乱窜，胸部尤其厉害。给她胸部、气海按摩，并加强小松棍，停止坐功。

1974 年 12 月 27 日　星期五

给李灵光教松小棍，由小韩、长文给他辅导。松小棍是松腰的大法宝，加强练松腰解决偏差，并停止他的慢步气呼吸行功，改练风呼吸快步中度行功，待消灭偏差之后继续练慢功。

1974 年 12 月 29 日　星期日

下午 4 时，孙国滨、郑华珍到了我家，同去访张弼元，见面时大家说不出地兴奋与高兴。

"郭老师！我看见您啦！您的脸是圆圆的，红黑红黑的，是不是？"

"是，张大夫，您真的看见了我了！""您的手我看也是红黑红黑的，不是白白的。"

张弼元伸出手来拉了我的手，他高兴得像孩子一样天真，好像看见久别的亲人。那时他的全家人，儿子、爱人、儿媳妇、女儿都从内屋出来，一同亲热地说："谢谢郭老师！他的眼病已有 30 多年了，他的左眼没有了，右眼也失明了 7 年。"瞎了 7 年，今天能再看见我们，这是多么高兴的事啊！张弼元又汇报他的练功情况："郭老师教我的功法，我从思想上是丝毫不走样地照办，是点点滴滴小小心心的。老师说过子午功效果高，我把功作了好好安排的，除早晨之外都在子午时练功。升降开合松静功、按摩，最后静功。老师教给我 9 种功，每个功我都不走样地做。子午时，午功 2 小时半，子夜功 3 小时，从十时半开始做升、降、开、合功。夜功做的效果更大，那时安静，自己更能入静，经常听见合我的内气运行的情况，全身都是酥酥的，五脏都有温暖之感。

"尤其我的一双眼睛，子夜之后它有一种特殊的快乐。眼睛本来是胀痛的，慢慢胀痛都消除了，换来的是轻松的快乐。郭老师，您讲课时（一个月之前）我已经有极大的信心。我听了您的课之后，知道我的眼睛是有希望再见光明的。练功以后，不但眼睛渐渐恢复健康，我的身体也渐渐健康起来。最近我因心情舒畅能食能睡的，家里人都说我胖多了。"

我今天到他家去主要的是查功及加功，我教的 9 种功他真的

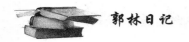

不走样地做了，而且做得很好。我查他的腰，可是腰不松，为免他静坐出偏差，我让小滨也写了这个松腰法，以便给老张辅导。当我给他教腰势的时候，他看见了我的动作。

"我看见了，我看见老师的动作了，现在是向左，现在又是向右转，两手是叉在腰上，是么？"

"是！你真看见了，一定不错啦！"

我自己也为此而高兴。记得他到龙潭湖的第一天，教他一个动作十分困难，要教一个动作，得用手拉着他做，教半天也完不了一个功，这回可不一样了。

"如果那只眼睛不摘掉，现在不是有一双眼看东西了？"老张的老伴生气地说。真是如此，我也有同感！

天完全暗下来，已是7时左右。全家人送我出了大门，他儿子送我们上车站。

张弼元的眼重见光明，练功只有30多天，我自己也想不到有这么高的疗效！

1974 年 12 月 30 日　星期一

彩球今天代表五禽班把一套"五禽"模型送到我家来。猴最大，是木刻的，虎比猴小得多，也是木刻，技术虽不怎么高，但我也够满意了。

小鹿和小鸟不是木刻的，是玻璃的，因为没有木刻的，只好凑合一下，但是与猴及虎的色调相会，亦很好看。只是一个狗熊不太满意。彩球告诉我还继续找更美的狗熊，将来补上去。这套小小的"五禽"放在我的镜台上，每禽都成双，真好玩，我为此很高兴。

晚上彩球、李永、小韩、华珍都来了。这四个人都是五禽班的，可惜只是四个人，我在群众中怎么选，也难找到一个符合条件的，五禽缺一，暂时只好让它缺一吧！

1974 年 12 月 31 日　星期二

1974 年已过去。一年的工作也很不简单，病员到今天为止共是 2600 名。

有些群众在谈论说我是个无名英雄。

无名英雄，是由我的千辛万苦的勤劳而得的。无名英雄目前在森林、湖畔活动，但每天早晨我都看见一轮红日从东方升起，光辉闪耀地照进无名英雄活动之处。她们所在的不是暗淡无光的地方，而是灿烂的晨光（红日）照在无名英雄的身上，同时，也照到她辅导的重病号的身上，尤其是她亲自辅导的这帮勇敢地与死神作斗争的癌症患者，他们都百般地愉快而乐观，他们有信心将必能康复！

今天开始传授"五禽之戏"，这也是生存中有意义的事。他们在我家吃过了团结饭之后，我给他们讲课。今夜第一课讲练五禽戏的八卦图。他们早写好了"拜师书"。

1975 年

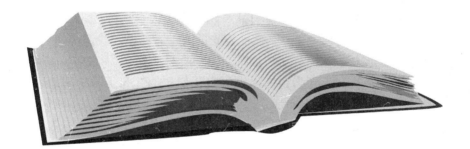

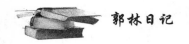

1975 年 1 月 1 日　星期三

五禽戏班学员约我早晨到龙潭湖去教授第一课，我很高兴，心情特别愉快。

我还没有走到东单公园门前，彩球笑嘻嘻地向我迎来："老师！早安！"

"早安！你来得真早！"

彩球总是微笑满面的，今早她更愉快。我们师徒二人到了龙潭湖，下车的时候看见一轮明月挂在天空。

"今早有大灯这么明亮地照着我们，多么好，多么美！"

"老师！今天是我们的好日子，皎月更明亮了！"

我和彩球练着风呼吸法自然行功，走进没有树叶的树林里，平地上如下了大雪一样，湖面的月光反映进树林里，我们都像在银色的雪地上走着。

李永和长文都在指定的地点等着我们，他二人是骑车来的，比我们快。

我在皎皎明月映照之下，开始教五禽戏的"八卦"。不久，郑华珍也来了。

彩球、李永、长文三人学的是熊戏，华珍学的是猴戏。

1975 年 1 月 2 日　星期四

今天辅导员在我家过年联欢，送我纪念册一本，我写了毛主席的教导："救死扶伤，实行革命的人道主义。"他们一个个也在纪念册里写了字。

李则涵："心静神凝通会妙，一气练成真自在。"

郑华珍："以郭林老师为榜样，下决心学好气功。"

汪永娟："内功疗法遍地开花，为祖国的医疗事业创奇迹。"

杨希凯："早晨空气最新鲜，老师教我练气功，气功练好能治病，感谢老师救我命。我永远做郭林老师的学生。"

于克成："永远做郭老师的好学生，认真把内功练好!"

沈承烽："永远做郭林老师的好学生，誓把气功学好，做郭老师的接班人。"

杨彩球："学习内功，经常请教，虚心学习，刻苦钻研，坚持到底。"

韩长文："跟随老师学内功，学好本领为人民。"

孙国滨："老师创研的整套内功疗法，难症能治，癌关可破，为发展祖国新医学做出了卓越的贡献。盼早日推广普及于世，拯救患者出苦难。"

陈孝庆："内功是国宝，流派知多少，郭师听党唤，病友齐欢跳，'不治'恶性瘤，名医皱眉头，功法掌握好，顽魔狼狈跑。"

蒋贵："气功是宝中宝，强身把命保。我要跟郭老师坚持练下去，保证出勤高，要把社会主义建设好。"

以上是辅导员即日的题词。他们每个人都从重病中经过勤学苦练内功治愈了，他们对练功治疗有深刻的体会，他们是有'三心'而苦练终身的愿望，在此我祝愿他们永远健康、幸福!

1975年1月4日　星期六

"下焦调摄松静功"是我1974年新创的新功法，已经在许多病者身上得过考验了，凡是有关下焦的病种都用得着。这套功变化有很多姿势，照病种的不同而变功式。如郭素琴的病是尿道堵塞，现象是口苦、口燥、舌干，每天夜里喝水20磅以上，尿道不通，多喝水而不能尿，腹因此鼓胀得大大的，不能坐立，更不能睡。她练功后，能酣睡，目前每天夜里喝水5磅左右，能尿。这是疗效之中的一种。凡腹胀、胃病、各种妇科病都能练此功法，糖尿病的可练这套功法。

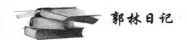

最近我还试练一套中级的第二套气呼吸慢步行功，这套功法对有了功底的病患者提高保健，而且也可能治疗一切下焦的疾病。它与下焦调摄功配合，必收到理想的效果。这两套功我自己目前每天都在苦练。

1975 年 1 月 5 日　星期日

6 时许，我到了龙潭湖。近来我少换一次车，坐 8 路汽车到达终点。我不换 12 路车，穿过湖边的树林步行走进湖堤，沿着湖边在湖堤上练中度风呼吸行功以代步，这对我的身心更有好处，亦给我研究行功更多的实践机会。

每天到达 8 路车终点的时候天还没有亮，湖水结了冰，如银海，也如月光反映湖堤上，空气特别新鲜，能醉人。我十分愉快地练了 30 分钟行功，即到了我的教练场，已经有许多勤练的患者在练慢步行功。我自己也开始练点穴（膻中穴）的慢步行功，这个行功难度很大，比以上的 15 种行功都难。在练行功时双手点穴不摆动，且势子式样也复杂，是不容易的，但我想多练，功熟后难度可消除。

我自己练完功之后，癌症班已在老地方集合等着我了。今天我把老韩也带去了，开始给癌症患者做记录，希望老韩把这个重要的材料弄得更好。

孙冰水患肺支气管癌。今天他汇报他的病渐渐好起来了，食欲增加，睡眠好，没有了咳嗽。我嘱他去检查，看练功的成效如何？

肺癌的管金发汇报他练功之前肺腔存水，练功以后开始吸收肺水，至 11 月份检查，肺水已全部吸收了。这是个喜讯。

癌症班各人都大见成绩。尤其红斑狼疮的牛耘效果更大，我嘱她去检查，下周汇报。

今天来的病人特别多，从各地远道而来的不少，他们不往近的点去，而到龙潭湖来，可能是因为我在此之故。

小韩每星期日都能到龙潭湖来帮着辅导，否则在龙潭湖除了彩球星期四能来之外，星期日小韩如不来，那忙死我了。

1975 年 1 月 7 日　星期二

周传兰是个肺癌患者，他是 1974 年 5 月来练功治疗的，现在痊愈了，上全班已经几个月了。他今天来我家汇报他的病情。他说：1974 年日坛医院及许多医院都已确诊他是肺癌，尤其日坛医院经过 37 个大夫会诊，他的照片陈列一室，他像个中心人物，让他坐着听他们讨论的意见，结果定为肺癌。中、西医药无效。他经亚克斯的同事付保仪介绍，来我这里学气功治疗。他把全部日程安排练功，停服一切西药，仅仅服一点中药。练功以后病症现象渐渐消失，日渐恢复健康。1974 年下半年复查了两次（照片），绝无发展情况。当时大夫感到十分奇怪，这个定了死刑的人竟又活过来了。大夫不知其所以然，然而病灶日渐消失是实情，他们不知是什么原因。最近组织派他出外（石家庄市）开会一个月，在外当然没有在家的生活有规律，但他没有停下一天练功，他把练功看做重要任务。因此在外劳累一个多月，完成任务回来，病情没有任何恶化，目前他连感冒都没有了。这次在京流行感冒十分厉害，而他日夜练功，厉害的流行感冒也没有侵犯到他这样一个严重的肺癌病者。得此成绩，真是让别人难以置信！

1975 年 1 月 8 日　星期三

我近来研究的"下焦调摄松静功"已经完成了，是专治疗各种下焦失调病症的。

已给患尿道病的郭素琴、赵波、刘得才等加了功，我想是一定有特殊效验的。我自己试练多次感应很大。它如能配"曲池点穴"行功同时练，定能治各种妇科病。"吐音法"在近年来的临

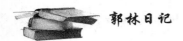

床实验中，治上焦的病种，治一个痊愈一个。我试下焦调摄功时，感到如吐音法一样有效力，这又是我近来的一件愉快的大事，尿道病及妇科病者有福音了。

老段今天来说，胀腹病又犯了，今天也给他加上下焦调摄功，看他练后效果如何？练一周效果可能并不明显，练 30 天之后效果一定是明显的，患者能否坚持是另一问题。这个功强度比较大，心脏病或肝病者可能不宜练。

1975 年 1 月 9 日　星期四

今夜是第八班在我家听课，讲授的是"意念活动"第二讲。前课讲了"意念活动"的升降，今夜讲的是开合。但人愈来愈多了，前组织部长、人大常委秘书长的女儿（连冠）也来了，艾思奇的儿子小东也来了，挤得坐不下，这是一件麻烦事，不知如何解决才好。

1975 年 1 月 11 日　星期六

某军总医院开学，今天是第四周了。彩球给他们教了全套的头部按摩，教了一整套气呼吸的慢步行功和涌泉按摩，我看了他们病历里的记录，分别病情给病者一一加功。张喜录院长的糖尿病，给他加了"下焦调摄松静功"。张燕容给她加了第一段八段锦。庞廷洪说二吸一呼的风呼吸法有些不好练，感到气有些短似的，我给他改为二呼一吸法。因一呼二吸比较强力，他心力弱可能有些受不了，二呼一吸比较弱些，比较适合于他。

辅导员今夜在我家座谈练功的体会。彩球说，她的意念活动是练中级慢步行功的时候意守中丹田，她的意念是由百会穴进入丹田的；李永说，他意守丹田的时候，是由吸一口气把意念送入丹田的；于克成说，他是用津液送意念入丹田的。

我纠正他们的错误。彩球是有高血压病的，不应把意念升到百会穴才转入丹田，这会引起血压上升，由膻中穴引入较适合；李永不应用吸气送意念入丹田，这有些勉强，意念应由它自然主动地照它所走的经脉道路进入丹田，这才合乎练功的要求；于克成用津液送意念入丹田更不适当，这是错误的。津液是从食道走的，意念应从经脉路线走，不应从食道走。

1975 年 1 月 12 日　　星期日

今天给癌症班查功。孙冰水汇报他的病好多了。12 月末那次在医院检查结果（照相），在照片里很明显看出，病灶由三个手指大缩小了一个手指之多，说明病灶经过练功不但没有发展，而且已经消除三分之一了，下周检查的时候我该给他加功了。"吐音法"加给了他，病灶一定消除得更快。这真是可喜的事！

郭振芳汇报他练功以来，身体已渐渐恢复健康。1 月初去医院做了检查，一切已正常，癌灶转移的现象已消除，大夫说他可上半天班了。他练功之前，病灶是有转移现象的，且精神、体力都很弱，连一瓶开水都拿不起来，吃饭时手无力，连筷子都不行，还胸痛、头痛、臂痛。目前一切消除了，他高兴得像天真的孩儿一样又笑又跳！

1975 年 1 月 13 日　　星期一

目前，李永学熊戏，孙国滨学小鹿，韩长文学老虎，郑华珍学猿猴，彩球学小鸟。今夜五禽都给他们教基本一课"八卦"。

通知伍真也来了，全体在我家吃饺子作为团结饭。真高兴！

1975 年 1 月 15 日　　星期一

刘德才是 798 工厂的党内负责人之一。他因糖尿病练功，练功之前尿糖是四个"+"号，练功 3 个月"+"号全部消灭。检查证明交给我看了，且写了一份总结，他很高兴。并且和他同厂的还有两

位重病号在癌症班练功，一是红斑狼疮的牛耘，一是肠癌的老丁，这两位重病号练功后都大见成绩，因此对练功更有信心。

1975 年 1 月 16 日　星期四

昨夜在天安门那里找到一个安静的地方。五禽戏查功及加功，这次上课足够五个禽了，因此按照熊、鹿、虎、猿、鹤教功。李永学熊，孙国滨学鹿，长文学虎，华珍学猿，彩球学鹤。每一禽都开始学步行，照八卦方位——东、南、西、北、东南、西南、西北、东北的方位走步。今天也教了穿八卦，从东到西，从南到北，每一禽都学得很好。尤其是华珍，学猿真够灵活、生动的，小鹤还好，只是虎戏还有些不足之处，但只要他们自己在课前能锻炼，成绩是一定会好的。

老韩今天也参加听课，他说要写五禽戏的文字材料。

1975 年 1 月 18 日　星期六

张弼元眼病已 30 多年，失明也已 7 年。练了 50 天气功，重见光明了，已经看见他七年没有看见的亲人的脸孔了，也看见郭老师是怎样的脸孔了。练功是否有成绩要靠他们自己！

1975 年 1 月 19 日　星期日

下午，我在家收到张弼元摸着写的长信，果然连信封都是他写的，字迹看来像三岁的孩儿写的一样，但还能看清楚写的是什么。以下是七年的瞎子的来信内容：

"郭老师：您好！我现在克服困难试行摸着写封信。您在 12 月 30 日百忙中来我宿舍给我查功、加功，您这种白求恩的精神使我及全家人受到了极大的鼓舞和感佩！

"关于 1 月 1 日起眼前出现的圆形黄影，及 9 日起黄影中心又出现黑斑等情况，昨天已请孙国滨同志转告您研究。圆黄影是随瞳孔放大缩小，或看远看近而变化大小，小时如大豌豆，大时比银元大些。上星期日去协和检查，因为看不清眼底，医生判断不出是什么东西。总之他们没有治疗办法。我自己判断不外是眼底'乳头''黄斑''网膜'等处出现的东西。不管出现什么情况，我练功是不会间断或停止的，决心要练到底。练到底不外落两种结果：一是成功了，总结出成功的经验供后练的人参考；一是失败了，也要总结失败的教训，让后人接受教训，避免失败。我练您这套功法不是单纯为了自己的眼病，而是认识到这套功法是行将失传的、合乎古代和近代科学的祖国医学，是响应毛主席号召，对发扬祖国伟大的医学宝库做出哪怕是点滴的贡献。当然在练功的过程中出现任何问题，随时汇报给您，请您加以纠正，以求成功。不过我的眼病比较复杂，会有曲折的道路，也是应该实事求是地估计到的。

"1974 年 10 月 9 日至 12 月 8 日，功法由坐功、升降开合，逐步加了按摩涌泉、收功、头部按摩、肝俞按摩、肝区按摩、关元按摩。12 月 19 日加眼部按摩，12 月 30 日加松腰功，12 月 31 日加小棍。

"1974 年 12 月 23、24 日视力开始好转。现在除黄影外，视力有几天很好，有两天差些，还不稳定。总的说比以前好。"

1975 年 1 月 22 日　星期三

彩球在查功中，发现病员收功时两手收到膻中穴，问我应当收在丹田还是膻中，我说"气海"近丹田不近膻中，"元气归身"是归到丹田才对。我还说，陈老如教错了，是因我没有给陈老说清楚。

1975 年 1 月 24 日　星期五

总结全部印出，是简单的初步总结，分四部分：1. 癌症；2.

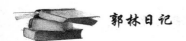

青光眼；3. 心脏病；4. 糖尿病、神经官能症、肝炎等，共有41个典型的病例，癌症有12名。

我将总结再读一次，我有三个意见：

1. 这个总结像是提纲式的，内容太单调，病例有41名，说服力不小，只是从理论和功法上写得不太够，我和老韩说，有重写的必要。

2. 关于介绍我的一段简历可取消。

3. 癌症、青光眼的总结分别独立写，每病种写一个比较细致的总结，内容病例可不变，但功法和理论要提高到毛主席著作的政治意义上。如我对癌症治疗是用"一攻一守"的功法，是学习了毛主席著作关于战争的战略和战术思想。癌症在人体内是最凶恶的敌人，对这样凶猛的敌人，在抢救病人的战斗中，我们的战略和战术应该是有所研究，有更深入的探讨。

1975年1月25日　星期六

每周星期六夜7时，各点的辅导员来家汇报情况。

杨希凯是广安门点的辅导员，那儿的肺癌患者是个32岁的少妇，老杨尽心尽力地给她辅导。她是1974年2月参加癌症班的，自练功治疗之后，日见走上健康的大道。老杨领导着七十余病者，每天早晨在广安门那里的河边练功，到夏天，病人早晚都在河边练功。32岁的少妇系肺癌后期，死神已站在她的面前。老杨为抢救她，每天早晨4时多，天还没有亮就去她家，接她到河边练功。因为她是少妇，怕坏人侵害她，杨老头子做了她练功的保护人。每周他都把她的情况向我汇报的。

病者名刘福安，老杨说她现在连咳嗽一声都没有，身体如健康人没病一样。1974年12月末到肿瘤医院作最后一次检查，病灶无坏的发展，正向痊愈方面迈进，真是可喜！

1975 年 1 月 27 日　星期一

今天下午老韩来家商谈写总结的事。我觉得这次总结比去年的提高了，在理论上、在病例成绩上也比 1973 年提高多了，尤其在癌症和青光眼方面，都有很成功的事实，但不是细致、理想的总结。我把我的想法告诉了老韩。我说，对癌症和青光眼方面要做出各种病情的总结。总结内容：我对这两种难治之病是用什么功法治疗的？在治疗过程中是怎样辅导的？在治疗过程中出过什么意外？如何纠正所出现的问题？如何解决问题？

1975 年 1 月 28 日　星期二

于枫是未满 40 岁的妇人，在 1972 年参加我教的气功治疗班学习。当时我看她的病情同癌症现象相似，我用过风呼吸法给她治疗。可是当时她没有去医院检查，不相信这种病会在她身上发生。她曾往小汤山疗养院住了 5 个月，也没有检查出癌症的病状，因此她早把学的功放下了，到今天已忘得一干二净了。她今天来访，面容和精神都大不同于当年，脸色青白，精神不振，人也瘦得可怜，再不是活泼热情的于枫了。她对我说："老师！我活不了多少时候，人民医院照相说我食道上有阴影，各种症状证明我是食道癌无疑了。其他医院也检查过，都说可能是癌。我想，只有练功才有希望了！再活三五年也是好的！"

"小于！管它是癌不是癌，练功是有好处的。你初练功的时候，曾以癌症的功法治疗你的病，是吧？"

"是，老师！当时我是不相信癌症真会在我身上产生的，以为只是体质弱而已。可是今天不是怀疑了，已成为事实了。其实我对死并不可怕，人终有一死啊！"于枫说到这里，脸色更惨白了，眼泪充溢着她的眼眶。

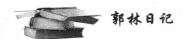

"小于，癌症并不可怕，只要你好好再练功，你会活到120岁的。"

我让她星期四上午去龙潭湖找我，给她安排练功。她肯定地说："我一定去，这是最后一招了！"我嘱她要吸取教训："练功不应随便放弃，否则病魔总离不开你。"

1975 年 1 月 29 日　星期三

五禽班今夜是 1 月份的最后一课了。时间过得真快，30 天了，他们的练功成绩如何？

练内功不是一件容易的事，他们虽多数有些功底，可是功底太薄，练起禽来不会走内气，这是肯定的。

7 时许，到了他们约定的地点，在大会堂后边的小树林里。今夜没有月亮，路灯光也暗，我们在暗淡的光线下进行教练。

第一个熊戏是李永。他练功最早，是 1971 年跟我学习练功的，看我练五禽戏的次数多了，深有体会。他练的"八卦"成绩算是合乎理想的要求，其他的还差得远。我给李永加了势子之外，其他各戏仍继续练"八卦"。

今夜给他们谈了一点功法，让他们在练五禽戏中学习"意念活动"：熊戏和猿猴守"中宫"，小鹿守"尾闾"，老虎守"命门"，鹤守"气海"。他们很高兴，各禽兴趣很高，追求的心很热。

1975 年 1 月 30 日　星期四

小汽车开到龙潭湖堤畔，到了我们练功的根据地。"老师，国务院来人找您，是国务院物资管理处的处长和另外的首长，让您不要离开，他们立即就到。"彩球说。

打前站的原来是王友三，他找到了彩球，彩球在厕所里找到了我。王友三笑咪咪地从远处向我快步走来。"老师，他们到了！"王友三指着正向这边开来的小卧车说。走下车来的是两位年老的男同志，其中一位还拄着手杖慢慢地走着。

"郭老师！今天我们特地来求教。"

"有病么？"

"是，我们写好了一份病历请给看看！"来人把病历交到我手上。

郑长新，49岁，高福有，59岁，在北京中苏管理处工作。郑长新是甲状腺癌，在前月动了手术，出院才12天。高福有是高血压、半身不遂、动脉硬化。

"请问我们的病可练气功治疗吗？"

"可以，可以！没有什么难处的，只要对气功有信心，能坚持练功，是很快可以恢复健康的！"

"我们是有信心而来请教的，是能坚持练的！"

老郑的病历里有一段是：301医院确诊为甲状腺乳头状腺癌，术后发现肿瘤与周围组织有粘连，目前发现扩散。他出院只有12天，就赶到龙潭湖来以气功治疗，那是及时的。我给他们做了思想工作，给以鼓励，即由彩球、李永先教他们"升降开合松静功"。升降开合功教完之后，约在本星期日下午4时半到我家，再商谈今后如何安排教练时间。

我想把他当做一般群众一样，要每天到龙潭湖来练功是不可能的，小汽车天天开到根据地来影响也不好。只教了势子，没有功法和理论如何指点他们去实践，这是一件难事。回家之后考虑了这件事，还是要给他们定讲授的时间和地点。我不能再让他们在我家听课了，因为他们临别时和我谈过，还有几位病友想练功治疗。我想今后还是由他们接我去他们的住处讲授，我带李永和彩球去可以了。他们的住处总比我家的条件好些，多少人都可在他们那里练功，这又增加了一个新点。

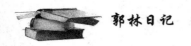

1975 年 1 月 31 日　星期五

环境愈好愈有条件的人，愈无法坚持锻炼。练功是一件苦事，经过一段过程上了正轨，才可能坚持。

1975 年 2 月 1 日　星期六

李永在 1971 年就发现他身上长了几个小瘤子，经医院检查是肉瘤，但这些瘤子是随时日而长大的。为此我嘱李永勤学苦练治疗。今天给李永检查小瘤子，都已消了，有的全消了，有的还有一点点。

由他想起胡宗德脑袋上长了大小不同的 8 个瘤子，练功一年不知不觉全部消失了。王连魁在脑后的大瘤如鸭蛋大，练功 4 个月全部消失，目前连根都已消除。李淑荣左乳房有 10 多个小毒瘤，经医院检查是癌的扩散，练功 5 个月全部消失。气功治疗肿瘤是特效！

1975 年 2 月 4 日　星期二

北京陆军总医院的大夫班的李世荣内科主治大夫和我商谈多次，说医生们（学功的）都想见我，并希望给他们讲授功法。我拒绝了多次。我让李永和彩球去辅导了一个多月。推不开他们想和我见面的恳切要求，我约定今天下午 4 时在中山公园给他们查功。

彩球依时来接我，到公园门外，李大夫早在等候我们。见面由李大夫一一介绍了，大家万分高兴，各人虽是病员，都是满脸愉快的微笑。我知道他们是在热情地欢迎我，并送给我一束美丽的人工做成的绢花。

李永领路，到一个他前已选定的幽静的小亭子那里。

"郭老师与小亭子有缘。"亚克斯也到了，他有所感触地说。

这时大家视线都集中到他身上。

"郭老师第一天讲课是在东单公园的小亭子里的，现在给陆军总医院大夫讲课又选在小亭子里，多么有意思！"

我心里喜欢亚克斯比我敏感，东单公园第一天讲课的事，相隔现在已经 5 年了，小亭子的意义在我的人生史里，留下了光辉的一页。

今天到的有李世荣大夫（内科主治大夫）、张喜录院长、郝连元大夫、庞廷洪大夫（妇科大夫）、王淑芝大夫（263 医院大夫）。

他们要求我讲功法，我给他们说，时间不多，先查功，后加功，功法要细致地讲，还等下次有时间好好地讲吧。

查了功，再给他们教一套功，天就黑下来了，小亭子里没有灯光。他们要求我多见面，我说一个月可到这里来一次，他们都愉快地告别了。

1975 年 2 月 5 日　星期三

大雪纷飞，天空还没亮，我已到了龙潭湖堤畔。两脚踏在积满了雪的湖堤上，左边是一方银海的湖面，右边是穿上白沙衣的小松树林。我正练着风呼吸的慢步行功。

"郭老师！您好！"

"哟！是李文，怎么你也到这里来？"

"我近来什么功也不敢练，只好在这里逛了。"

"你的眼睛怎样？"

"左眼已经完全失明了，现在右眼还有点视力，这是多大的不幸！"李文说到这里的时候，头向胸前低着没有继续说，颇为感伤。

"李文，你还记得在 1972 年上课的时候，你在人群中听课，我举起我的手问：李文，你看见我举的手是几个手指吗？你立即

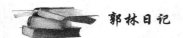

回答我：是五个手指！老师我全都看见了！你那时还告诉别人说，未练功之前眼前像是有一座黑色的大楼，练功之后这座大楼渐渐消失了，都看见世间一切的事物了。"

"是的，老师，我记得这些事。"

"可是你离开我已经一年多了，哪里来这阵邪风把你拉走了，去跟了别的老师一年多，今日你的眼睛已失明，这是多么使人伤心的事！可是，你如有信心再回到我的身边，回到你的病友群中来，大家仍会帮助你的。你看怎样？"

"是的，是的，我万分愿意能回到你身边，请再指导我！"

谈到这里，雪花飞满了我的全身，鞋尖也盖满了雪花，我就同李文告别了。我回想，李文听了别人的话而转变练功的方向，由行功转向全身发抖的站功，全身抖动，结果把眼睛抖失明了。

1975 年 2 月 10 日　星期一

明天是春节的第一天。我今天在龙潭湖给一些病员查功及加功。癌症班不停课、不放假，查功与加功照常。但节日在即，途中车挤得无法上下车。对于重病号，我让辅导员到他们家去，以免病员途中受苦。

在节日里，我想去看看刘丙戌，他的癌消灭后上了全班，不觉两年多了。他的病痊愈后，连小病都没有了，真是奇迹！在世界治疗癌症未过关的今天，谁也不相信我这个无名小卒能治疗这样重大的病。祖国伟大的气功治疗法不为世人所识啊！

1975 年 2 月 11 日　星期二

5 时许，出门往龙潭湖练早功。下车后，我练风呼吸中度行功到我们的根据地。

今天是节日，彩球学我也不停功，她在东单公园门口等候我。

龙潭湖仍不免受鞭炮阵阵、砰砰啪啪的声音干扰。我和她走到"冰岛"途中遇到王纪福，我们三人手挽手在冰冻的湖面上行走，踏过了龙潭湖冰面，到了小小的岛上。那里一个人影都没有，也远离鞭炮声，在此练功真像是在天堂。

1975 年 2 月 13 日　星期四

今天是春节的第三天了。王栋来访的时候，我正和彩球在龙潭湖辅导病员。他在我家留下字条。

王栋自 1974 年 5 月 4 日来练功治疗眼病之后，边学练功边猛力用医院给的药物，因西药与练功治疗有抵触，疗效始终不明显。曾多次劝他渐渐停药，但他信心不足，停又用，用又停。他所说的停药会使眼压更高，那是肯定的。在停药眼压高时，如有信心向气功治疗方面努力，经过一段坚定的斗争，眼压是会渐渐下降到正常的。可是他信心不足，因停药眼压高，又加以用药，来来去去地发生矛盾。而且他不能安居在京进行气功治疗。5 月练功，7 月中旬离京往北戴河养病，至 9 月末才回京。仅治疗一段时间，11 月中又匆匆南下旅行，直至前天回京。尚未见一面，今又说即将南下再请老中医治疗。

他所谓采用了民族方法的中医和气功治疗相结合的方法，其实他之气功治疗仅仅指的是按摩，而按摩不是气功治疗法的主要方法，只是配合练功治疗而已。看来他不认识气功治疗，不知道是以"心安神静"入静之后，才能达到血脉循环的疗效的。他练功以来东奔西走，生活如此不安定，疗效何来？

眼病治疗主要的是静功，可是他以按摩为主，忽略练静功为主。而且他只学了一种行功的静功，室内静功没有学会，单靠按摩是达不到内功治疗效果的。这是肯定的。

王栋之所以东奔西走，是他有了职务上的方便，这是不可否认的。如果他是一般的干部，像张弼元一样，安居在京心静神和

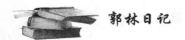

地进行练功，他定和老张一样有突出疗效的。

所以练功治疗，生活"四调"的配合是重要的。有十足的信心和稳定的决心是重要的。

1975 年 2 月 15 日　星期六

夜 7 时辅导员在我家相叙。孙国滨告知，张弼元的眼疾又有好情况。老张告诉他，他的眼睛模糊的白膜又向下拉下一半，过去眼里只有一道光，现在有半个眼球明亮了。

老张的坏眼日见成绩，这是他勤学苦练的结果。他每天练静功的时间在 2 小时以上，练各种功的配合，每天练 6 小时，功多疗效高是当然的。

王栋终日东奔西走，数个月以来不是练静功来治疗，是以动来治疗，这是不可能得到疗效的。

1975 年 2 月 16 日　星期日

12 时刘丙戌和张怀涛到了龙潭湖，我介绍刘丙戌和癌症班病员见面，癌症病员很高兴。我请他给癌症病员讲几句话，并请他等气候稍暖和些，能在露天听讲的时候，到这里来给癌症班介绍他练功治好了癌症的情况。

刘丙戌高兴地对病员说："我 1969 年患了胃癌，治疗无效，肿瘤医院及其他医院告诉了我的家人给我准备后事，说我是不能再活了。家人悲伤的情景，真不是我的言语所能说的。但我既已知被宣判死日将到，我亦无任何办法。一日我心不在焉地在东单公园闲逛，张怀涛老同志给我介绍了郭老师，开始练功治疗，不料我从此得救了！练功之后我日渐康复，我的癌是 1.5 厘米大，练功之后渐渐缩小直至全部消灭了。经过多次照片检查，结果是癌的位置留了个疤痕。我练功两年，才消灭了这个毒物。我已上班两年多了，1973 年春节后上整班的。两年来在百忙的工作中，我连感冒及其他小病都没有，这完全是练功的效果。希望各病友在郭老师的帮助下努力同病魔作斗争，胜利必将是你们的。将来有机会我再给你们介绍我练功的情况。"

癌症班学员听了刘丙戌的介绍深受鼓舞，大家鼓掌，高兴地面带微笑，他们也都有了极大的信心，将和刘丙戌一样能获得胜利的!

1975 年 2 月 18 日　星期二

下焦调摄功、中焦调摄功、上焦调摄功，这三种松静功病人如真下决心苦练，是必有疗效的。

下治妇科、糖尿等病;

中治胃、脾、肝等病;

上治肺、心脏、胸憋气病。

此功法重点在以呼吸法调整神经，刺激神经末梢起到反射作用而治病。

1975 年 2 月 19 日　星期三

李连贵，男，59 岁，是老干部，在甘肃省天水铁路工作。他患的是腹部癌（癌在膀胱附近）。1960 年在上海二军医大做过手术，把大小肿瘤全部取出，于 1972 年末肿瘤又复发，在西安四军医大手术切除，肿瘤重 980 克，第二次又切除大小八个肿瘤，大的如鸭蛋，小的如指甲大，二次肿瘤化验为平滑肌恶性肉瘤。1973 年秋，肿瘤再复发，大如鸡蛋，没有手术的可能了。1974 年 9 月 16 日，他由家人护送到龙潭湖练功治疗，经半年之久，查肿瘤没有发展，身体情况都很好。今天来告别，他的机关催他回甘肃，因工作之故他不能再留京治疗了，只有回去自己锻炼。

这是我最不安的一件事。他的病没有痊愈，只是好转而已，肿物仍未消除，练功治疗必须一年至两年，才能将肿物消除，可

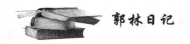

是他已没有条件住京治疗了，这是一件不幸的事！李连贵有生命危险，这是他得救却又可能失去生命的不幸的事。他离我而去对他多么的不利！但一般人以为既学了功，在任何地方练也一样，这是认识不足。奈何！

1975 年 2 月 25 日　星期二

下午 4 时，张弼元、许春波、贾玉英、李永、华珍、彩球及王栋夫妇在我家座谈关于眼病的情况。张、许、贾、王都是青光眼病人，我约他们来谈谈情况，交换意见。

老许谈他是参加青光眼班治疗的。1974 年 5 月开班练功以来，他的头痛、眼胀、心跳等情况已消除，他的右眼练功以来眼压都达到正常，没有波动过，左眼早已失明，失明的时日已有 7 年了，现在眼压从 46 降到 30，且有很亮的光感了。他说他是一天不停地勤练，而且早已不用药物了。

张弼元谈了几个问题：1. 练功治疗首先要树立"三心"。有了信心，下定决心练它一辈子，失败成功都不管，成功了是好事，失败了也好总结经验，以供其他患者参考。2. 他是继发性的青光眼，左眼已摘除了，右眼失明已有 7 年，服尽了中西药无效。他是 1974 年 10 月 9 日开始学练气功治疗，仅两个多月就见好转了，失明的眼睛已初步能看见，是练功治疗的效果；3. 练功首先解决入静问题，自己是心安神静地努力练功才收到一定的疗效的。必须把自己所懂的一套全部放弃了，再接受老师的指导（他本身是个按摩大夫，他有一套旧技术，不是气功的）。

我指出王栋之所以得不到疗效，是生活不安定，学功以来东奔西走，无法"心安神静"地练功，生活不安定，亦无法心安神静。我指出他东奔西走各处投医，也是因对气功治疗没有足够信心。

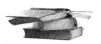

1975 年 2 月 26 日　星期三

刘德才患糖尿病，牛耘患红斑狼疮病，二者经练功治疗之后，都得到相当理想的疗效。刘今天还把 2 月份医院检查的结果拿出来，证明他的全部康复，糖尿病一切正常，且巩固正常已有两个月了。

小牛把在厂里建点的情况告我，并把病者的病历也交来。我鼓励他们听毛主席的话：救死扶伤，实行革命的人道主义。我告诉他们将来可派辅导员去讲课，他高兴万分。但愿他们都能取得一定的成绩。

1975 年 2 月 28 日　星期五

鼻咽癌患者李敬堂练功 4 个月，因其进行过化疗，身体伤害很重。化疗之后我给他加紧辅导。两个月前，我帮助他每天早晨由光明楼下车，即练风呼吸中度行功到我们的根据地。他练这段路程是 35 分钟，这一段功是他取得胜利的结果。

他汇报 2 月底（25 号左右）在医院检查，鼻腔骨的癌已消失了，不存在了，这个地方是空的了。这是使人惊喜的汇报，振奋了我的心！我预想风呼吸法直接到达鼻咽的吸氧法效果是特大的，但未想到效果这么快而强。

李敬堂的苦练是肯定的。他告诉我每天练功 5 小时以上，化疗的过程中他也在坚持斗争，未有一时停过功。但望李敬堂继续努力，胜利是永远属于他的。

1975 年 3 月 2 日　星期日

给辅导员讲的课都是在于实用。他们中间有文化的不多，没有文化的是多数，这样奥妙的功法给他们讲，得能实用，要从浅入深地通俗地讲才行。但辅导员如不能好好地掌握功法，不可能

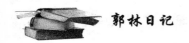

给别人辅导，自己也难保。

1975 年 3 月 5 日　星期三

下午 6 时半，司机同志上楼通知我车到了。小滨、李永、彩球三人同去，听课的患者共 20 多人。

今晚的讲题是："癌症与气功的关系"

1. 三道防线；

2. 什么是癌症的基础；

3. 气功能治癌防癌吗？

听课的都聚精会神的，老高、老刘、老郑还用功记笔记。他们学习很认真，这是给予我的鼓舞！这一课我必须好好地完成任务，希望撒下这些健康的种子，能好好地开花结果。

1975 年 3 月 6 日　星期四

杨新菊是红斑狼疮的病愈者，我为加强巩固她的健康，让她参加五禽班，给她小鹿一戏，这是强肾的一戏。她今天练的是第一课，很使人满意。其他各禽都很努力练功，成绩是满意的。

1975 年 3 月 8 日　星期六

张燕容的来信读后万分感动，我让李永电话请李世荣医生来，商议张燕容的治疗问题。

今天癌症班的专题总结定稿了，我自己反复读了三遍，没有发现什么不当的地方。引言、功法、情况、疗效四部分都写得很细致、很实际、很严肃，很有科学基础地分析和处理各种问题。我对这次总结较为满意。这仅是 1974 年度的产物，1975 年看实践如何，或将有所提高，盼能有更好的疗效，使总结放出光彩来。

专题总结今天已部分印出，我一切很满意，这是愉快的事！

1975 年 3 月 9 日　星期日

到了湖堤的时候，白血病的王积福、肺癌的李师桂、鼻咽癌的李敬堂、肝病的史丕显都穿着雨衣先后到了。今早因风雨行人更少，我们这一串队伍个个神采奕奕的，全不像是病人，更不像是重病号。新近被肿瘤医院判了死刑的王金有肺癌转移淋巴，是郑长秋介绍来的，他夫妇也穿上雨衣到了。王金有身体是很弱的，老郑告诉我他的领导也知道他活不长，让他的爱人小孟不上班来陪伴他、照顾他。王金有在北京饭店工作，肿瘤医院通知他的领导，金有最多也只有 3 个月的寿命。

"小王！这样的风雨天还出来？"

"老师！是您教我要与病魔作斗争的。风风雨雨出来就是表示我有和病魔作斗争的决心，我听了老师的话必战而胜之！"我鼓励他、表扬他，他高高兴兴地加入了我们练行功的队伍里来。

今早虽风雨驾临了，但并不是狂风暴雨，而是微风细雨。大家都说："空气真好！空气真好！"我说："树林不断放出甜的氧气是其中之一宝，湖水吸去了污染的毒气，湖水是其中的二宝，还有早晨初升起这轮动人的太阳，阳光照遍了湖水，照遍了树林，照遍了大地，照到我们的全身，甚至照到我们的头发根，它沐浴了我们的病体，它洗涤了我们的受病魔毒害着的灵魂！这三宝给了我们一切愉快、健康和幸福！"

今晨虽是春风春雨，挡不了热心的人。王力华、张福有、郑长秋、刘枫都在风雨中到了。我让李永给他们细致地辅导。我给癌症班查功及安排了一些功。

1. 给癌症班再提高一步功法，给他们"意守"和意念活动帮助。把他们按练功程度和病种的不同分为三队：老病友、练功一年以上的如王积福、杨新菊、王凤玲、李师桂，他们进行意守病灶；管金代、牛耘、郭振芬、李淑珍，仅以意念活动在病灶；

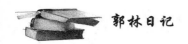

王金有、郑长秋、张士芳练快功。

2. 要求他们写出详细的病历下周交。

3. 指定癌症班大风大雨不到龙潭湖来，但雨细风小应来此练功。

1975 年 3 月 11 日　星期二

自己再三客观地读了癌症专题总结。这个总结优点很多，它整个的产生是从实践中来的，是认真、严肃、细致而实际的，毫无夸张之处，实事求是。但大的缺点是科学论据不深入，对人体的分析、解剖没有根据，缺少论点的说明。

癌症病人共 24 名。我细查有高度成效者有 12 名，已脱离危险的有 6 名，其他 6 名因练功时间不足改变尚不明显。这几位经过相当练功时日，若无客观环境的破坏，肯定会在与癌细胞斗争中得胜的！

下次总结应从科学论据着手。

1975 年 3 月 15 日　星期六

王栋在下午 4 时到家里来，他说这几天眼压（24.26）比较好些。

"王司长！您应该有思想准备，点药保证不了您的眼压永远稳定，点药不能治其根，只是临时控制而已。您的眼病时间已不短了，您应该拿定主意采取措施，就是要练气功治疗。老实说，气功是我们祖国传统的古老治疗法，古为今用，肯定是经过革新的过程了，但它能结合中医，是比结合西医更有疗效的。我的意思是，您慢慢地把点药停止，服用中药结合气功，这样可能见效！

"您练功练得有点松静，大家都称赞您练得好。但练得好功，自己的眼病为什么疗效不高？事情总得有个主、次，您治疗的三足鼎立（中西医药、练功），每个疗法都相信，都看重了，主、次不分，这样妨碍疗效的提高!"我说。

"可是，我天天练功，我没有放弃练功，以后也不会放弃它。我眼压的波动弄得我挺紧张。我还是要继续好好练功的!"

后来给他教了静坐功的全套功法，他才满意地告别。

1975 年 3 月 18 日　星期二

上午 9 时许，我正在书案上写关于癌症班一、二月份小结的时候，画院党委书记进入屋内，将送去的癌症班专题总结及公函放在我书案上，指着说："你，你又来搞这一套，这是错误的。过去为这个已经批判过你了，你没有改过! 你有当医生的批准证明吗? 谁批准你当大夫的? 什么郭林老师，郭林老师! 你能在外随便带徒弟吗? 带徒弟就应受批判! 你不但不能带这些什么气功学徒，教画也不行，我们画院规定专业画家不能在外教学生的。什么气功能治百病的玩意儿我不懂，总之你不能做这些活动，我们画院领导不许你搞这些的。你不上班，在家休养，画院又没有减你工资，又没有批准你退休，你只可搞画，不能搞什么医生，否则你就调到卫生部门去工作吧。现正在批判资产阶级思想，你要搞这些是思想问题，你是要犯错误的!"

领导的来势真叫我好笑又好气。然而我是个多年练功的人，我觉得不应为此而生气。但他这种来势，我也不应与之对立，只好笑之应付，并尊他为我单位的党领导。

我从参加革命以后，有过誓言：我决不做反党反革命的事! 我父亲是为革命而死的，我当能努力继承我父的精神!

1975 年 3 月 19 日　星期三

夜 7 时红罗厂来车接我去讲授，今天的讲题是："练功要领"。

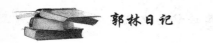

一、意念活动

1. 练功如何能入静？

2. 练功怎样掌握"三题"（选题、守题、放题）？

3. 意念活动的升、降、开、合。

4. 怎样体会意引气、气引形？

5. 练功之中"内气"运行的三个阶段。

但今天只讲"心"这一个题：

1. 心是主持思维、意识和精神的。

2. 人体的五脏六腑功能的活动，心是起主导作用。

3. 血液流通的原动力是在心。

练功要心安神静才能达到理想的疗效。意识集中、思维不乱、精神平静，血液可流通。

1975 年 3 月 22 日　星期六

我告诉老高，下次我去讲课不必用卧车来接我了，以免麻烦。我还是带了我的一班人马坐电车去，下车后走一站路程，那只好早些出去晚些归来就是。

1975 年 3 月 23 日　星期日

下午，段祥长不约而来，到我家门前便抱头大哭，此公旧病复发了。他因走火，气窜全身，而且嘴歪，目斜，舌硬，不能言语，不能行立，气胀心、肺，危险至极。以前其子及兄将他从医院搬到龙潭湖来，请我给他救急，渐渐治愈。但愈后再不露面了。今天忽哭而来，说是旧病复发求治。看他哭成疯人，可恨，可怜！给他功法而去！

1975 年 3 月 25 日　星期二

今天和昨夜一个通宵，我把癌症班交来的材料全部读完了，共有 13 份，都是他们自述的材料，是每个患者亲自写成的。这是很好说明的事例。内有：

肺癌：周传兰、管金代、李师桂、孙冰水。

乳腺癌：王凤玲、李淑荣，还有史燕。

甲状腺癌：郭振芳、刘怀菊。

鼻咽癌：李敬堂。

红斑狼疮：杨新菊、朱耘。

血管瘤：王连魁。

腹部癌：李连贵

刻写之后可油印，1974 年的总结汇编是部分重要材料。1975 年如能汇编，计划全部为癌症材料，1975 年应好好汇集材料才是。

1975 年 3 月 26 日　星期三

松小棍有两套，大的八八六十四个势子，小的是四八三十二个势子。松小棍大小都是同一要求的。练松腰和全身放松，为的是练一切功都能达到气沉丹田，得最高治病的疗效。

大套的李永和彩球熟练了，小套的给一般病患者可练，它是软功，静功动功的优点很多。今天国滨写出了小套的文字，彩球写出大套的，准备在 1974 年总结汇编之中印出，以供患者之用。

目前癌症班有八段锦及松小棍两个静功的动功，以帮助他们更快地恢复健康。

国滨写的今夜读给我听，他对小棍体会很深，写得很好，我很满意。

我创的行功有 16 种，功法不知其数，何时都能写为文字，该是多大的快慰呀！

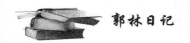

1975 年 3 月 27 日　星期四

今夜在中山公园教五禽戏，除学员之外，伍真到了，郭素琴也到了。郭是 5 个月之前因患尿道堵塞的重病而来练功治疗的。她是新疆中医院的院长，中、西药已用无数，来京之后跑遍了中、西医院亦无效。她是鲁芦介绍来学功的，鲁是很清楚她的病况的。当时她以为郭如不练功治疗是无救的了，死亡已摆在她面前了。她练功之前，甚至到来练功的前一夜，仍要整夜饮水到天明，一日夜饮 30 多斤，因不饮水即口干舌燥，火烧一样难受，但尿仍排不出，肚胀如鼓，脸及四肢亦肿胀难堪。

我本对郭素琴这种病没有临床经验的。郭对气功治疗本也无信心，在北京跑遍了而无法治疗后，才到龙潭湖来求救的。经过我再三再四的动脑子后，以调摄下焦功给她治疗，她共学功如下：风呼吸法快步行功、风呼吸法定步行功、风呼吸法中度行功、气呼吸法慢步行功、头部按摩十个穴位。关元、气海、命门、肾俞各单元按摩 36 转，涌泉按摩 12 转，下肢穴位足三里、阳陵泉、三阴交各穴按摩 21 转，最后是"下焦调摄松静功"。

我在她练功之前告诉她，如苦练勤学，最多 6 个月可痊愈。练功以后她的饮水量渐渐减少，尿渐渐稍通（但仍未疏通），给她教调摄下焦功之后，眼看她渐渐痊愈。

十多天之前，她经别人介绍，找了一位业余中医大夫治疗，连服十多天中药。在服中药期间，她没有停功，每天最少练 3 次"下焦调摄功"。但她今天来家告别离京回疆了，闻她所言，是某中医大夫给她治疗痊愈的。她说，每付中药只花三角钱，效果无比之大，今因得此药方，她可以回去了。说来好似她的痊愈与练功无关。

尽管郭素琴如何强调中医业余大夫力量，对三焦（上中下）功法我是重视其疗效的。气功大夫教给她功不少，她没有花过一分钱，她得了气功之利，不知她是如何想法的？

1975 年 3 月 30 日　星期日

今早在龙潭湖给癌症班查功，要他们汇报这一周练功的情况，尤其要求汇报练功的时候意念活动的情况。各人有不同之处，听来他们都很认真的练功。有些能熟练功法的很能入静，达到松静的要求，疗效是比较高的。有些不熟练功法的，头脑也复杂，摒除不了杂念，不能心安神静，疗效就不高了。几个练功时日长些的，如肺癌患者李师桂、红斑狼疮患者杨新菊松静较好。有些平稳的，如肺癌患者管金代成效就高。

今天来的病人不少，可能是天已春暖的时日。王力华部长今天与高福有局长同来，他们请李永查了功，愉快地告别了。

王部长说这个星期三他能听课了，老高说血压有些高（170/110），问是否加功？我说可加降压功，由李永给他教。他们在龙潭湖练功一个多小时，看来他们对气功治疗是有信心的！

1975 年 3 月 31 日　星期一

曾翠花是个患红斑狼疮的少女，19 岁，户口在广东，因在广州治疗无效到京来治疗。对此种病，经过杨新菊治疗痊愈的实践，我是有绝大的信心的。翠花是在 1974 年 5 月来练功的，练功两个月之后，开始减服激素，她的低烧也退了，渐渐好转。但不幸的是，她于 1974 年 11 月初离京回广东。

她的病是有好转，但未痊愈，我多次动员她不能离京回南方，但她的姑姑不支持。1975 年 2 月中旬来信说，她没有条件继续练功，已停止练功。今日传来她已死亡的消息，我心痛如刀割！什么阻力造成翠花的不幸？我写至此无心续写了。

忆悼翠花

翠花，你的魂儿何处去？

当我第一次面见你时，正是花开灿烂的时节，
红五月!红五月!红五月革命的光辉照人间。
你正十八岁，是含苞将放的花朵，
你应拿起健康的英雄剑走上革命的征途。
可是，恶狼似的病魔，狠毒、残酷，
它把你缠绕着，折磨你这么痛苦而凄伤!
我见你时，短发蓬松，神色苍黄，
深黑的几片毒物红斑印在你的脸中央。
但是，你的一双智慧、聪明、热情的眼瞳，
它有多大引人怜爱的力量!
从此后每晨天空仅吐出薄薄的白云，
你的身影在东单公园浓绿的树林中活动，
你活泼地苦练快步行功!
不久，我把你带着转移到龙潭湖，
你在那儿度过了狂风暴雨的炎夏，
你在那儿度过了萧条静悄的深秋。
狂风大雨打折了多少树枝在地上。
萧条静悄的黄叶多少脱了母枝落在地上，
你踏在柳枝长垂飘荡着的湖堤上，
你踏在深林里黄叶盖着干草的软毡上，
你熟悉的口诀"圆软远"入静地练着慢步行功，
炎夏、深秋的时日里你没有一天间断。
你的神色已改变，
精神充沛，脸色红润，
脸中央的几片毒物红斑消退，仅存薄薄的留痕，
人人见了都为你高兴，以为你已得救!
谁料当黄叶阵阵在空中飞舞，
黄叶片片落在我俩对立着的鞋尖，

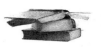

你对我说："老师！我要回南边了！"

这是一把小刀刺进我的心坎！

我无限地惊骇，为的是我心深处受到突来的创伤！

"翠花！你仅仅好一些，没有痊愈，不能离开龙潭湖，

如不听而去，大险在面前！"

"不！我明春再来。"

你沉默不爱多言语而嘴边常有天真的微笑，

龙潭湖淡渌色的冰面有着你不平凡的勤苦练功的影子，

龙潭湖畔有你不平凡、热忱对病友的许多事迹。

记起一件事，正是狂风大雨骤来的时候，

你扶着患癌病的小脚大娘——刘怀菊，

你们慢慢地穿过高高的白杨和小松树，

在泥泞的小道上雨水中沐浴似的。

那时病友们大家急忙赶着上车，

只有你不急不忙扶着刘大娘。

我那时在后边，远远看着你们的头发、衣衫都湿透，

这使我无限不安而深受感动！

翠花！如今你的魂儿何处去?!

大好春光已到，

正是春暖花又开，

翠花！能否腾云驾雾再回京华？

于今，只好以你的事实启发、教育、帮助，

仍在与病魔大敌努力搏斗的战友！

让他们勇敢向前进！

宁亡于革命的沙场，

不愿死于病魔之下。

归来兮，翠花！

呜呼！别矣！

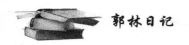

安息分！翠花！！！
痛哉！永别！！

1975 年 3 月最后一夜

灯下泪中握笔

1975 年 4 月 3 日　星期四

今天星期四，是龙潭湖教功的日子，也是癌症班查功的一天。孙冰水本星期日没有来，今天见他，我问他的病况，问他星期天为什么没有到？这本是对他的关心，可是他气不平，仿佛我多管了他似的，我没有再和他谈。

为了翠花之死，近几天来我受七情干扰了，心神很不安。当我给癌症班查功的时候，想起翠花之不幸，眼泪流个不止，结果把翠花之不幸告诉了大家，各人也为之流泪了！翠花如不离开龙潭湖是不致身亡的！

1975 年 4 月 4 日　星期五

小明是我以气功给她治青光眼的第一粒种子，是 1971 年练功的，给她辅导半年之久，她的双眼恢复了正常，三年多来没有反复过。但因她在医院当护士了，工作太忙，没有来找我查功。今夜来家，是她出了偏差，因松静不够，守丹田自行配合了呼吸。因此，练功时气窜腹、胸部，胀痛练不下去了，连头部按摩都不能继续做。这是坏事，如不及时纠正，将影响她的眼睛。今天即给她教了纠偏功，不知她能否坚持练？今夜给她查了腰，腰不松，气不可能沉丹田，这是出偏差的最大原因，要她今后不能放弃松小棍。

1975 年 4 月 10 日　星期四

今天是教五禽戏的日子，杨新菊来家接我同往中山公园。

新秋、李永、丹利、彩球、国滨及刘丙戌都到了，今日该是我练功给他们看。近来因为我少练了动功，又因我的左足自去冬跌伤之后，至今仍未痊愈，左足因疼不灵活，自觉今夜练功有不活跃之感。

　　想起李灵光对我说的一段话："老师，我决定要把您的松小棍接过来，这对我太有用处。近日，我的拳术知道怎样将内功结合起来。我练了一年多气功，对我的拳术帮助很大，我目前练起拳来特别能松静，舒服极了。松小棍把我全身都练得松软了。我闭眼练拳，这样可达到'意引气''气引形'的要求，不再犯意形合一的毛病了。"李灵光对练小棍体会是很深的，收获也很大。前天早晨在龙潭湖我查他的松腰，使我大吃一惊的是，彩球和李永目前松腰不及李灵光的程度。李灵光今年52岁了，他确实大下苦功了！

　　我对动功还没有像老李这样勤学苦练，我的五禽戏一个冬天没有在室外练了，每天只在室内练基本功，以后我要在早晨到龙潭湖练一次五禽！

　　今天高学庆要求查功，我才知道彩球给他加功，肝俞按摩乱用基数。高学庆是肝炎病，练功不到3个月的时候，给他加功按摩"72"基数，两个方向及直下一次都是"72"基数，肝俞同时"72"是双手按摩，这样每一穴位一轮就按摩了216转，双手是在两个穴上每个按摩432转，这样高的数字在五脏上按摩，发出的热力如此大，是危险的。幸好高学庆是男子，按摩的是他爱人，女子性温和，不会用气，用了力也不过重，至今没有出危险的事。如果今天我未发现，时间过久了，不知出何现象。这种错误损害了病者健康，妨害了疗效，是够伤心的。今日我引用这件事教育彩球，以免她今后仍妄行。

1975 年 4 月 16 日　星期三

中级行功练习的有：

1. 白血病患者王积福，1973 年 8 月开始练功。

2. 红斑狼疮患者杨新菊，1973 年 2 月开始练功。

3. 李师桂肺癌患者，1973 年 11 月开始练功。

4. 孙国滨 1974 年 2 月支气管扩张患者。

5. 李永是肝炎患者，1971 年 9 月开始练功。

今早在龙潭湖给他们查功及教了收功。他们学的是中级慢步行功，成绩还是很好的。这 5 人是勤学苦练的病员，已算是上了轨道了。

今夜在红罗厂高福有局长家讲课，题目："练功要领"。意念活动的第三小题，意念活动的升、降、开、合。

今夜只讲了升降，开合定在下周讲授。

关于王震副总理夫人王季清的辅导情况，杨彩球回来汇报："今天早 9 时与伍真大姐往王震副总理处，给他的爱人王季清辅导。1. 给她做了一轮头部按摩；2. 查慢步行功的全套；3. 给她教头部后脑按摩。她很入静，对气功治疗是很有信心的。她是神经官能症，心脏功能有些不好，她练功以来觉得有很大收效，现在比较能安睡并增加了饭量。

以上是彩球辅导归来的汇报。由此知道王季清对气功治疗法确有很大信心，将必有所成也！

1975 年 4 月 19 日　星期六

今夜是辅导员定期的课，讲题是意念活动的升降开合，只讲了一个"开"字，时间也差不多了。辅导员的课每周只能讲一小时，进度是相当慢的，但比他们什么都不懂好些。能给他们一些就尽可能给他们，否则日子久了，他们不但保不了自己，也会让病员群众不断出偏差。

1975 年 4 月 20 日　星期日

早晨到了龙潭湖，今天是星期日，病人特别多。我全部心思放在癌症班，其他病种都交李永和彩球管了。

癌症班日渐显著地出成效，各位病者都渐渐走上健康的大道，这真是可喜的事！给他们讲授"三题"，让他们熟练功法，以免出偏差走弯路。我给癌症班讲课，看见他们每个人满脸愉快的微笑和愉快的精神，我万分安慰，而自己也为之愉快。

1975 年 4 月 21 日　星期一

国滨来告诉我，今天有两位女同志到他家去访问，了解癌症班的一些问题，国滨请她们拿出工作证来才给答复。这二位同志忘带工作证了，从书包里只好抽出另一个证明来给他看，原来是卫生部长的批示。批示的内容是这样写的：

"送防治各部门和中医研究院调查研究。"

我们这份材料（癌症班专题总结）已经被他们复印了，是打字的，印得可好看了，我看见真高兴。第一页是部长的批示，第二页是一位姓鲁的批复，第三页就是我们总结的第一页。

国滨特别高兴地回答了她们的问题：

1. 了解病者做过手术的如何消除后遗症？如何巩固健康？她们对这个问题特别感兴趣。

2. 来治疗的一共有多少个癌症病人？现仍有多少？

3. 老师是怎样辅导的？

她们坐下平平稳稳、仔仔细细地谈了一个多小时。她们说还得去别的病者家去访问。她们说已到龙潭湖向李师桂、王积福、王福金了解过。国滨谈到这里万分兴奋。

看来，领导是重视这个材料了，否则没有这么快批示！这可

真是一件大喜事。这件事如经过调查研究可能推广，盼能如此。这是癌症患者的福祉！

1975 年 4 月 26 日　星期六

"这几天她们已经深入调查了。我们这份材料确是实事求是的，是经得起调查的。"我说。

"不，实事求是别人调查了才可以说，自己不能这么说"。伍真说。

"不，别人调查研究之后那是另一回事。我们自己应该有个立场，有看法。总结是自己写的，是什么样的东西，自己应该早知道！"我肯定地说。

"你太自信了，我想不应这么说。你自己说的不算数，别人调查过说的才算数。"伍真说。

"事物是客观存在，并不是给别人调查之后，这个东西才算是真的或是假的，是真是假，是我一手做出来的。首先自己对这件严肃事采取什么态度、什么思想、什么立场做出来的，自己不知道？那就是盲目的了！可能你是不相信的。"我说到这里，伍真就激动起来了，原本笑嘻嘻的神情没了，立即沉下脸说：

"我看你太自信了！不应有自高自傲的表现，我不是不相信你，但自己应该虚心些，自己这么自信地肯定自己，我感到有些不怎么适当！"

"我没有什么不虚心的表现，我写这次总结的态度没有什么不虚心存在。"

"我看你愈来愈骄傲了！"

"不，我不承认我是骄傲，但你也不能以你的思想决定我这个东西，过早否定它也是不对！"

事情愈谈愈尖锐化了。伍真立即变得更严肃了，她指着我的鼻子大声斥责道："谁否你的东西。我要是否了你的就不给你送上去。你简直是…………你，你太骄傲自满了……"我再听不见她说什么了。我一个后转背对着她，泪水串串滚到衣襟，我哭起来了。那时，国滨和李永还在我的身边，他俩劝我不必为此激动，可是我的泪水更如大雨一样。后来伍真自己走到我的面前说："算了吧，我们也太认真了！何必这样伤心呢？这不值得流泪的，说过了就算了嘛。就算我过火些吧！"

我从东单公园转移到龙潭湖还有 5 天就满一年了。在这一年之中，我每天早晨都在游泳池站下车和上车，12 路的司机和售票员都熟悉了，他们都知道我在这里的活动，他们都很照顾我的，上了车即说说笑笑。可是今天我上了车无言无语，沉默无声，因为满脸上都是泪痕，我也不好意思和售票员谈谈笑笑了。为什么要哭连自己也不知道，只好说明自己太脆弱了！这是"小资味"。

下车告别的时候，伍真告诉我说："今夜是辅导员的课，我的意思是不必讲业务课了，让辅导员谈谈部长批示这件大事吧！你也应表表态！"伍真对我说话的时候，我的心还没有平静下来。我觉得她确是个能干的人。我是个画家，终究是个画家的感情，我是比不上她的。

1975 年 4 月 29 日　星期二

王力华部长因立即要出差，离京 2 个月，要求给他教一套室内方便练的功，我给他教了一套下焦调摄功。高福有因半边身麻木，故给他教了上肢松小棍，今天又给他教了下肢的松小棍。

下午新秋来我家一同整理癌症班的材料。整材料的事还是交给韩新秋总负责，他是很能干的。

1975 年 5 月 1 日　星期四

今天是"五一劳动节"，也是我们转移到龙潭湖一周年的纪念日。我没有参加任何一个地方游园，仍在早6时到龙潭湖去练功，一部分辅导员及一部分病员都渐渐来了。大家都像是在过节日的样子，各人都带点食品来，有瓜子、花生、糖果、点心。大家练完功之后，就谈谈笑笑地在一起吃食品和拍照，乐个不休。

癌症班的病员也来了不少，还未过关的王福金也满脸笑容地和大家在一起笑着、谈着、吃着。我特意让亚克斯给王福金长在淋巴上的毒瘤拍了个照片。看来这个毒物像鸡蛋那么大，但已经长熟了似的，瘤的平面上已经渐渐结疤了，盼他能如此渐渐地焦了、结了疤而消失了，王福金也就活过来了！我天天看它一次，看有什么变化，看到天天向好的方向变，这是使人愉快的事！

有些病员知道我今日在龙潭湖，也特来要求加功查功。

中午伍真来家，见面时仿佛我们闹过矛盾的事全都忘怀了，她笑嘻嘻地说："副总理夫人给你一份美味点心，是她自己排队买的，物小礼重，她对人是多么热情呀！昨日中医研究院有两位同志来访问我，了解我们气功治疗法的情况，我把前前后后的事全盘端出了。首先谈你这个人的特性，又谈到我学功之前对气功的不认识，再谈到我们病员的惊人成效，他们听得非常高兴和满意。"

1975 年 5 月 7 日　星期三

杨新菊今早愉快地笑着对我说："昨日我去同仁医院看复查结果了，指标一切正常了。我的血沉最明显。在我练功之前血沉是 90 以上，练功一段时间降到 40，昨天看结果是 3，完全正常了。大夫觉得十分惊奇，他以为我是服激素所得的成果，问我每天服多少片激素。我告诉他一片也不服，说已经有 2 年不服用激素了。大夫不相信，说我这个病激素是主药，如不服控制不了，迟早再病重了，不堪设想！我告诉大夫我的病不会再犯了。他问我有什么把握，我告诉他我练气功治疗了。大夫就睁眼看了我半

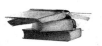

天，说：'什么气功法治疗？'由此可知他是不懂气功治疗法的。"说到这里小杨又乐了！

1975 年 5 月 8 日　星期四

今天给癌症班教了第四节松小棍的势子，他们都学得很感兴趣，成绩也很好。癌症班没有一个有悲观失望的情绪，个个精神愉快。王福金的病灶在脖子上耳根后面，有鸡蛋大，我天天看见它，有很大的变化。今天癌顶由红肿变焦黑了，渐渐地缩下去了，尤其是今天看来特别明显。只要他自己有信心坚持斗争，胜利过关大有希望！

1975 年 5 月 12 日　星期一

今天王连魁给我汇报说："老师，今日中医院及肿瘤医院有两人来访问我，提出了几个问题：1.他们问我是真的长了个瘤子吗？是真的练功练消了？2.他们问我到过你家里没有？3.老师给治好了病收过钱吗？4.问我练些什么功？我很简单地答复他们：1.我的瘤病是在铁路医院看过的，有病历在，并且许多人都看过我的瘤子，瘤如鸭蛋大，挂在后脑哑门穴那个地方，谁都看见过。病友们经常也摸过我的瘤，哪有假的！2.我们从没有到过老师家里，因为重病号我们谁都不许去，我们也不好意思请问老师的住地。3.老师给任何人治好了病都没有要过一分钱，不但分文不收，并非常热心和耐心的给我们治病。4.我把按摩和练什么功照实给他们说了，看来他们是很满意的。"

以上是王连魁简单明了的汇报。由此看来他们对这件事抓得很紧了，每个病人都去了解。病人的情况都是实事求是的，更深入地了解那就更好地说明问题。但愿在党的领导下，癌症患者将有救也！就看来调查研究的人是否照实向上汇报。

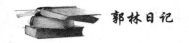

1975 年 5 月 14 日　星期三

画院专案负责人老杨来家，他说："卫生部今天来了两个人要约你谈谈，就是关于你写专题报告《气功治癌症的总结》这个问题。"

"是卫生部来的人？"我问老杨。

"是卫生部的两个人，星期五上午 8 时半到画院来。"

"如果是卫生部来人，那我必须去和他们见面，看有什么事？"

"就是癌症专题总结的事，这个册子本来你不是请求画院转的吗？因为我们不懂这些没有转去，而今你们送上了嘛！"

"是的，辅导员同志要向卫生部报告，争取党领导这个医疗事业。我觉得什么事没有党的领导寸步难行。争取党的领导是应该的，愈及时愈好！"我说到这里，告知老杨一定依时到，他高兴地告别了。

1975 年 5 月 15 日　星期四

今早 8 时在龙潭湖继续座谈交流练功的经验，他们都谈得相当动人。李友珍肠癌手术后来练功的，她因切去了大肠，术后躺在床上，除了躺床就是床前的屎盆，整天不止地大便，流浓流血不止，根本不能动，并且肛门烂得不可收拾，全身疼痛不止，终日以泪洗脸，真不想活了。经过她的儿女尽力帮助她练功，渐渐解决了重病的痛苦。当时肝还有一块硬物，大夫虽未定诊，疑是大肠转移的，此人病够重。她勤学苦练克服了一切困难，练功一个月之后，就能到龙潭湖来练功了，练功之后烂裂的肛门也渐渐结了口，不流浓、不流血了，可以半天不上厕所了。她发言时激动得眼泪直流！

白血病的王艳芳今天也发言了，述说她是怎样患了白血病，服药不见效果，练功后渐渐痊愈了。

今天的交流会不亚于前天。

1975年5月16日　星期五

我上午依老杨通知的时间到了画院。意想不到的是，来者不是卫生部的，而是调查组的7名大夫。我以为只有两个人来谈谈，不料是大摆阵势，并且画院领导有四人参加：党委副书记老陈、专案组主任老杨、业务组主任及一名记录员。我的领导副书记老陈作开场白："今天是卫生部来的几位同志来向你学习，还有些必要问的问题还得请你谈谈。"

不料来者第一个问题就是："你把气功在医学上放在什么位置？看你们的专题总结把气功治疗放到第一位了，如此中西医院不必开设了！"

"我从来没有想过我要把气功治病放在医学上什么地位，我也不知道有什么地位！"我说。

"看你们的专题总结，把气功治癌症放在医学的第一位了！"

"那根据什么事实证明呢？"

对方开始向我大举进攻，是把几个主要典型病例推翻：

1. 王连魁的瘤根本没有消失，还有3厘米大存在，没有证明原来是8厘米大的瘤，这不是实事求是的。

2. 刘福安是肺癌，是肿瘤医院给她化疗了7次，给她吃了最好的药得好转的，目前是稳定了，但不是气功治疗的。

3. 周传兰虽经肿瘤医院37位大夫检查过，但没有确诊得癌，肿瘤医院没有给任何人证明是癌，不知你们是如何诊断的？

4. 李淑荣的右胸乳腺癌切除之后，右胸不一定是癌，也不一定有七八个小毒物，如何证明它是毒物？这实在是过分夸大的。

5. 孙冰水是肺癌，他是服中药治疗的。我们家访的时候他正在煮大锅中药。他说，一是主要采用服药，二是要多吃营养

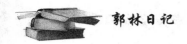

品，三才是气功锻炼。按孙冰水的说法是对的，气功锻炼身体当然可以，是否能治病那就要考虑了。你们辅导员对群众公开说，气功突破了世界所未突破的癌症关，这太使人好笑了！

他们七嘴八舌地轮流说着，我听了觉得惊奇，他们的来意不是调查研究，而是带着框框来的。最后他们说："你们的总结完全不是实事求是，不是科学的。你们的癌症患者是医院化疗及服中药而得效果的。这是两条路线的斗争，气功能否治病与医院治病的矛盾开展斗争，革命就是斗争，不斗争就是不革命，看我们是否有革命的立场了。"

1975 年 5 日 17 日　星期六

我把画院昨天的大辩论给他们汇报了，大家情绪很激动，都说要斗争，一致意见要向卫生部报告，要求复查。李灵光及丹利更愤恨调查组的这种歪曲事实的态度。

1975 年 5 月 18 日　星期日

上午在龙潭湖给癌症班讲课：是意念活动的升、降、开、合，重点讲"升降"二字。除专班的病人听课之外，其他病员也有许多旁听的。

下午我与彩球去访高福有，我把调查组的偏见态度告诉他，他说："这个新生事物开始进入斗争了！"

"那怎么办才好呀？！"

"可分两步走，第一步给卫生部长写一封简单信，说明调查组的偏见和矛盾的原因，请求复查；第二步整理病员的材料向卫生部汇报。"老高是非常痛快的一位老同志，是热情的好同志。

1975 年 5 月 19 日　星期一

新秋交来整理好的调查组的意见材料，我给伍真送去，问她有什么意见再商谈。送件人回来说："伍真说给卫生部转信的人已出差了，要半年后才能回来。"

这是伍真打退堂鼓的表示，她知道斗争要开始了，怕对她有不利之处。经常满口为事业，是真正为人民做点事，但看见有一点对自己不利的事，马上退避三舍了。

1975 年 5 月 20 日   星期二

今天是李永在龙潭湖讲课，讲题内容如下。

一、产生偏差的原因

1. 辅导员的水平问题。

2. 练功人别出心裁。

3. 练功姿势问题。

4. 练功松静与调息问题。

5. 意念活动中的三题的功法练得马马虎虎。

6. 腰不松气不沉丹田。

7. 看别人的功法弄来自用。

8. 急于求成。

9. 呼吸违反原则。

10. 生活四调不注意。

二、在练功过程中的心跳

1. 练功过分追求呼吸。

2. 练功过程中意念活动紧张。

3. 势子做得不正确。

4. 练功的时间过长。

5. 练功中受突然袭击。

三、练功时头痛头晕

1. 因闭眼不习惯。

2. 过于紧张守题。

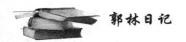

3. 以意领气。

4. 意守头部。

5. 憋气、胸闷、腹胀。

在李永未开始讲课之前，高福有到了，正和我谈话时，伍真走到我们面前板着面孔说："以后你们的文件不能代转了，你们自己发邮，转件人已出差，要一年之后才回京。"（把手上的文件交回给我）她还说："我要你们实事求是地做事是有一定道理的。"

仿佛她现在是调查组的一员，同调查组一个立场，仿佛我们做的事都不是实事求是了。但癌症班的情况她全都知道，我们是按实情汇报的。癌症班开经验交流会的时候，她也参加了，从第一个病患者发言到最后一个她都听了。座谈完毕她说："太使人兴奋了，他们谈得多么好，她们的情况说明气功治疗的力量多么大，真使人高兴啊！"对于未发言的病患者，在会后她一个个地深入了解，如王艳芳白血病、李友珍肠癌，她都和她们进行深入谈话。可见她是明明知道实情的，不是不知情的，她打退堂鼓肯定是怕斗争。

1975 年 5 月 21 日　星期三

今天在红罗厂讲课，课题是："内气运行的三个阶段"。

把内气的产生及内气的能量讲细致些，让他们深有体会，帮助练功中有所提高。

内气是经过练内功的条件而产生的。意识集中、姿势正确、调息适当，配合生活"四调"，内气可有产生机会。

内气的功能体现在：它有热力、冲力、钻力、旋转力，以功法调动它运行，达到理想的疗效。

课后与老高二人谈心。关于伍真的言行我反映给老高，他也觉得伍真的做法是不必要的。老高说："好，你的表态信有必要送给刘部长，要求党的领导是合理的。我把信交给黄树则的爱人转黄副部长，让他转刘部长就是！"

"高局长！您在卫生部还有别的熟人吗？"

"还有一位司长是熟悉的，我交给他转钱忠信也可以，中医的事是钱信忠管的。"

老高是诚诚恳恳地热情帮助，这给我极大的安慰。我说："当正义的事业正处于艰难苦闷时，有人就在此时一下猛力把你推开，有人就在此时一把把你拉起来，是两种多么不同的表现！"

我即问老高："我用我个人的名义给刘部长写信可行？"

"怎么不行。明天下午让彩球把信交来吧。我设法转出去就是！"谈至此，我安然告别。

我的一生都在斗争中成长的，可真不容易！

1975 年 5 月 23 日　星期五

下午曲飞来看我，我把刘部长批示至调查组的意见，都给曲飞详细说了一遍。

她是个长征老干部，革命根基好，她看问题尖锐而且能干，做事有魄力，像个女英雄的样子，我有许多不及她之处，应向她学习这种正义的精神！

有了曲飞的鼓励，夜来我心稍平静，夜半练功很好。

1975 年 5 月 26 日　星期一

曲飞来家谈了半天。她反映癌症班病员十分激动，要求她来劝我不要远行，病患者需要我。癌症病人他们在分秒必争的治疗时间之中，练功是他们唯一的寄托，老师不在身边使他们心中不安。病员们一致要求卫生部复查，他们各人写申请书。病员正在激动之中，曲飞鼓励他们说，她可代转他们的要求给卫生部。

患者的苦处为我所不安，目前他们在病中，气功治疗是离不开我的啊！

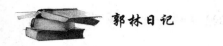

1975 年 5 月 29 日　星期四

早晨到龙潭湖辅导，癌症班病员的情绪，使我激动得流出了眼泪。他们各人谈了许多要经过斗争得到党的领导，许多同志流了眼泪！李淑荣流着眼泪说："我很不容易活过来，我盼我再能活下去。老师！不要让我们……"

我给他们安慰和鼓舞，让他们由悲伤转为喜悦。李淑荣提出要求卫生部再派人来复查，也有同志说刘部长不一定全都听调查组的否定意见。我说："调查组不可能全部否定的，气功治疗是能起一定治疗作用的。"

1975 年 5 月 30 日　星期五

"敬爱的郭老师：

我叫周萌，跟您学习气功整整一年了。在这一年之中，每日虽不间断，但是有一个致命的原因，使我不能入静，所以功没有练好，病也没有见好。今天我要把这个沉重的负担全盘托出，把我的病根对您这位唯一能给我希望的慈母般的人讲明，我深深的信赖您。我从 18 岁起发现喉结增大，声音变粗，以前只是感觉甲状腺肿大，在护国寺中医医院妇科扎过针，在 301 医院做过"基础代谢"治疗。18 岁第一次月经身体就虚弱，精神状态越来越坏，脾气古怪极了，夜里不能入睡，我自己在足三里、内关等穴位上扎针不见效……"

读了周萌的来信之后，心神很不安。她太相信我了，而我不是个大夫，对医学是个幼稚的孩子。在气功治疗方面，五年来我遇着这样的病种是第一次，我完全没有临床经验。但自己推测是内分泌失调的原因，只好按这样功法治疗。

我让彩球给她通了电话，她依时到龙潭湖来见了我，我把她交给了孙国滨辅导。我早已把病情告诉了国滨：

1. 先停了她的慢步行功，以免她因不入静而练下去影响病情。

2. 给她练中度的风呼吸法行功，首先使她的身体由弱转强，让她能安睡。

3. 用定步 27 次呼吸法，以呼吸刺激她的神经，而收到反射的效果。

4. 给她练松小棍以打好练慢功的基础，最后还得用慢功治疗。

但当我给她介绍孙国滨，并告诉她由孙国滨辅导她的时候，她神色有些不愉快，她说："这些功能治我的病?"

我见到她的时候，先查查她的喉结是增大而且是硬性的，像男子的喉结一样露在外面。"孩子，你得相信我，你的病没有什么了不起的，只是内分泌失调而已，你好好地照孙同志教你的功去苦练，病会好的。你不能像以前那样不汇报，不让人辅导了。孙同志给你专心辅导，你会练好功治好病的!"我说到这里，孙国滨把她领去辅导。效果如何要有一段练功的过程。

1975 年 5 月 31 日　星期六

今天是我 66 岁的生日，虚岁来说我是 67 岁，还有 3 年我就是 70 岁老人了! 但我的心情、我的精神、我的健康不像这么高年岁的，我自己也觉得很年轻，生命力很强，我仿佛还有使不尽的劲头，这完全是我近年来勤学苦练功的效果。

我的年岁虽渐渐大了，但我的心情是愉快的，有了练功的幸福，能解决人生的一切苦恼!

我的老母亲仍在堂，她每日仍在发奋地练功，她一双手脚的松小棍是每日不间断的，手棍每日 300 转; 脚棍每日 500 转是最少的数字。她每日还静坐 2 小时，她可能活到 100 岁以上，我可能不及她!

1975 年 6 月 2 日　星期一

今天是练功要领的第一单元"意念活动"最后一课了，课题是：内气运行的三个阶段。

内运通过"内气"运行的动力，能在人体内：

1. 打通堵塞。

2. 保持平衡。

3. 促进交流。

4. 改善细胞

这四点效果说明运行的规律。我的意见是内气运行是通过脉道和经络运行，冲进人体的组织液而得最高疗效。

今天的课自己还觉得满意，但因时间问题不可能更细致地讲，有些遗憾。

我因决定在本月中旬与李淑一远行到大连疗养院去避暑，红罗厂的课暂时结束。

1975 年 6 月 8 日　星期日

今天查王福金的病灶，毒物的表面全已干焦，呈紫黑色。我问："近几天来这家伙痛吗?"

"好多了! 前些日子可真痛得要命。近日来上面不痛，底还有些痛。可是我身体上一切都很好，别人看见我还说我没有病了。老师! 放心吧!"

"最近去中医院看过吗?"

"没有在中医院看，是一个私人大夫看的，开一个药方服一个月，每个月才去一次。"

中医大夫只是一个月查一次病灶，可是病在一个月之内真是变化多端的。同志们往往看了他的大如鸭蛋的毒物挂在脖子上，都说我担的风险太大了。其实没有实践不可能出真知，从实践中，我的功法是日渐提高的。从群众中来又到群众中去，从群众中学来的学识，又回到群众中去。

今天直至中午才离开龙潭湖，大家依依不舍之情使我万分感动！

1975 年 6 月 10 日　星期二

今早在龙潭湖给病员讲大课，课题：

1. "内气"是怎么产生的？是经过练气功的条件所产生，即意念集中、势子正确、调息适当，经过苦练，内气才能产生。

2. "内气"有特殊性，有热能，有冲力、钻力、旋转力。

3. 内气走的路线是脉道和经络，但它能冲进组识之中，在人体内无处不到。

4. 内气的功能：（1）扫通阻塞；（2）保持平衡；（3）改善细胞；（4）促进交流。

因内气的特殊功能，在人体内无病不治。

这一课使病员认识到练气功确能治病，增加他们的信心，提高他们的积极因素，得更高的疗效。

今天课后，为了短期离别以慰病员的离情之苦闷，我即练一整套"五禽之戏"，"梢子"是以花椒小木做的。今日的这套功夫练得特别灵活而有神。

病员（癌症班也在内）们眼眶里充满了离别之泪，大家对我热烈的握手，互相说平安。有的站在我面前久久不愿离去。短别尚如此，长别又如何？有部分病员送我回家，到家门而不入（因为我没有允许来家的），依依不舍而去。我内心在感激他们对我的热爱，这给我多大的鼓舞！

1975 年 6 月 12 日　星期四

彩球送来 1974 年汇编给我看，这是病员们自己写的总结。

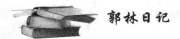

这是真实的汇报，也是秋生、彩球、国滨等辅导员的劳动成果，想到他们为此劳累，心有些不安。

汇编的材料：

1. 癌症班病员的材料；

2. 青光眼班的材料；

3. 心脏病的材料。

我写了小篇文章《写在前面的话》。

1974 年的练功成果比 1973、1972 年的都精深，并有所提高。但我还没有时间细致地看，缺点是有的，优点也不少。总之，今天能出来了是一件喜事。

1975 年 6 月 13 日　星期五

早上给画院通了电话，领导准许我两个月假远行。今早是正式批准，而且很客气，这是愉快的。

1975 年 6 月 22 日　星期日

上午我没有绘作，我读病理学。下午仍是读病理学。气功治疗法如何结合病理、医理，是个需要研究的问题。要读的书太多了，总觉得自己太老了，给我研究的时间不多了。研究的道路是远大的、深远的，如我能更年轻些，活在世上的时间更长些，对研究工作多么有利。有一天还得努力一天啊！

1975 年 6 月 26 日　星期四

已经 8 天了，我没有出门一步，也没有接待任何人，我的心神特别安静，我绘画，我读书（读中医书），我练功，完全不受外界干扰，"休居"是非常愉快和舒适的。

亚克斯劝我给彩球去电话，了解龙潭湖病员的消息。我想龙潭湖病员不会出什么了不起的事，有事彩球会通知给我知道的。

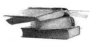

为了我心灵更安静，读书更深入，绘作更会神，"休居"有最大的好处。

近几天练静功"内气"特别丰满，内气运行全身经脉，手足及一部分身体静坐之中已消失。

昨夜整夜我没有一分钟不是觉醒的，即我没有睡眠，但今天我的精神仍很好，一样的攻读和绘作！

1975 年 6 月 28 日　星期六

彩球来过，元琨庭也来过，我决意不见，下定决心"休居"，已经 10 天了。在这 10 天之中不出家门，不接待任何客人，这是我几十年来第一次过着如此安静的生活。十天来我在心安神静之中，读书、绘作都很好。尤其是练静功，"收视返听"的功夫又提高了一步。近二三天我静坐的时候，"内气"运行充满全身，意念高度集中在"会阴穴"，通三焦特别快速。再过几天"三焦合一的调摄"法可能有成就，过几天更深入体会，可获更进一步提高，我很愉快。

1975 年 6 月 30 日　星期一

昨夜练静功有更深体会，"三焦合一调摄松静功"这一功法能治许多病。因"三焦的生理功能是为人体总司气化，是水谷精微生化和水液代谢的通路"。从这里下工夫，希望配合优良的势子，疗效是高的。但还得动脑子，要熟悉了三焦每一个部分的功能，势子才能配合得适当。

1975 年 7 月 1 日　星期二

休居的第十三天（给周总理信）

今天是 7 月 1 日，是党的 54 周年生日，我想做点有意义的事。但做什么事，我想了又想。曲飞、加华及有些朋友都劝过我

给周总理写信，请他也用气功治疗法治疗疾病。周总理的病，我数月之前读报已经知道了，看见他老是在医院接待外宾，我感到他在病中还为党、为人民工作，使我为他的健康忧虑不安，并且非常敬佩他。

今天鼓着最大的勇气给他写信，向他汇报气功治病的传说，希望他派人来画院找我，将治疗法全套给来者讲述。不知他是否相信气功治病，写这信能否有作用。

附件：上报周总理的报告及有关照片

周总理秘书处负责同志：

我是北京画院国画家。我自幼年起学习气功，近年来又学习中西医学理论，结合气功疗法，治愈了不少疑难病症。

我今寄上一份给周总理的报告及部分气功总结材料，希望您在总理不太忙、精神好的情况下转告总理审阅。

盼能大力协助，幸甚幸甚！

此致

革命敬礼

北京画院　林妹殊

1975.7.1 日

敬爱的周总理，您好！

好几个月来读报，不断见您在医院中接见外宾，知道您在病中仍为党为国操劳，您的精神使我非常钦佩，也使我为您的健康不安和焦虑万分！

我多次想给您写信，一直没有勇气动笔。今天是"七一"党的 54 周年生日，我想我应该为党贡献一点力量，才鼓起勇气给您写这封信。

我是北京画院的老画家林妹殊。20 年前得您的关怀和照顾，把我从煤炭工业部调到文化部筹建中国画院。画院成立那天，您光临指导画院的成立大会，我幸福地和您握手，您当时对我的鼓励和教导，至今我仍牢记心头。惭愧的是我对党、对人民没有作出更多更大的贡献。

我家父林民，追随孙中山先生革命，不幸在辛亥革命中牺牲了。李济琛先生是家父的至交，从小看着我长大的，1949年前我曾在台湾游览绘画，是李济琛动员我回上海参加他的地下组织上海保康会，协助解放上海。上海解放后我任保康会总务处长职，任务完成后，1950年到北京煤炭部门工作，后得您照顾我的专业，给我调到画院，我一直在画院工作至今。

家父牺牲后，我是在祖父膝下长大的。他是个中医，伯父和叔父及堂兄是传统的中医生，在广东中山县开设中草药店。我从小在医生的家庭中成长，深受传统医学影响，少年时又得家传"气功治疗法"。解放后学习了毛主席的著作，在"古为今用"的教导下，我在业余时间苦心钻研古今中外的医书，对医理病理学深入研究，在毛主席教导"去粗取精、去伪存真"启示下，我把祖国传统"气功治疗法"加以整理、发展和提高，在过去气功养生法的基础上，创造了治疗疾病的16种"行功"，结果这16种"行功"经过五年来在三千多名病员中进行实践，取得了出乎我意料的疗效，受到了广大工农兵及干部的欢迎。

古代的气功姿势是"坐功""站功"，这种功法要完全入静才能得到疗效，而完全入静则需很长时间苦练才能达到。为了达到疗效的速度、强度和高度，"行功"只要达到半入静（动静相兼）状态，就能取得很高的疗效，再根据病情配合各种按摩（如脉道经络按摩是有高度疗效的）和独立功法（如上焦、中焦、下焦配合各脏腑失调之急用的调摄功及三焦合一功法疗效突出）。在医学上三焦的生理功能是为总司人体的气化和化生及血液代谢的通络作用。此功法在三千多病人的实践中，对心、肺、脾、肝、肾、膀胱等脏器是有高度疗效的。

我以毛主席的教导"救死扶伤，实行革命的人道主义"为动力，将我自幼年家传和后研究之"气功疗法"拿到群众中去实践。我于1971年9月4日化名郭林（母姓郭，父姓林）到东单公园开始业余辅导病人。1972年至今，先后开设过高血压、肝炎、肾炎、糖尿病、心脏病、青光眼和癌症专班，都取得了可喜的疗效。先后有三千多患者参加锻炼治疗，凡能坚持和刻苦锻炼的，没有一人没有疗效的。癌症班仍未结束，各种癌症患者共24名，有些现已痊愈，有些癌病灶已停止发展一年多，每人都一天比一天健康，没有一人病变严重或死亡的。当然，这些患者都配合药物治疗，个别患者已甩掉药物，单独进行练气功，有一部分人已回到工作岗位上全日班了。

1974年我写了"气功治疗癌症专题总结"送卫生部审阅，卫生部将总结批示交肿瘤医院及中国医学科学院，组成中西医七人小组下来调查。最后于今年5月16日，7位中西医生到画院通过组织与我本人谈了一整天。这七位大夫专家是完全没有研究过古老的气功疗法的，他们强调我的癌症专班所取得的成绩完全是医院药物治疗、化疗、电疗和放疗的效果，基本否定了气功治疗的效果。我觉得他们这种片面否定是不对的，我认为应共同深入探讨气功治癌的经验，以便使这种新生的疗法得以继续研究、提高和发展。

因此，我已再报告卫生部派卫生部干部反复调查，使这个新生事物得到扶持，使祖国的传统疗法——气功得以在党的关怀指导下顺利发展，使祖国的传统医学能为人类作出一点贡献。

敬爱的周总理，今天我写这一报告的动机，是要求您派一两个有中医水平的人员到画院找我面谈，我想将全部要领讲述，把气功治疗法深透地讲述，以便向您汇报，在您的病情中是否能用。郭老（沫若）是懂气功的，不知您对气功有何看法？已用气功治疗否？

我从小时起学习并熟练"华佗五禽戏"童子功保留至今，

"五禽戏"能治脏腑之病和强身锻练。

7月5日，李淑一同志和我二人到沈阳辽宁中医学院参观、深入学习祖国中医学，但遗憾的是气功疗法没有提出研究。

人体经过气血脉道和经络的调整，达到气的交流，血的交换的新陈代谢，是能使人得到健康和长寿的，这是气功特殊的功能。

我衷心地希望毛主席和您都长寿，这是中国人民的最大幸福！

今天是党的生日，我很激动，很兴奋，我很有自信并且有勇气给您写这一封长信。

我焦急地等待您的指示。

致以

　　最最崇高的革命敬礼

　　　　　　　　　　　　　　北京画院　林妹殊

　　　　　　　　　　　　　　1975 年 7 月 1 日

上报周总理的报告中有相关内容的照片。

通告书

革命的同志、同学们：

林冠明出身是革命烈士。她是港澳同胞，有严重的资产阶级思想，我们大家应随时批判她的资产阶级思想。她是个美术工作者，对国家还能做出一定贡献，我们一定要执行党的政策。对她要加以保护，让她安全上班，为人民做点贡献。

红卫兵革命造反队 8 月

林妹殊（即林冠明）是辛亥革命烈士林民之女，于 1949 年参加中国国民党革命委员会在上海的地下组织"中国保康会"，协助解放上海。上海解放后，任"保康会"总务处长职。

林妹殊在上海任务完成后，于 1950 年到北京煤炭部工作，后得因总理照顾其专业，调到北京画院工作至今。

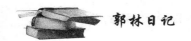

遵照伟大领袖和导师毛主席的教导，林妹殊对古老气功做了继承、整理和改革，创造了新气功疗法。她化名郭林，利用业余时间辅导病人，在治疗慢性病和癌症上都取得了可喜疗效。于1975年初将此情况上报卫生部，卫生部以"没有研究气功人员"将上报材料驳回。

这是附在上报周总理信前面的给周总理秘书处负责同志的信。

这是附在上报周总理信后面的气功治癌专题总结。

林妹殊又于1975年7月1日写信给周总理，报告了新气功疗法治癌的作用机制和疗效，随信还上报了气功治癌的专题总结和有关资料。建议周总理考虑用气功疗法治疗。国务院在7月5日收到此信，将此信和附件转给卫生部。

卫生部于7月12日收到从国务院转来的信和材料后，当天又以"无研究气功的人员"为由，将信和材料退给北京画院，北京画院又改退给林妹殊家。

我们根据卫生部在退回材料的附信中所做的："转请北京市中医研究所处理"的指示，曾多次前往北京市中医研究所联系，但该所负责人说因没有接到上级指示和通知，而没有接待处理此事。

1975 年 7 月 3 日　星期四

我今天的心情仍很平静，但送周总理的信件还未发出是放在心上的一件事，能否有反应不得而知，鼓起勇气写了，仍未有勇气发出。仍须勇气把此事完成。

1975 年 7 月 4 日　星期五

今天才把周总理的信投邮发出，当然是未必收到的，收不到也完了我的心事。

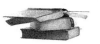

今天我作长时间的思想斗争，我想卫生部不理我的话，我该如何是好！是否仍给病员辅导，再回龙潭湖，我想伍真向卫生部破坏是肯定的。

1975 年 7 月 5 日　星期六

李永昌是北京体育学院的大夫，他辅导了许多病员学气功治病。我想起他不知学了小松棍没有，否则他的学员出了偏差他无法纠编。应早日给病员教了松小棍以免出偏差，我给他写条字让他去找杨彩球。

1975 年 7 月 6 日　星期日

今天是星期天，我让亚克斯早起去龙潭湖看看病员的情况，我不在，病员是否在今天仍回到龙潭湖练功。我人在家里，心却在龙潭湖。

亚克斯 6 时出门去，我在家练功。早晨，我练五禽基本功及一小时静功，只有一个半小时，亚克斯回来了。

他说："哟！共有 8 个人在练功，其中有王洪九和李文晶。王洪九是很少到龙潭湖的，可能他还不知道你出行。李永、彩球，加华都没有去，听说李永在你走后就不到龙潭湖了。"

我在时每到星期天，癌症专班是一定到的，辅导员也到，多少病员也来查功。我在时的热闹情况，我不在的今天如此冷清，真令人难受！

今天亚克斯不上班，他说："我想你还是早些出去。不管卫生部是如何对待，病员需要你，你还应和从前一样真心真意的为人民服务！做好事做一天是容易的，天天做好事、长期做好事就不容易了。但能坚持下去就是你的胜利！继续出去吧！"

亚克斯过去是极力反对我出去找麻烦自找苦吃，如今他反而动员我出去，他为我这几年辛辛苦苦的做点好事，受了感动了。

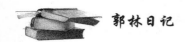

我想出去依旧出去，一方面找孙大夫来谈谈如何联系卫生部得到支持，否则没有党的支持，什么事也寸步难行！

我下决心 8 月 1 日出门，先约彩球、李永、国滨他们来一次谈谈，星期二通知病员我回去。

全国卫生大会可能已经结束了，有没有考虑到民间的小事不可知，我想我们的希望是不大的。

1975 年 7 月 7 日　星期一

亚克斯给我说，我在龙潭湖的工作是缺点很多，不够成熟，应该多努力再干几年，让卫生部有一天主动找我才可以。这几天我思想还不断在作斗争，我还出去否？真是问题，我想，我也不应过早地离开病人！

这几天来，我更加细致地研究人体的经络问题。我按手足的三阴三阳经脉的流注规律，自己在体内再运行《素问·举痛论》所说"经脉流行不止，环周不休"的流注，即经手太阴肺经开始，依次传于足厥阴肝经，再传到手太阳小肠经，首尾相贯，如环无端。

这几天静坐时都按此试行环周，首尾相贯如环无端的体会很深刻，奇经八脉出入于两个经脉之间，它有调节正经气血的功能，十二经脉中之气血荡溢时，则流注于奇经八脉，以备蓄用之时。

这几天来气动有很明显的现象，内气通过督任两脉、舌尖在交接之处十分明显的体会。

三焦的生理功能是总司人体的气化，是水谷精微生化和水液代谢的通道。我们三焦合一调摄功法是有疗效的，要好好地配合式子和呼吸才行，式子的配合必须达到三焦气化高的效果。

去年冬天鲁芦介绍来的病员是新疆地区中医学院的院长（女），因患泌尿系统疾病，服尽中、西医药无法排出，胀腹为大鼓，每天日夜喝水数十斤解决不了问题。她要求练功治病，我给她练基本功之后，即给她教上下焦调摄功。我已想到，津液必须通过下焦阳气的气化作用，才能变为尿液排出体外。前人认为津液化尿的气化作用是为肾所立，也是膀胱的残缺。因此，下焦气化调摄功的式子有"收腹提肛"，活动膀胱气化作用。我把全套三段功法教给了她，在一周内学完了。我每天给她检查，注意练功效果和变化。这一个月，她的病渐渐好转了，尿已渐渐排出，水渐渐少喝腹不胀。可是就在这个时候，她找到了一位业余大夫，她说是位在日本学了许多中药偏方回来，已经治好了不少尿道病患者。她最近也天天服这个大夫的药。虽然她没有停止练功，但又强调这位日本中医大夫用药不到二角钱一副就把她的病治好了。为此，她把练功效果说得微之又微。真是难以理解。

1975 年 7 月 8 日　星期二

三丰收。练功尤其练静功休居 20 天以来，确大大地提高，深度、速度、高度都更进一步；绘画方面 20 天以来中幅 6 件，都很满意，尤其是大幅的《智取华山》一作是突出的有神采的作品。这画已为海军政委王俊杰所有了。

读书近来理解力得到强化和深入，练功和绘画的丰收与平静生活有关。多读了书，灵性和功法都大大地迈进了，就没有不丰收之理！可惜自己已不是 20 年前的岁数了！

1975 年 7 月 10 日　星期四

今天李永昌大夫来过，我去信请他立即学松小棍，以免因腰不松气不沉丹田，造成病员病害，他今天可能去找彩球了。

李永昌辅导体育学院的病员不少，他自己应先求深造才是。病员如出了偏，他是无力纠偏的。

近来我反复细致地研究十二经络及奇经八脉的作用。

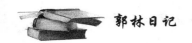

在生理方面，经络有联系人体各组织器官、通行气血、抗御外邪和保机体的作用，更有疗效的功法仍须沿经脉而出。

书读多了，灵性就高了，如经过临床实践而得到证明，那应是真东西了。

我想这次再出龙潭湖，是我在群众实践中的第二个阶段了。研究一个最有价值的东西，五年十年的实践经验不算什么，没有耐性不能成大事！

8月1日再出龙潭湖，还得注意组织工作。

1975 年 7 月 13 日　星期日

休居第 25 天，大作完成

一个月来，在心神酝酿一套三焦合一调摄松静功。昨夜一个通宵未休息把式子完成了。我自己是第一个人第一次练这套新功，是在夜 2 时 10 分开始练，3 时 15 分练成，所需功时是 65 分钟。练完后电流布于全身，五脏通六腑，气血于经脉内运行快速，神经末梢反应很强。

三焦的生理功能是总司人体的气化作用，是水谷精微生化和水液代谢的通路。

《灵枢·水谷篇论》认为：上焦的主要功能为司呼吸、经血脉、精气布于全身。

它的功能形容"上焦如雾，水谷，精气弥漫"。

中焦的主要功能是将营养物质通过肺脉化生营血，形容它为沤，"中焦水沤"为泡沫乳液的情况。

下焦的主要功能是分别清浊。"下焦如渎"，渎形容水珠不断下流，它关系到人体精微生化和水液的代谢。

这套功的式子完全是根据经脉所运行的经线，配合穴位按摩而成，功的最大能量是调整人的机体五脏通六腑的平衡，加强五脏通六腑的功能活动。

《素问·皮部论》说："邪客予皮腠理开，开则邪入客于络脉，络脉满则注于经脉，经脉则入容于脏腑也……"

人体组织的各个器官加强活动的功能平衡而不乱，正气胜邪气，不可能入客，抗邪保健，消灭邪气，病也消除！

功名——"龙潭湖畔调摄松静功"（简称"龙调"），式简记于下：

（1）预备功——两脚平衡开一步闭眼，舌顶上腭，头部按一轮意念放松，全身放松，或静立5分钟，长呼长吸。

（2）右脚上前一步。

两手心轻放在腰两侧带脉上下。

前脚脚跟着地，慢慢脚心放地，之后脚尖着地，慢慢脚心放地，共3次收后脚，风呼吸（两吸一呼），两脚平放，长呼长吸。

左脚上前步与上右脚相同，两脚平放，松右脚，脚尖转动；松左脚，右脚尖转动。两脚重心放平，长呼长吸。

（以上共呼吸——3次）

（3）慢步行功前两步退一步（或静站2分钟）。

两脚平放松膝。

两手慢慢上升肝脾区位。

手心按摩，左右两个方向9转。

长呼长吸3次。

两手下放之后慢慢上升，胸按摩与上相同——3次。

两手慢慢下放转向后肾前，用三指按摩左右两方向9转。

长呼长吸3次。

（以上呼吸共9次）

（4）两脚平放，两手心轻放带脉下，重心在左脚，松前脚脚尖向前踢3次——3呼吸，换重心在右脚，与上相同——3呼吸。

两脚平放松膝，两手心放在肾俞，腰向前弯3次及向后弯3次，长呼长吸。

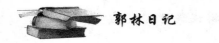

（以上共呼吸——9 次）

（5）收功，两脚放平松膝

两手心放在丹田，长呼长吸——3 次，松静站立 2~5 分钟。

1. 2、5 与第 1 段同。

2. 两脚平放松膝。

用手指按摩任脉关元穴。

两个方向 9 转，长呼长吸——9 次。

两手慢慢放下又上升胸部膻中穴，按摩与上相同——3 呼吸。

两手转后按摩督脉长强穴与上相同——3 呼吸。

3. 两脚平放松膝

两手心放在腰两侧带脉下，重心转移左脚，右脚慢慢向上提高，脚尖向下，平放之后呼吸——3 次。

重心转向右脚，与上相同——呼吸 3 次。

两脚平放开，右脚一步上身向前伸，同时后脚跟起地，提肛收腹，1、2 分钟之后左脚向前收呼吸——3 次。

（以上共同呼吸——9 次）

1、2、5 相同。

4. 通天指指尖相接在膻中穴，两脚开一步（马步式），慢慢提肛收腹 3 次

（如八段锦的第一段）——3 个气呼吸。

5. 升降开合松静功

（下降时两手从头部两侧沿阳经下原位做 3 次呼吸）。

以上共呼吸——9 次。

全套功共 81 个长呼长吸，以呼吸刺激脏腑器官的神经末梢起，到反射作用，从而加强了其活动功能。

意念活动分三部：

1. 初步选题。

2. 中守丹田。

3. 后守会阴。

功期1年半至3年之全程。

达到"内气"丰满，能调动内气向病灶进攻。在练功过程之中，意念为达到集中，进入静门效果亦渐渐加强，到最高度即"内气"运行全身，清阳上升，浊阴下降，达到气的交换，血液的交流。调整阴阳平衡，促进气脉循环，改善组织细胞，保健、除病、益寿。

1975年7月14日　星期一

酝酿数十天的"龙潭湖畔调摄松静功"，今天初稿完成。以为仍须改。这个功可说是我5年在病员临床实践中、所得的初步功法的总结，在病员实践中是得到高度效果的。三焦调摄（上，中，下）三个功法在此体会的经验，气功治疗法通过三焦化气，五脏通六腑的组织强力的"内气"活动，达到人体的全部内在机能深层和浅层人体组织的空间和交流迅速的通路，则起到"荡垢涤污""战胜阴邪"的作用。

今天和昨夜我练这个功已经三次，最快还得需40分、60分、65分，慢练时所得到力量更大。

我计划先组织有练功深度、追求想往的及稍有功力的同志先练。李永、彩球、李永昌、加华（她功力稍薄，要帮）、国演、尽民、杨新菊是学这个功的第一批人员。

这个功我自己必须每天最少练一次，以更深入体会进而改进。

人之疾病的发生最主要起于机体失调，阴阳失调，"升降开合失常"。

"阴阳学说，贯穿在祖国医学理论体系的各方面，用来说明人体的组织结构、生理功能、疾病的发生和发展规律"。

气功治疗致力于调整保平衡，消除重病的发生和发展。

式子功能写于下。

第 2 节主要是奇经八脉之中阴跷阳跷二脉。阳跷主一身左右之阳，阴跷主一身左右之阴，跷脉左右成对，两跷脉均起于脚跟。因此这一节式子主要在两足跟的活功，"龙调"功共三段，每段之"2 节"都相同，即加强功之主题"调整阴阳"之故。

第 3 节主要是三焦的主体、肺脾肾的作用——人体水液的代谢必须保持相对的平衡。这种调节水液代谢平衡的活动，主要是肺、脾、肾三焦，膀胱等脏器共同完成的，因此这一节是主为按摩三焦。

第 4 节主要活动是足太阳脾经、足厥阴肝经、足少阳肾经，这三脏的调节经路在足，即活功两足及腰部。

第 5 收功。初学的在此必须转意念活功，选题的转中丹田。中、高步的可不必转意念，但必安静站立 2~5 分钟，使内气运行转化归原。

以后 1、2、5 三节相同。

3 节是按摩：

用三个手指按摩任脉、督脉起点及命门穴。

——任脉，安行于胸腹的正中，能总任一身之阴经，故有阴脉之海之称。它能解决一切妇科病，对男性之阴亏阳损亦能起到最大作用。

——督脉行于背后正中，总督一身之阳经，故又称为阳脉之海。起于人中，下出会阴，它有支脉络肾及贯心。为机体气血运行的主要通路。

——命门（明代张介宾说）

"命门如元气之根，为水火之宅，五脏之阴气非此不能滋；五脏之阳气非此不发"认为命门的功能包括肾阴肾阳两个作用（医学家对此看法有所不同）。

"龙调"功这一节的按摩是选其人体的三大重点穴位。

第4节活动足太阴脾经及足厥阴肝经及提肛收腹，加强肝、脾、肾的功能活动。提足松筋，因每一经必有一筋，松筋加强气血循环经脉流通的迅速，"内气"产生更丰富。

膀胱经是由经天柱到通天穴，下行通足少阳肾经，因此活动这道经脉，由头至足解决许多疾病的发生并除重病。

膀胱的主要功能是主持人体水液代谢的器官之一。它的主要功能是贮藏津液和排出小便，津液必须通过下焦阳气的气化作用。《素问·灵兰秘典论》"膀胱者……津液藏焉，气化则能出关。"在病理上，膀胱气化不利，则小便不利，而它如失去约束，又可出现尿多小便不禁症，容易积淤而形成瘤症。

1、2、5节以上相同

两手相接的通天指，是心包经的起点。心包又称为心包络，是心脏的外围组织，有保护心脏的作用。故邪气犯心常先侵犯心包。《灵枢·邪客篇》说："诸邪之在于心者，皆在于心之包络。"古人亦有说："心为君主之官。"不能受邪，有说则由心包代心受邪。因此这一节通天指的活动是保心脏。心主血脉，为人体血液运行的动力所在，又主神志，思维。脉是血液运行的通道，血液运行于脉道之中，有赖于心和脉的互相合作，但起主要作用是心。

《素问》说："心主身之血脉。"心主血脉的功能是心气的作用实现，只有心气旺盛，才能使血液在脉道中沿着一定的方向运行不息，因此这一节通天指相接的式子在"龙调"功中是起重要作用的。

这一节的式子是"升降开合"则为中医之"升降出入"它是人体气化之基本形式。升者升其清阳，降者降其浊阴，出者吐故，入者纳新（在气功疗法式子的开合与中医的出入意义相同），升降开合是机体进行新陈代谢维持生命活动的基本过程。

升则上输于心肺，降则下归于肝肾。而肝之升发，肺之肃

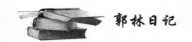

降，心火下降，肾水上升，肺气当发，肺主呼气，肾主纳气，是配合脾胃以完成升降运动的，否则清阳之气不能敷布全身，后天之精不能归藏了。因此最后的这节式子在"龙调"功里，调整阴阳更为重要！

在收功之后（第五小节之后）静默站立 5 分钟，是稳定"龙调"功全程的意念活动，为气化归原。

每做完一大段之后，以慢步行功一步至二步过场接后一段进行，是导引"内气"运转变化的时机，达到五脏通六腑——收到经脉气血交流、阴阳调整的高度效果。

1975 年 7 月 15 日　星期二

丹利偶然来看我，他直上小楼来，我只好说是今天回京的。他对我说了以下一段话：

"前公安局人员来找我谈话的时候，仿佛是有人告你的！告状的人有三个问题：1.告你不满社会主义社会；2.告你反对党的领导；3.你有这么多海外关系，可能有特务活动。来人责问我是不是受你利用，有没有把生产的指数告诉你。

"我说老师连我的工厂名字也记不清，更不说要问我的生产指数了。但是您的组织对您怎么样呢？

"我说老师还要争取党来领导她搞的气功，还要我去帮她要求体委领导气功治病的事，哪里有不要党的领导，哪有反对党的领导，告状人真毒呀！"

他说了一大堆，我笑了。我告诉他，我的机关领导对我十分关怀，这次批准我出外疗养，给我两个月假照顾我，对我是够关心的，什么反党反社会主义、特务活动，我有组织负责，请你放心！我又笑了一阵，他没趣而去。

我即日写了条子通知彩球来，"龙调"功昨天写成了真幸运！

1975 年 7 月 18 日　星期五

我收到卫生部通过北京画院转来一封公函，内容——

林妹殊

你给国务院的信及材料已转我部，因中医研究院无研究气功的人员，故转请北京市中医研究所处理，希与他们联系。此复

1975 年 7 月 12 日

卫生部办公厅信访处

信件处理得特快。我 7 月 1 日党的的纪念日给周总理写信的，拖到 7 月 4 日才将信件及材料送出，看他的复信是 7 月 12 日，周总理秘书处转我的信转得特快，只有十多天已由卫生部来件，可知他们是重视这件事的。

我想先和市卫生局联系汇报，卫生局才往市中医研究所联系，这样比较适当些，现在全程是由上至下了。

1975 年 7 月 19 日　星期六

金茂岳局长：

去冬由郭素琴及鲁芦两位同志处，知您欲亲临龙潭湖考查用气功治疗疾病的工作，我和病员们都十分欣幸地欢迎您，殷切希望向您汇报请示，但因您忙于工作不能光临，因之我们未能得到你的面教。

关于对祖国宝贵医学遗产的气功治疗发掘和提高的工作，很想当面汇报和请示，但一直未能实现。今春将癌症专题总结材料及时报告了中央卫生部，刘湘屏部长即时批转给中国医学研究院做调查研究。但中国医学研究院调查组的 7 名同志，于 5 月 16 日在北京画院与我整整谈了一天，有我单位党委副书记、专案组长和业务主任三人参加。我们之间存在着严重分歧，我认为他们对具有如此疗效的气功疗法所作的轻率否定是不妥当的，他们对

此的客观实际的否认也是极不应该的，因为此事是关系到执行伟大领袖毛主席"中国医疗学是一个伟大宝库，应当努力发掘，加以提高"的卫生革命路线的大事。所以我于 7 月 1 日写信向周总理报告，提出要求派一二名懂气功的同志与我交谈，周总理及时将此事转卫生部，卫生部于 7 月 12 日以"你给国务院的信及材料已转我部，因中医研究院无研究气功的人员，故转请北京市中医研究所处理，希与他们联系"给予批复。对此今后如何进行，我感到很有必要向您汇报，请示，望您接待。如蒙约时请教，请赐信给画院或我本人（住苏州胡同 44 号，传呼电话 553458）均可。

1975 年 7 月 23 日　星期三

"龙调"功今天是第一课，预计一个月教完。今夜讲的是全部的功法，简单说明这套功的概念。下星期四晚 7 时在中山公园教式子，定每周教一段。课进行到 10 时完了，各人散去。与李永昌一人谈心，他说：

"现在我们学院没有体育医疗班，正在汇编一册中国古老有关体育锻练的材料，给学员参考。我到唐山、上海等疗养院去了一趟，是专收这些方面有关的材料。我们学院把研究气功的问题也视为重点，对您的一门，我们研究得出结论是最可贵的，是把古老气功的形式来个创新，过去只有站、坐、卧的式子，您以"行功"的功式功法就从古代过渡到现代了。我们院长对您的一套十分感兴趣。

"我的建议就是您再从历史方面深深发掘由华佗的功法，后来被儒道之类的唯心主义者如何利用了，引入了岐途，这样结合到您的创新，那就更说明了问题，更显得您创新的可贵。

"我院将必请您来院讲功讲法，指教指教！"

李永昌是个十分乐观的大夫，谈话必带着轻的笑声。他对他自己的专业是十分的满意，愉快而积极努力工作。

1975 年 7 月 26 日　星期六

今天发出金局长的第二封信，是发到他家里去。明天肯定他能读到我的第二封信。

画院来电话约我回去听报告。上午 8 时到画院听完报告之后，我找专案组领导李起谈话。我把卫生部的批复给他看，我说：

"卫生部的 7 名大夫调查是在画院谈的话，一整天都有专案组老阳参加。老阳今天不在，只好向你汇报。"他把信看了，说：

"这是做好事！好，好！你去联系可以了！"

1973 年冬，是李起在北京全市文艺者大会宣布我练气功治疗是"招摇撞骗"，今天说这是好事，表示他支持我。同是一个人，宣布我是罪人也是他，宣布我是好人也是他，只是时间不同而已。

事态无时不在转变之中，到了一定时候，有了条件，矛盾是定能转化的。

癌病专班是 1974 年 2 月 28 日开班的，虽然我被本职机关宣布为招摇撞骗，但我还能咬紧牙关，继续前进。癌病班今天的成绩是经过勇敢斗争得来的，也是毛主席思想的支持而得来的，革命不是一件简单的事，是流血流泪换来的成果。

1975 年 7 月 27 日　星期日

前天把龙调功的全部稿子出去刻写，以备在星期四教课之前能分给病员学习。

今天我细致地练了一场，每一个势子我都进行"返观收听"，摸出在功式进行时"内在"的活动情况。功时是 50 分钟，但慢练疗效更会高，功时还得增加，可能超过 60 分钟了。

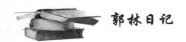

练完之后，功效实在是我心满意足。本星期四晚给他们教功，看看他们的反应如何。

这套功的完成给我多大的愉快！！

1975 年 7 月 31 日　星期四

离开龙潭湖仅仅 45 天，我决定今天回去继续给病员辅导。今天 6 时我与彩球到了，加华，李永和国滨、蒋桂等有 20 人左右，知道我回来的都一定到。地坛公园、小公园都来代表了，齿轮厂王友三亦来了。大家高高兴兴地见了我，热烈地握手，又是大团结。癌病班的来了不少人，有一部分不知道我回来，又无法通知，也就来不了了！但今天是高兴愉快的。我在 7 时半开始讲话，向他们汇报三个大问题是：

1. 我为什么提前半个月回来？

2. 离开了这一段时日的情况？

3. 今后如何辅导病员？

重点如下：

1. 我接到同志们的许多来信促我回来。因有老太婆在东单公园散布我已被公安局捉去了。甚至龙潭湖有人大喊着："老师被公安局捉了去，不久你们也一一捉去，你们还大胆来这里吗？"如此干扰了病员甚至练不了气功，我想还是早日回来，以免坏人更利用时机兴风作浪。

2. 离开这里之后，我自己得到很大的收获，我又带着新功法回来。这个功，可算是我 5 年临床实践的总结；另一方面，与上级联系关于领导归属的问题已解决了。

体委负责人通知，"气功治疗"锻炼，不归体委管辖，因其有治疗疾病在内，已请示市委，气功治疗活动归卫生部门领导，但体委通知去龙管处联系。

昨天已往龙管处联系好了。

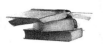
负责人洪文彬同志十分热情地大力支持我们，我对龙管处极其感谢！

卫生部领导很重视我们的专题，总结批示经调查之后再作定论。尽管我们与调查者有一些分歧，但我们也该等候指示，将来总有一天批复下来该如何去做，我们只有听党的话而做事！

我们大家应好好练功，争取早日回到生产岗位。

今后的安排是：

1. 继续收新病员。

每月一班，每班教课一个月，自行复练，到有必要查功加功时，来龙潭湖提出查功要求。

2. 每星期二上午7时半讲课，每周一课，讲课老师由李永、彩球二人负责。（谈到这里，要培育接班人了，这次我离去彩球立了功，大家鼓掌欢迎她，大家表示欢迎她讲课）

3. 每星期四及星期日查功及教功。这三天辅导员及我自己必到癌症专班。仍在星期日上课，简单安排如此。

今天立即有新病员报名。8月班开始教课的不少人由彩球负责组织，海军老丁也来了，并带来长瘤子的一人、红斑狼疮的一人，我向他说明，必须要有医生证明确诊了才进行教功。

今天是热烈的愉快的相叙。中午11时许，我、彩球二人回到家里，彩球告诉我今夜有活动，我约好教新功"龙调"，在中山公园。我会依时到的。

1975年8月2日　星期六

晚7时半在中山公园教"龙调"功的第一课。

"龙调"每周上课一次，计4周可完成。功法及功式教完之后，以半年复查为满期。第一个月复查在月中和月末的星期四，晚7时到今晚教功的地点。

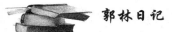

以后每月复查一次，定在每月初第一个星期四夜 7 时，共 6 个月结束。

每半个月交出小结一份，汇报半个月练功的情况，无论出现好与坏的现象都要实事求是地汇报。汇报小结请用信封寄邮或转交亚克斯同志。总结在复查时给大家读出，以交流练功经验。

半年之后，写练功总结一份（即是毕业考试），组织经验交流会一次。

如因事告假，必须请求补课（辅导员补课）。

学员签名如下：

张加华、张国滨、单长礼、李永昌、桂梦春、韩秋生、嵇振民、原坤庭、杨彩球、杨新菊、刘德才、林晓、杨希凯、李永。

1975 年 8 月 3 日　星期日

1. 今天给癌专班 5 个病员查功。李敬生、李淑荣、李友珍、王经玉、张于梅 5 人在我离京之后都没有出任何偏差，练功成绩相当好。每一病员都见好而没有坏的现象。

2. 来新病员 4 名。我要求下次见面带来医院诊断再给他们辅导。红斑狼疮一名已交确诊书，即交给杨新菊辅导。

3. 海军丁尽民介绍一海军老友来请示治疗。早 6 时许小汽车停在我练功的地方，下车共 4 个人，第一个即走到我面前作自我介绍，他姓史，是丁尽民介绍来的，患动脉硬化心脏病，我交李永辅导。

4. 杨红，青光眼病者。母女俩笑着来向我汇报，她的腹胀已有几个月，服用中西药未见效，查不出什么病来。我的功法是 31 号那天给他的，指定李永给他辅导。他今天来报告，教的功法每天每时都特见成绩，目前腹胀完全解除。她让我摸腹部，完全恢复正常了。我第一天给她下焦功，以促下窍排气，效果特大。目前，杨红练的功是"风呼吸"的下焦调功是九转九呼吸，加上 9 次按摩气海，杨红仅学了一个升降开合，就练出了效果！

腹胀开道于下行，是突出的疗效。由此而推，"龙调"的效果是惊人的，一定是惊人的。我每练一次"龙调"之后，都有"清阳上升，浊阴下降"的感觉特明显！

1975 年 8 月 6 日　星期三

这次搬家离龙潭湖可真太远了，比现在的住居远三分之二的路程。但我已扎根龙潭湖了，搬到多远还得依时回龙潭湖。这次下决心好好地从事这个伟大的医学事业。

毛主席教导："前途是光明的，道路是曲折的。"有了光明的前途，哪怕它路多么崎岖和曲折，坚持努力，全心全意地为人民服务，就觉得心安理得！

今天是第四次给画院去函，要求发还去年拿去的审查有关我气功学习的笔记本，但仍未发还。领导为何不发还这些材料？这些材料对组织有何用处？笔记 7 大本，既然没有政治性的错误，不还有何用？对我来说是有用的，对领导是无任何用处的。

1975 年 8 月 12 日　星期二

昨夜整夜大雨，一夜到天明雨都未停。我想今天李永讲的是第一课，因雨病员不能到，今天的课讲不成了。

5 时半小原来家接我："老师，今天的课不能进行了！"

"不，到讲课的时候雨会停的。没有其他病员来，我和你二人听课就是。"

"不会没有病员来，细雨嘛，有病员来！"

"是的。有没有，我和你都要去。自己练练功、吸吸氧多好，细雨中在湖堤上练功更好！"

我和小原穿上雨衣出门，

到了龙潭湖我们的练功地一看，已经有不少病员在练功了，

381

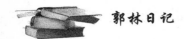

大家都是穿着雨衣在练功。我看到这种情况，内心是多么地高兴。

定时讲课是 7 时 30 分，人越来越多了。雨也停了，只从树叶之间滴下几点雨点来，大家把雨衣当做小凳坐在地上。

9 时半课完，我催大家立即离去，因为看看天，大雨必定要来。各人速速离去。我与小原、小单最后走，还未到车站，瓢泼大雨向我们袭来。这场雨如在课前落下或是讲课之中落下，对病员都是不利的。我暗暗想："天公，您与我真有深厚的交情。我多么感谢您！"

1975 年 8 月 23 日　星期六

师英洁是个 30 岁未到的青年，他是亚克斯的学生。在 1972 年前他极力反对我走出家门搞气功治疗法，他说我将会引祸上身的。并且为了我未听其劝，一个时期两不往来，是他生了气吧？

及后见面时，两人不再提搞气功治疗法的事。1973 年他患了肝炎，他的爱人患了肺结核，这是不幸的事。我曾几次力劝他两口子练功治疗，但没有接受我的意见。今天来访。

我有个领导是个老干部，患了严重的心脏病，中西医治疗无效。他听说有一名郭林老人家以气功治疗心脏病有很好的效果，向我打听。我告诉他我认识此人，他高兴地托我给他介绍，约时间见面。

我告诉他可往龙潭湖见面。后又谈到他两口子的病况，也说他们也自动要求练功治疗。

一切事物都是在变的，人也同样是在变化的生活中过日子！

1975 年 8 月 24 日　星期日

癌病专班的第一班本来留下 7 名，其余的大多数上了全日班。王连魁的脑后瘤今天我再摸了一次，可真是连根都没有了，由此证明瘤子是良性的，经过气功按摩是一定能消灭的。

1975 年 8 月 27 日　星期三

秋生写成《新气功治疗法》初稿送来，我即给他修改。写一般理论他问题不大，功法方面他因体会不深，本人练功时日又少，形式性地写东西，这种文字是没有生命的，并且其中批判孔老二的篇幅大而无力，真使我有些费神。

决定把已实践二三年的 16 种行功写成文字，这是具体的东西，有用，具体比空谈好。

1975 年 9 月 2 日　星期二

早晨娇阳照耀大地，凉风习习，龙潭湖面水纹上闪着薄薄的金光，树林里的浓叶阵阵透出甘香的气味，人们在那里"心安神静"地慢慢地练着各种各样的行功（气功）。

今晨到了龙潭湖畔，心情是与往日不同的，回忆 1971 年到今天。已是满满的五年了。这五个年头的今日的早晨，我没有遇到过风雨，都是在温暖的娇阳的怀抱里，都是幸福愉快地度过（1971 年在东单公园；1972 年在地坛公园；1973 年又回到东单公园；1974 年是在龙潭湖公园的东方的老头山上）。今年是1975年了，我仍是在龙潭湖畔东湖浓绿的树林里，阳光满处照着！

人越来越多了，个个脸孔都是我熟识的，他们见我时是这么亲热，微笑着向我致意。"我在内心向他们致谢！他们也深深地在向我致谢！！"

"开会了！同志们集合吧！"远远近近传来我熟识的声音。

准时 7 点 30 分，人们都安静地集中在树林里一片绿茵茵的草地上，慢慢地坐下，绿草上看来渐渐到的有 200 余人了。

第一个是杨彩球发言。

我们伟大领袖毛主席发表的"发展体育运动，增强人民体

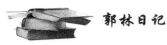

质"的伟大号召，为我国开展气功疗法指出了光辉前程，我们的郭老师就是在毛主席这一伟大领导和鼓舞下，走出家门，来到人民当中，为人民的健康辛勤服务了整整4年了。1971年9月4日，她到了东单公园，深入群众，经过调查了解病情，郭老师应用祖传气功，再加上她自己的改良和创新，总结了一整套治疗多种慢性病和癌症的新功法。1971年至1975年，郭老师和辅导员一起为人民群众治疗了多种中西医还没治愈的病例，到目前为止报名学气功的有三千多人。目前郭老师和全体辅导员正在积极争取各级党组织的领导和支持，现已有计划地开设了8月初级班，9月准备开设中级班，广泛吸收病员。郭老师为了我们病员尽快恢复健康，早日重返工作岗位，抓革命、促生产，刻苦研究新功法，不知熬过了多少日日夜夜，不知牺牲了多少个人的休息时间。不管盛夏寒冬、刮风下雨都要亲临辅导。大家知道郭老师是近70岁的老人了，应该好好地过晚年生活了。但郭老师有一颗无限热爱党、热爱毛主席、热爱人民群众的红心，所以她人老心红。郭老师这种全心全意为人民服务的崇高思想是值得我们学习的，也是值得我们大家庆贺的。

为使我们这次坐谈会开得生动活泼，交流经验，互相学习，共同提高，希望到会的同志把自己练功的心得体会谈出来。希望大家积极发言，更好地起到互相帮助、互相学习、共同提高、早日恢复健康、早日重返工作岗位的目的。

下面先请老干部发言。

最后向大家提出几点希望：

1. 希望大家在今后的练功中，要按毛主席的教导发展体育运动，增强人民体质，树立为革命练功的思想，要有决心、有信心、有恒心，一定能通过练功消除疾病，早日重返工作岗位。

2. 一定要严格按照老师所教的功法练功，以免出偏差，影响病情。

3. 有了问题或偏差，一定要及时找老师或辅导员帮助解决。

4. 希望所有练功的同志一定要不断总结经验和体会，定期写出小结来，要在 1~2 个月的时间内写出一段小结，这样老师才能根据每人的病情及时给予功法。

彩球发言之后，热烈的掌声中病员薪淑惠发言。她讲了自已的病情，怎样治重病而得到了健康。她激动地自写自编了一首快板，高声唱出来：

花盆难养万年松，

练功才是真本领。

老师教给好功法，

病员心情都激动。

要问为啥这激动，

咱的心情诉一诉。

老师早出晚又归，

风里雨里您都到。

你要问她这为啥，

病人情况在心中。

病人好转您愉快，

病人出事你心疼。

您的精力多充沛，

这是好功好行动。

老师品德多高尚，

做的好事难形容。

一心跟着共产党，

主席思想不放松。

紧跟主席干革命，

必须团结在心中。

学习老师好思想，

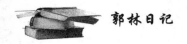

要为革命苦练功。

淑惠唱了这段快板，又愉快地唱了一段样板戏《红灯记》，大家都热烈鼓掌。接着一个个地发言。

癌病班的是王明玉、李淑荣二人，红斑狼疮是杨新菊，心脏病的是王洪九、王友三，肝炎的是小高，小瘤子消灭了的是徐日华，没有病的是大夫张加华等10多名，最后是高有福局长介绍来的因练功三十多年而"走火"病重不得愈的李学荣。他介绍了自己的身份是个工程师，哭诉了几十年解决不了的"走火"病苦，要求我给他纠偏。众人都沉默地听他苦诉，同情因学气功得不到名师而受害至今的状况。他目前已得了心脏病、半身不遂走行不便，扶了手杖。他五十多岁，仍未退休，是在职养病的工程师。我答应约时再谈，让他星期四上午再来。

今天的纪念日是在万分幸福中度过的。

1975年9月3日 星期三

给李淑一老友教脚棍之后没有去查功，今天抽空去看。见面之后，她首先告诉我：

"老朋友，我的一双脚不肿了，看看吧！"她高兴地把一双脚伸出来给我看，果然一双脚都消肿了。我的脚肿的时间已不短了。我和她疗养回来之后，曾多次去医院治疗过。开始我没有给她脚棍治疗，去年我给她几个穴位按摩的功法，她没有坚持，两年之前给她教过下肢三段按摩，她也没坚持下来。约在一个月之前，我给了她手和脚的松小棍，我动员她练，今天我去查功，果然见效了。我劝她继续坚持，她脚肿的原因是肾虚，活动少气血不通畅。我服了许多中西药无效，练棍见效了。她尝到些甜头了。今天我教给她第一、二段势子，望她能坚持保健康。

自己的好朋友都健康了，也是自己的愉快。李淑一今天把在《北京日报》发表的两篇文章（批儒的）给我看了，二人交谈了半天。临别时告诉她，我还得来查功的。

下午 4 时许，邮电学院王、孟二位院长及贾忠明，王丕杰四人来家访，并送来八份病历是要求练功治疗的。

二位院长要求治疗的不仅是他二人，邮电学院有一批病人经过中西医药未见效的都愿意练功治疗。商谈之后，每周他们集体到龙潭湖一次教功式，一个月之后看能坚持下来的有几个，再定期讲课。照二位院长说，人们是在院内开过几次小组会作过决定而来要求练气功治疗的。

1975 年 9 月 6 日　星期六

李则涵已 65 岁，是退休干部。1972 年来学气功治疗。他有十多种病，主要为肺结核、高血压等。练功半年，病见好转，一年之后，各种病痊愈，像健康人一样。他目前练功三年多，站、坐、行功都很好，没有出偏差。人老实热情，今天由他负责邮电学院辅导我很放心。此公只是缺讲课之能力，这是憾事，但他的品质是我所重视的。

1975 年 9 月 7 日　星期日

今天是 9 月班开学的第一天，天气好，我为此高兴。9 月班人数不少，有 100 名以上。

我给病员谈了几件事：

1.学功满一个月必须交出小结一份，如不交者不能给查功；

2.如三次不到者自动退学；

3.根据各种病情和病员的病史研究教功治疗，如没有交病历和不交户口证明给负责人看的，下一课必须交，外地的我们不进行辅导。

今天开始给李学荣及老叶教纠偏功。因老李的病历写得详细而充实，我对他的病况比较了解，但老李是到了严重的"走火"，

而且魔力不小。他是在 10 个月之前突然倒地，不知人事，被送入医院卧床一个月才出医院的，至今行走不好，扶杖而行，可知他受害不浅了。目前，心脏病是小事，邪气侵害全部五脏是惊人的。叶大夫病亦重，但魔力还不强，比老李好些。今天同时给他们教了"调气法"，观看二日之后再给加功。

1975 年 9 月 8 日　星期一

明天是彩球在龙潭湖给病员讲课，定题为"如何注意出偏差"。她今天来访我备课，商谈定下明天讲的是：

（1）注意出偏；（2）为什么会出偏；（3）出了偏差怎么办。她自己找了许多例子，有的是说外来的自学出了偏差的；有的是学了别人的，如秦仲三、胡耀贞等的功法掌握不好出了偏差的；有的是自己学我的功法出了些许偏差的。我同意她的讲题，我也帮助她讲这一课。

1975 年 9 月 11 日　星期四

李则涵辅导王院长，给他教了风呼吸的快功。看他的病历，是脏内有肿块。我向他提出要医院诊断证明，但不能见死不救，先给他教风呼吸快步行功。两名肝硬化的也同时学，其他学慢步行功。小汤山疗养院今日来了两位大夫，要求学功回去辅导病人，相谈之下要求立即给他们教。我没有接受这种火速的要求，气功治疗不是任何体操治疗，突击教课我是不同意的。并且他们不是个人问题，而是回去给病人转教的，不能以此突击法强加于病人，出了偏差，病上加病，这于心何忍。这两位大夫不理解气功治疗的严肃规律。

晚 7 时到达地坛公园门前，那时学"龙调"的学员都到齐了，进园去找了一处有点灯光的树林给他们查功。

张加华和亚克斯练完全套功是 50 分钟，其他大约都在 60 分钟左右，成绩还是很高的。我很高兴!

最可喜的是亚克斯他坚持了。

"龙调"是一定会成功的!

1975 年 9 月 12 日　星期五

叶中堂是玻璃厂医务室的大夫，50 多岁了，因练功"走火"求纠偏的。他说："我从 19 岁开始得了肺病，因为身体不好学了医。先是学西医，后身体愈来愈坏，西医不行，又深入研究中医，但中西医都解决不了我的病。我认识到传统的气功治疗法是个宝。我开始向气功的路迈进。我读了许多有关气功的读物，学了好几年的功法，我也参加过秦仲三中医院的气功班学习。20多年来我以气功治疗，苦学苦练，不料练功的时日愈多，练功更深入，而我的健康随着练功而消失，病渐渐加多、加重了。到自己对练功有怀疑的时候，我的病中西医药无法可救了，不练功，病也消除不了了。目前我是悲观失望的，自己知练功治疗有错，但不知错在哪里，心脏病随时日在加重，人愈来愈是无神、无气力了。为此我是无路可走，才走到您这里求教!"

我一方面劝他乐观，渐渐纠偏，消邪气扶正气。约他下周再谈。

1975 年 9 月 15 日　星期一

李淑一的一双脚完全消肿了，是练了脚棍开始消肿的，脚棍的疗效很高。今天又给她教了手的松小棍第三节，她很用功，脚消肿了。她更有信心了! 松小棍也是运行阴阳中跷脉的作用，她的眼睛也会日渐痊愈的。

有了理论必须经过实践，临床的经验将使我创造的功法更丰富、更有奇效。

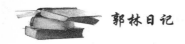

1975 年 9 月 16 日　星期二

铁路研究院院长茅以升的夫人权桂云肺癌已扩散到脑及腹等，今天乘小汽车到龙潭湖，求练功医疗。

我看她的癌病已十分严重了，即日我没有安排功，约其女茅于林细谈以后再安排。癌症的她现已日日低烧，身体弱不禁风了，行立不便，是否能练功还是个问题，我只好尽力而为之。

1975 年 9 月 17 日　星期三

今天是我老母 93 岁大寿的日子，我给她绘画了一张松柏图以当纪念。今天来家贺寿的练功同志有 30 余人，大家都高高兴兴地说坚持练，争取和老奶奶一样的高寿。母亲直到今天都是每天不断地练功的。

母亲于 1972 年跌了一跤而犯了心绞痛病。后经过半年的气功按摩及药物治疗，加之她每天早晚练功，她严重的心脏病已经好了，痊愈了，只是往往因在生活上不小心，饮食上没有注意，就犯胃病。我亦教了她吐音法，她每天用吐音法治疗，她的胃病是年轻时留下来的。若她能更好地练功，将能保持健康活 100 岁以上。祖国的气功是个宝，不重视它，是对它没有认识而已，谁能得之就可获得健康长寿。

1975 年 9 月 21 日　星期日

今早小茅带他母亲到龙潭湖。她母亲体弱而致不能走路，给她教了定步风呼吸法，以小茅学习为主，回家给他母亲辅导。她母亲的病已到后期了，我要求小茅即去医院取来证明书，她是否肯练而赶上疾病发展的速度，是一场激烈的斗争，是一次紧急的抢救。

国防科委的王力华部长今夜来家查功，并赠我一大盒灵芝草，他是从边疆考察工作归来带给我的，为我的咽喉之病给我含用。我给他查功，并加功——点穴按摩法（点三阴交穴，按涌泉）。

他告诉我出差期间没有停过功。他每晨坚持慢步行功 30 分钟，他的"美尼尔"病已经 8 个月未犯了。这真是一件可喜的事。他有信心坚持练功。他告诉我，在飞机上还练我教给他的"十指通气安静功"，火车速行时他仍练十指通气功。他说的使我大感兴趣，可见他对气功治疗是尝到甜头了，放不开。我原来想他终日东奔西走可能练不成，现在看来并不是这样，有恒心则事可成！

1975 年 9 月 22 日　星期一

茅于林的母亲病甚严重，癌细胞已广泛转移了，病情已急。我细考虑对策，必须马上教功不可，但照她留的电话号码去电话，每次都不通，不知何故？她明早如再不到龙潭湖学习功法，有赶不上之危险了。我将以功法急赶猛追，看是否能提高她的电位，这是一场大战！

救死扶伤意义重大！盼气功治疗神力巨大！

1975 年 9 月 23 日　星期二

经常有小汽车驶到龙潭湖我们的练功地，群众都知道。今早茅于林的母亲——院长夫人飘然而至。来小汽车群众都知道，这不是重病号，就是首长来了。茅于林把母亲扶下汽车，搬出椅子给她坐下，立即交给我肿瘤医院的确诊证明：权桂云，确诊——肺癌广泛转移。

小茅神色和心情都十分沉重，我自己一看定诊书，内心也有些惊慌。

"老师，母亲已到了十分严重的时候，不知有救否？望老师

能多多帮助!"

眼泪充满了小茅的眼眶,她又说:"母亲只生我一个。她只有 50 多岁,我盼她能活下去,让我全家人都得到幸福。我父亲也正为此而焦急万分,但中西医已束手无策了,只有最后这一条路了!"我说:"小于林不必悲观失望,要鼓励病人,否则更无希望了,只要她能坚持下去是有救的"。

在这样严重的病人面前,我只有鼓足勇气,我不敢交给任何一个辅导员教功。我亲自上马,让病人坐在椅子上看着我给小茅教快步风呼吸法行功。那时群众已聚集了不少在四周围着我。群众都是我的病员,都有着深深的体会而予以同情,他们帮着我给小于林打气:"努力学好,是会有救的。老师的功法救了不少重病号,要有信心坚持下去才好!"小于林为救母亲当然能尽力。很快把功教好,指导她如何辅导母亲,安排好功时他们才离去!

1975 年 9 月 24 日　星期四

彩球晚上来家告诉我给王季青辅导的情况。王季青很努力,目前给他教过慢步行功、头部、涌泉按摩及腿部按摩,但是她只会势子没有功法,有听课的必要!

1975 年 10 月 2 日　星期四

在绿叶成阴的树林里,悠悠平静的湖面闪着晨光,湖堤上,凉风阵阵吹动着人群的短发和衣裳。当我和亚克斯及 20 多位学员从汽车上下来走到湖畔上的时候,有 10 多位老人正在活动,大家见我时说了一声节日好,并跟着说了一句:"郭老师出入都前呼后拥啊!"

我当时有些不好意思,但知道他们是跟我开玩笑的。"他们都是为因身体不好而找我来的!"

湖畔边停了几辆小卧车及两辆小卡车。他们都比我先到,茅于林母亲的小卧车也开到场地来了。

学员来了不少了，丹利也在群众之中谈笑着，大家都心神愉快，满脸微笑。

彩球他们今天选的开会地点是在大树林里的一片空地，四周有六棵大大的槐洋树，树干上好一个大大的绿色的帐篷。人群都坐在自己带来的小凳上或坐在草地和树根上。

哨子阵阵吹着，远处的听见哨音都向场地集中了。

"同志们，开会了！"小单笑微微地开始读他的开会词。因为他是个年轻的共产党员，在党的培育下成长的，开会词都表现如何敬爱毛主席和热爱着社会主义的新社会。开会词带来了新的生命力，给大家更大的希望和幸福。今天集会的病员都深信伟大祖国传统的气功治疗法是会给他们健康和幸福的！

彩球谈五禽戏的简单意义及10月份的工作安排：

1. 在10月28日即最后的星期二郭老师讲大课，11月中旬上最后一次大课，1975年的课就结束了，此后不能在野地大冬天讲课了！

2. 10月班报名可到10月末，这是1975年最后的一班，11月到明年3月末停止收学员。

3. 明年1月到3月末，学员可随时回来向辅导员或老师请求查功。

彩球讲话之后，进行表演。

1. 淑惠唱样板戏；

2. 彩球练猴戏；

3. 李永练熊戏；

4. 彩球练虎戏；

5. 新菊练鹿戏；

6. 彩球练小鸟戏。

表演博得学员热烈鼓掌。李永的熊戏，柔而无刚，如柔中再

带刚才好；彩球练的生动，只是形似而无神似；小鹿戏跳步可以，但姿势生硬，这是功力不足。各戏只有姿势而不得内气运行。当然这只是一个过程，时日到了，是可以看出成绩的。

五禽戏演练完了，小莉唱了两段样板戏。随后是我自己练五禽戏。今天我练的是双剑匕首。

第一个是熊戏，自感调动内气不足，而后内气渐渐上升，运行畅通。各戏练起来不必多动意识，所谓气引形而生动自然，没有勉强之阻力。这场戏可以说是满意的，观众不少，真是内三层外三层了，鼓掌声很够热烈的。这也是给接班人的鼓励。

我练禽之后教了三种过冬天的功式：1. 防气管炎，防感冒的；2. 已经有了气管炎病的；3. 较为严重的肺气肿并咳嗽的。11 时许散会。

今天的会是充满愉快的。

1975 年 10 月 3 日　星期五

牛刚来家访。我对他说，松静功夫未做好，病还未痊愈，照他这样急进意守丹田，可能并不平稳，易引起差错而影响病情。

我给了他忠告，他是否相信就不得而知了。练气功治病急躁冒进，这是自讨苦吃！

1975 年 10 月 8 日　星期三

老庞今天下午到家里来，和他谈星期日晚他去邮电学院主讲的问题。他讲课的提纲是：

1.疾病的原因；2.如何防病；3.气功解决大脑皮质放松，给健康铺平道路。

提纲定好之后，他要求我给他查功。他坚持做我去年教给他的床上平坐式"心肾相连功"。我给他查了腰，纠正了他的功式。他谈他难入静，杂念太多，但他不放弃"守丹田"。他的松静关未解决，腰确是相当板硬的，而勉强守丹田非出偏差不可。他既然听从了我的意见，我当以诚待之！

庞爱阅读而不聪明，对练内功的意义认识是清楚的，但他的骄傲之性格比我更厉害。骄傲定带来事业的失败，甚至带来许多麻烦或是痛苦。当然，傲骨还是应该有的。

鲁迅之苦是他的傲骨带来的，这亦是留名千古、为后代佩服之所在！

1975 年 10 月 9 日　星期四

白吉生是个 21 岁的小伙子，青光眼失明已 7 年之久了。他是 1975 年 3 月来龙潭湖求练功治疗的。失明无法练行功，除辅助功之外，给他教静坐功，一直没有出偏差。他父亲定期每两周带他来查功一次，后又给他教行功。至今仅半年，免去一切用药，今天来报他已重见光明了。我举起一手，他告诉我是五个手指，并看见了地面上一切东西。疗效之高，真为别人所不信。我已要他写总结了。由此再一次证实，治青光眼药物与练功治疗有矛盾。甩药者得愈，否则，麻烦！

1975 年 10 月 10 日　星期五

田岳林昨天在我耳边说：

"老师，多么可怕！秦仲三、胡耀贞都是因癌病而死去的（所指的二者是练功的名将）。闻说你过去有过癌病，今天我又得此病。您是聪明的，结果您把气功改革了，救得您一命，而胡、秦二人是死于练功的癌症之中。我今天就必须求您帮助，一切听您的指导就是。"

"老田，这有什么可怕的？练功是自我建设、自我补修，练得好坏都看你自己了。"

"是的，是的，老师！祖国的气功治疗法本是个宝啊！练好

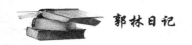

即好，练得坏可不堪设想了！"看来老田这个膀胱癌的练气功老将，到今天对气功治疗法还是打着问号的。

1975年10月11日　星期六

有6年多没有到紫竹院公园了。彩球及陈喜福约我今早游紫竹园，途中遇高福有从紫竹园练完功回家，一个人在途中走着。

"老师，往哪儿去？"

"高局长，我到紫竹园看您去。"

"我5时许已到园里，现在已练完了功啦！"

老高满脸红光，与练功前相比前后两个不同的人样了。手杖也不用了！自己一人上下车也不成问题了。这个半身不遂的心脏病患者显得这么健康而年轻！

晚7时小崔忽然来了。我搬家后他是没有来过的。他穿着一身警员的服装，他过去来访都是穿便服的，因此我问："小崔，今天来为何全副武装？"

"老师，我被送入大学法律系读书了。上学都得这样着装，不能穿便服。我来向你汇报：

1. 我的身体很好，我练功很收效，我偷偷地仍每天在继续练功。

2. 我已结婚了。我的爱人是绘图员，我也给她教了功。她有两次牙痛无法止痛，练功后止痛了。她有些相信了。"

"你教她什么功？"

"是您教我的室内定题定步的功。我们偷偷在室内练，很好！"

1975年10月13日　星期一

刘立千年已过60岁，家在四川，来京治病，住其女家。他因学秦仲三功入关即守丹田而得心脏病、腹胀、胸闷气迫，给他纠偏功，练了半年，现病情转愈决定回川，今天来查功。他是托日岳介绍来家查功的。

老刘练纠偏行功效果很好，下焦功及小松棍都是纠偏的特效药，只看他本人是否有坚持纠偏的信心，有信心者，必得胜。我今天特给他调整了功法和功式，让他回去后能胜利达到健康的目的。

1975 年 10 月 16 日　星期四

今夜在家开始讲授中级课程，听课的是辅导员李永、李测函、彩球、加华、单长礼、杨新菊。

第一课是姿势与意念活动的关系。

1975 年 10 月 18 日　星期六

雅涂膜是四班的直肠癌病者，病史两年，没有动手术，一直以中医治疗，服用中药，但身体弱之极，每天服抗癌药，而治疗不见效。人已不能走动了，每天不停地便血，是他妻儿勉强送到龙潭湖求练功治疗。我看他行走不得，采用间接法，即把功法教给他儿子小雅，他是高中文化，20 岁。他父亲是 8 月 15 日来龙潭湖的，至今已经 3 个月，效果都很好，只是便血不停，给他命门按摩实力不够，后加上了脚棍功法。他儿子给彩球汇报说效果甚大，已解决便血问题了。

1975 年 10 月 19 日　星期日

老张今天来告诉我："老师，您的功法极灵，我的暗病自练您给的功法之后，一次都没有犯过。这个功练了只有一个多月。"

老张因梦泻，经常不能过夫妇生活。自给他督脉、任脉、命门按摩之后得此高疗效。

1975 年 10 月 22 日　星期三

（题）科学家因癌病研究获诺贝尔奖

这三位分享了十四万三千美元奖金。研究了人们所提出的——是病毒造成了细胞变形而后消了呢？还是病毒的遗传物质留在变形的细胞里呢？

发现病毒某些"足印"这一点说明，它是留在变形的细胞里了。但读了一大篇却提不出治疗癌症的方法，只是列出一条线索而已。

庞大夫建议我把癌病班的病例分为四种研究：

1. 未做过手术的；
2. 术后的情况观察；
3. 已转移的；
4. 术后未转移的。

我觉得很有道理，"气功治疗法"应进入微观研究，庞大夫的意见是应接受的。

首先将这四种病号在功法上分别列出经验，才有渐渐提高疗效的可能。

自己不是个医学大夫，往往许多事忽略了。

1975 年 10 月 26 日　星期日

今天的中级课，给他们查了一次功式，不对的地方给他们纠正了。大家静坐下来，我给他们讲述内功松静功的重要性，姿势练到熟透了，配合意识活动少出偏差，顺利地过关。教功分三个月，再试守丹田，松静关过得好，进入意守关是愉快平稳的，如有余病也会渐渐消除、渐渐康复了。

晚 6 时 10 分，邮电学院的车来家接我，同行的有丹利、彩球、亚克斯、单长礼、张加华等。

今晚由庞鹤明主讲。他讲到老师的功法特点：

1. 动静相兼的行功是古人所没有的。

2. 针对病人各种不同的病况给以不同的功法治疗。

3. 特殊的功法：三关分度是郭林老师的创新。古人是三关共度，即松静关、意守关、调息关。古人的功法是松静、意守、调息三关同时进行，而老师是一关一关地过，练好松静功才进入意守，而意守功有相当程度才给调息法，这样进度是比较平稳的。

老庞今天分析了我的功法，给听众讲了些如何练好功、生活中怎样配合练功等问题。今天的课大家还算是爱听的，是有必要把握的。

1975 年 10 月 28 日　星期二

今天是我给群众讲定期大课的日子，题目是：

在什么情况下会出偏差？怎样才不出偏差？

从 8 月 1 日起到今天共 3 个月，外来的练功出偏差找我纠偏的共 6 人，我们自己队伍里出了小偏差的共 5 人。我把学我们功的和不是学我们功的偏差情况简单介绍了一下，并向他们提出要求。

1. 教什么功练什么功，不要自己随意在功中增加姿势造成矛盾；

2. 不要急于求成追求功式多，而使哪一个功都不得熟练；

3. 在生活中适当地安排好功时，以免练功与生活冲突。

4. 有问题即找辅导员解决，并坚持每天必练。

1975 年 11 月 2 日　星期日

中级班今早上课共 53 名学员。给他们教了一套松腰的功式，是静功的动功，配合风呼吸。这套中级的松腰功式分两段，准备下周再教后一段。学员们精神充沛，看得出他们心情很舒畅。他

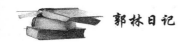

们都已尝到初级功的甜头，是信心十足的。课后，鼻咽癌病者李敬堂，因练功得救，上整日班 3 个月了，他满心高兴地参加了中级班。他万分愉快地挽着我的手臂微笑着送我上车站："老师，你给了我生命，如何谢你才好？目前我真像健康的人一样了！"

"还得苦练巩固巩固，否则会反复的。只有继续用功，才能保得好！"

我给他鼓励，他更愉快了。他是个老钳工，也勤于学习文化和政治课。这位老工人是热诚可爱的！

对今夜庞鹤鸣的课，我作了一些补充：1.舌舐上腭的意义；2.不能以意领气；3.练功人"内气"与真气之别；4.练摒除杂念是大脑皮质"保护性的抑制"；5.选题的"上中下"及对病情的了解；6.收功转意念时，意念转不到丹田的时候亦不能放弃"三不原则"——不追、不抓、不盯。

1975 年 11 月 3 日　星期一

王力华又要出门远行。他每次远行之后都来家查功一次。他告诉我，在这一段时间内没有停过功，每天最少坚持早上的全套慢步行功。他已习惯了早功。

他说已停止了全部药物，一片安眠药也不用了，睡眠好、饮食好、精神充沛、心情愉快。今天我给他教了全套床上静坐功法，并将静坐之后的调息都教给他了。静坐调息法我是第一次教人。

1975 年 11 月 5 日　星期三

庞大夫近来比较虚心接受意见，每课之后必来备课，诚恳交谈。他比去年大有提高。他告诉我，给他教的新功"龙调"他每日练 2 次，坚持得很好，可见他对"龙调"是产生了兴趣并有信心。但我对他说，光练"龙调"是不够的，因它不是主功，我劝他练静坐法。我告诉他，下次来给他教静坐后的调息法，他很高兴。定好下次课他所主讲的内容——意念活动的"开"。

1975 年 11 月 8 日　星期六

欧阳山尊同苏清二人在晚 7 时来访，他来是要求练功治疗他的病。他年已 61 岁了，是有名的戏剧作家，患了肝炎，经中西治疗未得痊愈。他说："我 61 岁了，从未请过病假，这次是第一次休假。我在干校劳动时能抬 200 斤重东西，自己觉得是满健壮的，不知何来肝病。目前肝区经常有阵痛，腹胀气短、便溏，大便不成形。中医研究院朱医生诊断已在向肝硬化发展，因此来求老师指导练功治疗。"

我说练气功治疗肝病是肯定有效果的，但首先要建立三心，即信心、恒心、决心，坚持练下去才有疗效，没有信心坚持下去，谈不上疗效。

欧阳说："我已做了休假半年的计划了，在休假期间必须好好练功治疗！"

看来他是有信心的，否则他也不会到龙潭湖来找我。他在星期四那天到龙潭湖的时候还戴了一个大口罩，我要求他首先将口罩除下，他说正感冒还在流鼻水。我让彩球先给他教了治疗感冒的功（二吸一呼行功）。今天他没有戴口罩了，他说感冒已经好了。可见感冒功是有疗效的！

1975 年 11 月 9 日　星期日

天气渐渐冷了，龙潭湖畔黄叶满处。天还未亮出门到了龙潭湖时，凉风阵阵，黄叶片片不停地在空中飞舞，深黄、淡黄、深红、淡红甚至淡绿的树叶都同时随风从我的头上落到脚下，年年如此。想到自己的岁数一年年增加，一年近一年地要接近死神了。死神是不断地向你招手，你免不了有一天终究要到他的怀

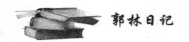

抱。可是我从不因此而悲伤丧气，我要更多地为所有的病患痛苦的人献出自己的力量来！我愉快地练完功之后进入深林中，去看在练功治疗的病人，给一些病人解答了他们所急需解决的问题。9时上中级班课！

今早中级学员有50名以上。我给他们教了第四功，并复习了前面教的三种功，再给他们教完了第五、第六种松静功，来度过这个严冬。

不断有病员来要求练功治疗的，但只好一一拒绝了，说明年春天再开始招收新学员。来者都失望而失神地离去。

1975年11月12日　星期三

今天《参考消息》有一段关于日本研究的报道：近视眼百分之九十五都可治疗。内有提及气功的一段如下：据说目前流行的气功也可以治疗近视。在静国县三岛市和东京修筑练武场地的工中正弘说，气功法已经治好了600人中的百分之八十。据此人称，气功法有五大优点：

1. 能矫正脊背歪斜；2. 使血液循环变得正常；3. 大量获得维生素类、钙和矿物质等，使血液成分改变；4. 治疗内脏疾病；5. 减轻眼睛紧张。

除以上一段之外，最后又有一段：民间疗法（即气功新法）既没有在学术上讨论，也没有发表学术论文，从这个意义上说，是没有任何科学根据的。作为医生来说，是不能搞在科学上尚未论证的东西。

自己祖国的气功治疗法，本国的医生也看做是没有科学论证的。肿瘤医院及中医研究院来的医生与日本的医生对气功法持同一观点。日本民间对气功治疗的成绩是不可否认的，北京龙潭湖的气功治疗法是民间所重现的，是人民所需要的，医生们是怎样看法就由他们去看吧，影响不了气功治疗的人民的重视。

1975 年 11 月 13 日　星期四

贾明忠练功比较有成绩。他有心房纤颤、腰疼、胀腹等各种病症。他心脏病已有十多年，以上的病情是受心脏病影响的。练功仅 2 个月，他的水肿已消灭了，且已停止服药一个月了。我给他加了心脏吐音法。

1975 年 11 月 15 日　星期六

想起批评彩球的事心里不好过。亚克斯总提议不应过于认真，如此严格对辅导员的要求，他们会因我之过分认真和严格而接受不了，学了功夫而远离我。可是气功治疗法是搞内脏的，如不认真和严格要求是关系到人的健康和生命问题，不是体操、打球或是来玩玩拳术，不会伤内脏。前夜在地坛公园查功，"龙调"这不是个普通的功法，每个式子都在走经络和脉道的，在练功中是丝毫不能大意的。

在"龙调"的第三段第四节，因调动手三阳从手到头，足三阳从头到足的势子，在这一节中彩球改足尖下地为足跟下地，我纠正她的时候她说"我觉得足跟下地更松畅！"可是这个势子是从头到足十二经、足三阳的活动是用手引气到足尖的，手引气到下肢时，她忽改运行路线，把十二经的路线在半途中改为奇经八脉的阴跷阳跷的路线。在这种情况下，"内运"会因受到折磨不能通畅造成偏差，利害关系非同小可。

不懂此理，以为我过分认真过分严格，造成学员对我失去感情，我宁以此自我牺牲，不好失理而求之！

1975 年 11 月 23 日　星期日

我今夜讲了一个消除见光的功法，这是必要的，以免他们因见光而受害。今天的课是满意的。

1975 年 11 月 24 日　星期一

茅以升是铁路科学研究院的院长，是成功设计我国黄河大桥的总工程师，有相当本领。日前他爱人权桂云来龙潭湖求医治癌症，不幸仅见三次面后入医院治疗，终于不治而亡了。他来信是致谢的。但他女儿茅于林说他父亲想练功治病，今日我已给他回信了，他如愿意用气功治疗，当与我联系。

1975 年 11 月 25 日　星期二

刮起西北风，龙潭湖畔冷气逼人。但练功人从不为此而后退，越是艰苦越向前。迎着六级大风来的人还真不少，并且旧学员介绍新学员来要求教功。因为是急需求学的，只好又开一个小班了。

1975 年 11 月 27 日　星期四

今早欧阳山尊到龙潭湖来查功，我认真细致地给他纠正了姿势。他说："我尽可能克服在练功时想事，但总摒除不了杂念，杂念是不断地来！"

"要用功法克服。过几天给你讲讲功法，组织几个人一起研究，到时通知你是在哪里。"一天，我问起他的母亲刘颜升。"我母亲在三年前死了，患了半身不遂而死的。当时我被关起来了（指的是"文化大革命"），我爱人背着她去看病的，因我父亲全部的书籍被抄走，她可能为此而生气得病死了。"谈到这里，我不想勾起他更难受的情绪，我劝他安心练功治病。

想不到他的母亲已永别人间了。老友一别成永别，引起我的伤感！

人是终有一死的，早一些，晚一些而已！

1975 年 11 月 28 日　星期五

我已经 7 年没有真正地感冒了！近来感冒大流行，昨天我在龙潭湖辅导，许多病员都得感冒了！我给欧阳山尊查功，他正感冒，小燕子也是感冒，尤其是李淑荣，她正在感冒之中，面对面、口对口地近到如此跟我谈话，我那时的意识就是——天啊！我这次感冒逃不了，一定逃不了！他们都已围着我了！

果然，昨夜我阅读时头痛开始，鼻水流不止，我也感冒了。可能是我自己意识导引而来的！

1975 年 12 月 1 日　星期一

统战部部长连贯昨天来我家里谈了 5 个小时之久。他患了肝炎病。他的两个爱人，一是患肺癌死去，一是患心脏病死去。他的女儿小培去年来我家听课多次，是练功治疗严重的胃病的。连贯是个广东人，十分健谈，他整整谈了半天，吸完了整包香烟。他详谈他过去几十年来的革命史。他年已 68 岁，18 岁参加了共产党，为党做事数十年，经历过一个个的革命洪流，谈起来是有声有色的，万分激动我的心魂！是的，革命的人生史就是一部动人心魄的历险记，能有决心牺牲自己，是真正革命的条件哟！

1975 年 12 月 2 日　星期二

王友三每年冬季前吐血。练功已 2 年，过了两个冬天没有吐血。气功能治病是肯定的。

1975 年 12 月 4 日　星期四

下午 6 时，李丹和他的表弟依时来访，带来经络测量器及两

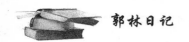

本小册子，一本是经络电测量疗法，另一本是磁场疗法作用机制的探讨。李丹签名送给我，并用测量器给亚克斯及加华测量了，亚克斯有肾病，加华有许多种病，是测量之后用数字计算法说明病况的。

李丹是 30 多岁的女医生，中医出身，因此对气功治疗法兴趣甚大。她说决心参加我们的活动，但她学气功只是善意参加我们的活动而已。9 时许分别。

周明从 1973 年开始内分泌失调、月经不来，有时点点滴滴三二日。她练功日子已不短，能苦练，但她思想负担沉重，杂念多，不能入静。前月我给她加了功——按摩任脉、关元、志室、命门，现已见效。月经来已 3 天，情况正常。这次加功按摩效果不小。

1975 年 12 月 6 日　星期六

画院今天通知我去领款。我不知是什么款，琢磨了半天也不明白。我到了会计室，负责人告知我往专案室去，就更纳闷了！

"请您来是把一些抄家的东西还给您，这是为落实党的政策！"

管理物资的两位同志把一部分珍珠玉器清点给我，并告诉我有 7 件器物当时被收购店买了，作价共 8 元，让我签收。当时我是把 8 元钱当做 80 万元收下来的，因我激动的不是钱的多少，而是党的政策伟大。当时那个小宝箱也让我带回来。

"您的材料虽是满满一箱，但没有查出来，您先将这一部分取回！"

我感谢党，我万分感谢党！还给我一件东西，也是给我大大的教育。我领回去给我老母亲做思想工作。总之党的政策是伟大的。当时我的眼睛充满了热泪！

我想，今后我更应该好好地尽力给求我治病的病患者服务。

当我领着物件及 8 元钱出专案室的时候，遇到党委副书记老陈，他对我说："怎么？还搞气功治疗吗？"

"当然要搞，不管大夫们怎样不承认我，还得搞。这真是为人民服务啦！"

"不搞鬼神迷信就好。"

"这是有科学根据的，不是鬼神的东西。"

我和党委书记对话就到这里。想起我离开专案室时，专案室主任和另一位同志路宁也谈起这件事。我还是这么说，不管大夫是否承认我们的治疗法，但得到痊愈的病人不少都上全日班，参加了大生产！

当时路宁说："气功治疗法又不是你发明创作的，是传统有的，什么承认不承认？"这人对气功治疗法是一窍不通，无法和他谈，但专案组主任及党委副书记参加了 5 月 16 日（永不忘的日子）肿瘤医院及中医研究院 7 位大夫和我的辩论会的，整整一天的辩论，他们在其中总有所体会吧。

搞鬼神就是搞唯心。

要是他们能深入我的工作之中，深入病员群众之中，就会很好地得出结论了。

1975 年 12 月 12 日　星期五

中级班的总结共 40 份，各种病都有，癌症的、硬皮病的、红斑狼疮的、青光眼的、心脏病的、神经官能症、肺气肿等等，尤其肝炎和高血压居多。

这些病人是经过初级班的锻炼，病已痊愈或是正好转，松静关已过，可以进入意守关了。

读完他们的总结，该加功保护的即加功，有所要求和建议的都另行记录下来。对这 40 名病员是需要提高一步辅导，但这对我临床经验又要提出新要求了！

1975 年 12 月 16 日 星期二

新生把我讲授的全部初级课材料整理完毕，我今天全部读完了。新生真是苦干，他这种忘我的工作精神使人敬重。

我已决定下半部的稿件不再让别人代印了，怕的是印刷后随便发出，其数不为我们所能掌握，造成不来学功的病者都能拿到了材料乱学，而不求教，偏差百出，害了他们自己，也破坏我们功力的威信，这是很不好的。

王季青从福州回来了，彩球又已开始给她辅导，并将她送给我的可贵礼物送来，是福州的土产，一个黑漆的果盘内有一幅美丽的古画，是金彩画的传统笔墨的画，真是人见人爱。我把它陈列在我客厅里，小小的客厅里已经有不少可爱的礼品了。

礼轻情重，见物思人。王季青是王震副总理的爱人，听说是个大学毕业的知识分子，也是女红军，是个出色的女军人，有高明的双枪之术。但现在人老了，病也多，因此深爱气功，苦学气功治疗并已很好见效！

1975 年 12 月 17 日 星期三

老干部要求讲课的已经不少。今天组织了几个人：

1. 郭雷，国家体委的一位司长，夫妇二人。
2. 王季青，王震副总理的爱人。
3. 连贯，人大秘书长。
4. 刘子廉，化工部局长。
5. 欧阳山尊，中国京剧院院长。
6. 一位副局长（广播局）。

人都到齐了，一个都不缺。以漫谈方式，我给他们互相介绍认识之后，由庞鹤明重点发言。

李永、新生、彩球、加华都到我的小屋子，座位挤得转不过身来，气氛是浓浓的，大家是愉快的。今天是第一课，庞大夫发言主题"意念活动"。虽然是老干部，在气功界来说却是新兵，只给他们讲初级功的课。

1975 年 12 月 23 日　星期二

龙潭湖畔已经是冰天雪地，树林里一片叶子都没有。早晨到了我们的练功地点，更是刮起刺骨的大北风，但仍有不少病员在练功。这种天气练慢步行功是不容易入静的，我领着他们练短呼吸的中度行功，手脚和全身都温暖了，才给他们分班上课。

1975 年 12 月 31 日　星期三

老中青三结合的新旧辅导员 24 名都到齐了，把我的小屋子挤得满满的，一齐动手包饺子，一齐动口吃饺子。吃完之后是晚会，唱样板戏、朗诵毛主席诗词，最后准 8 时听广播电台朗诵毛主席的诗词（1965 年写的《水调歌头》）及 1976 年元旦社论。大家愉愉快快，笑声、掌声满堂，最后告别。

王力华今天不约而来，是带他的小女儿王少梅来求医的。小女儿因血液病发高烧住院两个多月，服用激素，她仅 16 岁，不幸的少女。我让黄哲辅导她。

1975 年是个不简单的斗争年，只要站稳立场，不畏狂风恶浪，奋勇向前，胜利始终是属于真理一方！

是斗争年也是胜利年！

1976 年

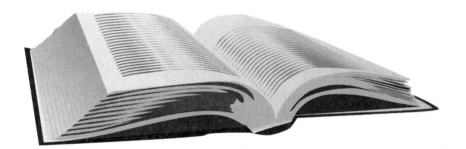

1976 年 1 月 1 日　星期四

早 7 时许到东单公园门前，已有 40 多名学员等着我。我们走到五年前讲第一课的小亭子，大家十分愉快地在这里留个影，作为过去一年的纪念。

1976 年 1 月 2 日　星期五

李丹对我说："我早上在练二吸一呼行功时，有一位气管炎的同志跟着我练。仅仅练了几天，气管炎果然好起来，效果是这么大！如不是练过功的，真是说也没有人相信。"

1976 年 1 月 3 日　星期六

任子昂在新疆。他来信说：有一位妇女有严重的妇科病，借了他的气功材料（是 1974 年的总结汇编，给老任寄去一本），她练了 3 个月效果很好，妇科病好了，月经也正常了。看来初级课程如真正苦练，第一个疗程就能解决各种慢性病。

李丹昨天还动员我转行："老师是个气功专家了，可转业了，把气功事业在更大范围推广，这是合乎毛主席的医疗卫生路线的。"我说："我没有转业的愿望，只要为人民真正做点事，尽我业余的时间就是。"李丹说不理解我，还有许多人不理解我为什么不出国，既有亲人在国外，自己在国内日夕奔跑于业余的工作，年岁也大了，苦干不图休息，这真是为人所不解的。我一笑置之。

1976 年 1 月 4 日　星期日

航天局卫生处处长张克简与叶东成到我家，商谈约请我到首都机场讲课及辅导病人。情况如下：

412

1.机场医务处组织病员 45 名。2.病种有肝炎、高血压、心脏病、糖尿病、溃疡 5 种病。3.管理工作，由他们医务处负责练功前检查，每月检查一次，将病况记录。4.第一课是动员课，带同病种的典型病愈者去介绍练功治疗得愈的经验。5.日期定在 1 月 10 日星期六，早 6 时 30 分他们的车到我家接我和辅导员。6.以后每周去辅导一次，定在星期天。

这是 1976 年开始的一场硬仗，只许胜不许败。我必须调动一切力量来打这场有重大意义的胜仗。

1976 年 1 月 5 日　星期一

机场的辅导要有一个班子，5 种病员可分为 5 个组。初级课程全套：定步风呼吸，两吸一呼行功，慢步行功全套，头、涌泉按摩，松小棍。第一个疗程定为 3 个月，功式全部教完。第二个疗程定 3 个月，每个月查功一次。

1. 教功的第一个疗程，辅导员在出发之前集中，我亲自查所教的功式一次。2. 教松小棍以前，全部教给辅导员松腰法。3. 首先消灭出偏差。4. 慢步行功开始之后，详细辅导定题功法（不选题，一个月后实行选题）。5.鼓励辅导员首先自己苦练松腰法，苦练松小棍（每星期四辅导员集中，讲课查功）。

1976 年 1 月 6 日　星期二

入冬以来我没有出外练五禽了。鼓了多大勇气，今早自己到地坛公园开始练五禽了。初感有些苦头，练后全身温暖，所得舒适愉快的甜头不少。

1976 年 1 月 9 日　星期五

早起我到地坛公园练五禽。忽然一阵沉痛的哀乐鼓动我的耳膜。周总理逝世沉痛的讣告声，尖利地刺进我的心坎！阵阵哀乐

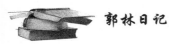

深渗心魄！痛忆亲人鲜血洒革命沙场，孤儿孀妇凄惨过日已半生，饮尽苦水愁无路。天地变人间，撒满大道金光。当时我人在台心在乡，亡父青年战友李济深，数次快电促我继父志。1949年初春回上海，即日接下革命任务。1949年国庆前夕，我完成任务来京汇报，幸蒙批准留京工作。忆我专业绘艺事，幸得关怀和照顾，将我转文化部。当时已定建立北京画院，指派我任筹备画院职。1957年春画院成立，周总理您大驾光临指导，我三生有幸亲见您的尊容，您微笑伸出贵手，我双手紧握着您的手，热泪盈眶。

1957年反右运动，爱人犯了错误，远放新疆改造。为怜老母幼儿之痛，我又向您呈上书信两封，您即指示铁道部负责人让我爱人回到原岗位。

深深地悼念敬爱的的周总理，安息吧，敬爱的总理！

1976年1月10日　星期六

天还没有亮，准6时30分，机场的吴大队长及叶东成等4位同志开车到家里接我。李永、李则涵、杨彩球、单长礼、杨新菊、冯平、秋生、亚克斯、宣奉华、刘德才全班子上车前往。7时10分到机场医院门诊部下车，上二楼医院会议室。

本来张处长说组织40名左右病员，但实到的病员大大超过这个数字。开始讲课不久，会议室里挤满了病员，甚至门外过道也挤满了。讲课后，刘德才、冯平介绍他二人糖尿病练功治疗效果和经验，后由机场病员初级课学完了取得较高疗效的叶东成介绍练功经验。然后张处长领队到大操场教功，分为4个组，共有50余人参加学功。全课完结后，张处长及叶东成留我们午饭，我们都谢绝了。12时前回到家，每个人都是带着愉快的心情回去的。

1976 年 1 月 11 日　星期日

今天是中级班放假以后回龙潭湖第一次查功。相见时大家都满脸泪痕，他们都沉痛地对我说，气功治疗法在龙潭湖治好这么多癌症病人，老师为什么不去给我们周总理治病？他们如何能理解我的心情，我比他们更想给周总理治病。但周总理身边有多少权威的大夫，他们能让周总理用土法治病。

1976 年 1 月 12 日　星期一

亚克斯带回了周总理一张 6 寸大的照片，我们立即挂在毛主席照片的旁边。

我们的孩子林健已戴上黑纱了，以表悼念之情！

报纸送来了，我家 93 岁的老母亲首先要看周总理遗体照片，全家都围着看，各人心情都沉重而悲痛。

1976 年 1 月 13 日　星期二

李丹满脸泪痕，我劝着她，而自己的内心深处也滴滴泪流不断。"老师，我听说有 30 个权威大夫组织了一个医生团给总理治病的，但他们除动刀之外没有什么好办法。老师，您为什么……"李丹不断地在我耳边说话，我无话可对。

我回想起 1972 年初春，有一膀胱癌患者张占忠要求练功治病。我组织了一个对张占忠的治癌小组，分别教他松小棍、行功和按摩。当时我每到夜深人静的时候，在东单公园自己练功，实践"收视返听"的工作，摸索 12 经和奇经八脉的运行，尤其膀胱经气血在经脉里的现象都记录了。张占忠的膀胱癌动过一次手术，未满两个月要求气功治疗的。

1973 年知道总理有病，说是癌症。那时我收下大量癌症病人。我的全部精力投入，我多么想突破世界上这尚未突破的难关，我自己信心百倍。1973年春文化局和画院批判我招摇撞骗，以气功治疗法欺人自欺。那时我日间写检查，夜间仍给癌症病人讲课、教功，为癌症病人狠下功夫！癌症患者一天比一天见成绩。在练功治疗的癌症病人中，不管是经过手术与否，没有一个倒下，个个都越来越健康。那时我多次想向总理报告新气功治疗法能治疗癌症。但是画院的批判让我止步。

刘丙戌的胃癌是未动手术的。肿瘤医院向老刘的领导肯定地指明，他不能手术了，只能活两个月了。老刘是1971年开始练功治疗的，到1973年春节过后即上全班。经医院拍照检查，他的癌已全部消失。肿瘤医院还要他向病人作经验介绍。为此，我得到多大的鼓舞，我更加专心研究治癌。

1974年2月，我勇敢地组织了癌症以气功治疗法的专班。共有24名病员，各种癌患者都有。到1975年春，一年多来所有癌症病员都渐渐度过难关。经过他们的勤学苦练，勇敢地与死神作斗争，没有一个人倒下。

那时许多友人鼓励我上书给总理，自陈我的新气功治疗法能治癌。但如何才能送到总理的身边？我们设法把癌症专班24名癌症病员一年多来的练功总结送到卫生部刘湘屏部长那里，在当年4月初批下来，即指派7名大夫，深入我们癌症病员中做调查。他们否认了气功治疗法。我受到沉重打击，这气功治疗法得不到卫生部部长的支持，就不能转到总理那里。失望、愤恨、痛苦麻痹了我的心！

我这气功治疗法何时能到总理的身边，这个欲望折磨得我很苦。几年来在癌症的临床经验之中，我自信癌症是可治疗的。我想总理若真是癌症，气功治疗法肯定有很高的疗效！若总理不是首长，我早就在他身旁了！

1975年6月14日，我与毛主席的战友李淑一去大连疗养，我得到她的革命精神鼓励和帮助，受到很大的启发。7月1日党

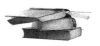

的生日那天，总理的尊容老在我眼前出现，我用尽一生的高度功法，亦不能入静。我难受，我坐立不安。7月1日夜深时即握起笔来给总理写信，信中重点说明了：1.我能以气功治疗癌症；2.希望立即派有气功经验的人员来和我商谈；3.说明了刘湘屏部长批示了对我癌症的总结，派来的大夫调查意见与我有很大分歧。7月12日接卫生部的批复是："接到你给国务院的材料（已转我部），但我部没有研究气功的人员，将你的材料已转卫生局中医研究院，请你到他们那里联系。"我们多次去卫生局、北京市中医院都不成。我知道要让总理知道气功治疗法能治疗癌症的事情，是没有希望。我们全体辅导员共18人都为此伤心流泪！几个月来我在沉吟无路之中度日直至今日。写不下去了！

1976 年 1 月 16 日　星期五

今日早起全身难受，头也抬不起来，好多天没有练功了。练不好功，病魔会来找我的。我到第六医院看了病，我的血压又高起来，180/110。很久没有这个情况了。服药后，睡了整整一天，到晚上才起床，仍练不了功。我想应该化悲痛为力量！

1976 年 1 月 18 日　星期日

今天去机场讲课。课堂挤满了人，看来人比前课多了两倍。我讲了几句比较重要的话：1.气功治疗法要树立"三心"：信心、决心、恒心，才能有疗效。三心二意的练功是达不到理想的效果的。2.坚持就是胜利，坚持与病魔作斗争，后退即失败。3.这个治疗法是"自我建设、自我修复"的治疗法，完全是靠自己勤学苦练。然后，李测函作他自己多种病痊愈的经验介绍。接着秋生讲课，课题是"自电理疗法"。1.这是我自新气功改革以后的新名词，气功治疗法——自电理疗法，他简单地分析了功理、功法和功式。2."圆、软、远"，这是我们练功的口诀，是我们练功

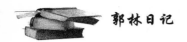

治疗的重点功法。3. 谈负电的作用，应加上正电的作用。人的神经我们知道由膜组成，细胞膜都是内带负电、外部带正电的。4. 指出人本身有各种维生素和激素。结合我们的病人，如红斑狼疮的患者杨新菊，每天服用 12 片激素，控制不了她的高烧，她仍发高烧 39~41℃。练功 3 个月至 5 个月，把激素减了，以练功加强了抵抗力，提高电位，电子增多，而自身产生了激素和维生素。

课后，进行室外教功。病员 100 多人。今天教"升降开合松静功"，检查上次教的功。今天叶东成查功（吐音法），他高兴得很，他突破了寒冬的大关。给王爱连加吐音法（哈字）。有一名病员，女，28 岁，患心脏病，要求纠偏。她因练了保健按摩守丹田而致腹鸣、腹动，影响病情。我叫单长礼教她气海穴按摩，若轻者可消，若气海穴不够力，还得加功。

1976 年 1 月 21 日　星期三

晚 7 时，彩球等几位仍按时来学习。我给他们讲了一个练功的要领，就是"上虚下实"的问题。

1976 年 1 月 22 日　星期四

今早在龙潭湖给癌症班定期查功。冯翠华也来查功。她是尿频病，自己乱加功而出了偏差，气憋、气串，给了她许多功法都未能解决，最近给她吐音（哈字）长音吐法，解决了。今早高高兴兴地来向我道谢。

1976 年 1 月 23 日　星期五

晚 7 时，李丹来家，入门就说："老师，新华社记者在中央委员以上的内部读物上报道：北京画院画家某某某，很早就知道周总理有此种病，对总理很关心。总理逝世后，她很悲痛！我不知道您的画名，报道的一定是您了！"

这时，我回忆起 15 日下午 2 时在画院开追悼会的情景：我一踏进画院门，两腿发软，眼泪夺眶而出，我的心被粉碎了。1975 年 7 位大夫否认了气功治疗法能治癌的情景出现在眼前，我痛恨、我愤怒！我走进北屋，看见总理的照片，画院成立时总理光临画院的情景一幕幕出现在眼前，我不能自制地放声大哭，让泪水如泉涌一样滚出来。我不知道我自己了！会完了，两个同志扶我出了北屋，我不知道我的去向了！写至此我也写不下去了。

1976 年 1 月 25 日　星期日

昨夜没有睡好，经过了意识的斗争，还是振作起精神，准备往机场辅导。今天全班共 15 人往机场辅导，人人脸带微笑而愉快。我们都不是医生，而我们去做医生还不能做到的给病人治疗的工作，但"救死扶伤，实行革命的人道主义！"这伟大教导的力量在每个人心中起到很大的作用！

到了机场，我给他们讲了一个重点是，要求他们要熟识口诀"圆、软、远"，练功时不忘口诀，以之检查自己的肢体活动，并一定要做到"心安神静"才能达到治病的目的。

接着心脏病人作练功痊愈的经验介绍。讲课讲意念活动"定题"。今天查定步风呼吸、"升降开合松静功"，教慢步行功。

1976 年 1 月 27 日　星期二

叶东成接我们到机场。今天是老班 13 名病员特别布置的课。他们提问题：1.收功时意念转丹田，意念是从哪里转入丹田的？叶东成说他是从肚皮转入的，是否对？2.练气功也做穴位按摩，同时是否可以扎针？

意念转丹田，应从"黄门"百会穴转入。但他们的功时太

短，功力不足，是不能达到理想的，要有一段练功的过程，到了相当的时候才能走"黄门"的大道。练功是不能急于求成的。

龙潭湖重病号班患硬皮病的刘志芳，我教了她双臂按摩，同时她又进行针灸，结果引起脸肿、双臂和双手都肿起来，引起病的反复。

张克简处长上车送我们回京。张处长是老红军，他对我说："我看了你们1973年、1974年及其他的一些材料，都是病员们自己写的总结。遗憾的是没有一个卫生医疗的同志来支持您和帮助您。但是您必须知道，每件新事物是不容易成功的，是要经过相当斗争的过程。""您已取得不少成绩了，我们小管和叶东成是很好的实例（小管是肝炎，叶东成是初期胃癌），他们练功只有3个月（第一个疗程），这是惊人的成绩。小管三年来不断服药，而指标从没有下降过，3个月的练功，指标恢复正常，这肯定是练功治疗起到了作用。叶东成的情况更不用谈了。希望把我们机场这班试验田的病员做出成绩。""气功治疗法是祖国传统的治疗法，否了这个治疗法是不对的。如果是服药痊愈的，为什么长期服药而无效，练气功就有明显的效果，这明明是气功的力量。我会为这作证的。不是什么理论给我证明，事实摆在面前，谁都不能否认。您把病员的一切证明留着，我们将为此而斗争！我必须支持您！""周总理逝世是悲痛的，还要化悲痛为力量，还有党支持您，还有人民需要您啦！"

1976年1月29日　星期四

往机场辅导的全体辅导员都到齐了。我动员他们真正为革命而练功，为革命而教功。业余的事业，不拿钱的事业，更要严肃认真。对周总理逝世是真悲痛，应化为真力量！谈到教功的时候，必须注意消灭偏差，以免影响疗效等等。

420

1976 年 1 月 30 日　星期五

电测小组到我家吃饭。电测是李丹辅导的。李丹懂得电测之后，查出了病情，加以气功治疗，调动内气向病灶进攻，达到了理想的疗效，这是无疑的。

1976 年 1 月 31 日　星期六

昨夜鞭炮响通宵。早 6 时我往地坛公园去，彩球已经在练慢步行功。她经常说我是傻老师，她是傻徒弟。傻弟子找着傻老师，即向我鞠躬，给我拜年了！找个安静的地方，让她先练五禽，她的五禽在势子方面是进一步了，我还是满意的。9 时长礼也到了。今天是大年初一，园里很安静。我给长礼（他是肝炎）查了吐音法。

回到家，蒋桂已经在等着我。"老师！过节好！"不久人越来越多，一批来过，退出一批，又来一批。12 时后，吃午饭、休息。休息还未好，王平、冯平、新菊、彩球都来了。大家高高兴兴地在我的画室里玩。

张明武从街门外进来，见我之后，即双膝跪在地上，向我拜了三拜。"张明武，怎么？怎么？起来呀！""老师！您是我的恩人，您救了我的命！我谢谢您！"张明武是心脏病、心绞痛，并且病不轻，但自从练功以后，心脏病渐渐痊愈，没有犯过病。他还有一病，我自给功法以后，此病没有犯过，可说已痊愈，恢复了健康。

我有个习惯，过春节的第一天不吃肉，吃的是素菜。我也让他们各带一个素菜来，大家一起热热闹闹地共食晚饭。10 时许才散。

1976 年 2 月 2 日　星期一

邮电学院王永江的爱人，女，39 岁，患青光眼。1975 年 11 月 3 日参加了练功治疗。她是 1971 年 11 月 15 日确诊为青光眼的，眼压 69，视力 0.1。练功以后，到 1976 年 1 月 29 日检查结果是眼压 22，正常，视力 1.2，正常了。

1976 年 2 月 3 日　星期二

我练功练不成如大病一场。脚走不动了，用尽千斤之力走一步，身体晃荡荡的，人迷迷糊糊的。我去看病，第六医院诊断书写道：林冠明、女，高血压病（220/120mmHg），休息两周。我是有高血压病，但从来没有这么高过！

1976 年 2 月 4 日　星期三

体育学院早已开展我的"气功治疗法"活动了。医务室主任大夫李永昌，他在我处学功有半年之久，但连初级的还没有学完整，而他将各种行功编成了资料做教材了！李大夫没有学到纠偏功夫，出了偏差时不知如何处理，这是大大害人的事。

李丹，一个功法都还没有给她讲，连一套慢步行功也没有学完。她说她的单位已几十人跟她学，这是危害病人的大罪，我已劝她不要教病人。

北京温泉结核病院大夫陈涛在龙潭湖学了 3 个月，回去之后很可能也在开展这个活动。

他们各位医生把气功治疗法看得太容易了，不知道出了偏差是害人不浅的。

1976 年 2 月 5 日　星期四

加华来家说，"昨天我去看郭雷。我向他解释说，老师只是

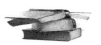

不同意同时学几种功，怕新旧功法出了矛盾，拿五脏六腑当战场是有害无益的。因此老师一向主张学一种功治病好。学别人的不必再去学她的，以免出偏差。"我曾和郭雷谈过："同时做两种功法治疗的，有害无益。"

1976年2月8日　星期日

到机场教功，病员交病历的共60名，张处长宣布这60名为正式学员，其余为旁听。秋生讲课（三关分度），分班座谈、室内查功，室外查功及教功。今天教慢步行功的收功法。我给肺癌病员王兴教吐音法，给龙潭班13名学员查功。

1976年2月9日　星期一

冯平，24岁，女，严重的糖尿病，住过几次医院无效。练功之前，每天注射胰岛素90单位，分两次注。她是9月班的学员，自9月练功以来，体力渐渐恢复，注射胰岛素也渐渐减少，至今天每日注射20单位。尿已没有"+"号了。她练功时间还不到半年，持续练，肯定能痊愈的。

1976年2月10日　星期二

王泽林今早到龙潭湖找我，因为气窜。他40岁，患有神经官能症、脊柱炎、失眠、腰痛，20年来是服安眠药睡眠的。练功3个月，已不必服安眠药，睡得很好。他练的是慢步行功。近因意念活动，功法用之不当，转意念收功有错误。我给他胸按及继续练松小棍。他如能从之，苦练松小棍，应当容易解决问题的。

1976年2月13日　星期五

胡艳芬主要是妇科病，月经量多不按时来（缩短期），而且

量多得冲口而出，影响肝区、脾、胃等，而且头痛。中西药治无效。但自从 1975 年 9 月班学功治疗以后，月经已正常，练功以来没有冲口而出，一次都没有过。工作已上全班，今为出差武汉，要出去工作一年多，因此来查功，并要求得到出差环境练功的指导。根据她的病情，我指点她要练主功，不能练慢步行功，可以练升降开合，室内练松小棍、头部按摩等，并加三阴交、肾俞、关元、足三里穴位按摩。她高兴而别。

1976 年 2 月 14 日　星期六

今早到龙潭湖查功的中级班病员共 24 名，没有一人出偏差，这平安无事的情况使人愉快。

今查中级慢步行功，腰松问题仍未解决。他们不重视练松小棍，没有天天坚持练。为此，我强调要重视练松小棍。

冯翠华的吐音纠偏成绩很大。给长礼查纠偏，吐音成绩也有提高，说明吐音纠偏是有大的成效的。

1976 年 2 月 15 日　星期日

给王兴查功。他汇报从昨天起胸气不堵，十分舒适。他的吐音法我是提前教的，吐音一周消去了胸气憋闷。他是肺癌，胸憋消除是令人高兴的。他经医院检查（透视），病灶已停止发展了（即停止扩散）。注意防其反复，给他加功。前周教吐音法只教了高音。今查他的吐音良好，且有消除胸憋之疗效，即配合低音双音吐法，一共是 6 个音。高低配合吐音法效果肯定是良好的。

1976 年 2 月 16 日　星期一

今天给张明武查功，开始给他教心脏吐音法。

1976 年 2 月 21 日　星期六

一个病员自诉："医生告诉我肯定是乳癌，嘱我立即手术。后来我到北大医院再检查，也确诊为乳腺癌，但右乳的肿瘤已大，左边的几个大小不均，北大也确定是双乳癌。但同时开双乳，面积太大可能受不起。且左胸的大的如枣子，有的如大黄豆。可先开右乳的，左乳的下一步再看。不料自我练功治疗之后，左乳的几个硬块东西渐渐消下去，半年之后全部消灭了。那时是 1974 年 12 月初，我把这个喜讯告诉您。我和我的爱人高兴得跳起来，真不知如何感谢老师啦！后来我没有交给您什么证明，但病历写着的，这都是事实嘛。"

1976 年 2 月 22 日　星期日

机场教功。我讲松小棍的重要性；南素清为什么练升降开合时不由自主地轻飘飘起来？是松静了，还没有定题，松而空之故，以后应抓题。病员要求教吐音法，病情不需要不必教此法。

心脏病痊愈者张明武介绍经验。秋生讲慢步行功收功的全部功法。然后，室外教收功。

医生交给我肺癌病员王兴一周的记录。2 月 16 日至今，情况良好，主要成果是能食能睡，但仍有胸闷，仍有咳嗽。

1976 年 2 月 23 日　星期一

为了安下心来练五禽，以免给病员干扰，我到地坛公园南角小松林里藏着练"五禽戏"。今天是心安神静地练了全套"五禽戏"，十分愉快。出了小松林后，见张明武在辅导 5 名病员。

1976 年 2 月 24 日　星期二

有两个癌症病员没有带证明来，没有立即教功。癌症病者非

425

交出医院医生诊断书，否则我再不愿辅导了。近来总觉得有一些病员学了几种功，自以为是，以为这几种功可解决一切问题了，自己去练，不找辅导员，等出了事才来找。这是多么气人的事。

1976 年 2 月 26 日　星期四

今夜辅导员到家里来做机场第六课总结。成绩是肯定的，但有缺点，有些肝病及高血压病员指标有些上升了，这是初期练功紧张之故，必须消灭这现象。第七课教松小棍，让他们能松静下来。

1976 年 2 月 27 日　星期五

下午 6 时，机场小卧车来接我们去查功。下车后，张克简处长接我们到他家，他备了许多点心、水果、糖果招待我们。我给他爱人赵医生教了治疗静脉的功（是一套脚棍），给他教治心脏病的功法（不定时、不定数的按摩劳宫穴）。

1976 年 2 月 28 日　星期六

晨 5 时，我们出了医务所到广场去。那时天空黑沉沉的，雪花满天飞，我们脚踩白雪，不知方向，见人影向同一方向去，我们被病员发现了。"郭老师！我们上广场去！"他扶我同走。6 时许、天亮了，我开始查功。我给他们指出了多数人都存在的缺点：行功时头不转动，身体不放松，腰太硬，转动不灵活；收功时收得太快，揉球时手腕不放松。然后我给他们做了示范。

1976 年 2 月 29 日　星期日

依时到达机场，今天教松小棍。给癌症患者王兴教了肺经的按摩穴：少商、列缺、尺泽。癌症病者小刘，因尿频给他按摩

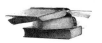

穴——三阴交、阴陵泉、足三里、肾俞。他汇报尿频已正常，效果很好。

1976年3月1日　星期一

王英杰汇报，他的癫痫病自练功之后，没有犯过病。他练功已半年以上了。我促他写小结。

1976年3月2日　星期二

我的双脚20年前受过伤，近来过累，又疼痛起来。

1976年3月4日　星期四

机场辅导总结：关于肝炎班有6名学功以后指标升高的问题，先教肝区按摩；给指标升高的病员进行电测经络脉。

1976年3月7日　星期日

到机场。我们辅导员已做了一、二月的小结：

病员的成绩是有的，各班不一样。肝炎班较差，有6人指标上升。但心脏病班及其他各种病班成绩是很好的。各班练功之后，食欲增加、睡眠好是普遍现象。

癌症班5名，情况稳定。

个别病员经练功后，有的有特殊成绩。如癌症班刘增荣患睾丸癌，术后尿频，经加功之后10天尿即恢复正常。他练的快功亦特别松静。肺癌病者王兴经透视和其他检查，他的病灶没有发展，癌细胞本是发展最快最猛的，现在表现平稳，是可喜的。第四班的李得印患糖尿病，经练功之后指标下降。这次检查：尿糖174降至164，血沉28降至12。谭红梅1973年发现胸两肋疼痛，练功之后已消失了。心脏病有三分之二是好转的，各班有好

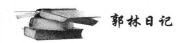

转的人数不少。

1976年3月24日　星期三

我近来对辅导首长不感兴趣了。因为首长太忙，学功是积极的，练功却坚持不下去，十分之八是有头无尾。结果学了功，只是一知半解。我们浪费许多时间在他们身上，而他们病无疗效。我们也太费神。首长生活条件也够好，越是如此，无法下苦功，白费神。

1976年3月28日　星期日

到机场。王兴把一周汇报交给我，他的低烧已消除，咳嗽比上周好些，能食能睡精神好。

张克简处长因心脏病住了医院。开课时他来了。他对病员说："你们别以为我练气功练坏了，因近日学习忙些，每夜很晚才能回家休息。我已一周多停练功了，才有了病。我本来练功是见效的。气功治疗法是能治愈各种慢性病的，我也相信能治癌症。王兴的肺癌情况，我是亲眼见到的。事实摆在面前，是否认不了的。气功能治好王兴，他将是我们的一张王牌，我对他是有信心的！"他的讲话使我感动。

1976年4月1日　星期四

1976年初级班第一班今天开学。想不到来了这么多病员，连癌症新班的有100名以上。我讲了开学应让他们知道的一些事：

1. 要求交自己写的病历。2. 癌症、青光眼、糖尿病要交医院的诊断书。3. 3个月是第一疗程，教完初级课程。第二疗程自己练，定时来查功。第三疗程不定时查功，随到随查。4. 每一个疗程，病员要写一次小结。三个疗程完了要写总结，不交总结者不辅导。5.三次不到者算自动退出。

我说完后，辅导员给他们讲第一课"口诀"。

1976 年 4 月 2 日　星期五

今天是第一班的中级班，第一天"过关"的课，26 名都到齐了。

1976 年 4 月 3 日　星期六

晨 6 时许，我和亚克斯到天安门革命英雄纪念碑去追念周总理。虽是雪雨纷飞，但追念的人群如山如海，花圈之多是自古至今从未见过的。"人民爱周总理，周总理爱人民！"

1976 年 4 月 4 日　星期日

去机场，车绕路天安门，车过革命英雄纪念碑时，我们都从车厢里立起来，向纪念碑方向行了深深的注目礼，以之追念周总理！

两病员向我汇报：肺癌病员王兴受感冒的影响，但病情还算稳定。患白血病的小门说："老师，我很高兴，自练功之后，我的白血球下降到正常了，到今天为止没有上升过！"今天教头部按摩。

1976 年 4 月 5 日　星期一

杨闫一是青光眼患者，今天来家访。她是去年 9 月学功治疗的。练功仅两个疗程，眼已康复，双眼视力 1.2，眼压早已正常了（不点眼药了）。她高兴地来向我汇报情况，并介绍一名乳腺癌病人来。她没有患病之前练气功，练太极剑和太极拳已多年，她是跟父亲学的。不幸父亲亦病重。父女练太极已数十年，练出

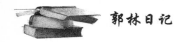

一身病，真不知怎么练的，令人不解。

1976 年 4 月 8 日　星期四

1974 年、1975 年练功的癌症病员没有一个在练功中有发展转移的，没有手术的也没有一个倒下（不练功的除外）。

1976 年 4 月 11 日　星期日

今天机场因车辆不方便调动，临时不能去辅导。这是五年来我第一个星期天得到休息，不作任何气功治疗的辅导。五年休息一日真不容易！

1976 年 4 月 12 日　星期一

我五年来讲课的第一册材料，经秋生、长礼、彩球整理（主要是秋生执笔）出来了。第一次印出 300 册。

1976 年 4 月 15 日　星期四

1976 年 4 月班的初级班开学以来，仅一周病员已有 100 人以上。1976 年癌症班今天到了 27 名。

今天来了两个解放军，女的叫张贺云，男的叫张建国。他们说领导病重，求我救急。他们的技术营长陈建文患肺癌，现住 301 医院，医院大夫已表示束手无策了。癌病灶 10 厘米多，胸水胀满胸部，每隔一天抽胸水一次，不能食而恶心，不能坐立，卧床不能起。我表示无法帮助他们，病人已到了严重紧急时候，气功治疗法是无法救急的。他们不懂气功治疗法是怎么一回事，只以为我不愿救急。我也为之不安。我想起 1974 年的癌患者管金代，他是肺癌，是 1974 年 10 月 4 日求我治疗的，练功一个月之后胸水渐渐吸收，2 个月之后胸水全部吸收了，而且当时的胸憋气也消除了，练功半年之后开始上班直至现在，他仍坚持每天练功，健康如常。我让张贺云和张建国去找老管救他，去医院给这位不幸的军人试试能否救他一命。如老管愿意帮助，我愿意给他功法，试试能否救此一命。气功治疗是"自电治疗"，如带他用功法点穴发电，调动内气运行，或有希望，未可知。

1976 年 4 月 16 日　星期五

作为住 301 医院癌患者的使者，贺云和建国二人又到我家来，他们失神地说："管金代拒绝帮助。他说还是请老师想办法。"管金代是肺癌治愈的，当时他的胸水也够厉害的，只是不至卧床不能起，是他及早找到气功治疗法。我不忍心让他们失望而去，试试看，我从来没有这样的临床经验。

我给他二人教了两个功。一是肺俞按摩，让病者坐在椅子上，别人给他做。功法是——左右方向 36 转，配合三呼吸，再复做 2 次，其功中九呼吸，预备功、点穴、收功共九呼吸。还教给一个坐功的风呼吸法吸氧功，是教病者坐在窗前做的。做两天后，看是否有好转，如有好转，可以继续治疗。张贺云和张建国即时转悲为喜，还抱着一点希望而去。

这样的病情想来是无可救了。但不忍让这二位热心的同志带着悲痛而告别。如有好转那是了不起的！

1976 年 4 月 17 日　星期六

我很长时间没有去看李淑一了，今天抽时间去看她。见她精神大不如前，她告诉我，因周总理的逝世哭了几场，哭伤了神。我问她是否还练功，手棍和脚棍每天都坚持练，脚已经不肿了，只是不能静坐，入不了静。而且加以过度的悲痛，这是伤神的。今年她 76 岁了。

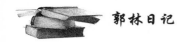

1976 年 4 月 19 日　星期一

张贺云和张建国为肺癌患者陈建文又到我家来，要求设法以气功治疗法救治。可是患者已到危急时候，气功治疗法是不可能进行急救的。

我只好给他们教了一套肺经按摩法，让他们给病人按摩，如按摩后胸水可消些，亦减轻患者的痛苦，也让他二人安心离去。

1976 年 4 月 20 日　星期二

1975 年癌症班的病员一个个查问后，该调整功的给调整了，然后教二吸一呼的中度行功。1976 年癌症班分两组，术后未有复发转移的教慢步行功；已转移的分病情不同给按摩法：肺癌按摩肺经的五个穴位——少商、鱼际、列缺、尺泽、云门。全套指法不一样。乳腺增生的肾俞按摩。

青光眼林曼小女孩练功成绩很大，眼压已经正常了，头不痛、眼不胀了。巩固不反复就好了。

1976 年 4 月 21 日　星期三

李普有 30 多年胃病，他爱人沈荣患心脏病，他们要求教一点生活功，我给他们教了一套健身的点穴按摩。

1976 年 4 月 22 日　星期四

今早刮着六级大风，我迎着西北风向龙潭湖树林前进。我找了块避风的地点练功。练完功睁眼一看，病员已来了不少，癌症班重病号都到齐了。我给癌症班 22 名病员查了功，给他们做了思想工作。见他们在西北风中精神愉快、雄赳赳地配合我的帮助，在和死神作斗争，这种场面令人感动。

这时有两个解放军站在我的身边。他们说："我们是来找郭林老师帮忙的。我们是南苑 5110 部队的，我们那里有一批病人，分别患有心脏病、肝炎、高血压、胃病，这四种病人想请老师指导气功治疗。""是有人介绍我们来的。"南苑亦有许多干部和老百姓在此治疗过，收到了很好的效果。看来现在"气功能治慢性病"，连部队都有肯定的看法。

1976 年 4 月 23 日　星期五

今天是中级班定期的课，定 7 时半上课，给他们查了功，收了上个季度的总结，并给他们讲了一些"意守"功法。告诉他们以后两周上课一次，带着问题来。下次课进行经验交流，深入谈练功经验。

1976 年 4 月 24 日　星期六

林曼、长礼、秋生等在我家装订我的讲课材料第一册，是学员们自己刻印的，刻字好，但印刷不好，有许多文字看不清，真是憾事。

1976 年 4 月 30 日　星期五

今夜是劳动节的前夕，辅导员老、中、青三结合共 19 名到我家团聚，一起过节。今夜把今年印刷的我的讲课材料发给大家人手一册。各人得之如得宝，精神十分愉快。

1976 年 5 月 1 日　星期六

"五一"节是我的新气功治疗扎根在龙潭湖的纪念日。我是1973 年 5 月 1 日从东单公园迁往龙潭湖东湖的，今天是整整 3周年了。我 5 时出门，6 时许到了龙潭湖树林。那时骄阳当头，

林里的树木全部长出了新叶，晨风温和地阵阵扑面，四处是浓浓的花香。我的心神特别愉快。我走进树林里，朝着龙潭湖练我最爱、最熟练的"五禽戏"。当我沉醉于其中的时候，彩球在对面树林里出现，她比我到得更早。

"彩球，你早呀！""老师我也练完了'禽'啦！"她说着从沟上堤边一跳到我身边，真有点猴戏之势。她看我练完'禽'，她又练了一套"五禽戏"。这家伙确实苦练有余了！李则涵也来了，我让他来一个"老虎出洞"，老李有了几年的功底，虎步稳而健美。

不久，学员来了不少。我们在白莉花丛林中大摆果、点举行茶话会。"老师！您在这里可好呀！"梦春走到我身边，双手递给我一封信，我打开一看大致如下：

青松赞调寄浣溪沙

贺郭林老师寿辰

昨日情悲斗雪霜，

今晨含笑唱朝阳。

心红更盼百花香，

叶茂根深依雨露，

志坚体壮赖阳光，

功深自可寿无疆。

他赠以诗，又增加了我的愉快感。我们笑着、玩着、吃着、谈着，愉快之情像是没有尽头。本月 19 日是我的生日，虚岁是68 岁。还有两年，我就是 70 岁的老人了，但我的心情是年轻的，我一点都不觉得自己是老人，但还是常想到自己在世的日子是一天比一天少，如何珍惜这短短的时日？

1976 年 5 月 2 日　星期日

亚克斯和我去访李淑一老友。到了她家里，她孤零零地一人躺在床上。她告诉我们身体不好，头晕。我劝她去医院看病。她说："去医院是最讨厌、最苦的事。人老了不中用了。""近来练功吗？""练了，尤其头部按摩和小棍是不断地练，练脚棍之后，双脚不肿了。我想可能是血压低而头晕的！""今天给你拍照片，算生日拍的。"一说和她拍照，便高兴愉快起来。在室内拍了几张照片，我们就告别了。我鼓励她要多练功，她是否听我的？

1976 年 5 月 3 日　星期一

"敬爱的郭老师：今夜一个肺癌的家属来找我，说病人知道自己患了癌症，他不同意去住医院，要求找您帮助练功治疗。他是农村的贫协主任，为人耿直而遭到造谣中伤，气愤之下得此重病。阜外医院已确诊为肺癌（同侧扩散）。咳嗽、吐痰、气喘、胸痛，并反射到后背痛，但生活尚能自理。为他我确实心急如火！因为实实在在是要救命啊！"

辅导员真正负责癌症班的人太少，再收已是无能为力了。可苏青的来信"实实在在是要救命啊！"苏青的来信，写出这么动人的一句，也动了我的心魄。她已决定本星期四送到龙潭湖树林，看来我不能不收下了！

1976 年 5 月 4 日　星期二

"这几天我访问了几个病人。1.红斑狼疮的杨新菊；2.鼻咽癌的李敬堂；3.硬皮病的刘志芳；4.乳腺癌的李淑荣。这 4 个病人都是经过苦练气功得到了健康。他们都详谈了他们练功前的病况和练功后的健康情况，他们都重视新气功治疗法，都表示十分感谢您的不辞劳苦的辅导和帮助。"奉华谈到这里，她忽然兴奋地说下去：

"我还访问了两个肺癌患者，都是男的，已经上了整班，工作得很好。管金代，他是 1974 年 10 月 4 日开始求您教气功治疗的，当时他没有做过任何手术，他化疗过一次，是在练功之前。他说当时胸水和胸气是憋得够难受的，练功两个月胸水和胸气都消除了，但大夫对他说这对癌症是没关系的。当时我只告诉他我是记者访问他。当我问他对气功治疗法的意见时，他说他的病是服药治疗的，练功仅是起到锻炼身体的作用。他是 1975 年 5 月上班的，现在病情仍保持，没有更坏的发展。当我问他目前练功情况，他吞吞吐吐地说没有怎么练功了。但我在龙潭湖向病员打听他的时候，病员都说管金代每天都坚持在龙潭东湖小树林里练功，没有一天不练的，说他很能苦练。他不老实说话，可以看出他的态度，他以为我是代表过去所谓'七位大夫'来访问他的。他还说：郭老师要我上中级班练功，我又怕她拿我作典型病例介绍，因此我不去。管金代此人一方面紧抓着气功治疗法来保他，一方面他否认气功治疗法能保他，自造矛盾！

"最后我又去访问患肺癌病愈的周传兰。我初见他时，他以最无礼的态度对我下逐客令，他肯定我和这"七位大夫"是一起的。最后我大声斥责他表明我还是个病员，是个练功治疗者，因知他练功好，向他取经的。他开口便大声斥责这'七位大夫'的行为，他说这七位大夫向他施加压力，甚至通过组织向他领导施压，他们说他的病是服药化疗得痊愈的。七位大夫说老师是招摇撞骗的，周说郭老师从没有骗他一分钱。七位大夫中的三个大夫不知多少次找周的麻烦，还说老师是政治骗子。后来周的领导通知他不练气功算了，不必招麻烦！周又说我目前的病灶全部消失了，早在一年之前就不服什么药。郭老师曾给我一个人讲课，细心辅导我。这些大夫是搞阴谋诡计的。"

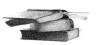

1976 年 5 月 5 日　星期三

李伯纯是个严重的冠心病者，来到我家是来报喜的。"老师，我是来向您道谢的。我想不到新气功治疗法疗效是这么高，90 天练功解决了我 10 多年的痛苦！我已下定了决心练新气功，练它一辈子。真不知道怎样向老师致谢！""老师！练功前，我是药瓶，家里放满了中西药，可是近两个月我把全部的药都甩了！而我是这么地好！"老李愉快的笑容也使我为他而愉快。老李识四国文字，他身体康复还能工作很长一段时间，只要他继续坚持下去就好了！

1976 年 5 月 6 日　星期四

今天又来了 3 个癌症病人，我虽拒绝而他们不肯离去。苏青介绍的是农民干部，决心很大，为此我无法拒之又收下了他，其他的也只好一起收下了。目前已超 50 名以上，人数多辅导不了，影响质量。今早已向病员讲了，不能再介绍病人来了，不能再收了。

1976 年 5 月 7 日　星期五

今天是 1976 年的中级班开学，给他们讲了几点要求：

1. 没有学完初级课程的不能参加中级班，出了偏差的要先参加纠偏班，把偏差消失之后才能参加中级班。

2. 练功之后基本病已得痊愈，要有坚定信心。

3. 每个疗程结束之后写总结，

4. 如三次不告假也不到的作退出安排。

5. 中级班完结后可升高级班。

6. 服药兼医院治疗由自己安排。

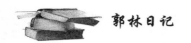

加入中级班后，如又想练别的气功或其他功式，希望停功30天以后再进行，以免引起新旧功式、功法的矛盾，影响疗效。

1976 年 5 月 9 日　星期日

今早 5 时许到中山公园，我练了全套"五禽戏"，练得比较愉快和满意。我练五禽戏的地方人比较少而安静，但仍有许多老人在练各种功，见我练五禽即过来围看，并说"五禽戏"早已绝迹了，今日能见之，使人为之愉快！

1976 年 5 月 11 日　星期二

今天是癌症中级班开学，共有 9 名：

1. 李敬堂鼻咽癌，练功一年，病灶全部消灭，康复。
2. 李淑荣乳腺癌转移，练功一年多，病灶消灭，康复。
3. 刘志芳硬皮病，练功一年多，康复。
4. 红斑狼疮冯小燕，练功近一年，各项指标正常。
5. 杨瑞生臂癌，康复。
6. 李树勤肝硬化，康复。以上二人都是与冯小燕同时期开始练功的。
7. 月洪娥鼻咽癌，练功一年多，病灶消灭，康复。
8. 管金代肺癌，练功一年多，无转移扩散，控制无发展，如健康人。
9. 李友珍直肠癌痊愈，练功一年许。

各癌症病员都精神奕奕，练好功巩固健康。今天教松静功，第一种共有 4 种松静功，包括慢步行功、八段锦；第一疗程全部功式教完，第二疗程讲中级课，第三疗程教站功。

1976 年 5 月 12 日　星期三

早 5 时出门，到天安门前练了自然行功，6 时半进中山公

438

园。7时郭部长到中山公园见面，他说前天他又犯了心脏病。原因是公事太忙，得不到休息。两年前我教过他几种新气功疗法，但他没有坚持练。他给我表演是硬功的八段锦，这不适合他治心脏病之用。练硬功简直是要命，但他体会不到，我也无法说服他。为启发他给他表演五禽戏、软功。告诉他这全套功是治病的。

今早的五禽戏练得十分满意，在练禽中渐渐围了许多在园内锻炼的老人，在观看我练完禽后赞叹不止："闻华佗五禽戏早已绝了，今早在此见之真使人愉快！"许多老人齐声说，站了许久不愿离去。

我们走出人群，郭鲁部长赞叹我练五禽戏的功夫，看来他受了感动。

1976年5月13日　星期四

癌症班本来截止收病员，但天天都有来要求练功治疗的。今天又来了3名，都是肺癌，我们拒绝不收，但病员和家属都苦苦请求，我不能见死不救，结果又留下了！初级班今天教头部按摩。

1976年5月15日　星期六

郭鲁早6时许到中山公园找我，我让彩球给郭鲁教功。两年前我教过的，他全部忘了。彩球从头给他教升降开合。郭有冠心病，他如能坚持练好升降开合，也能起到一定疗效的。郭鲁学功很快，教三两次就能自己练了，盼他能坚持。

1976年5月16日　星期日

今天是初级班的大课。我给他们讲了升降开合的原理。课完之后来了一个惊人的汇报——初级班班长小郝说"老师！初级班

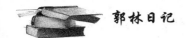

有一学员名严素文，平时真是苦学苦练。她本是肾结石病，中西医治疗无效。5月15日即昨夜9时她忽然肚子痛、尿血。她查看尿，看见几粒闪光的石头子，她拾起了两大粒让我送给您看。她现在肚子不痛，也不尿血了。"

我从小郝手里接过纸包，看看纸包里两粒比大米大一倍、粉红色、能闪光的小石头子，觉得很有趣。这是气功治疗法的伟大力量，这是肾结石病用气功治疗胜药物的战绩。"小郝！立即给严素文肾俞按摩的功法！"我让小郝给病员功法，她高兴而去。

1976年5月19日　星期三

今天是农历四月二十一日，是我69岁寿日。我想安静些过我自己的寿辰。我一个人出门，也没有约什么人。到中山公园之后，许多我不相识的人向我围过来。我想安静，可是人们不让我安静。许多老人说，今早特找到我，想看我练一次"五禽戏"。他们都知道"五禽戏"的意义和知名的创始人华佗名医。今天是我的寿日，与老百姓同度我的寿辰也是一乐。我为老百姓练"五禽戏"，练得特别有神而有韵律，我自己很满意，亦博得不少热烈的掌声，这是一场偶遇的祝寿！

1976年5月20日　星期四

六级北风，但病员都到齐了，癌症班的病员更是不畏风雨，早到了。机场的癌症病员来了3人。

小门是白血病，练功以后"马利兰"这种强烈的药渐渐减少，白血球一直维持7000，正常。今天我给他查了功。

王兴说："我去空军总医院检查了，一连拍了5张胸片，有3张是看得清清楚楚的，癌已减小了很多了，过去是圆形，两个鸭蛋大，现在缩小为一小条形。"王兴满脸微笑，他相信自己有救了。

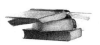

1976 年 5 月 22 日　星期六

郭部长找我给他辅导。他说"我整天开会，一点休息时间也没有，今天心脏病又犯了，心绞痛！"我劝他做升降开合松静功，不可能练行功，练升降开合亦可解决。只要他能坚持，肯定是有疗效的。升降开合给他教了两次，学得还可以。

1976 年 5 月 23 日　星期日

今天辅导员来家，我请他们吃饺子，是朴素的过生日，是我十分高兴的日子。我儿子小，唯一的女儿在国外未归来，但学员们如我自己的儿女一样亲！

吃完了饺子，连贯讲课。讲题是"国际风云和气功的关系"，讲得很好。秋生向连老递交向党汇报的材料，请他转交卫生部刘湘屏部长。盼他真能完成这个任务！向党汇报的材料是一个工作报告文件，并有 4 个附件，和 1972、1973、1974 的学员总结汇编及我五年来讲课、教功（初级课程）的第一册内部材料。

1976 年 5 月 26 日　星期三

曲飞是个长征老干部，任银行处长，是我两年前辅导过的病员，她在 10 个月前就停练我给她教的功，另求老师学了一套名为"气功图"，停了我的功之后一直练"气功图"。不幸的是练出了心脏病，而且"休克"，目前又增加了新病种，下阴沉重、下肢无力，连走路都成问题。她说："我决定停练'气功图'了。"重新又练我的功。我劝她去找"气功图"老师，她说找不到。结果我的"豆腐心"又动了，给曲飞纠偏，给她教了下肢穴位按摩，二步的风呼吸行功。

郭鲁是现职的铁道部副部长，来找我给他查功，我教了他头部按摩，后脑的五个穴位，要求他坚持头部按摩及做升降开合松

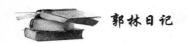

静功。但首长实在太忙，练功不可能好好坚持。

1976年5月28日　星期五

今天教1976年中级班第三松静功，第三松静功势子比较多而复杂，学起来较难。教了两个小时，学员才初步学会，回去练一周再来复查。复查与教功同样重要的，查功认真，学员练功认真，这两者需要配合。

1976年6月1日　星期二

癌症中级班今天教第三松静功。其中肺癌得痊愈、已到工厂上了整日班一年多的管金代，因受中医研究院调查大夫的压力，他不给我们交总结而自动退出中级班。

1976年6月2日　星期三

李丹说她到肿瘤医院去听放射科谷主任做报告。她说："谷主任说缺氧有造成癌症的道理，并说外国已设立人工吸氧库。我即想到新气功治疗法，老师的功法重点放在对病人首先加强其本身的免疫力，大量吸氧是符合医学道理的！"

1976年6月3日　星期四

新中级班教功3个月，熟练3个月，才进行"意守丹田"，免于出偏差，进度较慢些为好。老中级班开学到现在已半年了，未发现一个出偏差的，是好事。

1976年6月5日　星期六

今天我到地坛公园，人多、乱、杂，大叫大喊的不少，我们练静功的实在难以入静。我在松林里练了一小时慢步行功，简直是受苦。

1976年6月6日　星期日

晨5时推门出外，雨越来越大。到了中山公园，园门未开，我只好打着雨伞在门外等着，那时我是来锻炼的第一人。我觉得雨中的公园人少空气好，比什么都使人愉快！进园之后，大雨还在下着，我十分高兴，见哪儿都安静。我选了我最喜爱的地方，静坐起来了。在公园雨中的静坐，尤其是清晨，除了雨声，无任何声音，我很快进入了"黄门"到了静境。我说不尽我那时的幸福。

我静坐一小时收功以后，见松笑也来了。我真想不到有呆老师还有呆学生，在这样的雨中还到公园来练功，真够积极了。

1976年6月7日　星期一

连贯来我家，他给我说："我完成了您交给我的任务。昨天我想起我的老战友黄树则，他现在是卫生部副部长。我依约到他家里去，把全部材料交给了他，另一份请他转给刘湘屏部长，我也将你的身份给他介绍了。总之，是我亲自出马面交的，你该放心了！"我没有什么放心不放心，只好等待。

1976年6月8日　星期二

癌症班已停止收员，但天天仍不断地来请求练功治疗，苦苦哀求不肯离去。这不是我的力量所能做到，这是个大问题，只有有了党的领导才能解决。病员的家属都悲痛地站在我的面前流泪哀求，而我同样伤心的泪水在心深处流。等着党的光辉快快照到癌症病者的身上！而长远这样下去，心神亦大受影响了。来而拒之实不为我之所愿！

1976 年 6 月 9 日　星期三

我到中山公园练功。我练完了功，有两人走到我身边说："郭老师，我们这里有 10 多位老人想请您教气功，我们万分佩服您的功夫，知道您的功确能保健而治病。我们各人都有过一些旧气功、太极拳之类的旧底，希望在您的帮助之下……"话未完，这班老人已围着我了。我看他们都是很诚恳的，我拒绝不了，我只好告诉他们写病历，在本星期日交到龙潭湖树林来，再安排给他们教功。

我们的新气功治疗法出来只有 5 年，可以说"龙林"是气功的幼儿园，幼儿园来了一批老人，是否恰当还有很多考虑。唯一怕的是他甩不了旧有的东西，在他们的老意念活动能否接纳得了"新气功"真是个问题。左右为难，拒之不得，受之有虑，只看他们有没有决心。

1976 年 6 月 10 日　星期四

1975 年的总结汇编今早从加工厂取回，共 500 本。

今天给心脏病班查功，我是一个个点名查，共 30 名。其中 7 名典型好的病例，有突出明显的高疗效，其他都有明显好转，存在问题的只有 2 人。疗效明显突出的，给他们加功（吐音法），以之巩固，存在问题的都给他们解决了。

1976 年 6 月 12 日　星期六

红斑狼疮的小燕、青光眼的小吴和林曼都到中山公园来找我查功。这三个小家伙是我让新菊给她们教了全套龙调功，这是一套特殊的功种。我给她们细致检查，让她们提高疗效。

1976年6月13日　星期日

今天是初级班的大课，由苏青主讲，课题是"守题"。她的讲稿是经我修改过的，基本上没有什么错误。她讲了之后，我给他们讲了一个"灭光"的功法。

下午小林曼和她的父亲来我家查功。她父亲是严重的胃病，是小林给他教功和辅导的，她父名许翰如，是文化部里的一位处长。

1976年6月14日　星期一

王力华部长到我家，给他腿部教按摩，检查过去学过的功。当首长的是不容易坚持练我的功的。可是王力华学功治病已有一年多了，他每天坚持练，他的练功成绩很大，心脏病根本没有复发过，美尼尔病也断根了。

马驰4月3日晨练中级功，意守丹田，甚有收获，步毛主席咏梅韵赋"卜算子"一首请老师指正——

> 冰解小溪流，
>
> 叶绿春风到，
>
> 鹊鸟登枝唱喜歌，
>
> 更有桃花俏。
>
> 明日拜尊师，
>
> 须把佳音报，
>
> 意守丹田已入门，
>
> 心向朝阳笑。

马驰又名桂梦春，他患有严重胃病及梦遗，练功治疗疗效高，病愈又升中级班，尤其练龙调一功之后，梦遗根绝了。他爱写诗，故功中仍不忘诗，诗中不忘功也。

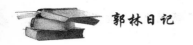

1976 年 6 月 17 日 星期四

今天在龙潭湖给眼病者查功。病员以青光眼为多数，多为眼压高，心安神静者经过苦练，眼压恢复正常（第一疗程）。有 3 个 20 岁左右的小女孩，林曼、杨红练功前眼压高、头痛、脑胀不止，练功后眼压渐渐下降，转为正常，头痛、脑胀消失；而宋彤岩性情急躁，不能心安神静，功虽练而无效，眼压不降。

为心脏病专班查式子。虽已过第一疗程，许多病员练功功式生硬得很，不知软功是不易练的，式子熟练的疗效高，式子生硬者不见疗效。

多练则熟，少练则生。疗效高低取决于病员自己的安排，一般癌症病员知道"死亡"在眼前，故能自觉地苦练，而眼病者不然。

晚 7 时在家讲中级课第三课"视神经"。今天听课学员增加了搞医务的李丹、陈福荫、徐金生、李伯纯。参加听课的学员如下：李则涵、彩球、以恒、长礼、新菊、素琴、加华、梦春、奉华、苏青、张明武共 11 人。

今天我特别阐明气功治疗法的特点：在祖国传统的宝贵医库里，针灸、磁疗、气功三者是特殊的治疗法。针灸以银针，磁疗离不开磁石，而气功不用身外之物，除意念活动之外，是以式子导引法来给患者治疗的，因此这种人体内在的治疗法是比较困难的。

1976 年 6 月 19 日 星期六

今天到中山公园遇到郭鲁夫妇，同他们一起散步，又给郭部长查功，他的头部按摩有些成绩了，看来他是坚持练功的。但他的升降开合松静功仍松不下来，生硬得很，这样做头部按摩疗效不高。

1976 年 6 月 20 日　星期日

我到中山公园练功，加华等到公园找我查功。我自己的功没有好好练，为他们忙了半天。加华的全套"龙调"练得很不错。能坚持龙调功的人数不多，亚克斯被我督促，每天晨练一次，算是坚持下来了。这套调节功能坚持不放弃很不容易。全套功共三段，每段四式，每一式有八个势子，需一小时以上才能练完。这套功没有公开给群众教，只有个别几个辅导员及亚克斯学了。

中山公园服务员引一个 50 多岁女性来见我。她说："我名胡济邦，在人民日报国际部工作。知道郭老师的功甚见疗效，有人告诉我在公园里可找到您，可是我已找了三天，前天这里的服务员告诉我今天来，有幸遇见！""我有心脏病，并有其他许多病，经中西医治疗未愈，因此来找您指导我练功治疗。"告诉她我们 8 月 1 日开班，才收病员，她焦急万分。只好带她到龙潭湖去，找个辅导员给她个别辅导，因她带病工作是很苦的。

1976 年 6 月 21 日　星期一

文化部处长许翰如来家谈，中国歌剧院院长马可患肝癌。他是个作曲家，延安时期的红色作曲家，这样的人才难得，患此危病，我无理由拒绝。马可是经华东医院四次大会诊确定为肝癌的。目前情况是有腹水及发烧，以药物控制发烧，却影响到脾胃，食欲不振。看来病情是严重的。想起毛主席的教导："救死扶伤，实行革命的人道主义！"我得尽力为之，组织辅导人员一起解决。

1976 年 6 月 22 日　星期二

龙潭湖辅导，给癌症班查功，是一周一查，一个一个地查病情。今日是 6 月末，第一个疗程快结束了。今天查的有 40 多名病员，经练功后没有发现变坏的，没有扩散、转移，没有任何加重的情况，每人都有不同程度的好转，最低程度是病灶已得到控制不发展了。颈部淋巴癌的病灶缩小，肺癌的已不发展，乳腺癌和乳腺增生的病灶缩小和软化，肝萎缩的成绩明显，舌下腺癌、胃癌、骨癌的都大有好转。总之是乐观的。下周我再细查一次，根据病情调整功目或加功。今天3名肺癌的已加"吐音"法。

1976 年 6 月 23 日　星期三

细雨纷飞，我依旧 6 时到中山公园，练我的"五禽"。林曼（林曼是翰如的女儿）把病人引来，57 岁的马可同志和郭兰英同志来了。马可脸色蜡黄，两眼无神，说话无底气。我鼓励他解放思想，坚定地和病魔作斗争，练气功治疗主要依靠自己的主观努力。他说自己的病他全知道，病历是他自己整理的，他知道这个病发展是很快的。我鼓励他要分秒必争，才能战胜这个病魔。

安排徐金星教马可风呼吸法中度行功，以恒给他教涌泉及肝俞按摩（肝俞由他女儿小马做功）。彩球给他电测经络，电位差的是任督二脉，阴阳蹻、胃、肾都有问题，但总体来说他的健康基础是好的。

我把手、足的松小棍给小马详说了，让她回家辅导她父亲。我告诉马可，我是以一攻一守的办法处理他的病，守肺、心、脾、肾，给好的细胞转化的条件，提高抗免力而向病灶进攻，以消灭癌细胞为主。他很高兴的样子，表示相信新气功治疗法。

马可学了二吸一呼的中度行功，似有倦色不愿动，因此没有给他教升降开合松静功。

郭兰英要求练功治病。我让彩球给她电测经络，她的病是妇科病，内分泌失调。她年已 46 岁，可能是更年期的问题。让彩球给她教升降开合松静功。她的病对我们而言是不算什么病的，她如能坚持练功，将很快见效。

对马可的癌症我是有信心的，关键在于他能否坚持了。

1976 年 6 月 24 日　星期四

我给初级班查功，是第三批了。经第一个疗程治愈的病人不少，突出的是心脏病、高血压、神经官能症及糖尿病，疗效之高是出我意料之外的。

1976 年 6 月 25 日　星期五

今天给初级班多种病组查功、查功势。许多病员的势子都是不合乎理想的，什么样的都有，各人照自己的主意练功，这样是影响疗效的。集体教功容易走样，一两个辅导员教数名甚至 100 名以上，不可能细致，一个辅导员教 3~5 名病员才合乎理想。

1976 年 6 月 26 日　星期六

中山公园辅导。6 时入园，我练五禽戏。7 时半马可和他的女儿海星来了。我先给他查功。海星说照我教的功式都练了，只是脚棍一日只练了两次，没有练第三次，因夜晚的一次他感觉倦了，没有练。早上 5 时许出门在园子里练功，约两小时才回家休息，下午休息后进行按摩，中药、西药照常服用，食、睡情况还好。我让福荫做了马可自述的记录，彩球给他加功升降开合松静功。目前采用的是中度风呼吸行功、肝俞按摩、涌泉按摩、手足的松小棍，今天加的升降开合，已经不少了！

给郭兰英教了升降开合松静功及慢步行功。

胡济邦也来了，教了升降开合松静功。她说希望多教快教。我说气功不像体操，多教快教消化不了，不但没有疗效，还得出偏差。胡济邦全身是病，动脉硬化、心脏病、顽固的皮肤病已20多年之久。她在法国巴黎当了 4 年记者，什么外国名医都治过，未见效。今来以气功治疗，但练功治疗必须经过自己坚持苦练才

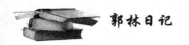

收效的，就看患者是否努力。

兰英主要是妇科病，且血少气不足，对心脏供血也不足。实际上这个病练功治疗是特有效的。但演员生活不容易坚持练功，否则她痊愈后，因气足血旺，歌声会更洪亮！

今晚余为光带青岛医学院负责人仲敏来家详谈。仲敏患有多种病，她相信气功疗法的效果。余为光是她的老熟人。余是4月班病员，肺气肿很严重，经气功治疗有特好的成绩。现已开始辅导仲敏，学后她回青岛自练。

1976 年 6 月 27 日　星期日

今天是初级班的大课，仍由苏青讲课"放题"。

歌唱家郭兰英和她的爱人方浦东下午 6 时来访，谈谈笑笑至夜 10 时 30 分才告别。兰英因病练功治疗而来访，谈到她的病情，主要的是妇科病、右脑被打伤留下的后遗症。她如能实实际际地下决心练功，这些病很快会痊愈，只是她能否坚持？

1976 年 6 月 28 日　星期一

以恒、奉华、福荫、金生、林曼早 6 时到了中山公园，要求教风呼吸法二吸一呼的全套行功。这套功式包括：1.定步风呼吸法（二吸一呼）；2.自然行功；3.一步的中度行功；4.二步的中度行功；5.三步的中度行功；6.按摩大椎、气户、上焦；7.按摩肾俞、任脉、关元；8.松小棍。

能治疗气管炎、肺气肿、感冒及神经衰弱、神经官能症、糖尿病、低血压等多种病。这是一套好功。

1976 年 6 月 29 日　星期二

今天在龙潭湖给癌症班查功，全班一个个细查，每个病员都有不同程度的成效。他们虽是重病号，正在死亡战线上做艰苦斗争，但他们的脸上都呈现出笑容，表现出有决心跟病魔斗争到底！

1976年6月30日　星期三

马可和他的女儿海星依时来中山公园。他自述情况："近几天来情况不好，人觉得疲倦，无气力。过去没有咳嗽，现在咳嗽也多了，不知是否肺转移。肠胃也不好，不想食，见饭有些恶心，脾区有些痛，腹胀、大便多，总之是病情在发展中。这些不良的现象也可能是服了抗癌药所引起的。白毛素片毒素很大，我不想服这种药了。今天还得到医院去抽血检查，并检查有无转移到别的脏腑。但每天我仍是坚持练功的，是按老师安排的功式练，只因四肢无力，练得不合乎理想。"

我给他说了许多鼓励的话。看他今早的脸色是更青黄了，两眼无神，说话也乏力，情绪很不好，他自己可能面对的"死亡"是愈来愈近。但是我还没有失望，我的信心还很坚定。他目前的现象，确实是服用抗癌药所引起的，他是6月23日开始练功治疗的，仅仅一周功力还没有上来，如果他每天能坚持练一个月，可能是有希望的。根据他目前的病情给他安排练功，除他女儿海星继续做肝俞按摩外，增加了肺俞、脾俞、胃俞、肾俞、三焦俞按摩，还有肝经和胃经按摩，都是海星给他做。

给马可检查了行功、快功、中度二步行功，行功练得很好。是否赶上癌细胞的发展不得而知，但不能见难则退，见死不救，如能战胜肝癌，那新气功治疗法确是光芒四射的了！

郭兰英、胡济邦、仲敏来了，我一个个地给她们查功。郭兰英势子练得相当好，这是个聪明人，不愧为一等演员、大名贯全国的名歌手。练功好，疗效当然是高的。仲敏的功也练得很好。

病人离去后，我和以恒商谈癌症班经验交流会的事。

这3个月来是最忙的。1976年癌症班开班，开班以来我全

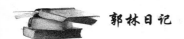

部精神、全部时间差不多都放进去了，事多人忙，功练不够，感有些精神劳累了。

1976年7月1日　星期四

今天是党的生日，今天我与1976年的癌症班一同过党的生日，今天也正是他们第一个疗程结束的最后一天。第一个疗程3个月已经过去了，和他们一起紧张地在死亡线上作分秒必争的不息斗争。看样子争过来了，还没有一个人发现病灶转移或扩散，没有一个人倒下来，而且各个都有明显的不同程度的好转。大家脸上都有着愉快的微笑。

1976年7月2日　星期五

今天是新班教功和查功，新班人数多但成绩一般，势子很不熟练。老班今天是讨论，提出问题不多，功为何能治病，道理不理解，大的道理更不理解。我告诉以恒，要实实在在地多讲功法少讲理论。

1976年7月3日　星期六

肝病的患者马可按时到公园，我给他查了功。他感到无气力，食欲也不好，不想吃，且有咳嗽，一切不好的现象都越来越明显了。但马可的练功治疗信心还很强，查他的功式比以前也进一步了。今天教海星代他肝经、胃经按摩，她说："父亲决心暂停白毛素片药。"我对她说不要立即停，而应渐渐停，本来每天服3次的，少服1次，过三天再少服1次，待功力上来才能全部停。她同意了。

临别的时候，马可说："看！我现在气力好多了，确实活动是比不活动好得多！"

有些群众知道我定时定点是在孤岛，这几天人群渐渐包围了我们，尤其是郭兰英这位名唱者在场，人们都来赶热闹。这时候我有些不安心，神不静必是心不安，我又想迁移了。

下午5时郭兰英、胡济邦二人依时来访，给她们电测。二人电位明显的是下阴虚，督任二脉都弱得很，膀胱都不好。我给她们加功——足小棍。

夜读《北京日报》，写一矿工患下肢骨癌，手术截肢，而癌转移至肺部，不免一死！我的心很不安，已截肢，亦免不了转移和扩散，西医是束手无策了！龙潭湖1975年班也有下肢骨癌的患者，没有手术，至今没有转移和扩散，并且已参加了中级班练功，仍然无病似地在苦练气功治疗，再过些时间，他经过练功肯定能保全生命。

1976年7月4日 星期日

我早晨到中山公园。在门前遇见几位老人。他们告诉我，他们已经开学了。其实他们就是我让李测函去辅导的十多位老人。我在中山公园自己找了个安静的地方练了一套"五禽戏"。休息时，龙潭湖眼科患者老黄来找到我查功，给他加了肾俞按摩。因他的眼病是糖尿病引起的，强肾治眼仍是正法。病人只要有找到的可能都追踪而来要求查功，弄得我自己找不到安静之处，如之奈何？

1976年7月5日 星期一

今天细雨，我到中山公园练功。首都机场飞行员小列来找我，他是睾丸癌做过手术，为了保他，给他加了特种功——小松棍，这是特效的，他如能坚持练，可保再飞蓝天。

1976 年 7 月 6 日　星期二

今天清风阵阵，使人十分愉快，我迎着美好的晨风，在湖堤上给癌症的中级班学员讲课。

1976 年 7 月 8 日　星期四

普通班在第一个疗程即给他们讲课。癌症班因要赶时间控制癌细胞的发展，多教功式少教理论，我把癌症班的理论课推迟是有许多好处的。

1976 年 7 月 9 日　星期五

今天在龙潭湖给中级班教课，教的是中级慢步行功。这一课已进行了一个月，可是今天查看式子差得很，只好仔仔细细地再教。整整教了一个半小时，学员很满意。

1976 年 7 月 10 日　星期六

今早依时到了中山公园，因园门未开放，我在园门前练我的"五禽戏"。晨风中练禽戏的兴趣很高，围着看我练功的人越来越多。

给马可查功：

1. 马可的病情没有改变，大便已 6 天未通，脾胃有些痛。

2. 他情绪很低，没有笑容，不愿意多说话。

3. 海星告诉，他这几天早上的行功不敢多练，仅一小时而已。

4. 我听了马可的女儿海星的汇报，心里很不安。这回是他生死关头的时候，如不练主功，单独依力按摩是达不到理想疗效的。主功不得力，癌细胞永不灭，死亡必至。"不通大便是肝气凝滞不通，痛者不通，通者不痛。经过苦练，调动了内气会打通的。"我鼓励他要下决心练功，今天给他自按的穴位是期门、冲门、箕门。我自认为把家传的偏方都搬出来了，但病中的人是否重视不得而知。

按我们的经验，癌患者得痊愈的都是经过千辛万苦练功的，尤其是肝癌发展特快，主功减了功时，就危在旦夕了！

以恒提出将现在癌症班的肝萎缩患者吴志山取得的成绩向马可介绍，以稳定他练功的信心。

今天下午工业学院教授陈以一和他爱人陈宁蒙到我家里来。让老牛查功，腰仍是铁板一样硬，"腰不松气不沉丹田"。他应苦练松腰功才能有所提高。我把这个意见直言相告。

他的爱人陈宁蒙是脑瘤，已动过手术，为保持不病变要求学功治疗。给他夫妇教了定步风呼吸，约星期六到中山公园再教功。他们高高兴兴而别。

夜，龙潭湖甲状腺癌病者来家查功。他是天津图书馆负责人，客居北京。他练功仅 3 个月，病灶已明显缩小了，各种现象有好的也有坏的。我给他加功是小松棍。

1976 年 7 月 11 日　星期日

龙潭湖的暴风雨

早 4 时许，看见天空黑沉沉的，像有大雨。但今天是初级功的定期大课，学员经常在头班车 5 时许到达这里练功的。为免他们在练功的入静中不知风雨的到来，我提早出门赶到龙潭湖畔。尚未到与癌患者陈克倡在湖堤急行的时候已经雷声隆隆。我劝陈克倡回去，独自急行到那里时，四边黑沉，雷鸣闪电可怕得很，一些还在练功的病人，我劝他们急收功速离去，我才出龙潭湖。我独自一人正急行时，遇阳小红和她的母亲，小红因患青光眼失明，母亲拉着她在湖堤上走。我和她母女说话未完，暴风雨已来临了。道滑我走不动，而且四处无人迹，风雨交加，精神上确受到干扰而不宁。小红盲女和她娘知我的脚有伤在泥泞中不便行走，她们二人停步候我，三人互相扶持而行。我们身体被风雨暴打，脚底下被雨河的急流冲击，四处雷声隆隆，电光闪闪，雷声、急流的水声，是天空的惊险的交响乐。我魂不定，似在梦中，我们不安，不信我此刻在现实的生活中。

三个人惊魂不定，结果变成了一个个落汤鸡。推开王大妈的柴门，小屋接待了这些狼狈的落汤鸡。

一小时以后，雨才渐渐小了。小红娘送我到站，我因94岁的老母在家，为我在外未归遇雨而急，我没在王大妈家多停留。

我在龙潭湖公园活动了3年多了，今晨的风雨是最惊人的。

晚7时，我与小单二人去郭鲁家。我给他们查了功，可是他们没有苦练，疗效不明显。郭部长头部按摩是坚持了，但他这么忙，练功是无法得理想效果的。郭部长给我介绍外交部的副部长钟思来练功治病，他已确诊胰腺癌，不让他本人知道而已。我说练功治疗是精神治疗法，他本人不知道不好辅导，而我们龙潭湖癌症病人有50多名，没有人不知道自己是癌症的。癌症病与别的慢性病是有不同安排的。郭部长不同意我的意见。我不和他争论，但坚决不收，勉强辅导是会失败的。

1976 年 7 月 12 日　星期一

我让福荫到马可家了解他的病况。他女儿马海星说：马可已经停功。他的大便不通，照我所看，一是肝气不通；二是每天服云南白药之故。海星说马可每天服用云南白药，而且病灶用云南白药敷贴。我认为这是弱火热的，并且没有用任何药物解热，大便不通是必然的。

我给马可进行了3周的辅导。按前天海星给我看的，北大医院已经给他检查拍了片，未见有转移和扩散情况，可知经过三周来的练功治疗，病灶已控制。可惜他立场不稳，信心不足，没有苦练。既已如此，一切完了！

1976 年 7 月 13 日　星期二

马可已住院，气功治疗已告结束。福荫总觉得有点可惜，可惜练功已有 3 周，病情没有恶化，病灶（癌没有发展）没有转移，没有发展，只因大便未通而停功，只有最后走向死亡。

1976 年 7 月 14 日　星期三

今天王炳南大使来家访，他因心脏病来要求练功治疗。

他现 62 岁，已有 40 年的病史。他说自周恩来总理去世过于悲伤，心脏病发作直至现在，情况是心房纤颤，目前是以服药控制，不服药即行动不了。约好他星期六上午 8 时到中山公园给他教功，他高兴地告别了。

1976 年 7 月 15 日　星期四

大雨中在龙林

今夜在家给辅导员定期讲中级课，课题是"舌咽神经"。我决定这一课组织一些学员听了之后，我不再对外讲了，对外讲课由以恒负责。

1976 年 7 月 16 日　星期五

马海星告诉福荫，马可大便还带点血丝，经查不是肝癌引起的，而是胃出血。亲友、领导都主张他住院，他不再以气功治疗了。他真不幸，不可能再走出医院了。

1976 年 7 月 17 日　星期六

今天老大使王炳南来中山公园，我让以恒给他教升降开合、松静功，看来他很认真而严肃地学习，但不知道能坚持否。

陈以一教授和陈宁蒙也到中山公园来，彩球教升降开合、松静功。陈以一是糖尿病，陈宁蒙是脑瘤，他们如能坚持下去，肯定疗效是高的。

1976 年 7 月 18 日　星期日

我与亚克斯、胡济邦、刘甦四人经中山公园去国际俱乐部，餐后我们在游泳池露天座上喝冰水谈天，谈的当然也是气功。气功治疗占领了我的美术创作地位。郭鲁劝我致力于绘画，少干气功治疗的事，不要为了气功治疗的活动而放下美术创作的工作。然而我以为抢救人的生命是更重要的。

1976 年 7 月 19 日　星期一

我的老母亲今年 94 岁了，日常生活活动如健壮的中年人。她的健康长寿与她每天按时练功是分不开的，尤其是棍这个宝中之宝是她唯一的老伴，手足一双松小棍，给她带来愉快、幸福和长寿。

本月内我大量开展足棍新课，我们这一双宝中之宝，我开始交给群众，尤其用以治癌是了不起的良药。我组织了 20 名以上的病员开始教足棍。每月教 1 课，3 个月教 3 课，3 个月之后检查总成效。

对足棍我是有极大信心的，我自己和亚克斯每天亦在练足棍。足棍确能治疑难杂病，疗效特高。

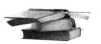

1976 年 7 月 20 日　星期二

今日整天大雨，我未出门，在家把癌症班的总结看完。读过我惊喜万分，疗效之高是我意想不到的。情况如下：

1. 练功后停药的疗效特高。

2. 没有人在第一疗程内（三个月）有转移扩散。

3. 没有一人不见疗效。

4. 没有一人倒下。

5. 各种癌的练功者都增强了体力，都有乐观情绪。

6. 睾丸癌患者孙运明学功治疗只有一个月多，查尿已无红血球，病灶已不疼了。艰苦练功成绩是大的，能坚持苦练者定能得救。

1976 年 7 月 22 日　星期四

今天是癌症班的定期活动，我给他们一个功一个功地解决总结内的问题，而且安排了加功。

1976 年 7 月 23 日　星期五

王炳南大使、陈以一教授夫妇来家要求辅导。给陈以一夫妇及王大使都教了"肾俞按摩"，是他们自己做的功。他们能否坚持是关键，尤其是王大使。目前他任的是对外友协会长，外事工作极多，如何练功呀？

1976 年 7 月 24 日　星期六

晨雨不停，7 时王炳南会长到了中山公园，给他查了功。我看他两手颤抖得厉害，我给他安排按摩，但不能自己做，要别人给他做。

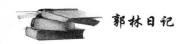

1976 年 7 月 25 日　星期日

今天是苏青讲课，我作补充，课题是"意念活动的升降开合"。

1976 年 7 月 26 日　星期一

数日来经电测经络脉，病者多是阴阳跷脉电位低的，因此相对几年来慢步行功的实践，疗效高得突出，其因在此。

连贯是个七级老干部，生活条件也使他不能苦练，疗效当然不高。但因大便不成形和频尿，给他补血补气的按摩穴位，听他说这个坚持了，效果是特大的，他病已痊愈。

1976 年 7 月 28 日　星期三

早晨 3 时 40 分，忽有隆隆声四起，地大动，屋宇摇摆，人亦失去重心站不住，情况万分惊人，但不到 1 分钟即停止。

我住的是亚克斯机关的宿舍，全院共 33 户，老老少少百人以上。见此情况领导立即采取措施，屋内的人集中在屋外的院子空地上以保安全。5 时许，彩球大儿首民、张明武，再继之陈福荫、徐金星、徐小泊、阳义、韩立星、张加华先后都来看我，大家说句平安即告别而去。今天整日在紧急压力下过生活，晚上 7 时整再来一次地动，但没有上午的力度大。领导立即召集所有居住者在屋外搭起帐篷，人员不得留在屋内。情况是惊心动魄的！

1976 年 7 月 29 日　星期四

昨夜在院子露宿一夜，94 岁的老母亦离屋，我用行军床让她卧床不动，以便照顾。

今天小地动几次，但并不惊人，倒是因大暴雨袭来弄得非常紧张不安。

遭遇天灾的非常时期，今天新气功治疗法不得不暂停了。然而我自己没有停功，今早3时10分别人都在帐篷里休息，我独自在院子另一角练了全套五禽戏，并静坐了1小时10分钟。同志们来看我，亦告诉他们千万勿停功，停功病魔会再来的。

1976年7月30日　星期五

上级指示本院33家人口全部迁往地坛住帐篷。老母95岁了，不便行动，无法迁移，故33家留下3家有困难的。因为急迁，院子又乱起来，而且不停地下雨，真令人苦上加苦！

因为大部分人口迁出，我们的院子安静多了。我要更好地积极练功。据说唐山是这次震灾的重点，地震是7.5级以上，房屋全部倒下，人口死亡不计其数。

1976年7月31日　星期六

天天有雨，停了又下，下一会儿又停，这是阴阳失调的大灾难。传言说还有更强大的地震。人人的脸上失去自然的表情，行动都在忙乱之中。

夜雨不停，帐篷百孔千疮，四边雨打进帐内，顶上也不停地滴雨下来。福荫、陈大夫带了听诊器来，给老母亲听查了五脏六腑。"姥姥一切都好，放心吧。"这样紧张的生活之中，她老人家能平安无事地度过就好。

"福荫给我量量血压看。""老师！您累吗？"大夫问我。

"这两天是有些累，血压高了？"

"180/110。"

"那不要紧，休息两天，明天练练降压功就会下去的。"

陈大夫给其他病人也查诊了一次，大家感谢他。

福荫深夜雨中急忙离去，我喜爱他的性格和好的品质。

1976 年 8 月 1 日　星期日

今天仍在紧张之中，传说 3 天内必须要重视，有七级以上的大地动来到。但我没有再做什么预防了，只要心神不乱就可预防了。

李则涵来说昨天龙潭湖仍有 20 多名病者在练功。定 8 月 1 日开学的"八月班"，在目前的紧急情况下我不得不推迟开班日期了。

1976 年 8 月 2 日　星期一

亚克斯劝我出门，走两个胡同体验灾情下的生活，接受教育。我顺了亚克斯之意，和他一同蹚出自己的院门。街道各处都摆满了帐篷，大的小的，材料是五颜六色的塑料布、破席、油毡等。屋内的床铺全部在大大小小的街道边。但以床为家的帐篷屋都不能抗雨，大雨更不用说了。看了这些情况，想到群众之苦，我心神很不安，并想到我自己一家在领导的关怀下，在自己的独院大帐篷内安然抗震，即使天塌下来，我们也已经是比一般群众条件好多了。我应心安神静地好好练功，度过这个抗震难关。

1976 年 8 月 3 日　星期二

今天是龙潭湖癌症的中级班定期活动。因为抗震，交通不便，我没能出门。老母亲住在帐篷里，一切生活都要照顾，我离不开她的身边。罗芝东来要求我给她多教几种功。我给她教了足松棍的第一课。

1976 年 8 月 4 日　星期三

领导读文件说，情况已经有缓和了。唐山大震之后，四五级地震连续有过 100 多次，北京只是受影响而已。故准许各人白天回家做饭，夜晚仍住帐篷。明天派人各家检查房屋，有损坏的等候修理好再回去。夜半忽降倾盆大雨，帐篷四处漏水，弄得非常狼狈。幸好将老母亲连床抬入走廊，我们转移入别人的房内。我们家在后院，路远，有不安全之感，眼下只能避雨暂不避震了，就听天之命吧。整夜我没有安睡，精神很坏，练不了功，心情更不好了。

1976 年 8 月 5 日　星期四

今天是辅导员活动，但今天到的只有 5 名：以恒、陈福荫、彩球、金星和长礼。我一一和他们握了手，给他们五人教"五禽戏"。

1976 年 8 月 6 日　星期五

今天是离家住帐篷的第十天了。第一天搬回家做饭，在家吃饭，夜晚仍住帐篷。2 天内收到 11 封问候信，我全部让亚克斯回信。

1976 年 8 月 7 日　星期六

一天一夜连续大雨，一分钟都未停的，如天空塌了一样。我们的帐篷是百孔千疮了，全家退入大门过道的地方，先避雨不避震了。幸好有雨而无震，无灾难地度过了又一天!

1976 年 8 月 8 日　星期日

天天都有消息传来说几天内必有大震。领导多次来动员我们迁移到地坛公园，我的老母亲坚决不愿迁移，我和亚克斯只好留在本院。人之生死我自己是安排不了的，但今天我仍早、晚坚持练功。

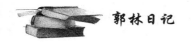

1976 年 8 月 9 日　星期一

看震情，"九四"的经验交流会不能举行了。但准备工作要做好，什么时候举行都可以。

1976 年 8 月 10 日　星期二

抗震形势越来越严重了，又传说 8 月 10 日至 15 日北京有强烈的地震发生。中央直接指示全市居民和各机关单位，立即采取措施，离开房屋往野地上搬。我们也不断地被动员往地坛公园搬，我不想离开，仍保守不动。

1976 年 8 月 11 日　星期三

今天发动三家连盟修理帐篷，加固稳健。张明武是木匠，来帮我修建帐篷一整天。今天微动过两次，但并不使人头晕、心跳。只能以若无其事的态度对待。但傍晚，亚克斯的单位铁路文工团党委全体出动到我们院子来，向我们传达中央指示：全体居民离开房屋，要居住在屋外。

我们三家人只好听领导的安排。夜 11 时街道组织来查房屋，认为我们不合条件，限明天上午 12 时之前必须离开。

1976 年 8 月 12 日　星期四

昨夜彻夜我收拾行李，以备明早搬家。夜里有微动两三次，但并不感觉，不知是余动还是预动。不管如何，明早搬出就是。

今早 9 时许，亚克斯的单位来了一辆 130 车给我搬家，连人带家具一大车。9 时许到地坛公园。这里本是我经常练功的最熟悉的地方，四处本来是空野，有茂茂密密的大小树林。但今天车到地坛公园，使我大吃一惊，园内不论是野地、树林，全部是大大小小的帐篷，塑料布什么颜色都有，人群在来来往往地挤，脸上都现出紧张的表情，美丽的公园一时变为"庙会"了。

给我安排住处是帐角的两张床位。一家五口人只能供两口人睡觉。我心里不安，老母亲已95岁，婆母73岁了，两个小床让她二老休息，我和亚克斯及儿子只好坐守天明，看来地震没死，倒有可能为避震失去健康而病死。

钱书记找我说：我已请求解决你的住处了，下半天拉来十多根方木，动手建帐篷，但没有帐篷顶如何是好？

晚上，钱书记在我耳边说，明天再向领导汇报，把帐篷材料解决。我谢了她的好意。

一夜没睡，我坐在椅子上练功过夜。

夜3时5分，人声悄悄，我在树林里练了全套五禽戏，练完之后精神缓过来了。亚克斯、小儿他们整天这样劳累还得值夜，我心为此不安，结果他们的夜班全由我一个人包了。值夜主要的任务是眼盯着看一个酒瓶，酒瓶是倒放在地面上的，如酒瓶忽然倒下，说明是地动，值班人必须大力吹响哨子，让所有在甜睡中的人们都惊醒，立即下床避震。

我值夜是代班的，但任务不能忽略。盯了一夜班，精神有些难受，练了五禽戏，全部疲劳都解决了。

1976 年 8 月 13 日　星期五

今早，爱文、老山、小单、明武都来约我去帐外北边小林里练功。5时许到了小树林，那里已经也建立不少帐篷了，仅仅一条小径可以练行功。7时我回家途遇钱书记，她说："领导批给你们一卷油毡搭帐篷用，明天可能拉来。"油毡再不来，有了几条方木又有何用？

我一部分画稿转移来此，画稿有数百幅，如被雨水损坏是严重的问题。

1976 年 8 月 14 日　星期六

说 10 日到 15 日有强烈的大地震，因此北京市民全部都转移到野地和各公园无建筑物的地方搭帐篷住，我们也搬出来了。但今天是 14 日，仍未见强烈地震到来。

油毡、塑料布全没有，但今天的大雨却一定要到来的，动脑筋也无任何办法。

下午雷雨果然来了。我把所有的东西——每人睡眠时所用的毛毡全部拿出堵帐篷漏洞，帐篷里的东西面都用毛毡挡着，全家人还不断地用所能用的工具排水，忙了两个小时，雨停了。

张明武又来了，可是油毡还没有发来。"老张，自力更生就是，尽可能设法！""把你的睡席全部拿出来，不要为这些好席子痛心，有了人就有一切！"老张边说边把我们从南方运来的头等席拿下来，用钉子在方木上钉起来，又尽可能地把所有的大毡弄上，顶总算是有了但忙了半天。

地震还没有来，人已折腾得够受，只要把 95 岁的老母亲保护好就得了！

1976 年 8 月 15 日　星期日

夜 9 时许，指挥部召集开会，亚克斯会后回来说，明天可以搬回家居住了。

1976 年 8 月 17 日　星期二

早晨钱副书记来说，单位没有车辆给大家用，我想杂物可用自行车一点点运回去，可是老人行走不便，如何是好。我正着急，长礼骑着三轮板车赶来，真使我喜出望外。

上午 10 时许，全部家什及全家人回到老居住地，脸上都带着愉快的微笑。21 天避难的生活今天暂且结束，只求老天爷不要再安排这种痛苦难受的抗震生活给我们!

1976 年 8 月 18 日　星期三

离家 20 天了，回到家里一方面感到幸福，一方面家里的潮湿和家什的紊乱令人又别有一种难受的滋味。抗震是缓和并不是解除，但无论如何，先好好休息一夜，明天再说吧。

1976 年 8 月 19 日　星期四

彩球说今天她到龙潭湖，新学员到了 30 余名，癌症班病员到了 10 余名，在地震后的动荡中入静功是受影响的。

1976 年 8 月 20 日　星期五

抗震生活结束了，但也没有宣布结束防震。19 日四川也发生了 7.2 级的强烈地震，北京仍在防震中。

今早中山公园没有开放，地坛公园还有许多帐篷没有拆除。这样我没有练功之地。

经过 20 天的干扰，近数天来练静坐神不安，入静不佳，亦影响到心情不好。同志们来访，各人都说与我有同感。今天尽可能把家里的乱象收拾好，以免影响练功生活。

1976 年 8 月 21 日　星期六

亚克斯单位的同志开往唐山震中地区去慰问演出。今天张林祥来说，他坐了 12 小时的长途车到达唐山灾区，10 里外已闻到随风而来扑鼻的臭味，是死人腐烂的味。到达地方一看，全市只有留下三处还没有倒下的建筑物：一是公园里一个方角的小亭，二是一个水塔，三是一个写着毛主席语录的纪念碑，其余一切不管大小高低的楼房全部倒塌。还有解放军队伍不停地在倒塌的房

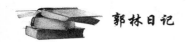

堆里掘挖死人，已掘挖出的尸体重又埋上了。一片悽惨，谁见谁难受，精神受到极大刺激。真是惨之又惨，使人不愿听闻。

今夜坐功心不定，神不安。几天来读报得知，这次震情如此凄惨，有感做人随时有死亡可能！

1976 年 8 月 22 日　星期日

今天休假，我早起约亚克斯伴我往地坛公园去看看，能否寻到练功的地方。入园门，见防震的情况仍很紧张，许多帐篷还没拆除，没有一处可安神的地方。防震空气如此紧张，我不可能在这样空气中练入静功。

上午王力华部长来说，夜来香香味甚浓，亚克斯说花香浓之太过，会影响练功入静，言之有理。

1976 年 8 月 23 日　星期一

吴志山患肝萎缩，练功得到康复；许爱文是肾结核，练功康复。今早来复查定步行功，意念活动——守一，云中走，水上行。功外活动——悠然自在，轻轻飘飘，荡荡漾漾，若沉若浮。

今早给他们复查之后又教了收功。这套功重点在控意念活动，练功要重视三个原则：似守非守，若有若无，一聚一散，是产生内气最高、最丰富的好功。这套功，境界最美妙，练好了，疗效特别大，但能练好的没有几人。

目前仍没有可能去公园练功，为适应非常时期，给他们教定步行功。

1976 年 8 月 26 日　星期四

福荫今夜带了血压表来，我让他给我量血压，"老师血压高了，200/120 啦！"

地震发生以前生活安宁，地震后没有睡眠，也没有练功条件。今天因下雨没有出门，在家看了神经系统一书，整天头晕难受。

1976 年 8 月 27 日　星期五

昨夜整夜大雨，至今早仍未停，在自己的小院里练定步行功，很不舒适。

1976 年 8 月 28 日　星期六

早上，金星来约了我去六铺炕小公园练功。小公园里也挤满了防震的帐篷，但后山野处有浓绿的松柏树，还有小桥流水和河边垂柳。我和金星在这野树林里、小桥流水的垂柳下练静功，因人迹少，空气新鲜，我入静得很好。一个月以来，今天才算是练了一个满意的功。以后我除去龙潭湖辅导之外，选此处为常到之处。

1976 年 8 月 30 日　星期一

我练了一小时慢步行功，复习了一套防癌功及过冬功，都是风呼吸法的。全套功共 5 种，都是二吸一呼的。自练的时候，更深深体验到这套功的功力惊人，如能五种全套练好，疗效一定是特别的。为这套功的创成我很愉快，我必须亲自给病员教这套好功。

1976 年 8 月 31 日　星期二

牛雨琴，75 岁，是北京首都医院的老中医。他练功已数十年，有一套内功的本领。他在我的画室表演，这位老人名副其实地苦练过来的，令人敬佩。

1976 年 9 月 3 日　星期五

很久没有见到郭部长了，今夜我和冯平去访他。

部长让我检查他做的升降开合和头部按摩，但他告诉我他没有天天坚持做，只是偶然有空时做一下，这样的气功治疗法是没有疗效的。他告诉我已在做磁疗。我告诉他，磁疗只可控制一下，不可能从根本上治好，若他到了山穷水尽之际，什么法子都用尽了，最后还得坚持练功治疗。他同意了我的看法。刘甦夫人患严重糖尿病，多少次辅导她练功治疗，她口说必须坚持练功，治好自己的病，可是没有实行，只是天天坚持吃一碗"银耳"。她告诉我，这个玩儿是宝贝东西，60 元至 90 元一两。我笑她天天在吃钞票，气功是不花一分钱的。这位夫人因有钱，是坚持不了练功治疗。我让冯平把练功治疗的经验向她介绍，她听了，但难以做到苦练，尽想用钱买得健康。

1976 年 9 月 5 日　星期日

今天是我老母亲 94 岁大寿。我没有通知什么亲友，只是经常在一起的学生和辅导员知道的来了吃饺子，到了有 30 余人，热热闹闹在一起万分愉快。老母亲因每天必练功半天（静坐按摩及一对松小棍），身体仍健壮。

1976 年 9 月 6 日　星期一

今天，金生、彩球、长礼到印刷厂，把 500 册新功（二吸一呼）的小册子取回来。样本看着万分满意，印刷得十分精美。这套功式是我熟练的，疗效是很高的，不仅能治疗一切慢性病，还能消除癌症。只要坚持长期练这套功法，就会祛病、保健、长寿。我对这套功理和功法非常喜爱，认为是成功之作。定名为《新气功治疗法——治癌防癌》。

1976 年 9 月 9 日　星期四

今天零时 10 分，伟大领袖毛主席在北京逝世了！下午 4 时听了广播，悲痛至极！

1976 年 9 月 10 日　星期五

今天整天哀乐声沉痛地笼罩着全城，也传遍了全国。我今天也在家里设立灵堂，将伟大的领袖毛主席照片供起，戴上了白花。照片之前是一盆水仙花，两旁是两个涂红色的花瓶，以备明早采摘松枝插上。伟大的导师请安息吧！

1976 年 9 月 11 日　星期六

本院全体职工给伟大的领袖设立严肃壮观的灵堂，把毛主席的大照片摆在中央，在照片之前围满了鲜花。各人种的鲜花都搬到灵堂，我手种的各种美丽的花朵也搬出布置灵堂，使人在悲痛之中而敬之！

几日来读了许多国外关于毛主席逝世的评论，都有失去导师之感。

1976 年 9 月 12 日　星期日

早晨我到六铺炕的野公园练功之后，走进小松林，我要采摘翠绿的松柏向伟大领袖毛主席敬献。我和福荫及金星偷偷掩掩，怕人们批评我们损害园林。我从来没有偷过东西，偷东西会影响练功入静，使精神受到损害。但今天不能不"偷"，为了敬爱领袖安息做一次"小偷"。我只折得一枝而归，我想明早再去折。青松已插在主席灵堂了，愿他永远安息！

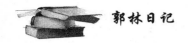

1976 年 9 月 13 日　星期一

昨夜在电视里看到了伟大领袖毛主席的遗容，心情更激动而悲痛，永不再见了！

今早往野公园去，金生、福荫同去选择了青松枝，回家后插满在灵堂之前，敬祝伟大领袖毛主席万古长青，精神不死！到今天心情还是不平静，乱慌慌地难受。

1976 年 9 月 15 日　星期三

我自己在静悄悄的"龙林"里练了"五禽之戏"，这是个好机会。小雨，安静，吹着微微的秋风，在密树林里练"五禽之戏"是我最感兴趣的。病员收功之后见我在，高兴地向我围来。陈玉山首先报告两个月来白血球正常，6000~7000，已停止一切药物了。我为保他，给他加功"足棍"。

1976 年 9 月 16 日　星期四

胡济邦和王炳南会长来我家查功及学功。今天他们来查功，才知道他们没有把功甩了。王炳南把学过的都坚持得很好，看他的精神和脸色比初见时健康多了。今天，给他教了慢步行功，他很高兴地说："今天又学了新功，回家还必好好地练。"

今天本是辅导员定期活动的，因伟大领袖逝世，我没有给他们辅导。我对他们建议，每个人最好苦攻一种功目，练到精深，一种为主，其他是次要的，否则无一个功目是练到家的，学多了也无意义。

1976 年 9 月 17 日　星期五

早晨在龙潭湖畔给彩球查五禽之戏。看她练了之后，甚为失望。势子记忆不错，但练起来没有禽的神情，只有外表形式，没有内在活动的运行，比普通体操运动还差，我失望至极。可能最近因为环境条件有问题，因少练而生硬。我记得今年初一（春节）给她查了一次功，比今天的成绩高多了。五禽之戏学好不容易，练精深了更不容易！

1976 年 9 月 18 日　星期六

我下午 2 时半回到画院，参加追悼伟大领袖毛主席大会。庄严悲痛的大会开始，共 30 分钟。在沉痛的大会进行中，不少人哭泣，我也哭了。大会结束之后继续开座谈会，大家表决心，我也流着泪表决心。

我全神放在教功治疗的事业上，是画院领导所不理解的。画院组织把我看成一无所用的废人了。

1976 年 9 月 19 日　星期日

全套风呼吸法中度行功共 5 种：定步、自然行功、一步、二步、三步点功。今早在龙潭湖给辅导员全天辅导，是第一次给他们教这套新功。这套功能消灭一切炎症，我自己已练成熟，是一套高疗效的功目，在冬季里练好这套功，万病可消除！

1976 年 9 月 20 日　星期一

今天早晨，彩球、爱文、松笑、金星及小宋到天安门，为的是在天安门毛主席追悼大会的遗照下拍照以留纪念。在这里拍照的人成千上万，挤挤拥拥，似是每年一度的国庆节，不同的是人们都戴了黑纱和白花，拍照的脸孔是严肃的。我们也拍了几张照才离去。

1976 年 9 月 24 日　星期五

今天是中级班定期活动。第一班由我教站功，病愈的才给他们教站功，站功必须守丹田，他们有了功底，就不易出偏差了。

1976 年 9 月 25 日　星期六

金生和福荫是练醉罗汉功的。金生对这个醉罗汉功深有体会，而且有相当的疗效。为了使他更深入，我细致地给他加强辅导。福荫也因有偏，亦练此功。醉罗汉不易掌握功法，易学难精，要下番苦功才有成效。

1976 年 9 月 26 日　星期日

中级慢行功的收功这个功式是十分重要的，只好由我亲自上马，不能交给辅导员，以免出偏差。

1976 年 9 月 30 日　星期四

时间飞快，我这本日记又是最后一页了。心里有无限多的语言，在此似写不尽。教功给人民治疗以来，这本记事册已是第十九册了。我工作的画院在 1975 年曾组织大小会批斗过我，日记手册拿去 7 本，1~7 册仍存在画院。我专门写过 9 次报告，要求党委及专案组负责人发还我的手册。开始是既不发给我，也不答复是何故。到 1976 年底，这本手册写到第二十册了，然而缺去 7 本，而且是早期的，有助于后人的研究工作。是否能自画院取回不得而知，世上有说不尽的无法讲理的事，只好想想而已！

1976 年 10 月 1 日　星期五

今天是伟大的共和国成立 27 周年纪念日，但毛主席逝世了，这是悲痛的纪念日。

1976 年 10 月 2 日　星期六

长礼把他辅导的一位心脏病员领到我家里。女，名苏祥玉，要求我给她查一次功。她学功治疗只有 2 个月，出我意料之外，有突出的疗效。她仅仅练了一套初级功——定步风呼吸法、慢步行功，头按、松小棍，涌泉穴按摩。今天我给她查功之后，再给她肾俞、命门、关元按摩。因为她人体比较弱，气血不足，给她加强了肾的功能补血补气，使她得心肾相交，能复康了。

另有一位是肝瘤的，成绩也是突出的。给她加了肝区按摩及肾俞按摩，至今疗效更高了。但慢步行功是主功，主要疗效是出于慢步行功的，按摩是外助而已。

1976 年 10 月 3 日　星期日

兰英今早汇报她在广州辅导的情况。她说，病人要求学功治疗的日渐多了，她不敢放胆辅导，但病员都苦苦要求她辅导，不得已她只收下 6 名病员，其他的都拒绝了。

1976 年 10 月 4 日　星期一

以恒给我提出以下意见：1.他因身体不好，不担任中级班的讲课。2.10 月 17 日定为经验交流会，他的意见是近来国家大事较多，上级无力照顾到民间小事，并且近来地震情况仍紧张，经验交流会预期的效果必受影响。

我给他的回答是：他应保重身体多练功，中级课我亲自上马就是了。关于经验交流会仍定期举行，因为我看癌症班及各班的总结疗效是很高的，癌班成绩仍好。虽为民间小事，但方向是正确的，我们不能因国家大事多我们得不到照顾而停止。

毛主席的教导："救死扶伤，实行革命的人道主义。"我们

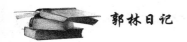

为革命而教功，病员是为革命而练功，我们仍须加强辅导，让病员早日康复，回到工作岗位。经验交流会是有一定的意义的，仍照期举行。

1976 年 10 月 5 日　星期二

一般没有气功知识的人把"气功"看得太容易了，不晓得这是一个深奥的法门，半知半解不行。

1976 年 10 月 6 日　星期三

长征老干部曲飞说，虽未见面，但没有停过练功，心脏病没有复发。我给她教的心脏按摩是很有效的，有症状时进行按摩可解决。

她说丹利去她家访过，代教他静坐意念活动，想"虚无"二字。曲飞问我，想守这二字是否有用。我没有表态，我教她一个意念功的松静功是：逍遥自在，轻轻飘飘，荡荡漾漾，若沉若浮，配合势子导引。

1976 年 10 月 8 日　星期五

×××是体育学院医务室的主任大夫，他是外科按摩大夫。1973 年在我这里学了半年功，功夫没有练好，功法基本没有掌握好，但他用医务室的名义出了两本材料。去年的一册将我的行功写了，成为他自己的东西。这次又是一本小册子，署名是体育学院医务室的小册子，书名是《太极拳与高血压》，"高血压病的防治与太极拳"文内，又将我的升降开合、松静功写上，"意、气、形"也作为专题写上了。这位高明医生有高度抄别人的手法，以别人的作为己有，换取威信和名利，这对病人有害而无益。因他所抄的功法只不过一知半解而已。

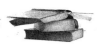

1976 年 10 月 9 日　星期六

我去访问了李淑一，以追念毛主席。可是她的悲痛仍化不了力量。她见我之后仍是万分悲伤，甚至精神和身体都受了很大的影响。她告诉我她要回长沙去了，不想再留北京。结果头晕不能支持了，待她卧床休息我即告别，心里很不安！

1976 年 10 月 10 日　星期日

晨 5 时许，细雨滴滴，到了龙潭湖之后雨渐渐大起来了。但病员不少仍在练功，穿着雨衣练。李则涵、彩球、长礼都在雨中给病员辅导，这使我万分感动。

在雨中湖堤上有人向我迎面走来。

"我姓齐，今天来找您，是介绍一位病号来求您帮助。""这位老陆同志患肺结节，在我这边苦练半年不见疗效，而且病日渐加重，肺结节发展到有鸡蛋大了，积了胸水，医院把胸水抽出了，但仍没有查出癌细胞。"

"您是齐鲁同志吗？"我虽未见过他面，但早已耳闻他在地坛及天坛两公园招了数百人教名为"吐纳"功。齐鲁本人经常旁听我的讲课，也在旁看我们辅导员教功。他并没有正式请教过我们任何人，把别人的病拖误了半年之久，今天不得已带到我们这里，不知他自己该如何想法。

我拒绝收下，眼下正是过冬的时候，重病号是要对人负责的。但这时，彩球走到我的身边，老齐直接向彩球要求教导，彩球因过意不去而承担了责任。

张明武和其他学员来说，齐鲁把我的风呼吸法改为"吐纳"功，并且是以硬势子配合的，又取消意念活动。这些害人骗人的东西，长期继续下去对人民有何好处？

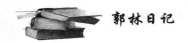

1976 年 10 月 11 日　星期一

我到中山公园龙岛练功，此处特别安静，四边是水、树，练静功是个好地方。胡济邦来找我查功，她进步很慢，总是硬手硬脚的，慢步行功也练不好，效果不高。但她坚持苦练，这是她的优点。

1976 年 10 月 12 日　星期二

各班的总结交来，读后令人可喜。典型总结不少，选下来的有 30 余份了，各种病的都有，真是奇迹。祖国医学气功治疗法这么可贵，却还有许许多多人认为是邪门歪道，多么可恨！为一般人所不理解，这是一件憾事。民间的东西政府不重视，只好永留在民间。

1976 年 10 月 14 日　星期四

初级班今天是讨论问题，我让他们尽可能提出问题我作回答，提出的主要问题是"意念活动"的功法问题。我把 12 个字的原则——"若有若无，似守非守，一聚一散"详细给他们解说，使他们容易掌握。初级班的学员有 100 余人，还有老学员来听课的，齐鲁介绍的这位老陆病号也来了。我告诉老洪给他教快功，因病灶在肺，两手摆动只可在中丹田，千万不能过高。齐鲁可能借此病人为他自己学功，否则为何紧追而来。

1976 年 10 月 15 日　星期五

今天是龙潭湖中级班的课，是讨论问题。和初级班一样，让他们提出问题我作解答，但所提的仍以"意念活动"问题为多。

气功治疗法主要是松静，达到松静的要求则有疗效。入静与否问题，就是意念活动问题，意念活动功法掌握好，功效大，但练功者认为这是难题。意念活动功法必须反复地讲透，否则是不容易得疗效，并且也容易出偏差。

松静关是不容易过的，能过得松静关，意守关可解决。

中级班应该是进行过意守关的，他们已"守丹田"了。如松静不合乎要求，意守关是过不去的。意念活动功法必要反复给他们辅导，这是细致的工作。

1976 年 10 月 16 日　星期六

尹浩明是个不满 30 岁的青年，是连贯介绍来的，是个华侨，他父母在日本。浩明回中国学医，他在北京医院、中医院学医还学了扎针。他来访 3 次了，为的是想学气功。他说留在中国还有 3 个月的时间，学新气功治疗法只可学一个疗程，给他教一套初级的功而已。

1976 年 10 月 17 日　星期日

5 时许我出门到龙潭湖。6 时许，各人分散去练功，到 7 时集合。到的新旧学员有 400 名以上。两棵大树之中，挂上了十多尺长的红布，上写着黄色大字（每字有一尺大）"龙潭湖新气功治疗法学员经验交流会"，安排发言的学员未能谈完，发言的有 11 人，要作典型发言的人共 30 余名。下周继续开会。

1976 年 10 月 19 日　星期二

我到中山公园龙岛练功。今早，胡济邦、郭兰英及刘甦都到龙岛来，给胡济邦检查了松小棍。她不容易松静，我劝她多练松小棍。

给兰英教了全套五种的风呼吸法新功，让她回广州能给别人辅导。

刘甦始终不肯用功，部长夫人生活条件太好，苦练不成。

1976 年 10 月 20 日　星期三

浩明比我更早到，他在中山公园门前等着我。我给他教了定步风呼吸法及自然行功。他告诉我，昨天他在北医进行了两个外科手术，都是用针刺麻醉方法。甲状腺的一个手术还可以，青光眼的及胃手术的针麻不行，病人有很大痛苦。他说针麻还得好好地进行研究。

新生的事物当然有待提高。

1976 年 10 月 21 日　星期四

定于星期日的经验交流大会，因为那天举行声讨王、张、江、姚"四人帮"的万人大会，我们的会改期，国家大事更重要。

以后我在室外给他们辅导功法，他们每人暂熟练一种功。安排如下：

李则涵练站功；杨彩球练五禽；苏青练慢步行功；加华练龙调；福荫、以恒练醉松；金生、长礼练全套风呼吸。我给他们定期辅导，必须练到精通。各人以一专多能为定，看他们是否能坚持。

1976 年 10 月 22 日　星期五

到了龙潭湖，见以恒、李则涵在雨中给一些病员辅导，陈科昌打着雨伞在练站功，李淑荣没穿雨衣也没有打伞，在大树下练站功，真把我急坏了。这样练功不仅没有疗效，而且容易感冒。我让李淑荣立即停止练功。

1976 年 10 月 23 日　星期六

"四人帮"下台，人民热烈地游行 3 天，男女老少都笑容满

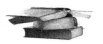

面，充满高兴和愉快之情。为了大游行和明天在天安门开声讨
"四人帮"大会，我们的学员经验交流会决定改期。

1976 年 10 月 24 日　星期日

今天在天安门举行声讨"四人帮"的百万人大会。我到地坛
公园松林去练功。从地坛公园练完回家途中，见满街上的人都敲
锣打鼓，喜气洋洋，如过大年似地高兴万分。我亦在其中。

1976 年 10 月 26 日　星期二

今早我仍在龙岛辅导，给浩明教了一、二步的风呼吸法行
功。他告诉我，他父亲、母亲、弟弟都有慢性病。我鼓励他努力
学成，把全家的病治好，要求他苦学苦练。

1976 年 10 月 27 日　星期三

我在大雨中行走，我想不会有人到龙岛了。不料我到了不
久，李则涵这位傻公却来了。二人一笑，都在内心互相说冒傻
气，这样的雨天怎么不在家多睡个舒服的懒觉呢？我给老李查了
五禽戏的虎戏，他十分高兴。我练了定步行功及风呼吸法的中度
行功，满意地在大雨中离园。

1976 年 10 月 30 日　星期六

胡济邦来家访，老胡的病主要的是脑动脉硬化多年，进而影
响到心脏动脉也有问题了。我给她教了心脏按摩和腰俞按摩，让
她多练小松棍。

1976 年 10 月 31 日　星期日

今天天气比较冷了，已是深秋时候，在湖畔的龙林里有如寒

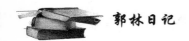

冬，学员们都穿上棉衣裤等，但仍感寒气迫人。

早 8 时继续开会，发言的预定是 13 名。发言的有：糖尿病的吴千里、肝萎缩的吴志山、子宫癌的李燕文、硬皮病的刘志芳、多种病的赵淑兰、胃下垂的丘健中，还有肾病的许爱文。因为到此已经是 11 时了，仍有许多未能发言的，只好留着文字发表。我开始教功。

今天教的全部是"风呼吸法"的定步、自然行、一步行、二步行、三步行，5 种功各有所用，照各人的病种而选式。

1976 年 11 月 1 日　星期一

两次经验交流会的大家发言，可算是我们 1976 年的"总结"。成绩是可喜的，还有许多典型病例没有时间发言是可惜的。总而言之，这次总结是比往年有所提高的。

过去的经验交流大会是在 9 月 4 日举行的，今年因时势的几件大事：大地震冲击、毛主席逝世的悲痛、又声讨"四人帮"等等，大会拖到现在，但由此显得，经过这么多干扰，大会仍能成功。

1976 年 11 月 2 日　星期二

彩球每晨重点在练禽，几年来练五个禽的只有她一人。她已练两年，仍很不纯熟，可知是不容易的事。

1976 年 11 月 3 日　星期三

我每天坚持练一套初、中、高三级的慢步行功，除了练禽之外，慢步行功全套我是决不落下的。这是一套非常美妙的好功，充满内气运行的渗透，过五脏六腑而达任脉经。我很爱这套功，我还没有教给学员，所以我一人得认真体会。

浩明今早来了，我查他的"醉松"功。这个功是保证他离开我后出偏差时用的。醉松，练得熟了，全肢体及意念都能松静，练透了，能松透了，内气产生比较迅速。看来他是有心追求的。我用心给他教课，今天给他教授了第一节头部按摩，他很聪明，学得很快。

路透社斯德哥尔摩 10 月 18 日电：1976 年的诺贝尔奖获得者、美国人伯顿·里希特和塞缪尔（丁肇中），他们发现了一种新的基粒子——一种长寿命的重要的基本粒子。这一发现提出了有关把原子聚在一起的能量问题。

里希特由于小心翼翼地控制不高速度的电子和阳电子流之间的碰撞而发现了他称之为"PS.1"的粒子，这种端子比负子重"三倍多"，寿命比人们想象的长得多。

1976 年 11 月 4 日　星期四

今天是金生在龙潭湖讲初级学员的理论课，讲题为"意、气、形"。今早天气特别寒冷，但听课的病员为了学习，带病抗寒来听课。在野地上的野树林里，各人都坐在自带的小凳子上，聚精会神地听课，这使我十分感动。他们的勤学苦练是给我鼓舞的一股力量，我得更好地为他们服务。

今夜我在家给辅导员讲课，还是讲第一单元的"肢体活动与意念活动的关系——势子导引电能量"。

1976 年 11 月 5 日　星期五

今早本是龙潭湖的定期活动，是中级班的活动，但是因雨雪纷飞，龙潭林野处比市内雨雪更大，寒意袭人。

我在雪地上带领着一部分学员练全套的风呼吸法，两吸一呼的行功，披着满身雪花而归。

1976 年 11 月 6 日　星期六

真是披星戴月，出门时天空总是未亮，不是雪雨纷飞，便是月色满地或星星满天。但每晨当我到了中山公园门前的时候，已经有许多学员在练功了。他们都知道我最近在中山公园练功，人越来越多了，见面之后得了机会问这问那，问的事真多，我只好一一回答。

辅导员也有在这里练功的，我得好好地给他们查功，给他们分别辅导。彩球经常在练"禽"，我给她纠正错误。

1976 年 11 月 7 日　星期日

今早我约了浩明教功，没有去龙潭湖。因浩明还有两个月就要离我出国，我想给他教了第一个疗程的初级功，还得教一部分特种功，让他出国之初能自练。浩明在一个月之内学了全套慢步行功、五种风呼吸法行功和醉松功。他学得很快，他很聪明、可爱，一教就明白，很容易上手，功式和功势都是很合乎理想的，只是功法理论课没有时间给他讲，时间这么急，是憾事。

1976 年 11 月 8 日　星期一

寒冬在雪地上开班，每年我们是不办的，因怕病人抗不了寒冷。但病人来了不肯去，要求开班，拒绝不了，只好顺着病人的要求决定开小班。爱文来说，新班在昨天开课，到的有 30 多人。

1976 年 11 月 10 日　星期三

今天以恒、金生、福荫三人到龙岛，他们三人同时练醉松功，金生和以恒都照功法练，功势还可以。但福荫因有一个月没有和他一起练功，今天看他的势子全部变了，练的不是醉松，功式也大乱特乱，不醉，而死站不动又不是"站功式"，两臂夹着肺部不通腋，心包经和肺经全部拥堵不通，两脚硬站不动，两手无规则地微动，头不断地左右摇。他这样苦练 1 小时 30 分钟，我让他收功他才迷迷朦朦地收了功。收功之后，人也站立不定地动着。他反映，身体各部有大热感。他是出偏差了，是追求意动，没有势子导引。幸得今天看见，否则日久了造成大病，险也！

1976 年 11 月 11 日　星期四

今天是初级班的课，天寒地冻，病员坐着不活动是受不了的。今冬不能讲课了。风雪纷飞，可练动功和快功。

1976 年 11 月 13 日　星期六

我给浩明教了一套床上功。这家伙真是相当聪明，他学的功全部是我自己教的，丝毫不费神，教一次就能体会。但青年医生出国后能否坚持是个问题。

今天也给他教了一套定步行功，分两段教。先给他教第一段，他的势子很软、柔而松静。定步行功比较难，多在意念活动配合肢体活动，意念灵活，势子也会练得好。

1976 年 11 月 15 日　星期一

今早福荫出的偏差我细致地给他纠正，但不可能一两天纠正过来的。他的下肢发硬，练醉松功的时候上肢稍能动，而似有醉意，下肢不活动，经脉肯定松不下来，造成下肢经脉不通，对肝、脾有大的影响，时日虽少，害却很大。他的出偏是在一个月内造成的。他说明天到医院检查，看情况如何。

彩球每天早晨和我一起练"五禽戏"，势子是比较熟练，但仍练不出"内气"运行，看来有外而缺内功，这可能还得经过相当时日。

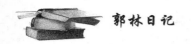

1976 年 11 月 16 日　星期二

爱文很用功，每晨比我早到。爱文吐音法尾音做不好，她是肾病，吐音导引术能解决问题，而她选练的是定步行功、慢步行功、吐音导引术仅仅是记住而已。

长礼出了偏老纠不过来，斜气仍窜后背。他因没有耐心练纠偏功，醉松功时练时不练的，把纠偏的时间拖长了。但他的肝音吐音是很合乎要求的，肝吐音法掌握得还好，肝功能已经正常了。只要把邪气消清，才能在各种功式上提高。

1976 年 11 月 17 日　星期三

以恒、金星、福荫三人都选定醉松功为每天必练的功种。我向他们提出要求：表里问题要解决好。我们的"内功"是有大道理的，强表不强"里"不为"内功"了。肢体活动是配合意念活动才能存在的。肢体活动独立化了，它起不到导引的功效，则只有表而无里了。

1976 年 11 月 18 日　星期四

我今夜的课题仍是延续前日单元"肢体导引……"。今夜讲"意、气、形"配合肢体导引的实例，详细阐明其重点。

1. 意直接落于形，不能产生内气。

2. 意气合一该怎么体会。当练功进入高度之时，气比意领先，如何对付。

3. 肢体导引的功种、功式、功势都是配合意念活动而行之的。

4. 彩球不适合练修养"功式"，因她肢体尤其肢硬未能放松。她还年轻，气血正旺盛，意念也复杂，暂且不能练修养功，只可练保健功。

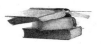

4. 福荫的醉松功，下肢仍未达到"圆、软、远"三诀，必须苦练纠正。

1976 年 11 月 19 日　星期五

因为过冬，龙潭湖的定期活动暂停，把各种功安排学员回家练。但癌症班每星期四彩球仍去辅导，各小班每星期四仍继续上课，辅导员轮流负责教功，理论课在教功时随教随讲。

1976 年 11 月 20 日　星期六

人们都不怕风，不怕雨，不怕霜雪，每早天还未亮，到了中山公园门前等着开门。在大门前，各人趁着早晨的好时光练一会儿，门开了才随大队进园去。

1976 年 11 月 21 日　星期日

晚上，浩明到我家里来，我给他教了二节小松棍。在短短的时间内要给他多教功是有困难的，他一个势子不熟不教第二个。一方面他没有练功内在的体会，调动不了内气，这样是不能提高水平的。但浩明还有一个月的时间就要离开出国去了。他说，他把势子一一用文字记下来，离去之后好好地练，并随时来信要求在文字上指导。其实他离去之后，很可能把教的功种全部放弃了，我想是难以坚持的。

1976 年 11 月 23 日　星期二

今天读到 11 月 21 日的《参考消息》，香港大公报署名的文章"美国征癌计划失败"。内容简摘：

"美国对癌症全面宣战的最初三年，每年只是在癌症一个项目投入的经费高达 10 亿美元（1970 年的防癌经费只是 2 亿美

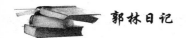

元），钱是投下去，人才也集中了。

"1971 年 12 月，这场对癌征服计划纳入了国家法律，成立了国家治癌法，直属总统，全美 250 位第一流的医学和生物学家参与制订征服癌症的措施。

"美国花了上百亿资金，穷五年的速决战，最终还是一无所成而进入撤退的阶段，建国 200 周年制压癌症的口号变成绝响了……"

读了这篇文章使我万分激动，美国集中了人力物力征癌失败了，是理所当然。但我们祖国深受"四人帮"之害，医学卫生事业又将如何走？

1976 年 11 月 24 日　星期三

我已告诉彩球和其他的辅导员，在大冬天的日子里不能再收癌症患者了。可是彩球和新菊今早在龙岛告诉我，有两名癌症患者又收下了，她二人一人辅导一个。可真是积极，但不知有困难也！

1976 年 11 月 27 日　星期六

我的一双脚伤了有 20 年之久，经常多练了动功就感到肿痛之苦。两年前我还是每天练"五禽"的，近来多练伤足疼痛不堪。福荫学了一手按摩，他热情地要给我按摩。为了不把"五禽戏"掉了，只好劳烦他。福荫待人诚挚，每次给我按摩都力求做到尽善尽美，不怕劳苦。我盼我的伤足由他用功能得痊愈。

1976 年 11 月 28 日　星期日

今天是第一班中级班的最后一课了，今天教的是站功的第三式。到的都是老头和老太太，年轻的没有一个坚持下来。今天到的有 20 人，已经不少了。

第三式的站功，是双足站和单足站两种。我把"意念"活动详详细细地讲了，以免以后出偏差，并劝他们练站功勿放弃行功，两者兼练才好。为过冬，高级班的也放假。

1976 年 11 月 29 日　星期一

大前天老王来访，我不在家，今天他又来访。他说他的练功成果相当好，不管大小地震他没有停过一天功，天天坚持。他的病自练功以来从未复发过一次。

"四人帮"想夺他的权，大会小会地批斗，而他已看透他们的假象，尽管被迫害，但始终不断练功。老王满脸红光，精神充沛。高级干部，百忙之中能坚持一天不断地练苦功夫是不多有的，这令我很愉快。

由老王而想到郭鲁，总说是因忙无法坚持练功，连头部按摩都做不了，为他，我心不安。

1976 年 11 月 30 日　星期二

经常为了我的伤足，我练一个或二个，三个禽，很少全套练完。今早我从第一个熊戏练到鸟戏，伤足没感到难受，福荫给我做的按摩是见效的，我还得继续治疗，以免有失"五禽"之害。

我到群众中来已经 6 年了，还未教出一名"五禽之戏"的学员，这是遗憾的。

1976 年 12 月 1 日　星期三

今早是教醉松功，以恒、福荫、金生、长礼四人到龙岛来，我自己练功之后给他们查功。

四人练一样的功种，但各有各的缺点。以恒步子虚实不分，造成不稳定。福荫在纠偏，醉功仍练第一节，已经比前一阵好多了，但步子太虚，而无实步，不仅不稳而且有险。长礼上肢尤其

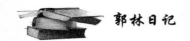

臂之上节松不下来，肩也松不下来。金生比他们三人好些，但腋仍松不开，对心包经和肺经未能达到导引的功效，我一一给他们纠正了。

晚 7 时在家里讲课，"肢体与内脏的活动——势子导引内脏的电位提高"。

肢体导引的课下周能结束。按各人的反应，这个单元的课他们听了能深深理解和体会，对他们练功的实践有很大提高和帮助。

我是结合医理、生理、病理、功理讲的，力求使他们在练功实践中能很好地掌握功法。来家听课的辅导员对练功治疗已得到相当疗效，他们的病已痊愈了，对练功有坚定的决心的。有这样练功的态度，那就更必须深刻地理解和学习功法。

1976 年 12 月 2 日　星期四

晚 7 时开始在家给辅导员讲课，结束第三单元的课。

对来听课的学员讲：《灵枢·邪客篇》。

1. 宗气不下，脉中之血，凝而留止。宗气不足，可以引起血脉凝滞的病变。

2.《素问·皮部论》：邪客于皮则腠里开，开则邪入客于经脉，络脉满则注于经脉，经脉满则入舍于脏腑也！

3. 根据穴位分布在经络的道理，常用循经取穴的功法，结合气功治疗的肢体导引，把以上课题结合了练功肢体导引的功法，详细讲透，满意地结束了这一课。

下周有一课"肢体导引体液调节电势扩大"，把这一课讲完了，开始"调息"课了。

意念活动、肢体活动、调息活动这三体合一的功法，他们能熟练掌握，当大有提高！

1976 年 12 月 3 日　星期五

罗明昭是亚克斯熟识的，她曾介绍过许多病人来治疗过。她又把她的领导介绍来。她说："这是我们的第一把手，是我们的团长，曾受过'四人帮'的迫害。今确诊为肺癌，已经给他动手术打开看过，查明是恶性肺癌，又给他缝起来。他本人已经知道是癌症了。他昨夜来找我谈，他说不信药物了，只相信气功治疗法，因此我来求老师帮助！"

我说："患者相信气功治疗好，他是不知道练功治疗的艰苦，到时可能就坚持不下去了。并且，领导旁边的人不一定相信气功治疗法，会向患者提意见，会立即将他送进医院治疗。

"我们教功的原则是患者入了医院治疗，我就立即停止给他教功治疗。他入院之后也不可能练功，我看他已是后期了，可能来不及练功治疗了。"

最后我劝罗明昭回去更好地给患者反映，请其认真考虑。

这么寒冷的时候，重病者是难以在室外练功的。药物治疗住在医院，则死去也是舒舒服服地死。

遇到难和苦即放弃练功，这是我对老干部尤其领导干部在实际中的认识。

1976 年 12 月 4 日　星期六

张瑞祥是个糖尿病患者，他是去年 8 月班的病员。他经过数月的练功，病已痊愈。今早在龙岛向我汇报，他的病没有反复，已正常了。

老张今早介绍一心脏长瘤子的病员求见，他要求练功治疗。但患者尚未确诊为瘤子是良性或是恶性，我无法收下，只劝患者去医院检查确诊之后再来谈。

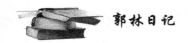

1976 年 12 月 5 日　星期日

彩球引一人来见我："老师，这位同志说是练醉松功的，但不是在我们这里学的。他请您给他查查功！"

我说："醉松功是我自己创造的，他既不是在我们这里学的，他也来创编一个醉松功，我得看看他的功式、功法是何样子。"

"同志，你的醉松功是哪里学来的？你有病吗？"

"没有什么病，我是来玩玩的。"

"玩玩？我们这里都是病人，是治不好的病人才到这里来学练功治疗。这里并没有什么好玩，我们练功是非常非常严肃的，你是来玩的，我们不接受。"

1976 年 12 月 6 日　星期一

许爱文、杨新菊、彩球，我们天天在一起，爱文还练习吐音法，她可真是苦练。她告诉我最近在医院检查一次，尿检已正常。

1976 年 12 月 7 日　星期二

胡济邦天天也在龙岛练功，我练完功后看看她练慢步行功。当她正收功、在"揉球"式子的时候，她跷起足尖，足跟到地，即是调动阴阳跷脉。收功是应进行意念与丹田的功法了，在收功任何一个式子都要符合转意念的要求，不应调动任何经脉冲击意念转丹田而元气归身。今天我来不及告诉她。虽是一小小势子导引，错是不应有的。

1976 年 12 月 8 日　星期三

今早是练醉松功，我已给他们教了坐式醉松功，希望他们在

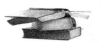

室内能练，二者配合更容易，提高了坐松，帮助站松的。

晚上在家里讲课。

今晚讲的是肢体导引的最后一单元，今晚讲的是"液"的作用，定明晚讲"津"，津、液二者分两课讲，比较明了，他们也易于接受。

今晚讲"液"理论多些，明天的课多谈功法。纸上谈兵本来是没有多大好处，但不谈，他们不掌握功法，只是盲目地练更没有好处，他们还很有追求的热度，兴趣是高的。

张明武告诉我，在天津的王洪寿近日情况很好。王洪寿是歌唱家王昆的叔叔，是癌症班的病员。他患的是甲状腺癌。他是从天津来治疗的。他住在王昆家，是王昆把她叔父送到龙潭湖来练功治疗的。他学了全套治癌的功法，即回天津。

1976 年 12 月 9 日　星期四

晚上，在家讲课，是肢体导引的最后一课，讲的是"津"，细讲练功之中咽津过三关的功法在练功进行中配合肢体导引如何咽津过喉头关、食堂子关到气海而气化。课进行到 9 时许，并讲了肢体导引的结束语。

1976 年 12 月 10 日　星期五

老史是亚克斯单位的一位干部，他昨夜领来一位解放军的领导人，介绍说是北京地铁的厂长，一把手，姓刘。老刘谈到他有一位好战友在东北，因患癌症想来求我教功治疗。我把远方病人在这里学功治疗的许多麻烦详告给他，首先是不能长时间居住在北京，是不可能学功治疗的。但老刘这位热诚的同志，为救病友一口答应了我所提出的要求。他说在北京住三两年不成问题，一切困难由他负责解决。不得已我又告诉他病人未必相信这个治疗法，他本人如相信了这个治疗法，才能下定决心苦学苦练，方能

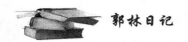

得疗效。老刘同志一切一切都担当了，只要能救他战友一命，他把我所谈的一切都承担了。解放军有高度的热诚抢救战友生命，我不能不允诺他的要求了。

1976 年 12 月 12 日　星期日

大家都高兴地看我练禽戏。所有的冬衣脱下，穿着单衣单裤并穿上练功鞋，在四面结冰的小岛上开场练我的五禽戏。

今早我带去的是一双匕首。我的练功服全套是淡黄色的丝绸，匕首也结了淡黄及深红的丝带，色彩艳丽。轻轻飘飘地开练之后，小岛外的游人也渐渐围过来了。五禽戏练完之后，围看的游客还不想离去，清静的小岛上满是游人的脚印。

许多辅导员就此恳求给他们教"五禽戏"，可是因他们底功不厚，功夫不足，我难以给他们教。只有彩球学了全套势子，还练不出内气运行，不易也！

1976 年 12 月 13 日　星期一

1. 张明武来告诉我，两个多月之前齐鲁（即搞吐纳法的）介绍来的这位肺瘤的患者老陆，吐纳法练了半年，不料肺瘤越来越大，最后大了一倍，只好送到我这里来。经我和彩球细心辅导之后，上星期四我见他满脸红光，与初见面时变成前后两人了。我嘱他让医生检查一次看情况如何。经医院检查肿瘤已缩小一半了，疗效特大！

2. 歌唱家王昆去年 4 月送她的叔叔王洪寿来京治疗他的淋巴瘤。他练了第一个疗程之后成绩特大，他的癌都已缩小了，后回天津去。行前我给他教了全套脚棍。昨天王昆让张明武转告给我，说她的叔叔王洪寿情况非常好，疗效很高，过几日即来京向我汇报。真是可喜。

3. 广东列车员韩兰英来汇报，她的母亲患肝瘤，当时瘤子有碗口大。我给她功法并辅导她的母亲，因老母年老不能出外练行功，我教她辅导的手棍、足棍两套，升降开合松静功，肝、肾按摩。她母亲勤学苦练，大瘤渐渐变软了，而且渐渐小了，现在只有小鸡蛋这么大，人健壮起来，气力也增加了。她住在楼上，练功之前上下楼都困难，现在上下楼如青年人一样。勤学苦练的病员都能得到大的疗效的。

郭兰英本人的妇科病、心脏病亦渐渐全部康复，她已在广州发展了 10 多个病员。

1976 年 12 月 14 日　星期二

彩球和王季青（即王震副总理夫人）电话约好在她家见面。彩球今天送去 1975 年的材料 3 本，我说不要收她的材料费了。

王季青是个热心人，我们说不收材料费，而她给彩球 10 元钱，说是支持我们的事业。钱不管多少，是她对我们新气功治疗法的热心支持。

我出门给群众是服务已满 6 年了，从来没收过任何人一分钱。王季青这次交来 10 元钱，是我们第一次得到的支持费。

1976 年 12 月 15 日　星期三

今晚讲的是"调息"，将新旧对比的调息法给他们详细讲解。主要说明旧气功是共度三关（即一学就是"松静、调息、意守"），而新气功治疗法是"三关分度"。首先搞好松静，松静透了，才进行"意守"，最后"调息"。当然初学功有了式子之后，也得适当地配合呼吸，但决不在意领气的同时用意领呼吸，否则容易造成偏差。

1976 年 12 月 17 日　星期五

周宁是个 20 多岁的青年，是因心脏病来求练功治疗的。周

宁平日练功十分刻苦，初步效果很好。今夜9时许，小周的母亲蒋今吾到我家，是扶着周宁入屋的。

"老师！请求帮助，周宁今天练功收不了功，出事了。我送到医院去，大夫说不懂治这个病，又送到陈大夫那里（指的是福荫，那时福荫正好在我家），不见陈大夫，只好送到这里来。"

周宁脸色青白，两眼迷糊，头在不断地左右摇着。我给查了功，详问他最近练功的情况，他断断续续地说不清。只见他呼吸紧迫，气向上冲。他说话虽不清楚，看来是"意念活动"出偏差的。我即给他教了三种功"调息、宁神、正意"。蒋今吾把功式和功法用笔记好了，陈福荫大夫帮着我给周宁辅导功势，40分钟之后又给小周做了思想工作，让他回去，约他有什么问题再到中山公园龙岛找我。并且告诉蒋今吾这没有什么可怕，今夜把我教的好好地练下去，就没有什么事了。

1976年12月18日　星期六

今早我让福荫在龙岛里四处找昨夜出事的周宁，看他有别的异外情况否。可是福荫来说，四边找过没有周宁，对他甚为惦念！

1976年12月19日　星期日

早晨，周宁来了。我问昨夜情况如何，他说："昨夜回家（是前夜）之后按老师教的功做了，当时气下降了，并且不上冲得那么厉害了。心安些，精神好些，但其他情况还没有完全消除。"

"周宁，你出祸严重了，不可能一夜给你治痊愈了！你的脸色和精神比送到我家时是两个不同样的人了。你的偏差还得长时间来纠正。你回家写个出偏的材料给我，让我按你的详细情况安排纠偏功。"我给他说了之后，立即让金生教他醉松功。我当时给他教的是三个功：

    1. 定意——安神；

    2. 正肢——通脉；

    3. 调息——降气。

我看所有学员中没有比他出偏差更严重的了，内中可能有不知道的因素！

1976 年 12 月 20 日　星期一

浩然来我家，我给他教松小棍。看他的神情，没有好好练功，可能是时间安排不过来。其实学了功不练等于不学，只记着式子是无用的，要熟练才有用，时日久了，连式子也丢了，就等于不学了。希望他能在海外坚持练，但是这个希望是微之又微。

浩然是个聪明的家伙，学功快，容易松静，我身边的辅导员还没有几个如他者。

1976 年 12 月 21 日　星期二

我们的小会计长礼和彩球做了账，把账结了，既无外债也无内债，内心因此而安。我们搞业余的事业，一分钱公款收入都没有，只靠大家苦苦奋斗的精神来支持！

1976 年共出了 3 册材料：

1. 我讲初级课的第一册教材；2.1975 年的总结；3.全套过冬功五种的小册子。都是给工厂加工的。我们先借款付工厂的印刷费，材料销到病员的手上，收回本钱即还借债，这样一年一年地过来了。

没有本钱的事业谁都不愿干，可是辅导员的吃苦精神使我感动，他们如此努力，为"新气功治疗法"而吃苦受累，我当更加努力坚持下去，好好地为病员服务！

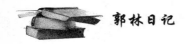

1976 年 12 月 22 日　星期三

今天是定期给辅导员讲课。课题是"调息"。调息是我们练新气功的大关，我的功法是三关分度的，即第一是"意念活动关"，第二是"意守"关，第三是"调息"关。中级班早已进行"意守"了，意守丹田的辅导员没有出过偏差。

今晚讲课引用《内经》一段：

经曰："常以平旦，阴气未动，阳气未散，饮食未进，脉未盛，络调匀，气血未乱，乃有诊过之脉。"

又："一呼、一吸谓之一息，一息三至，谓之迟脉，一息六至，为数脉。"

我强调他们要早起练功。平旦时练功，保健和治病都大有好处。自己练功时应精细审察调息的"平和之则"，辅导病员和自己练功都应取于"平旦"之时，这时调息吸氧是一至宝。

1976 年 12 月 23 日　星期四

今晚课题，讲腹部呼吸法，并给他们教了三个功式：

1. 在降压功时的九呼吸法，可用腹部呼吸，肢体下降时腹部收，立起时腹收还原。

2. 升降开合松静功，肢体下降时腹部收，姿势复原平常。

3. 行功一步一点时，点时腹收（足是一虚一实），点时腹收，开步时复原，但不用意念引领。意念及肢体活动是配合调息，那时以调息为主，意念活动是配合调息时所要求的。

升降开合时，合的动作不适合收腹，开时可渐渐开始收，至肢体降下了，升合时而复原。

三个功式给他们教完之后，让他们下星期三进行讨论，先熟练一周，看他们有何种体会。他们是熟练风呼吸及气呼吸法的，腹呼吸则是新练。

1976 年 12 月 25 日　星期六

我昨夜细研究了周宁写来的材料，知道了他出偏差的详情。今早我到了龙岛，他已经在龙岛苦练醉松功。

1976 年 12 月 26 日　星期日

今早我仍去龙岛练功并注意周宁，因他近来几天从地坛公园转到龙岛，为的是我在龙岛练功，他能接近我以亲自给他辅导。今天给周宁查了功，他已像健康人一样，脸色是红润润的，两眼有神。我给安排了他今后练的功种：

1. 醉松功；
2. 松小棍；
3. 开眼头按摩；
4. 心脏按摩：
5. 风呼吸二步行功；
6. 涌泉按摩。

停止他的有闭眼的活动功种，待他邪气消除之后再给他改功种。

1976 年 12 月 27 日　星期一

为了搞创作以备赶交任务，我没有出外练功。在室内练了全套五禽戏，今后应该在家多安排练五禽戏。

近来因为事务多，总觉得在家练功的时间被挤掉了，有时只练 2 小时静坐，这是满足不了自己的练功要求的。老来必须苦练更多的功时才好。

1976 年 12 月 28 日　星期二

今天在龙岛练功，冰天雪地，手和脚尖都冻得苦，这样寒冷

的天气不适合在室外练慢功，练动功才好。今晨周宁还是在龙岛练功，他的醉松功大有进步。我鼓励他苦练。他因能在我身边，心情是愉快的！

1976 年 12 月 29 日　星期三

今早是辅导员在龙岛定期查功。给他们查了功，教八段锦的第四段，是练全身松静气沉丹田的。八段锦是其他功的基础，练好八段锦，连意念都松透了，气沉丹田是必然的。

今夜在我家是辅导员定期的课。前课给他们教了三个腹式呼吸的功式，他们已练一周了。照各人所谈，他们对这个呼吸法还不熟练，只是收功时三呼吸是用腹式呼吸的，其他的功种还不行。

1976 年 12 月 30 日　星期四

近日来我为创作任务实在挤不出时间了。春节前我想完成我的三大作品送到画院，可是现在连一幅都未完成，内心着急了。打倒了"四人帮"，百花又是齐放时，我应好好地为专业搞些工作，否则，又是落在别人后面了。只要前进就有愉快，就有幸福。

1976 年 12 月 31 日　星期五

人的生命是可贵的，但谁都没有能力把自己的生命延长到不死。人间没有不死药，当然也没有练之不死的气功。

张明武来告诉我，北京最有名的拳术家之一孙德胜今年只有49 岁，患了肺癌。张明武力劝他放下架子找我，结果他只求张给他辅导，却不与我晤面。他明知新气功能治癌症，但他对面子比生命更看重。

孙德胜让张明武偷偷地辅导我的新功法，但为时已晚了。张

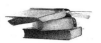

明武说他的肺癌已扩散到大腿了，不能行走了，来不及了。这是可惜的。

今天是除夕，辅导员都照例到我家来过年。约定 7 时开始到我家来，但未到约定时间渐渐已经都到了，各人多多少少都带点食品来，糖果、点心、水果，鲜花，应有尽有。

人们到齐之后，愉快的笑声充满了我小小的茅屋。大家谈着、吃着、笑着，有谈不尽的高兴事，吃不了的食物，笑声不停。但天下没有不散的团叙，9 时许各人祝平安后渐渐离去。

1977 年

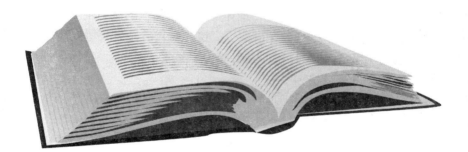

1977 年1月1日　星期六

今天是 1977 年的第一天。从今天起，我一年的生活和工作，应有更好的计划。

"四人帮"已被打倒了，我今年的创作工作必定比任何时候都更忙了，这是我的专业，我要专心搞，而新气功治疗法，我的时间却不多了。

我想辅导员能搞的，让他们自己去搞，我在后面给他们帮忙，给辅导员加强辅导就是。辅导群众的时间我已不多了。

增加了一岁，老一年，时间更觉不够用。人是应该从工作之中取得幸福的！

今年把过三关（松静关、意守关、调息关）的课给辅导员讲完了，今后应该是进行专题讲课了。这样对我自己更有所提高！

1977 年的我新年过得心情舒畅，只盼整整一年，自始至终我的心情是这么愉快和幸福！

1977 年1月3日　星期一

三星期之前拔了牙，神经依然痛。

练功时牙神经是不痛的，练完了它又痛，恨不得练功不收功，一直练下去。

1977 年是我苦练功之年，我应争取所有能支配的时间安排练功。

我长期练功是守下丹田（会阴穴）。我的入静功夫还差，杂念太多，是"人、财、德"的问题。

1977 年1月4日　星期二

牙神经痛，我照常练功和工作，但痛得很苦，恨不得一直练功从早到夜。可是工作渐渐紧张了，只好带痛工作。我第一幅作品是"喜迎春风"。

画了数不尽的梅花，红、紫、黄、绿，以红、紫为主题。画是满意的，只是神经痛，边画边痛。若是平常日子我是坚持不下去的，但"四人帮"害人狼已消灭，我应更好地坚持为人民工作。

1977 年 1 月 5 日　星期三

"八段锦"是练气沉丹田的，辅导员应苦练这套软功，腰更放松，达到自然而松，守丹田有绝大好处，还不至出偏差。

1977 年 1 月 7 日　星期五

"万紫千红"已经完成了，明天该开始搞第二件大作。第二幅主题是"忠贞老干"，主要是绘"老松"，有前、中、后三景，三景都以绘松为主。

1977 年 1 月 8 日　星期六

今天是周总理逝世的一周年纪念，从早收音机播送追悼的消息，使人闻之泪下。我行立不安，不能工作，心神无法安静，悲伤的泪水在内心深处流。

画院是周总理建议办的，是他支持的。是总理照顾我的专业，1956 年调我去搞画院筹备工作。更想起画院在 1952 年 5 月 14 日成立的时候，总理亲临大会指示，在那天我握过他的手，他的教导犹在耳边。

9 时陈大夫到了，来给我按摩治疗牙神经。我告诉他我不能安静下来治疗，求他送我回画院。我还约他伴我到天安门一行，去参加悼念！

到画院，还在举行悼念总理的全体大会，我参加了会，让陈大夫离去。

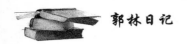

在悼念大会中，大家不断地发言和解读悼念的诗词。大家哭着，哭着，我的泪水也不断地落下！

1977 年 1 月 11 日　星期二

我每天的习惯，1 时至 4 时在门外挂上一块小木牌，上写着"有事请于四时以后来访"。我是每天必挂，否则我连自己休息练功的时间都受干扰了。

1977 年 1 月 12 日　星期三

磁疗一课我只深深实践到此为止，再不能进行第四课了。

磁疗、按摩、针灸、气功都是祖国医学中的至宝，这是不可否认的，但如何配合气功同时进行治疗还有待研究。

1977 年 1 月 13 日　星期四

病员提问进行磁疗是否和气功治疗有矛盾，我当时答的是：学气功治疗的同时进行磁疗，可能有矛盾，最好停止磁疗，用气功治疗，或者进行磁疗时，暂停气功治疗。

当时李大夫是没有意见的，认为我说得对。可是当时我只是感性认识，自己是未经实践的。经过陈大夫诚心诚意的关怀我，给我治疗牙神经痛后，我已有深深的体会。毛主席教导：食过梨子，才知道梨子的滋味。我自己从实践中得了真知，提高到理性认识了。

我有了相当的气功底子，功力正渐渐渗透了我身体的整体和意识，而且也早已适应于我的五脏六腑了。

我这次的病，应由我自己慢慢地经过练功治疗来解决，我相信经过气功治疗是会痊愈的，只是时间长些。经过这 3 天的治疗，我不再着急，总得经过一段过程病才渐渐消除！我不再进行磁疗了。

我把磁疗的情况告诉他们，说明练气功的人不能同时配合进行磁疗，因经脉运行是有一定规律的，练气功产生的"内气"，是根据练功人练功的本有程度而产生强弱的。

　　练功所产生的"内气"是人体内的电力，这是负电，即阴电，而磁疗是用外电，是阳电。如阴阳电同时开进经脉道上，很容易发生不平衡的矛盾，会造成阴阳不调而加重了疾病。

　　阳电进入练功人的体内，电位提高、电势扩大、电度增强是肯定的，它的强、大、高的程度在阴电之上。练功人本身已有的电度、电势、电位，从他练功后已积累到一定的程度，练功或不练功时，只要松静下来，电流是自然而不断运行的。进行磁疗的时候虽不练功，但客观存在的电力具有抵抗外来侵入的功能，阴阳电力不平衡，就会加重人体疾病的程度，这样对病人有害无利。

　　李大夫这次给我做了连续 3 次有强度的磁疗，给我上了很好的一课。

1977 年 1 月 15 日　星期六

　　每天我从家里步行到地坛公园练功。从家里步行到地坛公园慢步行走是 1 小时，用新气功法步行收益是很大的。步行中，我的牙神经没有痛，如服用止痛药一样。痛处怕风，晨风强烈则更痛，可是用功法步行，风多么强烈都没有痛的刺激。今天我从地坛公园回家也是步行，以此治病。

1977 年 1 月 18 日　星期二

　　自从牙神经剧痛之后，我没有到龙潭湖去辅导，也没有到那边去练功，近来连龙岛都没有去。自己为了加强治疗，一方面是请陈福荫给我按摩，另方面自己加强锻炼。我每早步行往地坛公园，来回步行 2 小时，加上在园里的活动，在外有 3 个多小时，

这种自我治疗法比服药强。

1977 年 1 月 23 日　星期日

我自信练功治疗我的神经痛，这是外伤经脉而引入内病，外邪入里，练好功当能消除。

广州的辅导员韩兰英到了我家，她给我报告，她母亲的肝瘤天天见愈，原先饭碗口大的瘤子，自从练功之后渐渐缩小。练功前这个瘤子用手摸着大得吓人，目前，瘤已消除了，人也特别健壮。她是 80 岁的老人了，能坚持练功治疗，没有服用过任何药物，主要功是"足棍"。可知足棍力量有多大。

1977 年 1 月 28 日　星期五

齐鲁告诉我：他介绍来的老陆近日又不好了。

肺瘤又去抽水了，但他不敢出去，呆在家里练功。

"不行！老齐同志！这样的重病呆在家里是没有希望的，吸氧是很重要的。你是个教吐纳的老师，这你明白的，让他出来找我吧！"

1977 年 1 月 29 日　星期六

我在地坛公园见陆铨（肺瘤患者）。

"陆铨，给郭老师谈谈您的病情吧。"齐鲁说。

"头一段时间我练功相当好。我按摩肺经、涌泉和肾俞，我的睡眠一直都很好，病情已大有好转。但有一天我猛跑追公共汽车，赶上汽车之后，回家就不好过、难受并吐了血，而且气管炎也犯了，不敢出门，瘤子又大了。医院又要我去抽水，抽水之后注射了许多什么素、什么素，白血球又下降了。我没有出门练功，是在家坚持按摩的。"陆铨说。

"在家练按摩不如出门练主功，这对你的病是无治疗效果的。

你若想疗效高，必须每天早晨到公园，要练行功才解决你的病。"我说，"并且还得把口罩除去，我们练功人是不用这个玩意儿的。除去口罩才能好好地吸氧！"

1977 年 1 月 30 日　星期日

吴志山是肝萎缩患者，学功治疗有半年多，效果很好。我给他教了全套定步行功。意念活动是：

云中走，水上行，
逍遥自在
轻轻飘飘
荡荡漾漾
若沉若浮

1977 年 2 月 4 日　星期五

××练功出了偏差，医院是查不出什么的，我即教了她吐音纠偏。出偏不算厉害，吐音通通气，让她坚持每天苦练小棍及二吸一呼的行功。

1977 年 2 月 8 日　星期二

我每晨都练了全套五禽，这对我的神经舒张是有大的疗效的。

今早辅导员在地坛公园等我查八段锦，从一段至八段已学完了。成绩还是满意的，以后是否能坚持练是关键，学的时候是积极的，学完之后就算了。不要钱，也不要什么条件，学的东西反而不是那么珍惜。

重点治疗我是依靠练功了，服药解决不了根本问题。

耐心练功是唯一可靠的做法。

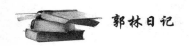

1977 年 2 月 11 日　星期五

重病号不坚持晨功，氧原子得不到增加，病愈也拖长了时间。

1977 年 2 月 12 日　星期六

张明武的妻子要按时上班，练功时间就不多了。功时不多，她的重病是不容易痊愈的，这真是一件不易解决的事。

1977 年 2 月 15 日　星期二

坚持在地坛公园练全套的（初、中、高）慢步行功。三种慢步行功连续练，最少练 1 小时。我坚信练功治疗时间虽长些，必得痊愈。

1977 年 2 月 16 日　星期三

画院寄来请柬，昨天和今天在中山公园水榭厅举行预展。

我下午 5 时到了中山公园展画厅，回忆 1957 年我在此举行过个人展，至今整整 20 年了，心事重重。

画展挂上的作品共 96 件，多是政治作品，美术品少之又少。给我展出的是大梅花"喜迎春风吹遍人间，百花齐放万紫千红"，挂在最后的画室（第 4 室）最后的位置。

阴暗无光线，地方又小，只可近观，不可能退步远看，显得作品和作者同样命运可怜。

1977 年 2 月 18 日　星期五

我照样早起到地坛公园去练功。今天到地坛公园练功的人十分少，只看见李岩和她妹妹在。我练功 1 小时，福荫来园里找

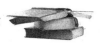

我，和他一起去找张国基老同志。

亚克斯告诉我，有以下几位学员来访过：

青光眼病愈者从天津回京的老人，有刘大夫与王友三，他们是同机关的。我坐下不久，王友三来了，王发泉也来了（83岁），他是多种病的病愈者，他带着愉快的笑容来给老师拜年的。想起张明武，他是第一个来的，早6时就到了，见面即双膝跪地向我叩响头，我尽力推却也不行。他是年年叩头的，真是做到大弟子的式样。此人表里如一，对老师是真诚的、一心一意的。

中午福荫在我家共进素食，饭后我放鞭炮，一大串又响又脆，比昨天的高级。

鞭炮放完开始切蛋糕，各人分食一块，十分愉快。

夜7时彩球全家四口来，都在我家共进素食，欢叙一番而别。

1977年2月19日　星期六

我到地坛公园练功之后回家，病已愈的学员不断地来访。

肝病的关志山第一个到，严老大夫也来了。

下午3时，彩球、金生、福荫，爱文、苏青、则涵、新菊、瑞详，以恒先后来了，做饺子，6时许大家吃团结饭：肉饺子。最后尹浩明也来了，是和大家告别，他也吃了团结饭，而后告别。

子帛从新疆运来两个哈蜜甜瓜，我们饭后吃甜瓜，各人满脸笑微微，又吃又笑又谈。他们都是从练功得到康复，而且已是健壮的人了！

他们深谈气功治疗的各种效果和所练的功种和功法。最后大家齐声说"我们一生丢不了功，也忘不了老师！"

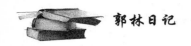

1977 年 2 月 21 日　星期一

胡济邦和王炳南联系好，请我今天到他们家里。下午 3 时，与陈福荫、彩球到了胡济邦家，见了毕龙司长，他是胡齐邦的爱人，是外交部的司长。此人有礼热诚，态度十分和蔼。

谈了一阵话，老胡伴我们往王炳南会长家去。

王炳南是对外友协会长，为了接待对外友人，他家布置得有些富丽堂皇，与普通高干可能不一样。

他热情地以瓜子、香烟和春卷招待，可是对这些我是毫无兴趣的。

彩球给王会长电测之后，看了他的经络电测表，情况大有提高。他拿出前次电测的表格来对比，全身经络电位都改变了，尤其肾经前次是 5，这次是 62，胆经和肝经都提高到正常了。他自己说，半年以来他每早都坚持练功，没有放弃过。看来他的身体比过去好得多，给他查了功：升降开合松静功、肾按摩、涌泉按摩、心脏按摩。今天给他加了肝按摩。高级干部能坚持天天练是不容易的，因此他的身体结实多了。这给他练功增加了信心。

6 时许回到家里，来访过的人不少。

来参加年初二团结饺子饭的，都独自来访，来访的都是坚持练功而病愈的。

这几天来接待学员来访可真劳神，但都是愉快的。

1977 年 2 月 23 日　星期三

过春节，今天已经是第六天了，但病愈学员来访的仍不断。彩球今天也来过，我告诉他刘丙戌和张怀涛来访我未见，心里很不安。

"老师，您好。去年给您拜年，才知您搬家。今年打听您在这里住，我和刘师傅给您拜年，因您熟睡，我们即回去。以后再来看老师。

刘丙戌、张怀涛谨上

正月初五"

1977 年 2 月 25 日　星期五

浩然定明早 9 时和母亲离京飞港，这次一去难得再见面了。

离情别绪真不好过，尤其浩然是我钟爱的一员。此生所爱的人不多，一去难再见，使人难过。

1977 年 2 月 27 日　星期日

老嵇说："老师这套过冬功可真厉害，我每早从第一式练到第五式，全套练完。我没有犯病，连感冒都没有，瘊子也全部除掉！"

以恒也说他练功的成绩，他每天坚持最少 5 小时练功，近日练功体会很深。

1977 年 3 月 11 日　星期五

今天张怀涛及刘炳戌来访，我万分高兴。因我自迁居之后，两年多没有见他们二人了。老张是我走出家门为人民治疗的第一个病人，他是严重的心脏病。刘炳戌是胃癌，是第三个病员，也是我以新气功治癌的第一个病员。老张是木工，刘是瓦工，他们二人今年 64 岁了，今年退了休，但还没有离厂。老张是党员，我以气功治疗病的第一个是一位老共产党员，我内心是十分高兴的，为工农兵服务嘛。当然我的治病对象都是工作多年的老工人。

今天我和他们谈起练功的事，大家都是愉快的。他们都在坚持练功，身体健壮，可喜的是胃癌的刘炳戌满脸红光，完全掷了病号的帽子了！这使我多么地高兴，我鼓励他继续努力练功！

513

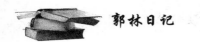

气功是祖国宝贵的医疗法，中国人对此应该重视。气功要求病人苦学，而针灸疗效快，省时间！

1977 年 3 月 20 日　星期日

加华经常是晚上来扎针的。我和她约法三章，不能在白日来扰我的功时，日里练气功，晚上给她扎针，我不会因扎针而丢功。今天星期日，她也在晚上 8 时来。

扎针配合练功，只要配合得适当，还不至产生矛盾。可是扎针之后，我夜里的功全部停了，因全身乏得厉害，精神昏沉，全身无力，静坐不起来。损失了夜功，只好白天加强了坐功的功时以弥补！

练功治疗是舒适的，愉快的，绝无刺激性。内气运行只有愉快之感，没有痛苦之感，如果不急于求痊愈，我就单独练功治疗了。

1977 年 3 月 26 日　星期六

我愿用 3 个月之时间治愈我的病，必须勇敢地把药苯妥英纳甩掉，现已胜利了。

今天减药之后，夜里没有什么大的不适。减去四份一斤药，我加了夜静坐两次，必须坚持下去。三天以后我即减上午的四份。治疗疾病是细致的，要勇敢地与病作斗争！

1977 年 3 月 27 日　星期日

在辅导之中，我忘掉自我的病苦了，但加强练功，肯定很快痊愈！

1977 年 3 月 29 日　星期二

我决定以后再不到地坛公园练功了，改为天天早晨到小龙岛

（北海公园）。在我离开它时，岛的四边还是一片冰地，今早看见已是绿色的湖水了，岛上的大小树木出了新芽，春风阵阵温暖地吹拂着我的衣衫，和散在脸上的短鬓，我练慢步行功时松静得特别好，我愉快极了！

松笑今天意外地来到小龙岛，要求我给她查功。我自己练了功，也给她查了功，并和一些辅导员解决一些问题，离园时精神和心情仍是欢快的。

1977 年 3 月 31 日　星期四

明天是 1977 年新气功治疗法的开学日子，今夜 7 时各位辅导员在我家讨论明天开学的事。

我们从不发任何通知书，不发宣传材料，但到时病员是主动踊跃而来的。这说明几年来新气功治疗法已经得到人民的喜爱，人民的信任，人民的支持，所有辅导员和我因之更要努力为他们服务！

龙潭林新气功疗法治疗班 1977 年春季招收学员简章

一、宗旨：遵照伟大领袖和导师毛主席关于"中国医药学是一个伟大的宝库，应当努力发掘，加以提高"和"救死扶伤，实行革命的人道主义"的教导，用祖国气功医学遗产，解决存在于人民群众之中久治不愈的慢性病和难以治愈的疑难杂症。

二、入学条件：凡具备以下条件者，均可报名入学。

1. 患有经过长期治疗不愈的慢性病或患有用医药难以治愈的疑难杂症，如糖尿病、心脏病、脉管病、肝病、肾病、肠胃病、癫痫病、神经官能症和初、中期的各种癌症、癌后遗症、各种肿瘤以及红斑狼疮、青光眼、硬皮病、肝硬变、肝萎缩等等疾病，并争得所属医疗部门同意采用新气功疗法治疗者；

2. 在本市居住或在本市工作者；

3. 有尚能坚持用新气功疗法锻炼身体和精神条件者。

三、入学手续：凡欲采用新气功方法治疗者，请携带以下资料到报名地点报名入学：

1. 提交经所属医疗部门签署，同意采用新气功疗法治疗的诊断书和有关病情检验资料；

2. 出示本市的工作证或户口簿；

3. 提交病员自己抄写的详细个人病历。

四、报名地点：本市崇文区龙潭湖公园东湖南岸林中。

五、报名及开班日期：自4月1日至4月7日每天早晨7点半至9点有新气功疗法辅导员接待报名，于4月10日正式开班，至4月底停止招收新学员。

六、学程：慢性病班第一疗程（即学功治病疗程）为3个月，至7月10日结业；疑难病班第一疗程为6个月，至10月10日结业。结业后经自练一个疗程的时间后，根据病情需要和个人申请经检查合格，可升入中级班巩固疗效。

七、报名与入学均不收任何费用，不取任何经济报酬。

八、为了及时掌握学员病情变化和进一步研究提高新气功疗法的治病作用，练功学员练功满一个月，须提交练功小结和必要的病情检验资料。疗程结束时，须提交练功总结和病情检验资料，并在入学时每人准备一个档案袋（市场规格的），以便存入个人的病历和练功资料。

九、入学后必须遵守教功治病的纪律，按时出勤学功、听课，按时完成练功项目，一般不得迟到、早退和缺勤，凡无故缺勤连续3次者，按自动退学处理，中途退学完全自愿。

龙潭林新气功疗法业余研究小组

1977年4月1日　星期五

今天是龙潭湖1977年开学的第一天。早晨4时下床，5时15分出门。天空仅透出一丝光亮，就是这一点光明引导我向前进。

途中遇见不少学员，他们虽是病人，但相见时都发出自然的微笑。在途中的车上，一个个都给我让座。我想到他们都是病人，内心颇为难过，但祝愿他们早日恢复健康！

6时半到了龙潭湖。

树林里已经有不少学员在练功了，他们住得近的都来得早。我们是去年12月末大冬时候放假的，与学员不见面已经3个月了，一见之下大家非常亲热。尤其是见到癌症的病员，看见他们还健康地活着，真让每一个人都喜笑颜开，我万分地感动。

大集合之后，各班指定了负责的辅导员。

病员总数不到200名。

我们这个工作是无分文经费，包括各辅导员的车费也都是自费的。他们的热情负责、真心为病员服务的精神使我万分感动。他们长年累月地风里来雨里去，非常劳累地为病员服务，真是在实践着伟大领袖毛主席的教导。

我深盼各位辅导员能在为病员的热情服务中自保健康！

1977年4月5日　星期六

自从开始练连环功来给自己治疗，身体已渐渐见愈。连环功是3小时练一小时功，即三、六、九、十二，一日一夜连续练功不断，3小时之中静坐1小时，使"内气"不断加速运行。

从"苯妥英纳"停服之后，功力渐渐增强。"连环功"疗效甚大，并且有张大夫给我针灸，帮助我加快了畅通经脉，疗效更是显明。

1977年4月9日　星期六

这是第二课，但他们学得并不快，连一个"八卦"都没有学好。这种功是看似容易做时难，内功比外功是困难些，势子导引若不对头，不可能产生内气，怎样苦练也只是学其形而已！

1977 年 4 月 10 日　星期日

我到徐月华带的癌症第一班去。他们教的是站功，可是他还在给他们查中级行功，看来他们的行功很不纯熟。月华不想给他们教站功，因为中级行动是守"中丹田"的，行功没有练好，意守丹田练不好，站功会有困难。但为了不打消他们的积极性，我提出站功还是教，行功还要练。行功是主功，首要练好行功，安排一些站功的功时试练站功。大家为此很高兴。

1977 年 4 月 14 日　星期四

今天我辅导这一期的新癌症班。这班共有 24 个病员，术后有后遗症的共 11 人，没做手术的 13 名，我将他们分组之后，给他们安排了功目。

1977 年 4 月 17 日　星期日

5 时许出门，天空已亮。因为早起不敢惊动家里人，带了一个硬馒头，在公交车上一口口地细细咽下。生活是艰苦的，但因为"救死扶伤"的工作是很有意义的，心情愉快，就没有生活艰苦之压力了！

看见许多新学员都戴上口罩，我即让以恒解决不戴口罩的问题。

天有不测风云，各班组正在上课的时候刮起七级大风，西北风让平静的湖水掀起大浪，如风暴来临的大海，树林里的沙尘也像大海里的黄浪向病员扑来。龙潭湖畔龙林里是没有躲避风雨之处的，在这种情况下，我多次动员下课，但没有一人愿意离去，辅导员和学员一样顶着风浪教课、教功，直至该下课的时候——10 时才停止活动，各班组开始渐渐离去。

这种情况使我万分感动。

1977 年 4 月 20 日　星期三

董盼霞是个肝瘤患者，瘤子直径约 7.8 厘米。

她不愿电疗，来练功治疗。今夜来访，我给她加练足棍第一课，这是治疗肝瘤有特效的，就看她是否坚持苦练。

1977 年 4 月 23 日　星期六

彩球去陆军总院看张处长，他很高兴。他告诉彩球，他是因为生了一场气才导致心脏病复发的，他住院时也坚持练慢步行功。彩球给他查了功，劝他练松小棍。松小棍对心脏病是一副特效药，练松小棍心脏病很快会痊愈的。彩球又给他查了头部按摩，给他安排了练功时间。他十分高兴，说出院后来看我。

1977 年 4 月 24 日　星期日

有些病员没有带雨具，雨愈来愈大了。长礼打着伞，给以恒讲了一些必要的问题。我让没有雨具的立即离去，穿着雨衣的仍上课。

1977 年 4 月 25 日　星期一

小周，男，23 岁，心脏病出了偏差，气窜，气堵。我以前给他教了纠偏功，见愈后去上班了，但上班没半个月，可能因太劳累，病又复发。

"就这么走着病好不了的，为何不练功？"

"练起功来气憋得难受，不能练，我想让这股邪气自然消了之后再练，我想停了功它总得自消了。"

我告诉他这股邪气自己是消不了的，学坏了功，要以功法来解，否则病不但难愈，而且会渐渐加重。我以徐金生的情况教育他，并辅导他继续纠偏。

1977 年 4 月 26 日　星期二

有一病员蒋遒佩，女，今年 43 岁，是友谊医院搞同位素的大夫，因多年的糖尿病不愈，以胰岛素过活，人已折磨得不成样了，在走投无路之下，于去年冬到龙潭湖来练功治疗。

在龙潭湖练功半年后，病已大有好转，除学了全部初级功之外，加功、肾俞按摩、下焦按摩、足三阴经穴位按摩，目前已不用胰岛素。她没有"三多"现象。我告诉她注意反复，这个病要相当苦练才能断根。

1977 年 4 月 27 日　星期三

王积福 1972 年因患白血病来学功治疗。1975 年秋他离开我没有见面了。首都医院告诉我，他日前因停功不练又病倒了。他去首都医院看病时是他爱人扶着走的，看来很不好。后来又继续练功，可能又好起来。他的白血病较严重，白血球高达至十多万，练功之后经多次检查已正常，但还是经常波动，上不了班。今天闻说他已上班了，是一件喜事。重病者多不能停，停功病必复发，停药不停功还可以，服药却停功是不可能维持的。

1977 年 4 月 28 日　星期四

初级班心脏病及高血压组的葛丽华和黄毅英反映，练功以来血压上升，这是练前未有过的。查有 4 人有此情况，判断是抓意念过紧，意念随势子走造成的。给他们教了降压功（九呼九吸的），由我亲自教，因辅导员分不开身了。其他班组病员侯加昌因头痛、头发胀来学功，我让徐金生给他教了升降开合松静功。他自说五脏六腑没有任何病，松静功学好后，给他教头部按摩就可解决。

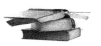

谭仁元今早走 7 站路来访我。他精神充沛，脸放红光，如同健壮人一样。谭仁元是 5 年前名为"哈啦子"的半身不遂的 60 岁病人，经过练功之后渐渐健康，口水长流的"哈啦子"完全恢复成健康人。

1977 年 4 月 30 日　星期六

彩球、爱文、金生、长礼、松笑都在我家说说笑笑，约我明早到地坛公园去给他们查功。他们可真是有些练功入迷，大好的节日不去寻乐，还是练功练功，可能只有练功是他们的唯一的愉快。这点精神似老师！

1977 年 5 月 1 日　星期日

今天是"五一"节，天气很好，人人都去游园、看节目，我没有去，早上照样去地坛公园练功。彩球、爱文、金生、明武、加华都先后到地坛公园来，我们各人练了功，他们向我围来，要求我给他们加功。我查看了他们的"八卦"，他们都练得很好，松静都合乎我的要求了，因此给他们加了新的势子，他们很高兴。

晚上天安门放花，人们都聚集在天安门挤着看花，可是我的学生因我没有去，他们也来到我家，在我家吃糖，笑谈了一个晚上，节日总是令人愉快的。

1977 年 5 月 2 日　星期一

我在地坛公园练功，来了一位 30 多岁的男子，眼睛无神，脸色发青，骨瘦如柴。名叫刘德春，是电光机厂工人。他说患有心脏病和脉管炎，曾站桩一年多不见疗效，并有梦遗的毛病，他来要求学功治疗。我让他详细写好病历，发现这分明是站功之害。他是自己看了一点书照书本学站的，照猫画虎地乱学而加重

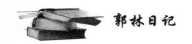

了病情。气功能治好病，气功也会给人加重病，学好、练好，病也好；学不好、练不好，病反加重，气功对人有益，气功对人也有害，看你是否真正掌握功法、功理，才能看出效果。

在龙潭湖给辅导员查功。今天到的辅导员共有 24 名，主要是复查松小棍。因为 5 月份初级班开始教松小棍，先复查辅导员，鼓励他们为了自己的保健也要重视松小棍。另一方面，让辅导员有正确的势子给新病员辅导，这件事是很有意义的。

1977 年 5 月 3 日　星期二

自己练功之后，主要给辅导员练吐音的复查。

吐音治疗法效果甚大，他们各吐音不同，亦各有不少疗效。只要坚持苦练，必有高疗效的。

1977 年 5 月 5 日　星期四

病员大集合时，讲做好练新气功治疗，希望暂停其他旧气功活动，以免出偏。如旧功不能停，就停练新功，两者共练必有害！

1977 年 5 月 6 日　星期五

罗明昭今天来家，要求帮助他的副团长肺癌患者高文彬进行新气功治疗。她 3 个月之前曾和我谈及这件事，但因是春寒时候不便辅导，我没有勇气收下这样的病人。可是她今天又来提出这个要求，不得已我只好告诉她本星期日将患者送龙潭湖去。其实凡是首长、领导人员都不容易坚持新气功治疗法治疗的，因受不了练功开始的苦！我对领导干部练功是没有信心的。

1977 年 5 月 7 日　星期六

做好各班组的内部组织工作，年终报卫生部。

鼓励辅导员积极为病员服务做出成绩来。

一个人的力量是有限的，大家齐心努力才有希望。

1977 年 5 月 8 日　星期日

最近因有人到我们练功地点，给我们的病员说什么教硬功和给病员按摩。我不反对病员学练其他的功，只是学新气功的不能同时练别的气功，否则只能停练新气功法，去学练别的功好了。

海政文工团罗明昭伴同副团长来学功治疗，由他们的组织开了介绍信。患者名高文彬。我让彩球给他个别辅导。今天的功目是：

1. 快功，2. 定步风呼吸，3. 自然行功，4. 涌泉按摩。约定星期四再来查功。

1977 年 5 月 9 日　星期一

今天段其来到龙岛访我。他是 1972 年的学员，患心脏病已痊愈，1973 年上全日班，至今没有复发，这使我甚感欣慰！

1977 年 5 月 10 日　星期二

病员越来越多，辅导员不够分配，必须培养辅导员，老马是心脏病，经练功治疗痊愈的，现在已退休了，正适合在龙潭湖辅导。

小周的出偏问题，我给他吐音法、醉松功及二吸一呼的中度行功，近来看他脸色已转过来，已是健康的样子。可是气"审"仍未解决，功种不能增加，入静功他还不能练，只好继续纠偏，使他稳定病情。小青年是可爱的，好好帮助他就是。

1977 年 5 月 12 日　星期四

停止收病员已经一星期了，而还有新病员源源不断而来，来

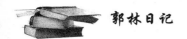

了就不肯离去，不得已收下另行补课。下周决不能再收了，辅导员已经忙不过来了！

1. 我给癌症班的第三班查功，成绩大好。各种癌病员开学一个月来都解决了饮食和睡眠问题，都食欲增强，睡眠特别好，其中只有一个未达到这种效果，是因精神紧张、急于求成而造成的。食、睡问题解决了，能加强他本人的免疫力，这是气功治疗特有的效果。

2. 癌症个别教功的肺癌患者高文彬，今天我给他教吐音法，吐三对音，这是提前安排这个功目的。他 1977 年 5 月 8 日开始学功，这只是第二次课，但他学功特别快。给他查了第一次，练得使人很满意，看来是苦练，希望他有健康的一日。

1977 年 5 月 15 日　星期日

给癌症二班查功。爱文教八段锦时是全套功用气呼吸的。她教"腹呼吸"，引起一些病灶在小腹的患者有不良反映。

如谢多海睾丸癌练后就有腹痛之感，今天已经纠正。

中级一班应教高级行功，但查他们中级行功成绩十分差，为避免将来出偏，安排他们先补课，学好中级才能教高级。

个人辅导海军政治部的肺癌患者高文彬，给他查吐音法，他已进行 6 种功目了。

定步、快步、中度三步行功及自然行功、吐音法、涌泉按摩，均有良好的效果。

今早我 6 时许到龙潭湖练功一小时之后，一分钟也没有机会休息，真是忙得不亦乐乎。

1977 年 5 月 18 日　星期三

给李梨查了慢步行动，腰不软、颈发硬，给他纠正了。他半年没有要求查功，势子坏得很，自己又不知道，幸好今日给他提早纠正，若再过些时日势子硬了更不好纠正。

杨新菊给老孙教功之后，要求我给他查"五禽"猴戏。她能苦学苦练，成绩是突出的，她的红斑狼疮病练功之后没有复发过，别人都不信，亲眼看见后都认为是奇事！

1977 年 5 月 19 日　星期四

长礼说："给病员教功，最好一个辅导员教到底，否则你教一课他教一课，辅导员中教势是各有不同的，辅导员反映病员难学好。"

1977 年 5 月 20 日　星期五

乳腺癌患者诸玉红来汇报，她确诊为乳腺扩散到淋巴，肿块有鸡蛋大。

肿瘤医院一部分大夫确诊之后说，如做手术，有一两年的寿命，如不做手术，只可存活三个月。但肿瘤医院吴院长不主张给玉红做手术，另一个医生坚持做手术。争论中，玉红跑出了医院，拒绝做手术，到我这里来求练功治疗。

到今天练功治疗 50 天。

"昨天我到肿瘤医院去复查，有 5 个大夫给我会诊。他们复查之后对我说，我的癌灶已缩小了并且软下来了，他们是用东西量过的，确实是缩小了！

"我自己也觉得小了，而且软了。大夫们问我怎样治疗的，我说：1. 练气功治。2. 还服用一些中药。又问我在哪里学气功治疗，我说在龙潭湖学的，他们点点头没有说话。但他们还是要我做手术，进行化疗，可是我不愿意听他们的话，又一次拒绝了！"

听了玉红说的我万分高兴，只要她能痊愈，真是谢天谢地。

1977 年 5 月 21 日　星期六

乳癌病者余小春在龙岛找我说:

"我的病已经好多了（前周查功已经知道的），乳腺的病灶已经缩小很多，并且也软下来，不见痛。

"我现想回杭州老家一次。因我的爱人被审查批斗，我婆母来信说我无情，应该回家去，因此请老师查一次功。"

余小春见愈一些，这次回家肯定不能练功，会受到干扰，病也会加重。我动员她不回去，要她在这里更好地练功，得到康复之后才回去，否则，生命也有危险的。最终她决定留下来暂且不走。

但爱人的事，她虽不在身边，心神也会受到干扰的，如她思虑过度加重了病情，癌细胞就会大力进攻了。

1977 年 5 月 22 日　星期日

我组织了大夫及护士共 8 名，细致地给他们一个个地查了功。

他们的练功效果十分好。如蒋遒佩是友谊医院的大夫，患糖尿病及妇科病多年，曾住院两年，病十分重。练功一个疗程之后，有一天月经来的时候，惊人地发现有许许多多紫色血块。练功之前，月经来时如大病来到，肚子痛、全身痛，卧床不能起。练功之后，尤其是血块流出之后，月经正常，肚子也不痛了，糖尿病也好多了。

肺癌患者高文彬练功以后体重增加了 1 公斤，食欲增加，睡眠好，精神好。

肝癌患者孙宝华也是食欲增加、睡眠好，特别使他高兴的是，练功前不能侧睡，侧睡就肝痛难忍，练功之后能侧睡了，肝也不痛了。

台连甫患的是舌癌，练功后睡眠好，食量增加了。

他们都是进行医药治疗的，未练功前也进行过医药治疗，但食睡都不好，练功后这种情况得以改变。

1977 年 5 月 23 日　星期一

给他们查快功，发现他们的错误是，快功应该一步吸，一步呼，而他们误以一步呼吸地教给病员。调息是功法的重点，调息不对是会出偏差的。最近发现癌症班病员练功出现胸迫气甚至胸痛，今天查辅导员才知有错。因此给辅导员查功是重要的，经常给他们查才好。

谢健君是精神病（精神分裂），练功后不用安眠药也能安睡，精神已好多了。老刘甚高兴！

1977 年 5 月 24 日　星期二

蒋金吾来要求查功，她感到胸闷。我第一即查问有否练松小棍，她说没有时间练。松小棍是松腰棍，她忽视了松小棍，她腰不松气不沉丹田，因此胸闷，我批评他不应放弃松小棍。

其实许多病员都不太重视松小棍，结果出了偏差要求我查功，一查就知道是腰不松之故。松小棍是多么地重要。

1977 年 5 月 26 日　星期四

高文彬是肺癌患者，是最有希望痊愈的。他接受教功特别敏感，功势特别好，看来他是不成问题的。今天教了他的功，必学好才肯离去。今天给他查吐音也很好。他的脸色红润，精神饱满，不像癌症病人，他练功刻苦又有信心，我对他抱有更大的希望。

癌三班的耳癌患者给她肾按摩。耳为肾之窍，必须从肾脏加强治疗，她又有肝胆痛现象，给她教二步中度行功，是点肝经和脾经的。

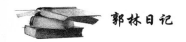

1977 年 5 月 27 日　星期五

彩球在练五禽戏，我给她纠正了势子。势子她是够熟了，可是不掌握功法是没有意义的，不产生"内气"起不到治疗作用。我对她说不要把五禽戏作为一般游戏，练应练"守丹"或守"中空"，光全不意守、空着"脑子"练已经过时了。当然，学意守还得有一段过程，不能因为怕难而放弃。能练五禽的我只教了她一人。

1977 年 5 月 29 日　星期日

今早我给所有病员讲大课。

300 多病员齐集在龙潭湖树林里整整齐齐地等候我讲课。那时还没有下雨，见全体病员这么热切地等着听我讲课，如鱼儿想水一样，我很是感动。

几百双眼睛看着我。他们都是病人，看得出他们是从被病魔折磨的痛苦中挣扎过来的。我讲题的重点。

功时
功力
功底
功法
功理　　　功效 —
功种
功目
功势

治病
保健
延年

我开讲功时，第一个小题还未完，天空渐渐下起小雨。病员们不肯离去，但我看雨渐渐大起来，只好停讲了，安排下周再讲。病员们失望而散去。

在雨中给舌癌台连甫加了功——督脉连接任脉的按摩。穴位是：长强、命门、天柱、天突、关元、任脉点。

在雨中，今天又来了两个癌症病人。

我实在不能再收了，因辅导员确实安排不开了。有位患肝萎缩病的吴志山，正好已见愈，他的功练得好，学得好，我只好让他来给新癌症病员辅导。但他自身还未完全过关，又怕累着了他。真有不少难以解决的问题。天天来癌症病人，如何是好？

1977 年 5 月 30 日　星期一

一夜大雨未停，早起仍是大雨。我依样在 5 时出门，6 时到了中山公园门前，全身都已湿透了。我自感我有些太傻气了，这么大雨，在家练功也是可以的，还出门遭雨打，真是自作自受。可是公园门前站立着一个人（往天是有许多人在等开门的），原来有比我还傻气的，此人正是我的傻徒弟彩球！她在雨中练吐音。

1977 年 5 月 31 日　星期二

张明武照着我的要求，做了一个小小的"十字箱"，这是个多么可爱、多么有意义的小"十字箱"。我首先把新买来的一套银针和酒精、消毒药棉及一些外伤必用药品放进药箱里！

"救死扶伤，实行革命的人道主义！"

我背诵着毛主席的教导，我的心情是非常愉快的。我想，我必须自己背着它，背到底，背到我的骨灰洒在龙潭湖树林里的时候，我才交给我的接班人。这是多么光荣，多么有意义的事！

1977 年 6 月 1 日　星期三

我很久没有见李淑一了。自大地震之后，她一直住在上海，没有在北京。昨天听说她已回京了。明天是她的生日（农历 4 月

16 日），满 76 岁，她比毛主席小 8 岁，和杨开慧同岁。人到七十古来稀，像她受了这么深的刺激和痛苦，能活到今天是不容易了。

我离园之后直接到李淑一家，见到她时，两人为久别重逢而有说不尽的愉快。

1977 年 6 月 2 日　星期四

以后每两周讲一次课。我给他们讲第三关："调息"导引！

1977 年 6 月 5 日　星期日

我练了 1 小时慢步行功，听集合的哨音响了，大家向林里练功地点走。

各班各组到齐了，有 400 余人。学员是工、农、兵、学、老干部、领导、首长，但是在这里同是病员，各种不同病的都同在一起。癌症的有三个班 80 多名，但在这个时候，他们轻病、重病的都忘了病的痛苦，忘了死神是否站在自己的面前，他们脸上有着忘怀的微笑，这使我万分地感动！

我精神充沛地讲了功时、功力、功底三个重点，不觉已经 3 个小时了，大家好似没有什么疲惫的样子。

400 多名病患者平安地听完了我的大课，这使我愉快，给了我最大的幸福，这是多少的金钱、名誉、地位所换不来的。

首都机杨的学员叶东成告诉我："老师，向你汇报大喜事。患睾丸癌的小刘已经又飞上天了，恢复飞行员的职务而且天天仍坚持练功，得白血病的也坚持勤学苦练！"

1977 年 6 月 6 日　星期一

为了所有病员得到更理想的疗效，辅导员必须不断地有所提高。昨天约好全体负责的辅导员今早 6 时到龙岛来查功。

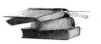

辅导员本身不断提高，对病员有更大的帮助，故经常查功是必要的。

1977年6月8日　星期三

今夜的活动是讨论我在星期天讲的大课。谈了两个问题：

1. 怎样理解"意引气，气引形"，这是个老问题。
2. 喝生水的功法。

我的回答是：

1. 饱时不喝，饿时喝。
2. 上床不喝，下床时喝。
3. 练功前不喝，练功后喝。
4. 要放松地喝，不要紧张地喝。

1977年6月9日　星期四

徐琼是从美国来的，他是美国哥伦比亚大学的教授，专门讲免疫学的。免疫学与我们的新气功治疗法有相当大的关系，为此我想到和他见面谈谈有好处。

1977年6月10日　星期五

病员都来龙岛要求查功，我自己练功的时间都被群众占去了，我有些为此而着急。但要严格要求自己，心想只有随他们支配了。

今天给几个病员查松小棍，发现势子有不合理之处。

最重要的是收功时：

1. 握棍的手在不握棍的手上面，作三呼吸，应该是不握棍的手前劳宫放，握棍的手后劳宫，这样前后劳宫穴能通电，否则小棍压在不握棍的手的后劳宫穴，前后劳宫穴电路不通，这样的收功没有多大的好处。

2. 收功时握棍的手和不握棍的手先后从胸前上百会穴，即手向里，由下而上地导引，经下丹田、中丹田、上丹田而入百会穴，通督脉、入会阴穴而得气化。但他们把它改成手向后转，无功法可谈，不管经脉之往来，这真使我哭笑不得。我知道他们不是有意改变的，主要是不理解功理，我发现之后给他们纠正过来了。

1977 年 6 月 12 日　星期日

高文彬的情况是最好的。练功以来他体重增加了，能食能睡，到医院检查是病灶已被控制了，没有发展，这是可喜的。我给他查了吐音和行功，他掌握得很好，功势很熟练，他是有希望的。

癌二班是爱文教"八段锦"。该班患白血病的陈玉山目前情况是正常，配合中药治疗。淋巴癌的陈德灵给我报告，几个小癌都不见了，大癌软化了，也小多了。我告诉他，学完了八段锦才给他调整功目，继续努力是能过关的。

1977 年 6 月 16 日　星期四

今天给癌症三班查功，情况可喜。乳腺癌的诸玉红癌已缩小了，大的癌变软了。她走到我身边说："老师，脚棍真是最好的功，我练后效果甚大。"她的白血球本来是 4000，现已增加到 9000 了。

说明她的抗免力增强了，癌又缩小，是大有希望的。

耳癌的杨素仙，本来是耳癌影响到头痛，现在已不痛，白血球本是 4000，已增加到 9000。总之各人都有很大的好转，只要加强辅导，他们能坚持练，是必有成绩的。有的练功后已停止服药，如杨素仙练功之后停服所有药物，仍有很大的好转。

1977 年 6 月 17 日　星期五

总结材料之五是 1976 年的经验交流会专辑，今天"五七"印刷厂来通知去取，印的是 500 册。送来的样本看来是令人满意的。这次的材料都是过硬的，典型的病例人物全都在勤学苦练，仍然健在。

这次专辑整理且刻印了病者的医院确诊书及医院的建议证明，这是实事求是的。

1977 年 6 月 18 日　星期六

全部总结材料 500 册已由金生和彩球取回。他们将 50 册放在我这里发放，其余送到彩球家去发给学员。我对以恒说，把经验交流会时请的来客，即各卫生部门、新闻社及医院的名单拿来，照名单各处发一册，这是宣传所必要的。彩球开始不同意，因为这样一来又要搭进一笔钱。我说服了她，应花的、值得花的就花，可能这样发出的书有 30 多册。

1977 年 6 月 19 日　星期日

讲完功理、功法的时候，我以四句话说明：
1. 功法是由功理产生出来的。
2. 功理是以功法的实践而体现的。
3. 没有功理的功法是没有疗效的。
4. 没有功法的功理存在也没有任何价值。
今天的讲课搏得热烈的掌声！

1977 年 6 月 20 日　星期一

今早在龙岛给辅导员查功，到的有 30 人左右。主查的是松小棍。

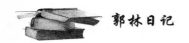

功法详说：

1. 是虚手导引，持棍是点穴及按摩之用。松小棍本身没有导引的作用。

2. 虚手劳宫必须过百会穴，由会阴穴起过百会穴导引入天柱穴，到大椎下阳经，通带脉进入任督二脉。

3. 持棍大拇指接中指，肺与心包经相通。这是重点的功法说明。

1977 年 6 月 22 日　星期三

李敬堂是 1974 年班的鼻咽癌患者，他因勤学苦练而得愈。他是没有做过手术的，他的病灶早已消失干净了。今天到龙岛来找我，见之使我大慰，他的身体情况如健康人一样。我给他教第二课"足棍"。

1977 年 6 月 23 日　星期四

今夜辅导员在我家学习，讨论了我讲的大课，各人谈了一些群众的反映：

1. 这次大课结合实际而又有理论。

2. 看来新气功治疗法是科学的，郭老师是有一套的，不是在摸索的阶段了。

3. 这次大课听了，知道新气功治疗法是古为今用的。

4. 政府为什么不管呀？

总的来说，这次大课是受到群众欢迎的。

1977 年 6 月 24 日　星期五

海政文工团的团长高文彬是罗明昭介绍来的，她托老高给我一个字条，是要求我给她一份完整的材料给有关的人员看。这有关的人员不知是谁。我以前对她说过转交给卫生部一个报告。

上级管与不管那是他们的事，在我们来说是应该向上级汇报的。新气功治疗法为人民认认真真地服务已满6年了，治愈了这么多疑难杂症，病员也一年比一年多，我们的临床经验也是一年比一年地提高了。为了这个我受尽了磨难，但也是愉快和宽慰的。政府管不管，我不再为此紧张了，听其自然。

1977年6月26日　星期日

高文彬有点咳嗽和咽部不好，我给他加了天突穴按摩，他已停止吐音。其实吐音法对他的病力量是大的，不得已只好让他停了。

马玉宽来告诉我，他的病好多了，他说：

"老师！我向您报告，我的病好多了。您未加功以前，我每夜还犯（他是每夜泻精），如今能过10天不犯，甚至到两星期才犯一次。"

我给他加功是任脉、关元、肾俞、三阴交、命门按摩，已经见效了，继续下去能痊愈的。

孙宝华是肝癌患者，他说："我每检查一次，白血球和血小板都有上升，而且没有这么痛，练功是见效的。但腹胀未消，如把腹胀问题解决就好了！"

他练功之前就有腹水，我今天给他加了肝吐音法，看是否能消腹水，并嘱他家属以备足棍。我想如能以足棍解决腹水，他的命是有救的了！

1977年6月27日　星期一

吴运卿是1976年5月班的老人，患有高血压、白内障。他已70多岁，眼睛全看不见，视力为0.01。

最近他忽然愉快地笑着对人说，他的眼睛已能看见事物了，是练功好过来的。他苦练10个月，终于见效了！

吴老头笑着说："我今天太高兴了，我的眼睛已能看见物体

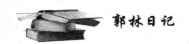

了。为了这个，不是活动日也到这里来找老师汇报情况。"

由此可知，老年白内障是可以经练功治愈的。

1977 年 6 月 28 日　星期二

今早出门刚走出胡同，远远听见有人在叫"郭老师"，我回头一看，是王永存老头儿。

"啊！老王这么早从哪里来的？"

"我是找老师来查功的。"

"地坛公园去了 3 次，龙潭湖也去过，但不知老师在什么地方。不得已，昨夜我到这个胡同口，在玻璃工厂的门洞里守着老师出门。

你一夜都蹲在那个胡同口？"

"是，老师！"

老王今年 80 岁了，今为找我查功，在室外蹲一夜未眠，老人这一夜的辛苦是可想而知的。我见他睡眼朦胧，手扶拐杖，很瘦弱，当时我感动得内心流泪。我扶着他走到 5 路车站赶上头班车，到了中山公园门前是 5 时 15 分，我给他查了功。李力、小平芳都到了，我让老王快回去休息。为了老王，我要下更大决心为他们努力。

1977 年 6 月 29 日　星期三

今早在龙潭湖树林里练了功，随即给新组成的典型第一组查功。

这一组是 10 个人，8 个人有心脏病，而每一个都得到相当高的成效，说明新气功治疗法对心脏病有高疗效。

高文彬团长在我耳边说："您的简信已给罗明昭了。她告诉我想把材料给叶帅看，我已把我的材料（1976 年的总结——交流会经验介绍的专辑）这一册交给他了。小罗是个热心新气功治疗的积极分子，叶帅对此如感兴趣那就好了！"

我说："朱德老总和郭老（沫若）都是会气功的，叶帅可能也爱此道。"

高文彬团长又说："中西医院都不敢提到癌症能治愈，只有龙潭湖治疗法能说此话（老高患肺癌）。"老高一天比一天好转，他有极大的信心以新气功治疗。老高的精神和情绪都很好，看来是有希望的。"

我今天给他查了吐音法。

1977 年 10 月 3 日　星期一

早 6 时，辅导员们全部到了青年湖的小亭子学习。我们在湖畔的小树林里练功之后，8 时集合在小亭子里。那里有湖水、树木、小亭，但没有龙潭湖大，空气没有龙潭湖好，不大理想，否则可将龙潭湖癌症班迁移过来。辅导员今天学习功法，大家讨论了两个问题。

1. 有一学员练功中出现全身飘荡起来，两脚浮而不散。

结论是"意念"活动问题。因没有"意守"好，应"似守非守，一聚一散"。他当时可能是散多而聚少，或只散而不聚，无似守、只非守时间过多而引起飘浮不稳定。

2. 有一学员在练功中出现入静状态，全身有轻松之感，但有条腿忽然沉重，举不起步。

结论是"意念活动"意落于形了，可能是这条腿势子有问题而引起的。

这样学习比较活泼有趣，学习情绪是愉快的，直至 10 时许才散。

1977 年 10 月 4 日　星期二

从 10 月 1 日起到今天，都是从早到晚接待来访的客人，当然其中大多数是自己曾给他们治疗各种病得痊愈而来访的。虽然是自己的学员，是熟识的，但从早至晚的接待弄得精疲力竭，静功练不够，入静的境界不够，心情还是愉快的。尤其是师范大学党委书记张楾来访，来时他不知是怎么想起的，送给我无限、无限贵重的礼物。他本人是严重的肠炎和心脏病，经我用气功治疗法得愈。他在 10 月 2 日来访时带来的《敬爱的周总理永远活在我们的心中》厚厚的四集，是他们大学里出版的内部材料，是不出售的。我能得这样贵重的礼物，使心神得到特大的安慰。我要好好地学习这四集材料，内心十分的激动。感谢他！

赵细田是画院的青年党员，今天来访。我不知道是代表组织来慰问老人的，还是他自己来的。过去画院的同志从没有人是自己来访问我，都是代表组织而来，平常是专案组负责同志老杨来得多。今天他来除谈几句平常话之外，没有什么重点。我特向他提出要求，我说："'四人帮'在的时候，画院组织批斗我搞业余新气功治疗法给群众服务的事，收去我有关新气功治疗法的一批材料，应早已审查完毕了，请代转告还给我为盼。这件事我曾向专案组负责人老杨提过几次了。"

"老杨怎么回答你的？"赵说。

"他说不知放到哪里去了，找着了即还我，但一次又一次催，一直没有找出还我。我已向党委崔子范书记上函 9 次了，未得回复！我想'四人帮'已打倒了，希望这件事能速办。"

"我必代您转告。"

1977 年 10 月 6 日　星期四

王树声大将的爱人（还不知她的姓名）要求学功治疗她的糖尿病。我派长礼去联系，他回来汇报如下：

"王的爱人，50 岁，患糖尿病，是搞医务工作的，是 304 医院（军医）院长。她十分相信气功治疗，她学功的条件是很好的，她有独门独院，而且院子树木大而安静。可是她命运很惨，很不幸。她有三个儿子，大的因车祸受伤，严重半身残废，卧床治疗不能起，三儿是个白痴；二儿子现在工厂当工人。王树声因胃癌死于手术台上，她的心神受到很大的折磨。"

现已决定长礼和新菊二人给这位不幸的妇人辅导，对糖尿病气功治疗是有高疗效的，只要她能苦学苦练。

王树声大将不幸因胃癌死于手术台上。我们癌症班的胃癌者范光辉，他是个教师，4个月之前用气功治疗的，他今天也到中山公园来给他查功。他的癌病灶是6×6，手术检查之后再缝合，确定无法治疗才到我这儿来以气功治疗。练功不到3个月，癌灶经北医三院大夫深度检查，知道癌已消失。患者自己也知道，在练功之前他本人用手可抚到毒瘤的大小。至今怎样抚也抚不出瘤子了。在他脖上的转移小瘤如大枣子大的，经我给他加功吐音法之后，今天我查功时这瘤子不见了，也消失了。他今天告诉我，他每天能吃1斤半粮，今早还吃了一大碗面，有6两之多，此外还吃了不少副食，他的身体和精神都如健康人一样了。范光辉和王树声两人同样是胃癌，病种一样，医疗法不一样，效果也不一样了。这让我们信心更足！我应进一步努力。

结论方案一：

1. 研究气功发展史。

2. 研究癌症及心脏病所得的初步成绩。

3. 进一步探讨制定计划。

4. 以什么名义向上报，是辅导员？是群众？是研究组？

5. 议出讨论题纲。

这个工作是艰巨的，但应尽力为之。

1977 年 10 月 8 日　星期六

今天在龙岛查功，共3个半小时，按先到先查，还是没能查

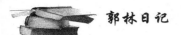

完，只好留在星期三再到龙岛时给他们查。

1. 张泰振，解放军政委。睾丸癌及肝硬化，4 个月前参加了癌症三班。现在癌灶已缩小了一半且软化了，肝区不痛了，精神体力很好。给他肝吐音。

2. 于振先，解放军军官。肺癌，4 个月前参加癌三班练功治疗。前 3 个月成绩都很好，体重已增，练功 2 个月至 3 个月，病灶没有发展，渐有好转，但 10 月份用了独脚莲药（中草药）外敷，即至全身发烧、头部剧痛，功力全部下降。吐音法今天重新教起。他的精神和身体都已不如前了。我鼓励他继续努力练功。照他的爱人所说，因多跑医院，人也劳累，误功时又多，这又是损失。

3. 林蔓给她加了青光眼按摩法。她的青光眼病早已痊愈，但她的工作是抄抄写写的。因此眼睛保护不容易！

1977 年 10 月 10 日　星期一

我决定向科研进军。应为新气功治疗法从感性认识提高到理性认识，从而为新气功治疗法打下科学基础。

星期三召开文字小组会。我通知丹利、鹤鸣、选珍都参加，团结才有力量，大事不是一个人能做成的。

1977 年 10 月 11 日　星期二

爱文和金生今日去体委见他们的负责人。他们回复的是："气功不属于体育项目，既然是能治疗一切疾病的，应由卫生部门领导。去有关卫生部门联系，体育部门不能领导了。"

我们又失望了。看来我们的病员是得不到依靠的孤儿！

1977 年 10 月 12 日　星期三

这些天最不幸的伤心事，是工人民兵给救死扶伤者的沉重打击。

10月1日，星期四，本来是定期活动日。慢性病员已经被迫转移，留癌症各班尚未转移。今天杨彩球、李则涵、徐金生，往龙潭湖辅导，12时许徐金生来汇报，"今天龙潭湖民兵又大出动了。"

"我们病员"和上次一样同他们作激烈的斗争，不肯离去。有两个女民兵动手把杨彩球拉走，她不肯走，民兵立即打电话，崇文公安分局来了两个民警把杨彩球及李则涵带走，我也跟着去了。分屋单个谈话到11时多，才让我走。病员都在门前站立着，但不见李和彩球二人出来。我自己先回来的，都快下班了，可能老李和彩球先后也回去了。"

金生走了，我想今晚有全体辅导员定时学习活动，老李和彩球一定会过来的。不料等了又等，到了7时许不见他二人到，即让长礼、大王去到彩球、李则涵家。1小时后二人回报，说是5时出去至今没有回家，家里老老小小正为亲人未归而着急。长礼和大王对他们的亲人以给安慰，并没有说明真情。二人回来时辅导员们还未散开，大家失神而伤心，想法急救被扣留在公安分局的同志。

我的学生付锦平是学绘画的，他的父亲付栓仪过去在崇文分局任过局长，任期有七八年之久，去年调任朝阳区公安分局局长。我即时写一字条给他，请他指教。金生和长礼到光明楼找老付去了，10时许他们回复，老付见面之后说："我不是直接管那区的，不好说话，你们相信公安机关就是。"

我在家心如刀割。金、礼回来之后，我又让他们到老李及彩球家，把事情告诉他们的儿子。金、长礼又到崇文分局去了一次，但传达室接电话人只说："让他们走，不让他们管这些事。"金、礼无头绪地、伤心失神地回我。一夜直至天亮，一眼也没闭过，那种心情不是言语可能形容的。

1977 年 10 月 14 日　星期五

我早晨到地坛公园找王选珍，想请她反映给李更齐秘书。在地坛公园东走西走，走遍了地坛公园不见她。见了张明武及老韩，明武说也在找王选珍。可是直到 9 时许都找不到。我离园到彩球家，因我身上没有地址，认不得路，东问西问好不容易到了她家。小女儿和她婆母在吃中饭，我要小女即去她母亲机关找领导帮助解决这件事。动员了半天她才和我一同出门，她到她母亲工厂去了。

晚上，长礼、明武、大王来家看我，我要他们分头去看这二位不幸者已放回家否。我盼了 2 个小时之后，回报人未放回去。

救死扶伤是人道主义！为何今天把救死扶伤的革命者当做坏人？我心阵阵地怆痛，但我束手无策了！

晚上，国防科委的王力华部长来看我，我把这件事诉说一番，"不要把这件事看得这么紧张了，他们没有做坏事，迟早总得放出来的。放心吧！不要把自己身体弄坏了！"我知道这仅仅是一些安慰的话，毫无用处的。

1977 年 10 月 15 日　星期六

我到中山公园去，许多癌症患者到龙小岛来找我，满眼泪水，一方面要求我给她（他）们辅导以救他们一命，一方面痛心地诉说 13 日他们在场遇见的不幸事件。看见他们的眼泪冲出眼眶，我的眼泪同时冲出眼眶。

乳腺癌的刘洪寿说，我的病本日渐见愈，病灶已缩小多了，也不痛了。发生了民兵干扰的事以后，我们的病又严重了。我去和民兵辩论。

"接待者是个 40 多岁男性，他问：'你的病是真见好吗？'我说'当然见好，我才到这里来，否则我不会来。'

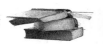

他说："那么，你把单位的公费治疗取消了，以后不必服药了！"后来他又问："你犯过错误没有？"我说："我是中国共产党党员，我爱人也是党员，都没有犯过错误。'"

刘洪寿说到这里，民兵没有说什么让她走了。

上午王季青（王震副总理夫人）在我家让加华做按摩，我到了家见她时，心更酸了，我把这件不幸的事从头说一次给她听。她除了摇头表示同情之外，没有说什么。

1977 年 10 月 20 日　星期四

彩球和老李被扣在崇文公安分局一周了，许许多多的癌症病员到中山公园找着我。

肺癌高文彬、肺癌张汉周、食道癌孙广日、子宫癌李燕文、甲状腺癌韩先都到了，一方面万分愁闷和愤慨，一方面诚恳的要求我继续给他们救命的辅导，不要因不幸的事发生而舍弃他们。刘洪寿是乳腺癌，练功半年，癌症缩小而软化了。龙潭湖民兵把她弄进办事处，辩论之后因她是中共党员无奈何没有扣留她。结果她因伤气，病灶剧痛起来，今天又来找我。我眼泪冲出了眼眶，给她教了吐音法以消屈气，给肺癌高文彬、张汉周教了一套"调息"导引法——风呼吸气呼吸混合功。教功的时候我满眼是泪水，想到彩球和老李在受苦，我忍不住泪水。天啊，如果好人有好报，求天公即救彩球和老李这两位好人。除天公救他们之外，我毫无办法！

1977 年 10 月 21 日　星期五

王贵生是南苑东高地七机部的辅导员。我本约好于本月 3 日到七机部给病员讲大课的，但因彩球和老李的不幸，我拒绝了这个约定。昨天让徐金生电话给王贵生。他今天来了，说病员有100 人，都盼我能去指导，因本月末是他们第一个疗程的结业，

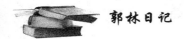

盼我能去给他们解决一些存在的问题。赵干青是七机部第一院的部长，他是因肝病练功治疗的，效果特好。他已经上整班，所以也十分支持群众病员练功。王贵生今天到来，再约我在月末（30日）星期日去七机部给病员群众辅导。我虽心里受了重伤，可是王贵生的鼓励，又听到群众和七机部的领导热情盼我能到，我只好接约了。

1977 年 10 月 22 日　星期六

近 10 天以来龙潭湖发生的事影响了我的心神，有一种打退堂鼓的思想在脑子徘徊着。我不能克制我的神经痛，可是想到伟大领袖毛主席的革命，他在革命长长的征途中受尽多少折磨和痛苦，他最爱的妻儿和多少战友也是为革命而牺牲的，但他的革命志向从不改移，他坚定革命的伟大思想教育了我，我才又放松了些。

1977 年 10 月 24 日　星期一

第六医院的白淑敏书记 6 时在地坛公园等候我查功。我细致地给她查了她所练的初级功目，她很高兴。她是医院门诊部的负责人，18 年肝病的历史，还有肺结核等病。我首先让她这个重病号治疗有效，有说服力了，其他的大夫若说不能坚持，对练功治疗不会再受影响。

我得到画院领导的同意，今后搞气功治疗的事不管是座谈会式也好，讲谈式也好，都是一件大好事了。记得 1973 年为我搞气功治疗，画院组织大大小小批斗我的会，还在首都长安戏院宣布我搞气功治疗是"招摇撞骗"的伤心事。我还记得 1975 年春我写好给卫生部报告要求他转去时，他批评我的那张过于严肃的脸孔，而今天他的脸孔是微笑可亲的，这是多么的两样！

变了，空气变了，这是可喜的。

我和画院书记谈了之后，到后院各画室高兴地看了青年画家们的作品。青年画家们见了我，尤其1973年组织批斗我的那位组长"小于"也在，他们愉快诚恳地要求我给他们教"气功"治疗。有胃病的，有神经衰弱的，有这些那些不好的。总之他们感到健康的可贵。可能他们听到了北京广播电台和电视台关于许多人练气功的报道，否则他们不会这么强烈地向我提出要求。这是我意料之外的事。

今天连做饭的大师傅也和青年画家在一起要求我回院去组织气功班，他说也要参加练功。看来画院的空气是变了！为此我应更好地努力并且耐心地等候老李、彩球的回来！

1977 年 10 月 25 日　星期二

肺癌病者高文彬，他的病况是最好的。他最近检查，一切都好，但给他治疗的中医跟他说："你应进行化疗了，因为一般的癌病症状都是先好一阵后来就坏了。现在虽然很好，化疗之后就更有保证了！"

老高说到这里叹了一口气，再说：

"目前我的一切情况都很好，我不想进行化疗。化疗一次我的身体被大大破坏一次，但又怕万一有坏情况出现，不知如何是好！"

我没有向他表态化疗不化疗。我说："有问题应该积极设法解决问题，如果没有问题的时候，不应自找问题来扰乱自己的心神！"

"301 的内科主任不同意我做化疗！"

我对他说："近来看见你一天比一天好起来，健壮起来，你练功已半年了，你自己说练了已过万个功时，难道苦练了这过万个功时的治疗是不起作用？你目前好的情况是癌症应该有的现象吗？我说你如不是苦练过万个功时，不会有目前这么好的情况

吧！自己考虑考虑，对练功治疗还有信心没有？"

我说到这儿就沉默了，不想再说了！

老高能否保命得由他自己，我已尽了我的能力。我此时想到龙潭湖所发生的事件，我不想给任何人辅导了。

1977 年 10 月 27 日　星期四

昨天我让金生去看李则涵的表弟，他对金星说："老师应向公安局作检查认错，保老李出来。"并说他明天来访我和我谈谈。今天下午他来了，是个 40 多岁的工人。我把情况和他谈明白，结果他没有提出要我向公安局作检查的事，而是满意地告别而去。

"南苑医院有一位内科主任徐大夫，经常开药方时都在药方上写着建议去学气功治疗。可见这位大夫是多么地相信气功治疗，他介绍到我们这来的病人都是药物所难治疗的，也有癌症。但目前，我们第一疗程刚结束，无法收下他介绍来的病人。"

我对王贵生说："你去和徐大夫商谈，如能在他们医院内办点，可在室内教过冬功。"

王贵生十分高兴这个建议，他说明天去南苑医院谈这件事。

1977 年 10 月 30 日　星期日

早 8 时王贵生乘小卧车来接我，途中他告诉我他已去过南苑医院，徐大夫万分高兴，他将与院里的领导商谈关于办新气功治疗的事。

车途是 35 分钟，当我到七机部下车时，赵干清部长领着群众在门前鼓掌迎接我。下车后到了病员集合的地方，一百多位病员都笑着鼓掌迎接我，我幸福地到了群众之中，见到他们之后我开始查功。

1.他们组织了 20 名练功较有成绩的病员排成四行，我让明武、爱文、长礼、健发四位辅导员各人负责 5 名病员，我总负责开始查功势。主要查了整套主功慢步行功。

我回答了他们提出的 11 个问题，而后我给他们表演了五禽戏，至 12 时才欢乐地结束。

赵部长代表群众（103 个病者）向我致谢，向 3 个月来远道而来的辛辛苦苦辅导的辅导员致谢。我在热烈的掌声中离开他们，我的心神是愉快的。但一想起彩球和老李我心仍很难过。

1977 年 10 月 31 日　星期一

下午 2 时许，福荫和金生来接我，7 时之前到了目的地。听课的病员已挤满了六院针灸科医疗室，三个室挤满了。白淑敏书记热心地又让大家到理疗室去，因理疗室比针灸室大多了。

长礼做了开场白，讲堂里挂上了长礼和健发写好的标语，是毛主席的教导。随即开始讲课：

1. 是六院的学员和我们的辅导员一起组成的，不扩大、不发展其他病员来听课。

2. 是全部的初级课，预定 4 个月讲完。

3. 每月讲 3 课之后，第四次课是讨论问题，提出问题。

今天我讲的课题是：如何建立练气功治疗的"三心"：决心、信心、恒心，共分三段："认识、实践、研究"。

1977 年 11 月 2 日　星期三

天未亮有人敲门："老师！"

"这么早有喜事吗？"

"是的，有大喜事！"

我听出是王仰新的声音，我急忙去开门。

"他们已经平安无事地回到家里了，老李比彩球出来早一日，老李是昨天（31 日）出来的，彩球是 11 月 1 日出来的。我昨夜先到老李家后到彩球家。老李身体很好，精神亦很好，看他是心情愉快的。他还说：'没有什么，我们还是打了胜仗回来的。'因为我是夜里去他们家，时间太晚，怕没有车回家，所以匆匆离开。老李到彩球处，见她身体还可以，但心情不像老李这样，精神上看来有些不怎么好。她说是工厂接她出来的，工厂通知她回去办学习班，要她做检查。她说过几天才来看您。"

王仰新一口气说完了，他要赶回去上班。我出门往地坛公园去，心情十分激动。我第一个见了长礼，即把消息告诉他，后又见了张明武、许爱文、金生，我都一一告知。那时天下着星星滴滴的细雨，我买了一斤好糖，让金生立即送到彩球家里去，让金生多多鼓励和安慰她。我口袋里没有钱了，只留下买车票的钱。我理解老李，他是个硬汉子，他是从斗争中生存下来的，有着坚定的意志，乐观的情绪。我让金生代我去看他。

下午，金生来说："老李是个好汉，共审查了他3次，给他们辩得无言可对，结果是我们的材料（书）说不是什么反动材料，没有什么处分放他出来。但老李不肯出来，他们把他的行李搬出来说，不出去也得出去。他们还说是你自己要跟进来的，又不是我们要拉你进来的……"

老李真有意思，他是笑着告诉我的。可是彩球不如此，看见她时首先问："我们的10多个人都被抓了进去吗？我把小组的人名全告诉他们了（指的是我们业务、文字、总务负责的10多人，可说是我们的骨干）。"彩球骇破胆了。可说她是个没有斗争经验的女人。总之是平安回来了。可是她说以后不再干这个了。

1977 年 11 月 3 日　星期四

老于是解放军团长，我给他辅导以来印象很深。他是和高文彬同时来练功治疗的。他练功努力能吃苦，教功接受得快。在他没有用独脚莲药之前，他的练功疗效不下于高文彬。我教给他每个功目，尤其是教吐音法的时候，我特别为他高兴，在他身上我抱有很大的希望。今天高文彬如健康人一样，仍继续不断地练功，不断见到疗效，而于振先则处在最不幸的垂危之中。

1977 年 11 月 5 日　星期六

辅导员们热情地迎接胜利者李则涵的平安归来，买了许多糖果和肉包子，晚 6 时都到齐了。李则涵说："我在公安局的拘留所里还是个气功老师，10 多个犯人都请我教功。审判员要我写材料，我写的都是气功治病是怎么怎么好，最后审判员也请教我了！"大家都乐了！我们笑笑说说和吃着，可是我内心还想着不幸的杨彩球。

1977 年 11 月 6 日　星期日

早 8 时，高文彬用吉普车来接我同往师范大学。行车 10 多分钟，张栎和许多学员都在门外等着我，欢迎我。吉普车本可以驶入校园大道的，因迎接我的人都在校园门外，我便下车了，大家鼓掌我也鼓掌。师范大学和我们自己的辅导员在一起有 100 多人了。进入校园之后，看见了毛主席的雕刻像，雪白的雕刻像立在校园的中央，像下有很大的白石平台，四周围着许多树木，尤其有不少苍劲的青松，这样好的环境真令人愉快。我和学员迈步进入校园，走到主席的像下。我在平台上给他们查功，和七机部查功一样的方式，由组长陶秉福和南秀华组织好了病员先查功，辅导员和我一起给病员查了功，我给他们示范了全套慢步行功和风呼吸法的定步功，由组长读他手上组织好的问题，我一条一条地回答和安排了一些必要的加功，大家都很满意。最后请我给他们表演"五禽戏"。

1977 年 11 月 7 日　星期一

第六医院又开了一个小班，又开了一个晚班。我 6 时到六院，见长礼在给小班教功，共有 11 人。我又把爱文辅导的早班分了 2 名到晚班。高家定和林中鹏根本没有学功的诚心，只是探探情况而已。

1977 年 11 月 10 日　星期四

今天是辅导员在家的定时活动，讨论了以下的问题：

1. 在六院听课的人数太多，应如何安排。决定六院印好听课证，不超 50 名。

2. 辅导员在外辅导的病员应把病历交长礼整理。

3. 癌症班应设小班辅导，不收冬季病员。

癌症二班爱文辅导，癌症三班长礼负责，金生辅导。

1977 年 11 月 14 日　星期一

我让陈福荫组织心脏病例。张兆平本来今天要介绍他心脏病治愈的情况。他是严重的心脏病，常出现"二联率"和"四联率"的心电图。本月 8 号检查心电图正常了，他高兴万分。我让他下次谈。

1977 年 11 月 15 日　星期二

肺癌患者高文彬和胃癌患者范光辉都来了。老高没有什么问题，他不愿去作化疗，但他日渐健康，没有不好现象。

晚 7 时闫连生大夫来访。老闫大夫是六院新医疗法的主治大夫，我给了一份我新写的文稿给他看，请他给我提意见。他今夜谈得很有理，他说我们的文章报上"科研大会"是不行的，因文

550

章目的不明。

1. 文章冗长，引用参考资料过多，是书本上的理论，没有表达气功治疗的功法特点。

病例不能说服人，应认真研究病例资料。

2. ①综合药物治疗，②气功独特治疗的具体情况要有足够的证据。

3. 文章应按照：

①前言（说明目的要求）；

②治疗方法（气功治疗的功法）；

③临床资料（对病员的考核证明）；

④疗效标准（效果是痊愈，还是半愈）；

⑤病例举例（典型的一两例即可）；

⑥治疗机理（简单扼要）；

⑦自己的体会（是自己的意见）。

老闫提出的意见很实在，我十分同意他的意见，这不是一件容易的事，达到以上的要求，必须有几年的努力才行。

1977 年 11 月 17 日　星期四

读香港尹浩明来信说，香港日报连续 4 天（11 月 7 日至 10 日）刊出我在以气功治癌的消息。

1977 年 11 月 18 日　星期五

高文彬告诉我，前周北京电台又广播强调，妇女最好练气功以康身体。

7 月广播一次，8 月广播一次，十一前又广播一次，可知练气功以强身无可质疑。

闫连生大夫在"正常人体解剖学"里亦强调气功在人体里的作用，数千年存在的传统宝贵的"气功"是不可否认的。

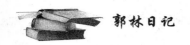

1977 年 11 月 20 日　星期日

我 5 时到了地坛公园，阳光将出，照耀癌症病者的老地方。练了一套慢步行功，天空渐渐亮了。

我们到了河畔的两边杨柳树下，已有不少癌症病员到了，温暖的阳光照在他们身上。

龙潭湖事件自 9 月 17 日发生之后，我没有给他们集中教课。10 月 13 日民兵将彩球和李则涵拉走之后，他们都像失去了亲娘一样悲观失望地到处找我。彩球和老李是为他们而受苦的，二人是为做好事而被当做犯人，这是天大无理的事。今日他二人虽平安归来，但愤恨仍不能解。

病员们由悲转喜，在温暖的阳光普照之下听辅导员的指导，大家的心情都慢慢平静下来。他们像是已忘记死神狰狞地出现在他们面前，而我却在内心深处代他们向老天爷求救。

1977 年 11 月 21 日　星期一

今日是讨论。说是讨论，其实是病员单方面提问题，我一个人回答问题。很快 90 分钟过去了，送上来的纸条还未回答完，时间已到，只好留到下一课谈。

1977 年 11 月 22 日　星期二

写给科研大会的文章，其中有一段要写我的革新功法，即我的五套导引法，今晚我让他们（文字组）写。师范大学来了两人，老陶和老南来参加，张棪没有来。

我今天讲了意念、势子及呼吸导引，吐音和综合导引法则留在下周再讲。

我讲得还算满意，重点是讲新气功治疗法的特点是以病人的生理功能和病理变化而导引治疗的，意念活动为重点导引法。

1977 年 11 月 23 日　星期三

王季青来信告诉我，星期日上午 8 时 30 分到我家来，并在我家吃中饭，让我约彩球和李则涵、张大夫。信中说她带食物来，不必我为她们准备，说是特来一叙，以慰问彩球、老李二人之苦，这是唯一表示同情我们的老干部，总算是对我给予的鼓舞，新气功治疗法是件好事，彩球、老李二人遭受的不幸则是不合理的。

1977 年 11 月 26 日　星期六

今晚第二次讨论送科研大会的文稿，师大的张棍和老陶来参加，东华门点的在科学院工作的倪弄畔，八一湖是约易、李二人来，加上各点辅导员，挤满了房间。讨论结果是分两部文稿，一份即送有关部门，要求党的支持和领导，简要一点。另一份送科研大会争取书面发言。目前先照此进行。

1977 年 11 月 28 日　星期一

今晚在第六医院讲课，练功要诀"圆、软、远"是第二单元之一。我先引《内经》"经脉者，以决生死，处百病，调虚实"，说明"气功导引行气是根据经络脉为原理的，经络有三大功能"。

1. 生理：运行气血，协调阴阳。
2. 病理：抗御邪病，反映症状。
3. 防治：传导感应，调整虚实。

课后张兆平介绍他练功治疗心脏病的情况，真是好的典型病例。

1977 年 11 月 30 日　星期三

今天，师范大学的陶秉福约以恒及倪弄畔去商谈关于写稿向

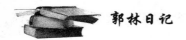

上报的问题。

　　老陶告诉我，他的同学在参考消息工作，谈及新气功治疗的事，他的同学约他写一篇关于气功治癌的报道，他给内参发出。今天，他们三人小组是否谈及这件事，老陶很可能组织这篇内参的稿件。可是我不作任何向往，让它自然发展！

1977 年 12 月 1 日　星期四

　　五年不断的日记在今天终止了！心神受到双重的压力，不写日记不是我之愿也！

1981 年

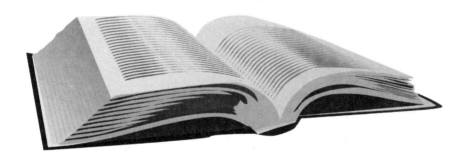

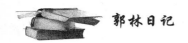

1981 年 1 月 1 日　星期四

今天是我慈母去世一周年，我在家一天不出外以追念。
辅导员分批来慰问，向慈母遗像三鞠躬以表追念！

1981 年 1 月 2 日　星期五

1. 全体辅导员在研究所礼堂开会（过年茶话会，到的有 100
余人）。

2. 我教新功三环导引法。

1981 年 1 月 3 日　星期六

上午 10 时许，老陶和人民卫生出版社副社长王树岐及工作
人员二人商讨关于新气功疗法第一册日文版出版。

1. 三月能出版为佳。

2. 我们修定后翻译。

3. 多加重要图示。

1981 年 1 月 4 日　星期日

今天是 1981 年地坛公园第一天开课，新旧病员不少。癌症
的新到的有 20 余名，新旧人数已达 200 人以上。但外地回去过
冬的不少。癌症的有九个班，肝癌的人数不多了，多是外地的，
已回去。

慢性病员又开一班，目前共 3 个班。

1981 年 1 月 5 日　星期一

浙江出版的《气功》杂志内有我的文章，由董绍明整理的，
题为《练功心法》。我对文章很满意，编者按语又给了我很大鼓

舞。老陶写的《梅花香自苦寒来》亦已同时出版，这是历史文献。

1981年1月12日　星期一

首长班癌患者8名，给他们教的是松功，情况很好，各有不同的好转，音乐指挥李德伦及马进祥都是病情转好，疗效高。

1981年1月13日　星期二

今天是画院的例会。上午听了陈副主席的传达报告，我记着一句要安定团结。我想起星期日（1月11日）马春电视教功，我以为他教的是他的一套硬气功、发气功，原来不是如此，他是教行功，把我的功种变个名字，就算是什么五台山下来的，骗人。真是什么样人格的人都有，尤其把我的风呼吸法三吸一呼地都据为己有，真是不应该的。

但以团结为重，气功事业也不例外，谁错谁对由历史去评判。

1981年1月14日　星期三

今天给他们解剖了冬天的主功，自然行功，把要领讲了。

1981年1月15日　星期四

小周请为叶老画长寿松。

今天老陶、李则函、张加华在我家谈翻译日文出版，以及关于研究小组人员问题。

1981年1月17日　星期六

今天我被云岗八机部邀请讲课，小车来回路程3个小时，真

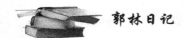

够远。

听课者 100 余人，书记、程科长站立门前接待我。听课病员情绪很高而且安静。这一课讲得还是很满意，大家都有依依不舍之感。我带 8 名辅导同去的。

1981 年 1 月 21 日　星期三

高文彬和张化来访。他二人是练功的胜利者。老高快过五年大庆了，他得意得满脸红光。今天给他查了吐音法。

1981 年 1 月 22 日　星期四

今天上午 8 时，罗端卿大将夫人郝志平让她儿子小罗来约，请我去他家一谈。

1981 年 1 月 24 日　星期六

早 8 时，罗瑞卿夫人郝志平到中山公园求我给她查功。同时山西省建委书记郭文委和他的夫人王丽卿到公园查功。他们都是癌症，经练功后有好转。

1981 年 1 月 25 日　星期日

黄怀率是 3 年前练功治疗的癌症病人。她 42 岁，乳腺癌转淋巴，已做过 4 次手术，无法控制转移，练功后渐渐好转。现已练功 3 年，已上班工作。今天接到在《西安日报》发表的记者采访她的报道，又是一个典型病例。

接到曹里怀司令员来信，是他的夫人梁红送来的。曹司令员信中说，他已坚持练功，无一日缺课。他是一个最能坚持练功的好榜样。

1981 年 1 月 26 日　星期一

人民体育出版社编辑高云同志来访，给我送来 15 册我的著作，防治癌症的书。防治癌症法诞生了，这是用血和泪十年斗争所得的胜利果实。新气功防治癌症的花朵在祖国首次长成是可喜的。

1981 年 1 月 30 日　星期五

张占忠是我在 1971 年辅导的癌症病人，他是膀胱癌，在东单公园给他教功治疗的。今早见到他时，告诉我在北医三院确诊为胃癌，已经 10 年了，因他病愈停功不练有几年了，今又复发转移，只好又来找我。他与前比已消瘦了 20 斤，首都医院要他住院手术。我告诉他术后再来找我。

张占忠说这次手术之后"永再不离开老师了"。我说"过去 10 年了，多因你停了功，当然，叫老师就不必要了，手术后再来找我就是！"

我还鼓励他安心去做手术。他是老干部，已 60 多岁了。

1981 年 1 月 31 日　星期六

今天是辅导员大课，给他们教了三环导引法的行功，是三关分度的功法，已实践 10 年了，应有所转变和提高。"环的导引法 1981 年是第一个功目。"

1981 年 2 月 2 日　星期一

莫顺福是个青年，22 岁，骨癌患者，癌细胞由骨盆转移至腹腔。练功 5 个月，大有好转。他父母今天给我致谢，相信这孩子已抢救过来了。

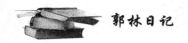

1981 年 2 月 8 日　星期日

今晚 10：55 乘 15 次特快赴广州讲学，是应广东省中华医学会、市体委、省卫生厅、省医学院等单位联合邀请。

1981 年 2 月 11 日　星期三

上午审查松笑照的初级功全套功的照片。故乡的阳光真暖和啊！

1981 年 2 月 12 日　星期四

今上午 8：30 在省科学馆 302 室讲第一课。

1981 年 2 月 15 日　星期日

今天天还没亮，我和松笑、加华去黄花岗七十二烈士陵园拜我亲生父亲，我给爸爸献了一束美丽的鲜花，松笑还专给我们在爸爸的墓碑前照了张彩色相片，以作纪念。

1981 年 2 月 17 日　星期二

今天上课回答问题，教的松静功的第 2 段。

晚上出席广东省人民事务办的宴会，副主任谢文思全家来访并求医。又为中医学院的师生开课，补教松静功的第一、二段。

1981 年 2 月 18 日　星期三

今天广州日报报道了省卫生厅请北京的郭林新气功师来穗举办新气功疗法学习班。

1981 年 2 月 19 日　星期四

今天黎译泉告诉我，已安排好 25 日我做一个报告，1000 多人听，已印好票。2000 人听也不过如此。我想讲三个问题——

1. 古气功与新气功的关系；
2. 新气功的特点；
3. 古新气功的远景科学的方案。

南方日报记者来拍了好多照片，说本星期六发表。

什么名利问题对我都产生不了大的兴趣，我只希望我每天必须练好功。

1981 年 2 月 22 日　星期日

今天约定千人大报告，会后我表演五禽戏。一天比一天老了，公开演出，我还能有几次？在自己的家乡，我是应留一个华佗五禽戏的影子。

1981 年 2 月 25 日　星期三

今天中医学院的学习班是最后一课，大家都有依依不舍之情。但我说大家回家好了，将来中级班的时候我再来讲课，大家热烈地鼓掌不息。

1981 年 2 月 26 日　星期四

今天下午给罗范群书记查功。他是肠癌手术后，现在练功控制转移扩散。他详谈他十分相信气功治疗，目前我安排的功他还在苦练。

今天在科学馆礼堂给 2000 多群众做了大报告。我讲了 2 个多小时，听课的这么多人，安静得一点声响都没有。

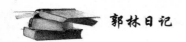

我练五禽时的确吸引人，鼓掌不少次，都评论我不像是个老人。

这次做报告和表演都很成功。

会后卫生厅长和副厅长徐冰都上台来问候了我，他们对我表示谢意。

中医学院王院长及省体委主任也讲了话。他们说我这次到广州影响很大，以后要扩大发展新气功。

1981 年 2 月 27 日　星期五

今天广东省电视台来拍电视教学片，拍了一套慢性病的初级功。

广州日报发表了我到穗的情况。来了 4 位记者访问，有《南方日报》和《广州日报》的，并拍了好多照片。

1981 年 2 月 28 日　星期六

今天上午举行学习班的结业礼。

1981 年 3 月 1 日　星期日

今早 8 时在光塔寺给政协讲最后一课。

中学女师的同学 20 多人宴请我，一别 50 年，重叙在一堂，回忆年少时的一切，真是感慨万分。

1981 年 3 月 2 日　星期一

上午广州电视台来人拍教学片——全部初级功和一套中度风呼吸法行功。

1981 年 3 月 5 日　星期四

各地来信仍这么多，真无法处理。全都是求医的信，已过千封，为此心感不安。

今早我到北海公园练功，见许多不认识的病人要求在北海公园开班。我感到盼我者真急。

今天在地坛公园查功。

1981 年 3 月 6 日　星期五

老陶来说，吕局长对他说，要我耐心等待全国气功研究会成立之后，新气功研究会当可成立，由国家批准。

1981 年 3 月 8 日　星期日

上午在地坛公园给癌症病员查功，有 5 个班。我不主张多收病员，尽可能少而提高质量为是。

下午是曹里怀司令员于他家宴请我。我给他查功，他每天不断练功。

1981 年 3 月 10 日　星期二

今天开了个常委会，出外各机关开设站点不收钱。

公园做一面小旗，上写着"郭林新气功疗法学习班"。

初级功再版 9 万册，前后 18 万册。

1981 年 3 月 15 日　星期日

今早去师大讲课，是中级课，学员有 100 多人。

师大办班办了 6 期，成绩是可喜的。

我今要讲课题：

1. 精神内守；2. 玉液还丹；3. 元气归身。但第一题讲还未讲透，时间已到了。

1981年3月18日　星期三

今早安排地坛公园的一切：骨癌的莫顺福，这家伙疗效很高，现在练功仅7个月，癌病灶已消失，如同健康人。他是武汉人，他要求回家，但7个月功力不足是险事。

1981年3月22日　星期日

今天上午给骨干班查功及讲课。午饭时华中工学院派老杨来约我，明天下午宴请我，我谢绝了。

1981年3月23日　星期一

上午在军区开欢迎会，在此见到牛刚，几年不见比前更强壮。这位部长仍坚持练功，一天不断。这位部长和王力华部长是一对，坚持练功，得到很大的效果。

1981年3月25日　星期三

晚7时，湖北省电视台来车接我拍电视，拍到11时才回来。拍了我和他们的对话，也拍了李福培和王淑秀两个病例。

1981年3月30日　星期一

早8时，到汉口洪山人民委员会大礼堂讲大课并表演五禽戏。大礼堂三层楼都坐满了，市长都到了。五禽戏表演之后不断热烈鼓掌，好多人都说我演出很成功。

今天湖北报纸发表了很多我给癌症班治疗的情况。

广州羊城日报也发表了郭林的高徒黄松笑给广州200多干部查功。

1981 年 3 月 31 日　星期二

上午 8 时到工学院讲课；10 时到体院给癌症班查功；12 时查完癌症病人他们经过练功，都有不同程度的好转。

晚 7 时半，湖北电视台放我的电视，共 20 分钟。

1981 年 4 月 1 日　星期三

今天上午在华工讲课；10 时到体院给癌症班查功到 12 时，老癌班 11 个人各有不同程度的好转，个别因没有吐音，成效不高，是唯一的憾事。

1981 年 4 月 3 日　星期五

给药工班讲课，给癌班查功，一个个地查，共查了 19 个，是老班的病员。

下午 6 时许，中医专科来车接我去讲大课，共 450 人，加上磁班的 100 余名。课完加华表演五禽戏，夜 12 时才到家。

1981 年 4 月 4 日　星期六

贝会长和郑副会长对我说，他们开会决定组织一个小组，整理我的讲课材料和教功材料，以备出版。湖北省电视台定于 4 月 7 日拍我的五禽戏，8 日，教学片初级功要拍成电影。

1981 年 4 月 5 日　星期日

今早 8 时来车接我们去省委大礼堂。大礼堂已满座了，共有 2000 人左右，是体院院长主持的。我大课讲三点：1. 新气功的特点；2. 新古气功的关系，强调新气功：①以阴阳学说为要领；②功法是以经络脉的根据；3. 由五禽戏所发展为行功，五禽戏

是行功的最高形式。

大课讲了 2 小时，继而练五禽戏，12 时才完毕。

1981 年 4 月 6 日　星期一

昨夜小彭的稿子今天已见报。小彭很早来给我 10 份。这个积极的同志不怕吃苦不怕劳累，使我感动。彭金安告诉我，昨在市委大礼堂我讲大课的时候，有一位外国专家是世界冠心病协会主席、西德海德堡大学内科专家薛德力教授也在听我的大课，武汉医学院外事处的李顺生当翻译。

1981 年 4 月 7 日　星期二

8 时车接我到湖心亭，省电视台导演和工作人员已在等我。他们递我一张电视报，报道我每周在电视台的讲学时间。

省市的领导都到了。

到会单位：①省体委副主任赤枫；②省卫生局张处长；③省工会王部长；④省军区文体处李处长；⑤省科协郭欣；⑥中华医学会分会彭希武；⑦气功学会贝嘉德；⑧体院戴书记；⑨华工陈院长

以上九单位也是主办单位，此外还有市科协李星、何仁祥，广播事业局金刚正，电视台曹央火，长江日报彭金安。

1981 年 4 月 9 日　星期三

今天我们离开武昌，王、韩二人回北京，我与张加华应中山疗养院之请到广州。

1981 年 4 月 10 日　星期五

8 时之前到达广州，关处长及中山疗养院的两位负责人余经理和王部长来接车，直达白云宾馆休息。

上午港澳记者团由关式盛处长介绍，10多位记者拍了我的照片。

香港大公报驻广州记者王建。

澳门华侨报副总编辑邝祖基。

香港文汇报百花周刊编辑林志蒙。

星岛日报记者老冠详。

澳门日报记者陆波。

大众报记者林昶。

1981年4月11日　星期六

今天是星期六，这里的房间都住满了。房价一夜二人最低为60元，可是我住了仅仅1天已厌弃了，这种华贵的生活我不适应。

1981年4月12日　星期日

今天开始布置画展，共200幅作品。画厅很好。

1981年4月13日　星期一

这里吃的是最高级的食堂，住的是最高级的住房，但不合适我。想家的念头更浓了！

1981年4月14日　星期二

早8时三乡侨联郑安维来找我，把我父亲年轻时的照片给我看。

1981年4月15日　星期三

接广州电视台长途电话，说明天下午到这里拍我的电视，主

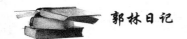
任同时来访问我，要我的访问记。平尚公社社长和郑金维（侨联）二人来访，谈关于他们办气功班，共约40人，17日早来车接我们去公社上课。中山县组织部长李晃叠上午来访，教给他肾按摩功法。

1981年4月17日　星期五

澳门日报来了好多个记者，港澳来的观众不少，他们要求我即兴发挥，我当即画了一老松，是我为三乡人民公社画的。今早6时公社车接我们，国英、加华、兰英同去。今天公社气功学习班开学学员有60多名，老人和年轻的都不少，一般都是公社和侨联的干部。我讲了一小时课。我在自己的家乡给乡里讲课是第一次。

1981年4月18日　星期六

今天下午老母亲下葬。本来日日下雨，今日恰好晴天，母亲有灵，天公给恩甚大。母亲今日与父合土长住，精神安息了。今天门徒张加华、韩兰英同往，她们给父母叩拜，侨联亦带鲜花到坟前以慰烈士之灵。郑金维是侨联办事职员，十分珍重这个礼节，亦使我得到安慰。总之是一件大事！

母亲与父亲已经合土，精神安息。父亲作为革命烈士的伟迹亦已证实，我不虚此行。

1981年4月19日　星期一

今天，又是狂风大雨。昨日整天晴日，仿佛是天空给我完成父母合土葬礼的大事，给我上坟的方便，给父母合土的良辰佳日。我感谢天公！

1981年4月21日　星期二

今天郑金维来接我们师徒四人去孙中山先生的故居，看见许许多多的遗物，受到很大的感动，内心尤其想自己亲父为革命而牺牲，为国家为人民洒尽了鲜血，而今天的我仍未做出为国为民贡献的事，心有愧也。

我录下孙文之法：

1. 提倡人道；

2. 百年长乐（同心协力）；

3. 知难行易；

4. 世界潮流，浩浩荡荡，顺之则昌，逆之则亡。

1981年4月24日　星期五

下午4时卫生厅副厅长徐冰及体委主任卢章信、中医学院副院长黄宁怀、黎泽泉在一起谈关于这里的教学工作。

1981年4月25日　星期六

今天外事处的负责人来访，说今天有外宾求见我。他是从北京来的，从美国到北京访我，后知我已由北京南下，查得我从湖北省转广州来，特到这里访问。

他是中国人，入了美国籍，但样子是外国人的样子。他能说中国话，他也是个广东人，但在美国已经几十年了。他给我名片（郑汉模，中西医科大学校长），说要请我到美国讲学。他说后天回美，他的大学在加州。

临走时，在我耳旁说了一句悄悄话："我是结肠癌，去年做了手术。"我说："那你应练练，否则会复发的。""因此我特地来找你！"

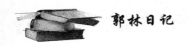

1981年4月27日　星期一

今天和松笑到东方宾馆，滋丰有限公司董事长庄保庆及浚东公司陈泉海二人请我，谈谈关于办气功疗养院的事。庄、陈二人投资20亿元，现在已买好地皮，是在深圳建设。

1981年4月30日　星期四

罗范群书记接我到他家去查功，我把黄松笑和加华两个都带去了。7时到，给他爱人及女儿一家三口教了3个小时。今天给罗教了脚棍，他是肠癌，属下焦，脚棍是适合的。

今天，体委主任组织到省委礼堂去讲课，多数为高级干部，300多名。我讲课，加华表演五禽戏，颇受欢迎。

1981年5月1日　星期五

电视台的赵亮找我谈了3个小时。

4号上午9时又来找我到电视台去拍电视，说拍我回乡的一段，我真有些厌烦了，对拍电视我是很不感兴趣的！

1981年5月2日　星期六

8时许，罗范群书记来车接我去白云山游玩，他全家出动。因为是节日，到处都是红男绿女，游玩的人很多，人挤得很，我没有太大游兴。

1981年5月3日　星期日

今天大风大雨。早上练功之后，志明弟和阿泉㑑回到我的住处谈玩了半天。

今天我更想家，我恨不得快些回家，家里一切都是愉快的。

1981年5月4日　星期一

中山医学院给公函，中医学院通过组织邀请我讲一次大课，约在本月9日，另有公函给我。已经接受他的邀请了。

下午王励来找我，说是政协秘书长尚泛波约我谈谈，我说明天晚上7时等他。王励抄我一些材料，是50年前、40年前、30年前的剪报材料，有许多说明我父亲是革命烈士。

王励说我父亲落实了是革命烈士，是辛亥革命中牺牲的，不过不是黄花岗"七十二"烈士中的一名。

1981年5月5日　星期二

电视台赵亮来访，要求我拍电视，他给松笑拍了套初级功的式子，请我讲功法，我说等8月份我再来时给他拍，以免他追着不放。

癌症班已定本月7日开学。

1981年5月6日　星期三

王励来访我，说郭副省长要找我。他年78岁了，是肌肉萎缩病。说了几次我没有去访他。郭省长的秘书在政协班听过我的课，他练了我的功，高血压已得效果，动员副省长也去练功治疗。

1981年5月9日　星期六

郭棣恬副省长秘书来车接我，到郭省长家给他看病。他是肌肉萎缩，一双腿无法行走了，年已78岁，已去美国等国家治疗无效。因我不能长住，不久即离广州，我只好给他秘书教了一整套按摩，要秘书每天给他按摩两次，并安排了脚棍及自然行功，是两手扶棍而行。他如能坚持，当会有效的。

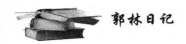

1981 年 5 月 11 日　星期一

癌症班今早上课。我给松笑班查功，重病号过半都是已经转移扩散的，相当费神。

1981 年 5 月 12 日　星期二

国英回来取了我的证明书。

林妹殊（又名林冠明、郭林），系广东中山县三乡镇平二大队人，家庭出身贫民，在北京画院工作。其父林昌绵又名林四鳌、林文、林保，早期跟过孙中山革命，后在辛亥革命战争中头部中弹牺牲。

特此证明

致北京画院

平二大队

1981.5.10

三乡人民公社平岗二生产队印

情况属实。特此证明。

1981.5.11

中山县三乡人民公社

管理委员会证明专章

1981 年 5 月 13 日星期三

钱信沙医生是从北京来的，今夜住在我处，谈高云昨天参加了广州市的气功座谈会。

高云的发言共四点：1.郭林是在十年浩劫中闯出来的，当时没有谁出来搞气功；2.她十多年来不怕艰苦作斗争，一直到今天不收一分钱，并且自己出钱大力支持气功事业；3.她在北京与医院挂钩搞科研，与北京肿瘤研究所亦搞出了成绩；4.关于她的出身。

1981年5月16日　星期六

今早9时，美协陈秘书长和电视台赵亮等3人到关山月家。老关和夫人在等候我，一见面像老友一样。头一句即说不知郭林就是林妹殊，说郭林是世界知名了。他的一双白内障眼求我练功治疗。他还说少年时代我是长跑专家，今日又成气功专家了。他问我他的眼睛练气功是否有效，我还未说，他夫人已和我的徒弟黄松笑联系好给他教功！

别时，关山月答应给我写我展出的书法贺礼，说展前交卷！

1981年5月17日　星期日

今天是我的画展布展日，去会场布置。

19日展出，单独玻璃框有85个，都装满了，我的大西子湖一作是在大门的正中挂的，很好，我很满意。

我的没有裱的作品全部上挂，是用木条钉好的。

我想这次如得到点稿费，回京后应把这批作品裱起来，否则日子久了会破坏作品的。

我是个穷画家，穷得无人可比，连裱画的本钱都没有。今年72岁了，真是一辈子的辛劳，但我也感谢天公对我对圣灵的培育。

1981年5月18日　星期一

下午赵亮已将请柬发出，请柬落款写着著名老画家、气功专家、辛亥革命烈士后人。

展场的半面墙大字绿底黑字写着：林妹殊（郭林）个人画展。

1981年5月19日　星期二

我万分兴奋地到达了文化公园我的展览场。

今天不接待群众，9时多，收到请柬的新闻记者渐渐到了，抓着不放地围着我。接着，郭棣恬省长和夫人、蓝秘书长、美院院长关山月、中医学院邓院长、美协主席、副主席等等都到了，我的手都握痛了，拍照，拍电视，最后美女事业家杨忠蔼到。省长后面跟着一群人，杨事业家后面也跟着一群人。还有记者、我的老同学、老朋友，总之是热热闹闹地开幕了！结果是省长选了1幅"生有碧潭"，是我的好作品，杨女先生选了3幅，吴处长也选定了1幅。

1981年5月21日　星期四

今日广东电视台小赵来车接我去看了拍画展的电视，拍了展场上我的许多作品，拍得很好。有一段我和关山月的谈心，笑声回响，久别知己又重逢的样子，还有关山月全家送我上车的镜头。我比关山月大2岁，看来我像老多了！

1981年5月23日　星期六

今日仍是全神在拍电视，是拍一套教学片，是初级功目，我主讲功理功法。

红线女要求见我，约在下星期六晚在电台见面。

1981年5月24日　星期日

今天是我的生日。

徒弟加华、松笑、兰英、泽泉、肖医生、国英等到画展场来，并带来蛋糕和长寿面，我请他们到面馆去吃长面，热热闹闹地过了生日。

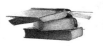

北京也来了贺电。今年的生日在自己的家乡过的，但不是自己的家，我是想家的。

晚 7 时仍去电视台拍电视，白日夜里都在忙。

1981 年 5 月 25 日　星期一

上午给癌症班上课，晚上去电视台拍电视，每夜拍一课，共有 10 课。

1981 年 5 月 27 日　星期三

给下焦的病人教脚棍。

1981 年 5 月 28 日　星期四

今天是我的画展闭幕。我亲自出马，带着 6 位比较年轻的辅导员一同去收画。郭棣恬副省长送我 1000 元稿费，这是我难得的收入。画展的费用不多，精神的收获是很大的。

1981 年 5 月 29 日　星期五

我今天给癌症班上最后一课，吐音法和脚棍都教。后期的肝癌患者老周是从澳门来的，比我早一天来。看他病情危急，需要抢救，练功 1 个月，给他教了吐音法和脚棍。今天给他最后一次查功，病情大有好转。

1981 年 5 月 30 日　星期六

世界知名的演员红线女和她的女儿经电视台的介绍要求练新气功，治疗她们的病。母女都有病，尤其红线女，她满身是病，并且四肢肌肉萎缩，她的病情不轻。

如果她们坚持苦练是能康复的。上午省委和市委各处我做 2

个小时的报告，他们都听得入神。

1981 年 5 月 31 日　星期日

早 8 时到郭副省长家辅导。他已日见疗效，每人都高兴。练功之前一双下肢都失去知觉了，王秘书说每次给他按摩，到穴位时他自觉有一丝麻感了，走起路来双脚能提高，一步步地走，郭夫人说他已见疗效。

10 时到罗范群家查功。罗书记说检查发现小肠内有小肉瘤子 2 个，我劝他狠力练，把小瘤练消才好。罗夫妇留我吃中午饭，这时来了中央统战部秘书长万景光和他夫人冯修蕙，他是肌肉萎缩（上肢）求我练功治疗，我约到北京再谈。

1981 年 6 月 2 日　星期二

在火车上，韩兰英、张加华谈起建立气功疗养院的事，我们都盼郭林气功疗养院建立。

1981 年 6 月 3 日　星期三

早 7 时 40 分到了北京火车站，副会长李则涵、倪弄畔，秘书长侯广灵和副秘书长于大元等共 200 多人手持鲜花热情洋溢地笑着接我（林晓说有似接总统一样），使我感动万分。群众爱我，我爱群众。我们拍照很多。

1981 年 6 月 4 日　星期四

典型病例高文彬来看我。见他满脸红光，相谈之下知他们天天早 3 时起练功，一天未停过，如此坚持，因此有这样的健康。他说最近工作是最忙的，这位部长谁说他是个肺癌后期患者？他已活过五年了。

后期癌病患者已过五年大关，真是可喜可贺！他说还在辅导别人呢！

1981年6月5日　星期五

今早回到地坛公园去，我被群众围着不散。肺癌班两个班长都很健康，肺癌班仍有人员62名，情况是很好的，我很高兴。我决定于星期日查功。癌症病员有300多人了。我想应做出科学数字来做细致研究！

1981年6月6日　星期六

今早接到民管局要我们搬家的好消息。我和大元二人到民管局取了钥匙，进新居看了房子。

1981年6月12日　星期五

农业科学院的气功班今天是结业礼，结业成绩报告是惊人的，一个后期的肝癌患者成绩更惊人。

1981年6月13日　星期六

今日的辅导员课我分为三个组。

1. 老年人已退休的共21人。

2. 新辅导员22人。

3. 中年组30余人。

以后星期六的课分三组：老年组下午4:30；新的5:30；中年的是6时以后。老年的老陶负责，新的于大元负责，中年的是老倪负责，分组进行活动。

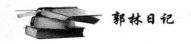

1981 年 6 月 14 日　星期日

今早地坛公园全体癌症病员大活动，我分组查功。张树云组大有成绩，有令人惊奇的效果，有突出成绩的都已交刘大夫做病例。

我再不为此而激动了，救死扶伤是我一贯的中心思想。

1981 年 6 月 15 日　星期一

北京市文化局张副局长的爱人患肺癌，让办公室小高来找我。

高文彬今早也来找我，说杨梅君来看我，并希望与我合作。

我说目前家里太乱，搬家以后再约。其实各流派不同者是难以合作的，能做朋友不能共事。高文彬也知杨老太太与我路子是不一样的。

1981 年 6 月 18 日　星期四

我教了山西人民日报总编刘山。他胃癌做了手术，身体恢复不了，人瘦如柴不能食。我给他教了新功（坐着吐音法）。今日查功，练得相当令我满意，坐功吐音法是第一次教的。

大元给一个红斑狼疮患者教了一个哈音，又教了一个淤、羽音。这是补、泻矛盾，我已纠正。

1981 年 6 月 21 日　星期日

今天在地坛公园查功，并决定派人到天津开班。

1981 年 6 月 22 日　星期一

吕炳奎局长来信，介绍电子局副局长张橤来学功医疗胃癌。他是手术以后的。吕信中写，因他已无法可施，只能求于我。看来他是十分相信我了。

1981 年 6 月 23 日　星期二

昨天中医研究院杂志仁老大夫来谈，他们的书记要他来约我面谈，是他们组织中医练气功的科研，想得到我的支持。气功科学研究是好事，我当参加。

1981 年 6 月 26 日　星期五

肺癌的典型病例高文彬和钱信沙医生来家贺我新居之顺利迁入。他们是我乔迁贺喜的第一人。他未忘了救他之恩。新居我还算满意，乐也！

1981 年 6 月 28 日　星期日

今早 4 时多出门，走 40 分钟才到车站，到地坛公园已经过 6 时了。我仍争取练了一套慢步行功。很快到 8 时上课时间，为给各班查功，忙得我 5 分钟空闲都没有。

陶秉福、李平、倪弄畔来我家座谈关于郭林新气功疗法成立研究所的事，已决定在 8 月 1 日开成立大会。

1981 年 7 月 1 日　星期三

于大元从天津回来，汇报那里的胜利情况。谈话中听他去过好多家，都请他吃饭喝酒，这是我所不满意的，但有些成绩是可以肯定的。

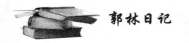

1981 年 7 月 2 日　星期四

体育出版社高云来信说：

1. 她已去北戴河疗养。

2. 有两位美国人要访我，商谈合作事宜。我不知她们来谈什么合作事，可能是讲学或出版的事。

1981 年 7 月 3 日　星期五

今天决定李素芳往天津教癌症班。

1981 年 7 月 4 日　星期六

今天是辅导员早班在紫竹院上课，我应起带头作用，不怕风雨，明知路远行者难，为了磨炼自己更有坚强的意志，照样冒雨行，难行之苦有知。自己 70 岁以上了，确不比年轻时了。

1981 年 7 月 6 日　星期一

清华大学工会主席及卫生处的负责大夫共来了 3 人，谈了一小时以上，决定：

1. 下期学习班 8 月中开始，7 月中至 8 月中自练，癌班不停辅导，继续派人去。

2. 中级班有 70 多名，下期继续辅导。初级班现有 290 人暂无辅导，自练。

1981 年 7 月 8 日　星期三

我每天早晨在公园给病人辅导，真是累得精疲力竭。

我总是咬牙坚持的，我亦有些困难，老了而信心不足了！

1981 年 7 月 9 日　星期四

今早带着一批辅导员到清华大学去讲课，这一期成绩还是相当好，院方很是满意。

1981 年 7 月 11 日　星期六

早晨辅导员早班在紫竹院上课。我分为两班，一是辅导癌病员，一是慢性病，二组共有 30 多人。我教基本功，纠正其势子，希望能培养一批好的辅导员。

晚上给全体辅导员上课，首先让倪弄畔给他们做思想工作。

1981 年 7 月 12 日　星期日

今早我到地坛公园去辅导。德国人来了，深入癌症病员了解情况。他们见我时都感到万分惊奇，还说治好病员，为什么一分钱都不要？

我给他说，我的辅导员都是不要钱义务辅导的。他说你写一篇文字，领了诺贝尔奖金，给一部分辅导员多么好呀！他总觉得这么做是傻人。他也取笑我傻。

曹里怀司令员和他的夫人梁明也来家看我，谈起体委荣高棠应该关心气功治疗的事。他夫妇说收集好文件让他们交给他。

1981 年 7 月 14 日　星期二

丹利今天来家，我介绍他去访李逢春。德国投资的代办来访，他谈了关于我们未来的计划，煮的是无米粥。

1981 年 7 月 17 日　星期五

辅导员亦不够用，如何是好。今天停止报名，8 月再说。在

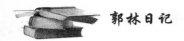

紫竹院我还不到一个月，病员似洪水一样流入紫竹园，现在唯一重要的是培训辅导员。

1981 年 7 月 18 日　星期六

早晨在紫竹院给辅导员教课，教课弄得满脸满身都是汗水。学员是很积极的，50 人都带着汗水上课。天热真苦人！

晚 7 时在植物研究所给辅导员老班上课，苦热之情况一言难尽。9 时下课。

1981 年 7 月 19 日　星期日

上海同济大学再次来信邀请我去讲课。

1981 年 7 月 20 日　星期一

陶、李二人愿意赴沪，只有教功的学员尚未安排好。

1981 年 7 月 21 日　星期二

王亚洲今天和王和春来找我了，他们二人愿意去上海服务。我很高兴。一男一女，亚洲是得癌症后痊愈的，和春是教慢功的。

1981 年 7 月 27 日　星期一

今早将财神到的事和老倪、老李、老陶三人在紫竹院湖边谈，并约他们 3 位老同志约会老许。大家一致意见，晚 7 时在我家里会谈，老许具体谈出我的著作。

1981 年 7 月 28 日　星期二

气功协会定于 8 月中召开，气功专家有 100 余人，定在保定召开。

1981 年 8 月 2 日　星期日

癌症班今天在地坛公园又开了新班。现在有 10 个癌症班，地坛公园 6 个、紫竹院 4 个，其中有一共同点，病都是判了"死刑"的，医院推出门不要的。我自己下工夫，以作临床实验科学研究。

1981 年 8 月 6 日　星期四

韩兰英从广州来，汇报了广州癌症班 3 个月来的情况。

全班 50 人死了 2 人。癌症中的肺癌 12 人是市九医院挂钩搞科研的，12 人都是好转，其中 7 人有明显效果。

1981 年 8 月 8 日　星期六

广州市副市长罗范群书记和他的夫人来家访问，并约我明天在地坛给他们查功。他夫妇给我带来一种礼——洋来万年青，我很高兴。

1981 年 8 月 9 日　星期日

罗范群夫妇到地坛公园查功之后我给他们加了功，罗书记加上吐音功，吐"哈"音，他夫人因肾病加肾吐音。

1981 年 8 月 11 日　星期二

老陶来谈，安徽出版社老任 13 日至 14 日两天来京进行三天校稿工作，是修订稿，以备明年春季参加评比的。

1981 年 8 月 13 日　星期四

汉口气功学会带来我讲课的材料，要求我笔阅。要我审阅真

是一件难事，我抽不出时间将如何是好？

1981年8月24日　星期一

老陶、李平、刘大夫、郭大夫来家开个小会，决定由老陶写总结，以备在大会上报告，刘大夫选出典型而有住院证明的病例做报告。典型病例真不少，癌症病恢复得相当好，总结报告是精彩的，但付出的是十多年来一日不息的辛劳。

1981年8月25日　星期二

吕局长介绍的癌患者姓葛，昨天已派人在紫竹院教功。他是肺癌转移至淋巴，还要苦练才有希望。因已是晚期，他自己若能配合，才会有所救。

1981年8月26日　星期三

徐仲是与肖医生同来学功。今天我给他二人教的是坐功，接受还算快，但怕离去之后自己出花样引起偏差，这就难说了。

意念活动导引是主要的。

老倪汇报万事开头难，最初万事不顺，最后还是顺利而归，并且是得胜而归的。

林海说，北京对郭林不利，到上海来我们欢迎她，并有土地一块随她建！

1981年8月28日　星期五

全国气功大会已定老陶、老倪和我三人参加。

1981年8月31日　星期一

肺癌晚期患者高文彬今天来看我，今天是他再生的五周年纪念日，他还未忘情于我。我说他还得有计划地努力，达到 10 个五周年纪念。他笑了！

1981 年 9 月 1 日　星期二

武汉气功研究会会长老具和秘书小李来，要求给他们出版的郭林讲课的材料审稿。出版一件东西是并不容易，费神得很。上海自然杂志的朱怡怡也来要求把"五禽"图审查后出版。

1981 年 9 月 2 日　星期三

人民体育出版社的高云把两位新加坡来的华侨（女的）带来，要求教功自疗。我推迟到"气大"开完之后我才有空，在北京安排她教功的机会。

1981 年 9 月 4 日　星期五

徐仲和、肖医生来学功，住在我家已 20 天了。我给他俩教了 5 套功。决定明天离京返港。老徐回港之后将组织财团来支持我的气功事业，不管是否有所成，既或只是一个希望，亦暂可自慰。

1981 年 9 月 6 日　星期日

今天庄保庆和阿夹夫妇到我家，他们是到京和政府签约的。老庄要成功一件大事。成立深圳东方明珠交流技术公司，老庄是董事长，投资 27 亿美元，他来京已签成合约，并见了方毅了。带来文件及深圳地图给我看，约请我为该公司建的气功疗养院院长，我已应约。和他们拍了照而离去。

1981 年 9 月 7 日　星期一

中华全国中医学会气功科学研究会第一届委员会，通知我明

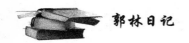

日去保定开会。

1981 年 9 月 8 日　星期二

4 人早 8 时 50 分的快车起程离京到保定。

1981 年 9 月 9 日　星期三

大会在 8 时正式开幕，共 200 人左右。气功师是从各地来的，吕局长是大会主席，他做了大会报告。

全国的"第一流气功师"我是其中的一个，共有 6 人，我是第一个。

1981 年 9 月 10 日　星期四

今天大会是科学报告会，好多单位都做了报告，我在主席台上。

看来在大会中我是出色的。顾涵森也从上海赶到，她也做了报告，但每人的报告只限 10 分钟，匆匆忙忙讲不出什么。

1981 年 9 月 11 日　星期五

今早是讨论小组名单，我被写在名单上的——郭林顾问，我满意这个角色，不必干什么事，我愿意轻松，我要多练功的。

1981 年 9 月 12 日　星期六

选举时张明武当了顾问，老陶也当委员了。

1981 年 9 月 15 日　星期二

西安要我去辅导。我目前不想出门了，先把北京好好整一下，否则老出外搞，把基地搞坏了更不好。

1981年9月17日　星期四

老倪汇报气功大会精神——以科研及团结二者为中心。老陶补充。

1981年9月19日　星期六

老倪传达"气功"大会的精神。老倪严肃认真还好，不料老陶忽然意外批判张加华前前后后的错误和缺点，就是参加大会要票的事。老陶小事大做，真使人扰乱心神。

大会是讲团结的，而他今夜搞不团结，又是一场不开心的事。

我制止张加华发言，我要求下星期开会她先发言。

这是一场不团结的事，多么使人不愉快。

1981年9月20日　星期日

今天到地坛公园见李平，深谈昨夜大会的事，李平意见应先开小会，加华是有错误，小会帮助她，可以不必小题大做而影响全面。

1981年9月22日　星期二

中午到达天津，在车站接我有数十人，有文化宫领头张主任、王虹等，还有我派去的李素芳、李素兰二人。他们献给我鲜花一束，集体照了很多像。李素兰快乐地流着两行汗水。下午休息。晚上给王虹等人个别查功，他们成效突出，是意料之外的大收成。

1981 年 9 月 23 日　星期三

住在文化宫，5 时起床到后院练功。这是皇宫式的古老大四合院，四边外墙有树木，清静，空气清新，是很好的练功的地方。

6 时半，病员只有一部分来求查功，都是查吐音的，8 时之前来查吐音的有 30 多名，一个个细查到 8 时开会。这是总结大会，癌症病员共 80 人，有 16 人没有到。今天到的 64 人中仅有 7 人未见成效，其他的都大有成效。今天的总结很出色，肯定气功治癌是有效果的。

王虹报告完了，我给病员回答问题直至 12 时散会。下午 3 时离津返北京。

晚上，新加坡的一位中医从广州来见我。他今早到京，今夜见我之后即赴穗返新，是来找我合作治癌的。

1981 年 9 月 28 日　星期一

高文彬今早高高兴兴地来紫竹院告我，他今年正是 60 大寿，10 月 3 日是他的 60 诞辰，亦是过五年大关的日子了。他说要好好干气功的事业。张化练功后没有住过医院。张化和高文彬亦表态加入气功行列干事，这是出于肺腑之言。

1981 年 9 月 29 日　星期二

大元跑来告诉我，租得 5 间房子，是在八一湖那边，想在那儿搞起来，20 元一月房租，我没有意见。

研究所是没有这么容易搞起来的，层层是关。

1981 年 9 月 30 日　星期三

明天是节日，我让小单给高文彬送去酒 2 瓶，点心 1 盒。这是我 5 年之前规定过 5 年后才许他喝酒。小单回来说已经过 5 年了，不想喝了。他是这么说的，他的命已被气功抢回来了。

1981 年 10 月 1 日　星期四

上午 10 时许，张兆云到我家谈关于气功的工作问题，谈有 5 个小时之久，我受了许多启发。

1981 年 10 月 2 日　星期五

有一年多与李光仁没有见面了，今天来访。相谈之下看他比练功之前健康了，胖了，又年轻了，他告我他已 63 岁，我比他大 10 年。

1981 年 10 月 3 日　星期六

夜 9 时高文彬送来词一首，今天是他的 60 寿辰：

> 丙辰得沉疴，
> 绝处何寻寿。
> 老师施神功，
> 才逾六十寿。
> 感亦新气功，
> 衷心敬微酬。

向郭老师致意

高文彬
1981 年 10 月 3 日

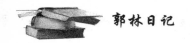

1981 年 10 月 4 日　星期日

小单来说，定做了一辆三轮车，价值 500 元，这一下我算是有车阶级了。是为我每天去练功和给辅导员讲学的，省时间了。

1981 年 10 月 8 日　星期四

我在紫竹院的 3 个月以来，癌症病员已经有 6 个班，200 名以上，慢性病者有 100 名以上。

冬季不招收病员了。暂停止收病员，以整理内部。

1981 年 10 月 9 日　星期五

画院传达室告诉我，全国政协找了我两天，送请柬邀我参加大会。

请我在家等候，车到时来接。3 时半我与范书记到达人民大会堂，小汽车一辆接一辆地到来。会堂严肃得很。我的座位是后 3 区 39 排 41 号，服务员送我到位之后不久铃响开会。奏国歌的时候我泪从眼眶而出。过万人的大会流泪的可能仅仅我一人，但谁也没有像这样和大会的深切联系。我父亲为国捐躯 70 年了，我和母亲 70 年来流光了眼泪。

1981 年 10 月 13 日　星期二

岳荣富今天忽然从南京到家来见，他强壮的样子使我高兴得说不出话。我们双手握紧了，我说："好呀！好呀！"他说"谢谢老师！我的救命恩人！"

他笑着我也笑。我们坐下来，他给我汇报："我痊愈了。"

经过各大医院医生会诊复查，拍照多次，两肺清晰，全无怀疑点。各医院无不相信"郭林能用气功治癌"。

1981年10月15日　星期四

老岳来告知，他到高文彬家，两人是同病，今天同样从最危险之中抢得了生命，保住了健康。他们互相取经交换意见，他们都非常愉快。肺癌病者对我来说，只要他能苦练，是不成问题的。

1981年10月17日　星期六

沈阳市委书记的夫人艾森来了。她是两年前患胃瘤，我给教功治愈了。今天来和老岳都参加了会。今天我安排了几件事：

1. 每月3次教功、1次开会。

2. 四松、八段锦、坐功3个组。

老的辅导员学坐功；中年的学八段锦；年轻辅导员学四松功。辛得禄教四松；小单教八段锦；坐功由我自己抓。

1981年10月20日　星期二

艾森从东北来想请我查功。两年前她胃里长了三个肉瘤，练功后全部消失了。今因工作下乡，劳累过度又犯心脏病。我本来是自己给她查功的，因搞创作忙，让小单先给她查，过两天我自己给她查。

1981年10月21日　星期三

清华大学刘泰（工会主席）和小张来约请我，去给癌症班查一次功及带辅导员去查中级四松功，决定于下周星期四上午7时半来车接我们。

1981 年 10 月 22 日　星期四

今晚 7 时我教坐功，是在我家里教。我讲了坐功的不容易，是意念活动导引的功目，如思想杂念过于复杂是不适合练这种功目的。并且练坐功不能放弃行功，否则保健未得益，反而先受害。

1981 年 10 月 23 日　星期五

因冬季来了，许多癌病人在这里生活太艰苦，没有条件住下去，我只好动员他们暂时回去，明春再来。

一般都是经济问题。

1981 年 10 月 24 日　星期六

今天是辅导员四松班开学，共有 36 人。他们能坚持下去，不但是学，学了还要练，真练好了是多多有益。若是他们只是学而不练是没有好处的。

1981 年 10 月 25 日　星期日

今早在地坛公园，患肺癌而得救者高文彬、南京岳荣富讲他们病愈的经过，高文彬也通过两次医院检查是两肺清晰了，老岳也是两肺清晰了。

1981 年 10 月 30 日　星期五

在紫竹院辅导 10 月班的癌症病人已超 40 名了。我不许超 40 人，因人多教学质量提不高。这几日许多患者都是外地来的，在这近于隆冬的时候住在旅社的病人多么不便。

1981 年 10 月 31 日　星期六

上海第二医学院瑞金医院刘德傅医生来访。

刘德傅医生是负责妇产科的。说妇产科癌症病人找不着治癌的办法，产妇或产后的癌症十死不得一生。刘医生特从上海来与我商讨如何能给产妇治癌。我对刘医生说，只好派人来学习，半年期间治癌功式可以学得治癌功。但我声明必须辨证施治，根据病情而治是比较困难的，这就不是半年或一年的事了！

1981 年 11 月 2 日　星期一

艾森是辽宁省钢铁书记沈越的爱人，因这位钢铁战士太忙而劳累。我给艾森教了全套保健辅助功，是床上的功，艾森给他做的，望他好而为之。

1981 年 11 月 4 日　星期三

老陶来找我商谈关于安徽出版我的书的问题，老陶想独自整理我的癌症和慢性病的稿子。

1981 年 11 月 6 日　星期五

我不准备到任何外地了，我必须蹲在北京搞科研，做出一点成绩。我让大元去。大元今天和四川长途电话联系，看情况如何。

1981 年 11 月 7 日　星期六

今天在辅导员班里作报告，决定 1982 年我自己抓癌症中级班。在 1982 年 1 月第一个星期日开学，第一个疗程学完了的癌症病员可开始登记。我坚决吃苦抓科研，这些癌症病员是我科研的对象，必须要有科学的数字才能说服人。

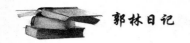

1981 年 11 月 8 日　星期日

广东省电视局副局长杨繁因肺癌来访，他和秘书及爱人来我家等候有 3 小时之久。

1981 年 11 月 9 日　星期一

今早杨局长和他的秘书到紫竹院来学功，我派张时勇辅导。今早只学了一个自然行功，我给他安排了功时是每次 30 分钟要练 3 次。

1981 年 11 月 10 日　星期二

今日收到松笑寄来的广播节目报，说明播放郭林新气功教学片，每周放 2 次共 9 课，要播放一个多月才播完。我讲的功课，功法是用广东语言，肯定将来适合输出港澳和外国的。

1981 年 11 月 11 日　星期三

杨繁局长今天开始教功治疗，他很积极，接受还算快，看来是很有希望的。

1981 年 11 月 12 日　星期四

雷久南，美国研究肿瘤的博士。通过科学院找我单位，得到林晓电话，特约来访我，联系一些他们科学练功治疗而成功的经验。她约星期日到地坛公园直接向癌症病人访问。

1981 年 11 月 14 日　星期六

近几天来病员来得很多，都是重病号，外地的重病号是严冬也不能不来，尤其患肝癌的不少。

1981 年 11 月 15 日　星期日

雷久南这位美国博士对我的气功治癌大有兴趣。今早到地坛公园来访问了许多病人，都是癌症患者，并拍了许多照片。他还带来一个美国的副教授，说还要来访。

1981 年 11 月 16 日　星期一

今日第一天进入寒冬，雪花飘飘，在紫竹院湖面上不停地飞舞。杨局长及高文彬来，我给老杨进行了通经接气的功法，是通肺经而止咳的。

1981 年 11 月 17 日　星期二

今天闭门创作，不接见任何人，这种机会太少了。
今天画的是鼓浪屿的日光岩。

1981 年 11 月 19 日　星期四

栾志仁大夫来访，具体谈组织气功科学研究的事，是在中医研究院内挂钩组织的。我同意他的组织并支持他。

1981 年 11 月 20 日　星期五

偶然活动中右肋骨受伤，十分疼痛，右手受影响，但仍去紫竹园辅导。

1981 年 11 月 23 日　星期一

天津点的王虹到，商谈是否可派辅导员去办第二期的癌症班。第一期是有成绩的，但文化宫怕病员带来坏的空气影响到别的活动。

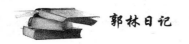

1981 年 11 月 25 日　星期三

王新华说台长已批准于 12 月 13 日重放我的大片（气功五禽戏），和我商谈有什么改正。我说："章明元，一个后期的肝癌病者判了死刑活不到 3 个月，而我维持了她 3 年 7 个月，但因换中医，不到一个月即腹水不能起床，终于结束了生命（气功维持她的存活期三年多）。总是想起她而心痛。

"五禽戏"是 1980 年 8 月 2 日播放，至今有 1 年多了，重放当然是一件大喜事。

1981 年 11 月 26 日　星期四

王虹来谈关于开设新站点事，我支持她开。她说考虑到经济问题，不能请两个辅导员。她提出想请以前教功的李素芳一人，她本人当助手。我同意了她的意见。

1981 年 11 月 27 日　星期五

杨局长的夫人告我，前几天在肿瘤医院检查，他的肿瘤已缩小了，夫人高兴得满脸微笑。我说这是杨局长苦练进步的成绩，今后还得努力。练功必定为一辈子的事！

1981 年 11 月 28 日　星期六

小夏来了，说湖北省气功学会决定出版我的讲学资料及我的 136 题，听课群众提问我当时即回答的问题，还刊登许许多多读者的来信。这本小册子面世，学功治疗的患者皆大欢喜。

1981 年 11 月 29 日　星期日

美国博士雷久南和杨教授到地坛公园，我约请她们明天中午在我家小膳。雷久南还和她的爱人同来，她爱人是从欧州来的，明天即离我国。

曹里怀约请我去他家吃晚饭，他夫妇对我说："应该积极组织疗养院或科研所嘛！"他不知道我们的重重困难。

1981 年 11 月 30 日　星期一

阿夹忽然到达，是来报喜的，说我们和中央已签订合约了。

国家出地，建设者出钱，甲乙两方政府为甲，财团投资者为乙方，利润分配：政府 30%，出资方 60%，另有 10% 是给主要工作的人物。气功疗养院确定我为院长，其中我之一部分，即 10%。

我的思想并不在谋利，多大的也将是归于气功事业的发展，这是一件好事。

1981 年 12 月 2 日　星期三

柯岩患心脏病到紫竹院访我，是寒夏介绍给我。她的作品很有名，我还没有拜读。

1981 年 12 月 4 日　星期五

胡德明持有河北省中医学院的介绍信来邀我到石家庄讲学，并想开展新气功。我当然欢迎他开展新气功工作，但我谢绝了他们热诚的邀请，想派徒弟们去。他表示很失望，我亦无可奈何。

1981 年 12 月 7 日　星期一

程一鸣老先生来京开会，但一条腿是不能放下，只能扶杖行走。但他决心很大，今早来紫竹院学功治疗，半步半步地学行。不过无法确定他能否坚持下去？

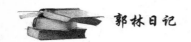

画院党委陈日新介绍一位科学院文学研究所的副所长患食道癌的吴伯箫来学功治疗。但今天我还没有和陈联系上,不知患者能否坚持苦练,练功治疗是从苦练苦学中修效果的。

中央党校来人邀我去讲课,我想这一课不好推了。

1981 年 12 月 8 日　星期二

杨容显书记想见我,对乡亲是有特殊的好感。

今夜访他未见,外出了,真是憾事,明天他又要离京了。

1981 年 12 月 9 日　星期三

柯岩到紫竹院来和我谈了,她有心脏病,过些时候出了医院(现住空军总院),天天都可来公园找我学功。

寒夏到我家来,说柯岩要为我写报道找资料。先说要找群众来信,我给她搬出一大箱,只是群众来信的一部分。她看了喊着,这么多怎么办、怎么办?

我实在连看信的时间都没有,你爱怎办就怎办。

1981 年 12 月 10 日　星期四

下午 6 时 20 分,中央党校派小卧车接我到中央党校,教育科张科长等接待我,听课的坐满整个礼堂,我讲了些功理功法。

1981 年 12 月 12 日　星期六

科学院文学研究所副所长吴伯箫是肺癌,已转移了,是画院党委介绍来的,我约他星期一到紫竹院来。所长现已 75 岁了,自己还不知道是癌症。杨繁天天做化疗,我急赶着给他加功。

1981年12月13日　星期日

我的气功五禽戏是1978年拍摄的，共60分钟。今天下午3时是第二次放映。今天到我这里来看电视的有斯里兰卡专家，是外语学院的教授，他也是学我的功法的，心脏病颇有疗效。

电视台、主任导演王新华也来我家看，下午热热闹闹的，还有小何夫妇，热闹得好像过节一样。

1981年12月16日　星期三

肝癌患者高荣轩是开封供销学校的党委书记，8个月之前医院作检查，证实为肝癌。练功治疗8个月，今次来京检查，病灶已缩小70%。

1981年12月17日　星期四

我和小单、小何大雪中在小河畔练功，归来时满身雪花。今天我能安静阅读一整天，是我之福也！

1981年12月21日　星期一

科学院文学研究所所长老关来用功治疗，但同时他还全用艾治，这与气功练习有矛盾，推拿病灶法，这对我们气功治疗确有难处了。

1981年12月22日　星期二

杨繁的肺癌在日坛医院化疗了50天，今天他完成了50天化疗的任务，当然这是与气功有关系的。在50天的化疗之中，我使用了气功帮助他维持，他顺利过了这关。

今天来紫竹院要求给他全查，花了我半天时间。但他是苦练

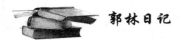

而成功的。在 50 天的苦苦化疗之中他没有一天缺练，全部功学得不错，练得也不错。

1981 年 12 月 24 日　星期四

今天接到小华从美国来信，报告她的健康情况，使我万分高兴。我鼓励她要坚持练功，否则是会反复的。她给我寄来照片两张，看来是很健康的。

1981 年 12 月 25 日　星期五

高文彬、杨繁局长、范书记、老孔等都来拜年。高文彬非常非常地健壮，人人都把他看作是癌症患者的"红明星"，都向他取经。

1981 年 12 月 26 日　星期六

今天下午 7 时在我家开 1982 年工作的第二次会议，选出的 5 个科研组的组长都到了，大致分为肝病组、心脏病组、癌症的肺癌组、多种癌患组及"再生"组。

1981 年 12 月 28 日　星期一

葛娴第二次访高文彬稿，今天在《体育报》见面了！

我昨天在紫竹院见了老高，确实是越来越健壮，已经过 5 年大关了，他仍坚持苦练功。他最近在医院又做了一次检查，全部健康指标正常。

肺癌病者北京的高文彬、南京的岳荣富、四川的万倪文三者确实是练气功治疗的典型病例，无一虚假。

1981 年 12 月 31 日　星期四

曹里怀司令员今天来访要求查功。今天教他一新功，治其肾虚之病。他如坚持练是有效的

今天是 1981 年最后一天了。

1982 年是我新气功疗法攀登高峰的一年，但愿有所成。我当努力！

1981 年除夕 12 时正，阳气正上升了！

1982 年

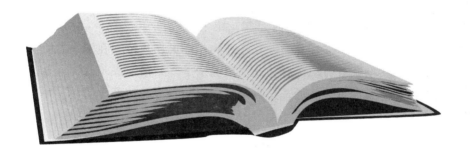

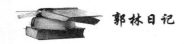

1982 年 1 月 5 日　星期二

老郭前几天咳得厉害，给他教了吐音法，今天见好些。他说胸部舒服了，但淋巴有一小块肿物，经一段吐音肯定是会消失的。

1982 年 1 月 7 日　星期四

黄裔（北京画院院长王雪涛介绍来的）是贲门癌，手术后无效。今天他自己来访，把病情汇报了，并写了一篇短文交给体育报，是谈他练功的成果。他已是 70 岁的老人了。

1982 年 1 月 8 日　星期五

柯岩有心脏病和其他的一些杂病，今天和几位同在航空总院医治的病友到紫竹院来查功。寒夏也来了。她请寒夏来我家向我索取和周总理有关的通信材料，她以之写报道。我并不想做什么扩大宣传了，应该脚踏实地努力搞科研而充实自己才是正道。

1982 年 1 月 9 日　星期六

曹首长来信说，本星期二或在星期四上午来请我查功。他是否坚持我教的功目？如真正坚持，当能长寿。

1982 年 1 月 12 日　星期二

曹里怀首长上午来查功，我教给他一套老年松腰功，他学得认真。他说学气功已 2 年多，没有任何病，一双腿都有劲，打起球像年轻人。他决心一直练下去。

下午 7 时到礼堂去给辅导员上中级课。今天是第一天，定 3 个月为第一段，再 3 个月为第二段，为期半年，分为两段授课。

讲授功理功法，分为：预备功收功；自然行功；快功（行功）；
1、2、3点步行功；慢步行功；松小棍。

1982年1月13日　星期三

下午7时中央党校派小顾来接我去讲学。前两天跟我约过
的，我忘记了。到了党校之后，安主任接待说，蒋南翔副校长本
来要约我谈谈，因蒋出国去住院检查，改日他再来访我。今夜听
课者千人以上。

1982年1月18日　星期一

今天寒夏又来找我索取周总理和我相关的文件。今天我交给
了她1975年7月1日我写给总理的信件以及李济深给我写的文
件。

1982年1月22日　星期五

柯岩今天又向刘伟谈，准备一些材料给卫生部副部长黄节
看。柯岩和黄节谈到新气功疗法的事。

1982年1月25日　星期一

今天因我有专车用，去看了两个人。一是看吕炳奎局长，谈
了10多分钟，二是久未见李淑一，今天看她还在练我的手棍，
身体很好。

1982年1月29日　星期五

黄山是肺癌患者，他右肺全部割除，左肺癌细胞也已转移。
看其影片，左肺全面散开，当然是判极刑了。但练功后渐痊愈，
本月在医院作全身全面检查，身体全部正常，但左肺病灶仍未消

失。练功已有 4 个月还能活着，已经不容易了。

1982 年 1 月 30 日　星期六

四川来信汇报：四川成都肺癌病员万倪文得痊愈了。在成都开班，至今仅仅 1 年，学员已达 2000 多，建了几十个点。这使我吃惊。为了保住这位成功的癌症病员万倪文，我要派人去帮。

1982 年 2 月 9 日　星期二

中级辅导员的第三课。今天的课是"特快行功"，我把呼吸的功法及功能，呼吸与癌症的关系讲了再讲。今天的课时不长，1 小时而已，但讲的自己满意，群众也满意。

1982 年 2 月 13 日　星期六

物资局派人来联系开点的事，我同意派人去。来人今天又来汇报，没有癌症，是慢性病的 14 名。我给她两个辅导员，除要车票外，什么都不要，今天开课。

1982 年 2 月 16 日　星期二

今天是中级课第四讲。是风呼吸法一、二、三步点的行功。主要阐明：

1. 使用风呼吸法刺激中枢神经及交感神经条件反射，推动各器官加强免疫力；

2. 点步行功是通过全身经络脉畅通运行。

1982 年 2 月 19 日　星期五

今天查功，有许多病员没有练脚棍。他们都不重视这个功目，可能是教功的辅导员没有把它当做重点讲课，因此有些病员该出成绩的也出不了成绩。棍功是癌患者的重点功目。我说明下个月查功，重点查二对棍。今天查功共有 9 人。有一肠癌取得好成绩的是胡芸，癌病灶已消失了，前后三张片子我都看了。她练功有半年多。

1982 年 2 月 21 日　星期日

地坛公园今天是中级课第四讲。病员到得很齐，看来他们的积极性很高。下周是二月末了，3 个月的时间已过 2 个月了。3 个月是理论课的小结束，3 月 1 日开始教功了。

林海介绍的德国人来访。他是 32 岁的青年男子，相谈之下知道他是学瑜伽术的，练功已有 12 年之久。

1982 年 3 月 2 日　星期二

杭州《气功》杂志 1982 年第 1 期发表南京岳荣富等写的郭林新气功学习班的 48 名癌症病人的病例。这是大喜事。

1982 年 3 月 3 日　星期三

昨夜给辅导员讲中级班的第六课，是慢步行功原理和功法。马王堆顾问何宗禹也在听课，课后约其星期六上午来家详谈。

1982 年 3 月 5 日　星期五

成都老万来电报，要求于大元及老倪去帮助组织和教功。成都发展迅速，各单位及各公园都在大开班。我同意他们速去。

1982 年 3 月 6 日　星期六

今天在辅导员全体大会上我教了一套"软舌功"，腰松舌不软不会得最高效果。松了腰还要舌软才得接通任督二脉，任督二

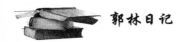

脉通畅，经络脉才得通畅，因此软舌功是必要的功目了。

1982 年 3 月 7 日　星期日

地坛公园辅导中级课，五禽戏班今天开课了。我鼓励中级病员向老师提出问题转给我，在这个星期内答复全部问题，病员很高兴。

1982 年 3 月 12 日　星期五

我老帅不能不出马了。看了老万的长信，考虑之下，我只好前往一行以应目前之急。

1982 年 3 月 13 日　星期六

今天决定我去成都。成都是肺癌痊愈的患者老万主持推行的，至今有一年多了，发展到 2000 多病员，有许多问题必须我去处理。我只好决定走一次，为了事业不怕劳苦。

1982 年 3 月 15 日　星期一

今早北京六七级大风把我刮到成都去。为了工作，十一级风亦必须行也！

小单、大王、老沈、李素芳、天仙等到车站送行。

1982 年 3 月 16 日　星期二

夜 11 时 58 分到达成都车站。接车的排成行，是辅导员老万、老陈手持鲜花，接车的还有首长，新闻记者不断地拍照。我不停地握手，使我十分激动。接到成都饭店下榻。

1982 年 3 月 18 日　　星期四

早上在南郊公园给辅导员查功，11 时结束。

今天卫生厅副厅长任长方及李春霖来访，约老万、老陈二人明天到厅里去安排我们的活动，并告诉我张华副厅长在住医院，他已见张，张说要来看我。

我上午在公园查功，晚上讲课。

1982 年 3 月 19 日　　星期五

省政协主席邵桂明来访，他是地方之主人，对我这位客人兼气功专家表示尊敬吧。

新华分社的总编刘会蒙因他的爱人一身多种疾病，练功后有很好的效果，他相信了气功，和爱人来请我查功。

1982 年 3 月 20 日　　星期六

在南郊公园给辅导员查功。今天查的是 1、2、3 点步行功。分为三组查，8 时到 10 时完成。今天老万和我商谈，原定蓉城饭店礼堂作报告能容 1200 人，但现各单位要求票数多，老万决定找大的礼堂。明天必须定日期和地点了。

1982 年 3 月 22 日　　星期一

新闻发布会：1.新闻记者招待会定于 24 日上午在新华社召开；2.中央电视台已报道我来蓉做气功学术讲学；3.已定报告地点是在锦江大饭店礼堂，能容 3000 多位，票价已定，楼下 4 角，楼上 3 角。

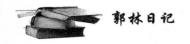

1982 年 3 月 23 日　星期二

报告会请帖及入场票今天发出，确定张加华演五禽戏。上午在南郊公园，新闻记者小杨来拍了许多辅导场面及我给张加华辅导"五禽"的照片，报告会张加华演"五禽戏"。今天新闻记者用小汽车发送出入场票。今晚开核心小组会。

1982 年 3 月 24 日　星期三

新闻记者招待会。上午 9 时在新华社二楼接待处招待新闻工作者，20 多名省电台、市电台、各报社记者及体委、特异功能研究所等都有人到了。上午 9 时谈到 12 时散会，发言很热烈，气氛是好的，很愉快。

1982 年 3 月 27 日　星期六

在南郊公园给癌症患者查功。来了许多记者给我们拍照，拍了许多我们在活动中的照片。

省电台报道了我到成都，是给了气功专家、画家、全国气功研究会顾问及辛亥烈士后代之美誉。

1982 年 3 月 28 日　星期日

在南郊公园给癌症患者查功。查功的癌患者都已经是辅导员，不是一般的病员，因此我更得细查。一是巩固他们的病情；二是让他们更好地教功。其实他们全都是没有过关的，不应该教功的。

1982 年 3 月 29 日　星期一

锦江礼堂讲大课，加华表演五禽戏。我 7 时半到了全城最高级的锦江大礼堂的休息室。许多领导来看我，真有接待不了之忙。中医院院长王雪芬亦来了，我动员她讲开场白，她很热情地接受了。此人是老干部，十分热情而真诚。

讲的大课课题：1. 新功与古功的关系；2. 新功是怎样治病的；3. 新功为什么有疗效。今天的大课很成功。

1982 年 3 月 30 日　星期二

陆军总医院来请讲课，说是司长以上的老首长想听我讲气功课，我不好推却，张力局长尤其鼓动我去为老首长服务。约好明天早 7 时来接我。

1982 年 3 月 31 日　星期三

早 6 时 30 分车已到。接我和万、陈、张，还有一些辅导员同往陆军总院。在他们的院子练功，7 时半早饭，8 时整开始讲课，礼堂不大，坐满了首长及所有的医务人员。今天讲课我换了个方式，我自己提出：首长想我讲什么，我即讲什么，按照他们的需要讲，让他们出题目如下：

1. 谈气功的功能；
2. 能治什么病？
3. 老年人的病如何治？
4. 多种病能否治？
5. 练功应注意什么？

中午 12 时讲课结束，讲课效果是很好的。

1982 年 4 月 2 日　星期五

今天是我在蓉的最后一天，昨夜在住房里挤满人，都是来告别的，如过节日般热闹，人们都有依依不舍之感。

1982 年 4 月 3 日　星期六

在火车站送行人都满眼热泪，今夜我又会在家中了，接我车的又是另一群，都是笑脸相迎，送行者给我一把鲜花，接我的又是一把鲜花。

1982 年 4 月 4 日　星期日

给中级班查功。昨天夜半才到家，还须尽早依时去给中级班查功。中级班病员全是癌患者，3 周不见面，他们依然健康存在，我很高兴。

1982 年 4 月 6 日　星期二

上海老人体委会赵昌年来信邀请去沪开点，说是在 4 月末开始，为两个月，一是癌班；二是慢性病班。上海点是要抓的。他要求我 6 月份去讲一次课。

1982 年 4 月 8 日　星期四

徐州市委第一书记派人来联系开点的事，是北京建委程震文局长介绍来的。他本人在我们这里学新气功，治疗他的心脏病，一年之后康复正常，出国赴美飞行 18 小时，回国又是 18 小时飞行，一切平安。

1982 年 4 月 10 日　星期六

老任来信，把岳荣富在北京肿瘤医院拍来的胸片给我寄了 3 张，以作我辛劳付出的纪念。

老任催促我的第二册书速写完成，他的心比我更急。

1982 年 4 月 11 日　星期日

今天中级班教的是八段锦第五段，病员共是 50 名，现已练功 3 个半月了，多见效果，应该说是可喜的。

1982 年 4 月 12 日　星期一

北戴河气功疗养院是刘贵珍主持的，在保定全国大会他曾访问过我。他年纪 60 多，练养生功，可能对癌症没太大作用，所以介绍肺癌的到紫竹院。此人说访问过高文彬，他也是不可能手术的。

1982 年 4 月 13 日　星期二

安徽老任来信催促，我的第二册书今年能否出版。其实功势都有，功目都定好了。我明天开始讲吐音功法，大约 1 个月多完成，定下的功目着笔写就行了。

《中国妇女》发表的文章是高云写的，又要照片，给寄了去。

1982 年 4 月 14 日　星期三

今天决定给老任写了一封信，说明今年肯定能完成第二册书稿，只要他能赶印，1983 年可面世。

今夜 7 时开始讲授吐音功法了。组织了 6 人小组，讲给他们以便整理。吐音法今天还算讲得好。

1982 年 4 月 16 日　星期五

多种癌症中级班患者共 11 名，不是集体查，而是一个一个查，查得很细，每人有不同程度的好转，各人都很高兴，脸上都有愉快的微笑。当然成绩是他们经苦练所取得的。

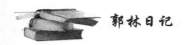

1982 年 4 月 18 日　星期日

吕炳奎局长介绍来陈云副主席长子陈元的爱人。她的肺癌已转移至脑，下肢行动失灵，有人扶才能走几步，已经是后期，看来是没有多大希望了。但他的次儿陈方又去找到高文彬同来，相谈之下，高文彬自告奋勇去陈家给病人辅导。现在陈家院子内学自然行功，并教给他们先用按摩通经络脉以壮她的下肢，能够行走了才有希望抢救她的生命。

1982 年 4 月 19 日　星期一

辽河石油勘探局职工医院派人来，邀请我去组织开设站点，用新气功疗法治病。王永芳代表今天来谈，我给她说明，先派人去协助他们医院的组织工作，然后再派人去教功。辅导员已不够用了。

1982 年 4 月 21 日　星期三

涿县来二人，同老倪一起来谈开办下胡良医院合作的事。定于 5 月 2 日开业，床位 20 张，我方报名的癌症病员已有 20 名了。

1982 年 4 月 23 日　星期五

天津点有 8 个癌症病人来查功，有 3 个是典型病例，半年功时把肿瘤练消了，其他人各有不同程度的好转。

1982 年 4 月 24 日　星期六

清华大学来人，邀请我于 5 月 10 日到校给癌症查功。癌症患者是两三年前的老病号，今年未开班。老钱是个泥沙专家，4

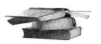

年前得癌症，通过练功一直在治疗，但其间曾出国数次，太劳累，听说现有肺转移。可惜！

1982 年 5 月 1 日　星期六

吐音法整个单元讲完了。"吐音法"讲了六个题：

1. 人体生理的定律；
2. 意念导引；
3. 呼吸导引；
4. 势子导引；
5. 辨证施治法；
6. 讨论。

内容共 60 段。

1982 年 5 月 2 日　星期日

赵六臣处长来访。老赵是北京公安交通管理处的处长。他来找我，是因他有一儿子，15 岁，跌伤了腰部，下肢失去知觉，大小便也失灵了，中西医治疗未见效。今天来访是谈他的儿子事，我积极介绍徐金生给他治疗。

1982 年 5 月 7 日　星期五

中央歌舞团演员李燕来信及电话，说有加拿大华侨想约我一谈。这位华侨已到苏杭，我如接见即飞北京，否则他不来京，由杭州回加拿大。这样热情的人我岂有不见之理，让刘桂兰联系，说明我每天 11 时至 12 时能接见客人。

1982 年 5 月 8 日　星期六

印尼华侨洪丽竹、洪明聪、陈育宁来访。洪丽竹是食道癌，

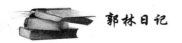

在日本经过放疗，回国找我，与其子洪明聪及外甥陈育宁等要求我教功，学一二个功目先回香港练，不久再来京学。

1982 年 5 月 9 日　星期日

今天我在地坛公园辅导，洪丽竹、陈育宁等到地坛公园学功。我交给刘桂兰辅导，教了一个功目是自然行功，最多教 3 天他们就要离京了。

1982 年 5 月 10 日　星期一

早 8 时，清华大学工会负责人老刘接我去查功，伴我走的有 15 个辅导员。清华查功的是癌症病员。上午 10 时半离开清华又回到紫竹院去给老华侨洪老辅导，教升降开合功。

1982 年 5 月 12 日　星期三

不满 30 岁的德国女子，给我看证明是语言学院的学生，来恳求练功治她的胃病，并说要研究新气功，对新气功有兴趣。我已收下来。

1982 年 5 月 13 日　星期四

陆军总后群众派钱信沙医生及另一位刘医生前来谈，他们要求派人去开展新气功疗法。我已允许，并派单长礼去辅导。病人全部是肝炎患者，我想和他们合作搞科研。

1982 年 5 月 15 日　星期六

吐音法课讲完，脚棍确定讲 2 周。吐音法的功法及脚棍都决定作为中级课程出版。安徽老任又来信促中级课早日完成。5 月份必须把这个重点课目完成才动身赴沪。我回信安徽，1982 年后半年把中级课材料交给他。

1982 年 5 月 16 日　星期日

人民日报社要求组织我们的典型病例座谈会，我已交刘桂兰负责组织好病例。人民日报社为的是想写治癌的报道文稿。

1982 年 5 月 25 日　星期二

今天下午 7 时，老岳、大元从上海来长途电话，江苏省气功研究会在无锡开成立大会，大会上老岳被选为副会长，这是一个大胜利。

大元要求我 6 月 1 日离京 2 日，先到沪，老岳在南京办了600 人的大班，要求我从上海先到南京，讲课后返回北京。

1982 年 5 月 27 日　星期四

老倪带刘伟、李昭君三人前去徐州，他们来信说慢性病班有50 人，别的病种如癌症有 10 名以上，到时可能还要多，三人去足可应付。

1982 年 5 月 28 日　星期五

岳荣富的总结报告，陆军总后开班。老岳的总结报告写得很好，师大给我打印了 40 份，准备传给癌症班，各班辅导员给病员，以鼓舞他们。高文彬今夜来过，说与陆总、钱信沙商谈，让他们开班的肝病病人张化及老龙去辅导，我同意了。

1982 年 5 月 29 日　星期六

紫竹院东门有北京市气功研究会在开班，见有找郭林的报名学功者，他们都说："这里就是郭林办的。"都接纳了。我们是

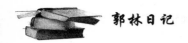

1、3、5辅导，他们也定好1、3、5辅导。现在我们定星期日在东门开班了，让找郭林的来者能见到我。

1982 年 5 月 31 日　星期一

早8时，冶金设计院来车接我去讲课。到了目的地，学员都在礼堂里等我。杜大夫、老陶、李平都来了，老杜主持会，李平管读问题，按字条回答，到11时课才完毕。

接到中华全国医学会江苏省分会的邀请书，有七个大印——单位联名的：

1. 中华全国体育总会江苏省分会；
2. 江苏省中医学会；
3. 江苏省总工会；
4. 江苏省科学技术协会；
5. 江苏省中医学院；
6. 南京工学院；
7. 中华全国中医学会江苏省分会。

1982 年 6 月 1 日　星期二

12时50分的快车离京，第二天上午8时许到沪。我是与张加华同行。到沪时还有微微细雨，但来接车的病员及领导有快200人了，拥挤得厉害。我的老友起白和保良都来接我，真是"前呼后拥"。新闻记者拍了不少照片，群众拥来拥去到我的身边拍照，真是够热烈的。

1982 年 6 月 2 日　星期三

到沪下榻于静安俱乐部。俱乐部住宿还很不错，我和加华住一所大房子，是阅览室改为我的住房，我还觉得可以。保良要我住她家，为了工作方便，还是住阅览室的改革房较好。前后来的辅导员有 5 个组，听他们的工作汇报。讨论后决定立即拍电报让北京派人来南京。南京开班 600 人以上，必须有辅导员，现在人已不够用了。

夜里安排了工作计划，我讲课 4 天（6 月 4 日、5 日、9 日、10 日讲课）。

1982 年 6 月 3 日　星期四

同济大学的魏墨奄教授是吕炳奎局长介绍来的，他是同济大学专搞仪器的。今日相谈之下，他约我去用仪器测我的"吐音法"。其实我不愿被测，后来决定看看我的吐音法的信号如何，还是做一次科学测验。

1982 年 6 月 4 日　星期五

今天早 8 时开始讲课。课堂设在静安区的礼堂，听课的是瑞金医院学员和同济大学的学员共 700 人左右。今早的课讲的、听的都感到满意。讲了 2 个小时，会场里鸦雀无声，是难得的。

可能因过于劳神，今日下午发烧，是低烧。老友周起白在照料我。已经去电报让北京派一人来沪，现由上海的辅导员抽调一个去南京。大元买了火车票明天先去南京。我决定于 11 日离沪去南京。我还有 6 天课要讲，望身体健康，以适应目前任务。

1982 年 6 月 5 日　星期六

早 8 时在俱乐部讲课，是给俱乐部、同济大学、瑞金医院三个单位讲课。至 10 时半才讲完"三题"，受到热烈的欢迎。

上海市总工会卢湾区体育场派二人持介绍信来，邀请我去开班及讲课。但我已决定离沪去南京。我没有直接拒绝，而是向来人说明天再来谈。

1982 年 6 月 6 日　星期日

早 9 时半，同济大学来车接我去查功。校长、工会主席及许多教授、副教授都出校门迎接。完成迎接的仪式，开始给他们的班查功，老班、新班、辅导员班共查了 6 个主功。我把不对的一一指出，到 11 时半才完结，大家甚为满意。

1982 年 6 月 7 日　星期一

早 7 时半中医研究所（气功研究所）来接。今天到他们那里，主要是座谈。副所长栾长利主持会，组织了几十名气功师座谈，大家发言很热烈。

1982 年 6 月 8 日　星期二

上海中医学院、中医院、气功研究所三会联合组织欢迎我的大会，并与气功师及中医大夫座谈。高山副院长、刘涛副院长主持大会，大会中请我做关于气功的报告。会后张加华表演五禽戏。12 时许才送回住处。

1982 年 6 月 9 日　星期三

卢湾区老人协会邀请我去讲课。下午 7 时来车接。卢湾区是个好地方，花园够大，是练功的好地方。他们组织了上海一大批老气功师，非常热情地招待我。大约有 100 人左右，都是一帮有水平的高级知识分子，是离休的老干部、医生、气功师等。要求介绍新气功的重要功理功法，还要求我介绍治癌症的情况。我很简单地谈到了 9 时许结束。

负责人和我相谈，他们决定在这个月开班，要求我派辅导员。

1982 年 6 月 11 日　星期五

做了一件一生从未做过的大的科学实验。前几天约好魏墨奄教授，他是声电子学的专家，而且在本国是第一流的。他约我电测我的吐音法，地点是在同济大学，时间是上午 8 时半。设备非常庞大，是最新的，有生以来从未见闻。这次电学测验，使我得到从未有过的科学知识，我感到愉快和幸福。

声谱分析我的发音频率高的是 12700，最低的是 15。照倪教授（他是当日具体执行实验的）说，测过的歌唱家的高音都未达到过这个高频率的水平。

1982 年 6 月 12 日　星期六

今日下午 4 时到南京，中医医院院长李国光、副院长李文亮、南京中医学院院长周仲英、副院长张治华、江苏省中医学会秘书长、中西医结合研究会会长、中医研究所副所长等等会面于招待会上。彭政委夫人来，明早给彭政委查功，他是直肠癌，岳荣富教功已 8 个月，效果很好。

1982 年 6 月 15 日　星期二

讲课在南京工业学院大礼堂举行。第一天的大课，2000 多听众，发出了 2000 多张票，还有无票而站的，满场了。我讲课之后，张加华表演"五禽戏"，博得群众数次热烈掌声。我给"五禽戏"作解说的时候，更是不断地掌声。我退场的时候，听众在礼堂两边排队送我，一直排到上小车的车门。

1982 年 6 月 18 日　星期五

电视台来录音、录像。今天 6 时起在莫愁湖录像，10 时后

又在南工礼堂录我的讲课，后又录中医院李院长牵头的座谈会。

1982 年 6 月 21 日　星期一

省委第一书记的夫人顾逸苹，今天因心脏病来求练功治疗，并带了 4 位老战友同时来，都是有病的，都是老干部的夫人。我全交给刘顺美去辅导。

1982 年 6 月 22 日　星期二

中医医院的院长李国光及副院长、秘书长、中医研究所长在中医院招待外宾厅设宴给我送行，并在宴中看电视，7 时 30 分开始播放，拍得很好。拍了我讲课的群众大场面，数千群众上镜头。在莫愁湖拍我的辅导，辅导内容是：1.定步功；2.升降开合；3.慢步行功。第三段是拍在中医院的座谈会。

1982 年 6 月 23 日　星期三

讲课结束离开南京。李国光中医院院长送我丝织锦旗"松鹤"。早上上了最后一课。下午 6 时 50 分快车离南京。岳荣富爱人护送我回北京。

1982 年 6 月 29 日　星期二

沈阳艾森来信及派人来请我去沈阳查功，约我 7 月中旬去，我还未定下来。今早有桂林来的罗正仙拿着介绍信来谈，我本想不再外出，抽时间积极医疗我的伤足，但她们体委和科协热情邀我，暂定 10 月初可去。

中央电视台日本部的女译员来访，说日本访华代表团来中国了解中医、针灸、气功，但点名访郭林。联系的是刘勇玉，来约见面。第一次在我家，夜 7 时刘勇玉引日本人佐藤来访，并约好

7月1日上午8时在紫竹院西南门等他，给我拍一些练气功的照片。

1982年7月1日　星期四

今早8时，电视台日本国际部带来的日本佐藤访问团来访，共5个人，译员2人，是到紫竹院拍了一些我示范的治疗高血压及肺癌的功法。他们对我的功很感兴趣，交谈有两个多小时。佐藤说要再来访。

1982年7月2日　星期五

桂林人民政府的罗正仙科长来约请我前往桂林。早上吕炳奎局长介绍两名加拿大学医的外国人来访。

1982年7月11日　星期日

上午8时师大来车接我去讲课。很久没有去师大讲课了。我说很久没有时间回老家探亲，变得疏远了，但是学员还是很亲密的。讲了两个小时，大家都还有依依不舍之感，我说今后还得来，大家热烈鼓掌。

1982年7月12日　星期一

艾森来信邀请我为客座专员（辽、黑、吉三省办研究院）。我把信让小单送给吕局长，看他对这个问题有何意见。

1982年7月13日　星期二

柯岩写的《癌症≠死亡》今天在北京文学出版社出版了。三万多字，是报告文学，并送我10本，写的主人公是郭林。

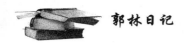

1982 年 7 月 16 日　星期五

老沈从涿县回来，县里要求去讲一大课。老沈说明涿县方面要求我去讲课，我既然要去小医院查功，一并讲课也可以。现我定星期三上午 7 时去，到了即给病人查功，星期四上午讲课，讲毕即归。

1982 年 7 月 21 日　星期三

上午 7 时半老沈带涿县小医院的院长来接我。9 时我到了"下胡良"公社的中医西医新气功结合的防治研究院；10 时我开始给病员查功，到 12 时只进行了查功病员的半数。下午 4 时正副县长 4 人、卫生局 4 位正副局长及区委正副主任、科长等 30 多位领导来看我，宴会后座谈，10 时多才散。

1982 年 7 月 22 日　星期四

昨夜与领导座谈会上我强调，领导不支持寸步难行。我们只是以小小的本事来为人民服务，小医院的发展还要靠领导支持，但小医院中西医气功三结合防治癌症方向是对头的。县长们发言都说一定支持小医院的发展，并说攻破治癌的难关是世界的大事，是祖国的光荣。看这班领导是重视气功的。他们还说要办慢性病班。

昨天早上是给各单位的干部和领导 100 多人讲课，内容：1. 新气功的来由；2. 新气功为什么能治病？12 时给病员查功，下午返京。

1982 年 7 月 24 日　星期五

倪万琛、魏墨奄教授把在上海给我进行吐音测验的图解都寄

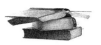

来了，他们万分负责，我万分高兴！但不知如何感谢。

1982 年 7 月 29 日　星期四

炳奎会长来信。看了沈阳的信，我很高兴，如能实现就太理想了。祝成功！由此看来他支持沈阳搞的事。

1982 年 8 月 9 日　星期一

来了两位外宾。一是泰国的商人老板，患鼻癌，还有一位是马来西亚的，患鼻癌，他们是来学气功治疗的。

1982 年 8 月 12 日　星期四

吕炳奎会长给我来信说，我这次应该去辽宁省活动，是气功事业的好机会。我决定于本月 16 日启程。

1982 年 8 月 13 日　星期五

雷博士从美国来信，万分诚恳地要求申请出访，那边的经费全不成问题。说那边的爱好气功者要我越早越好，讲学半年。

1982 年 8 月 16 日　星期一

车票买好，是下午 4 点 48 分的。我带去 3 人：刘桂兰、单长礼、张加华。我和刘桂兰是软卧，他们是硬卧。深夜 3 时许到目的地。来接车的有范杰及其他 5 个领导人。晚 7 时开个座谈会，是领导班子的。到会的有市委李书记（李维汉的儿子）、中医研究所所长、中医学院茹院长、市科协齐瑛、市体委主任王主任、卫生局负责人、医学会负责人等等。

1982 年 8 月 17 日　星期二

辽宁省的第一天,雨未停。7 时座谈会开始,市委书记李铁映依时到,艾森和省体委、卫生局、科协等部门的负责人都到了。

1982 年 8 月 18 日　星期三

在沈阳的第一课。小礼堂坐满了:1.各地来的集训班 150 人;2.原有的气功班数十人;3.沈的辅导员班 40 多人及工作人员和气功爱好者,共 200 人左右。

1982 年 8 月 19 日　星期四

东陵拍电视录像。今天早上从 9 时起录像到 12 时。

今天是 19 日,中级班开学。中级班我选定了 12 人,今天讲第一课。

今天辽宁日报已报道我到了。

1982 年 8 月 22 日　星期日

早 7 时从沈阳坐小汽车启程,8 时一刻到抚顺。市委秘书长肖方和体委李主任来接我们。

1982 年 8 月 23 日　星期一

早晨,接待群众及练功的病员 400 人左右,排成长队,手持鲜花在公园等待我。那时已有数百人等候在大礼堂(满座是 1200 人)。我做了大报告,加华、小单表演“五禽戏”。

晚 7 时召开 30 多名辅导员座谈会,我给抚顺辅导员回答问题。

626

1982 年 8 月 24 日　星期二

回到沈阳上午。给气功班讲课。中医厅已被批准下半年为中医研究院，并已批准建立气功研究室，聘我为中医研究院客座研究员。

今天开始拍电视：

1. 自然行功；2. 定步功；3. 慢步行功；4. 1、2、3 步点步功。以上全都录像了，是作为资料所用，由市科协摄录。

1982 年 8 月 25 日　星期三

上午 8 时到辽宁省工业学院大礼堂作报告，礼堂坐满 1000 多人。入门大横额写着："欢迎著名气功家郭林老师来沈讲学"。当时来的首长很多，群众满座。

参加报告大会的领导人：省委统战部长章炎（女）、省军区副司令刘春芳、省政协主席任志远、工学院党委书记康明庄、工学院院长关广岳、工学院教授王恒、辽宁省中医学院院长茹右委、中医研究所所长史常永及沈阳市法院院长等。

1982 年 8 月 26 日　星期四

今天把初级功的头部按摩和小棍全部录完了。晚上把初级松腰功教完，中级课没有时间讲了。

1982 年 8 月 27 日　星期五

今早在南湖给沈阳的辅导员讲课。这班辅导员有 40 多人，有许多是从北京学来的。

今晚 7 时在我住处开科研座谈会，主要谈的是"气功"在研究院如何进行科研。我提出双管齐下，即理论实践相结合。搞理

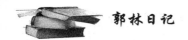

论研究也搞临床实践，在研究院里设有床位给气功治疗，以新气功为主。

1982 年 8 月 28 日　星期六

我接受了中医研究院的客座研究员和辽宁省气功研究会的总顾问的名誉职务。

1982 年 8 月 29 日　星期日

训练班讲课并举办结业礼，晚 8 时 20 分离开沈阳。

1982 年 8 月 31 日　星期二

在家千日好。回到家里，一切一切都觉得愉快和舒适。早上 5 时半到紫竹院辅导了半天，病员见了我如见到再生的母亲一样。近来练功治疗的癌症病员比慢性病的多，外地来的不少。

1982 年 9 月 2 日　星期四

老沈回来说涿县医院院务会决定聘请我指导医院一切业务。

1982 年 9 月 3 日　星期五

卢湾区体委给我邀请书，聘请我为他们的顾问。

1982 年 9 月 8 日　星期三

大连市生物医学工程学会秘书长王宾深持旅大市科学技术协会的介绍信和我联系，邀请我去大连市讲学，说有 20 多个疗养院很需要开展新气功治疗法，热情邀请我去。

1982 年 9 月 12 日　星期日

今天是地坛公园的中级课，我讲 1、2、3 步点的功法，并定于 10 月份查功，是全查。

1982 年 9 月 13 日　星期一

中午 12 时 50 分离京赴沪。我和刘同行。

1982 年 9 月 14 日　星期二

早 8 时 20 分到沪。卢湾区体委领导及同济大学群众迎接的人数真不少，鲜花又是拍照。卢湾区领导接送我到市体委高级招待所，我坚决拒绝住高级房子。

1982 年 9 月 15 日　星期三

现在这里病员老班的有 200 多，新的还未教功等着开班的有 400 多，全部是癌症病员。今天给第一班病员查功，成绩很好。

1982 年 9 月 23 日　星期四

晚上开欢送会。我在沪 8 天时间。

1. 讲了 6 次课。其中一次大课，都是在体育馆礼堂讲，讲了 5 次小课。

2. 开过 4 次座谈会，包括高干学员座谈会、上海气功师座谈会。

3. 上海地区辅导员座谈。

4. 300 多病员经我查功。

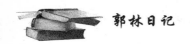

1982 年 9 月 27 日　星期一

广州《气功与科学》来人拍我的"五禽戏"照片，作为第三期的封面。我约他（陈一年）星期三上午 8 时来紫竹院拍。

1982 年 9 月 30 日　星期四

曹里怀司令员来家查功。此公坚持了三年脚棍和行功，是不简单的事，做高官的，难得坚持三年之久的。

1982 年 10 月 4 日　星期一

今天是中级班的第二次查功，是查心血管班，疗效很高，甚为可喜。

1982 年 10 月 6 日　星期三

今天中级班的癌症病员查功成果是很令人满意的，有病灶大多数都缩小了。比较突出的是董伯进，5 个瘤子全部消失了。其他大多数人是能食能睡，成绩惊人。

1982 年 10 月 17 日　星期日

今日在地坛公园教中级功。今天给中级班教松腰功第一段第二节，约在一个月时间内教完松腰功，到年底教完三套功。1983 年 1 月 1 日再开班。

1982 年 10 月 18 日　星期一

董伯进来访献建议：新气功疗法一定要组织起来，和上级挂上钩，否则对推广发展不利，也不能等待了。他要约些有热情的人去搞起来。我没有反对。

1982年10月19日　星期二

桂林市体委、科协等九个单位来邀请我明春去，如他们没有别的意见，能迟一些为好。今天该给他们回电。

1982年10月20日　星期三

今天给中级班教了一套眼睛功。全组共15人，全都是肝病患者，他们都很高兴。

1982年10月22日　星期五

早上在紫竹院，大元向老师报喜：柯岩昨天给他的电话说，美国的雷久南博士给柯岩来信，肯定了我的治癌，又肯定了《癌症≠死亡》的文章。柯岩打印了久南的来信送给卫生部，卫生部研究了又给中医医院。柯岩嘱大元去取一份给我。雷久南真是帮我做了工作。

1982年10月26日　星期二

今天是功理、功法的学习。他们提出问题，是松小棍的补泻问题，我把这个问题详细解说了。

1982年10月28日　星期四

我与老陶、李平会谈。今天的会谈很有意思：决定去涿县，三人一起去一次，是否去一趟下胡良，研究内设我们的研究所。

1982年10月29日　星期五

给紫竹院癌症查功，今天是第二天了。共是3个癌症班，查了两天还未查完，下星期还得查一天。病者很高兴，只要和我对

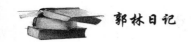

着面谈，就是给他们练功的力量。我应多抽时间和他们见面，多解决问题。

1982 年 10 月 30 日　星期六

黄松笑把初级功的图解带到这里来给我审查，准备出版。今天我和她工作了整天，全套给她审查，她带回去准备出版。

1982 年 10 月 31 日　星期日

桂林人民政府的一位科长罗正仙来信，写了 5 张稿纸，诉说我没到桂林他们所面临的五点困难。她们已开班，150 名的患者，各地来的病人天天追问我何时能到。市长也出马关心办班的事。现已增加到 10 个单位邀请我。因此我决定去一趟桂林讲课。

1982 年 11 月 2 日　星期二

第二班辅导员课。柯岩的来信。柯岩今天的来信附有雷久南的来信，肯定了我的治癌的科学原理。柯岩打印了久南的信，说已送至卫生部副部长黄树则。

1982 年 11 月 4 日　星期四

铁路文工团的团长张彭令介绍他的夫人来求练功治癌。现在领导们都相信气功。他是我爱人的顶头上司，说明癌症走练功治疗已经合了他们的想法。

1982 年 11 月 5 日　星期五

涿县小医院结业。老沈和大元回来汇报小医院的结业情况，已经半年了，成效还算好。共 20 名重病人（癌症），20 张病床，到今天最后一次要求我去查功，还有 17 名。第一次我查功时，我想有一半人（10人）留下就不错了，有17名是足够令人高兴的。

1982 年 11 月 10 日　星期三

老董来谈，老克和他及中医研究所的所长姓杨的，三人去同吕局长谈好，新气功疗法可挂钩全国气功研究会——以新气功研究小组为名。

1982 年 11 月 13 日　星期六

高文彬、李平、老陶及松笑、韩天仙连我共 6 人同行，早 6 在紫竹院集合启程。7 时半到达"三结合"小医院，我下车即时给病人查功。查了整一天，所有病员的体重都增加了。共收了 20 个癌症病人，其中 3 人坚持不住回家了，留下的一个人也没有死亡，并均有不同程度的好转。六个月第一个疗程结束，成绩是没想到的。

1982 年 11 月 18 日　星期四

早 6 时许到桂林。罗正仙及共同邀请我来桂的 8 个单位的负责人都来了。

1982 年 11 月 19 日　星期五

在桂林的第一天。8 时半开欢迎大会并给学员查功。共有 170 名学员，其中有 30 人左右是老红军。

1982 年 11 月 20 日　星期六

8 个发起单位都到了。市长讲开场白，我作气功报告，10 时结束。张加华作"五禽戏"表演。

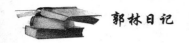

1982 年 11 月 22 日　星期一

早 8 时，部队小汽车来接我到艺术馆开会。我到的时候，礼堂已经坐满了。今天是我的报告大会。

1982 年 11 月 23 日　星期二

8 时半讲第一课，到的病人有 300 多人。今天讲的是"意、气、形"，10 时课毕，即进行查功。体委胡云凡及罗正仙送来重病号 3 名，给他们查情况，分别给他们加功和调功目，一直到 11 时半。

1982 年 11 月 24 日　星期三

8 时半上课。今天开始讲"三题"。这里慢性病患者比较多，"三题"的第一课，听课的有 300 名左右。下课后给个别介绍来的重病号查功。夜 7 时半给辅导员讲课，到 9 时结束。

1982 年 11 月 25 日　星期四

10 时课后又是查功。今天查的病员中有两名癌症患者，给他们查功和加功。

1982 年 11 月 26 日　星期五

《桂林日报》头版报道：著名气功大师在桂林。副标题——热情指导 170 多人进行气功训练。内有一段是"她的气功独有风格，自成一家，在国际上也享有盛名。11 月 18 日她从北京被邀请到了桂林……"这是我今年第六次离京到外地的讲学，受到群众热烈欢迎。

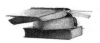

1982 年 11 月 27 日　星期六

今天结业（桂林）。1.给学员提问题的机会。上午回答问题，8 时到 10 时进行了 2 小时。2.给全体病员查功，分为四个小组，一组一组细查并纠正。3.重病号逐个查功。

1982 年 11 月 29 日　星期一

夜半 1 时许，开往北京的快车送我回北京。罗正仙依依不舍，流着眼泪握手告别，各人的心都是热的。

1982 年 12 月 2 日　星期四

7 时刘桂兰用三轮小车送我到吕局长家。我要求对我们的研究小组早日批准，吕说最好组织病例 30 名左右，让病员写自述文章。吕说：拿出这样具体的东西，就无法不承认了。吕又说：你到处讲学，也是对的，今后还得要出外地，这是有意义的。

1982 年 12 月 13 日　星期一

发出各气功分点信。发出外地气功分点的信共 11 封，要求各地把典型病例寄来，并且要有证明文件。各地典型病例是不少的，但要求证明文件可能他们有一定困难，尽可能而已。

1982 年 12 月 15 日　星期三

杨培坤、许仁保、颜平理、董伯进四人于下午 7 时到我家，座谈关于人选问题。将我原有的核心组再加上他们 4 人。我选老杨为第二把手，李平、老陶均为副手。选定刘桂兰搞会计，小单搞辅导工作。确定下星期一晚上再讨论开展工作问题。

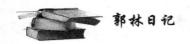

1982 年 12 月 16 日　星期四

桂林罗正仙来信，桂林的气功协会成立了。老罗也来信说气功协会的组织，体委批下来了。但于雷不愿参加组织，后老罗等做了他的思想工作，说我的意见是只要团结不要搞分裂，结果于雷参加了。桂林新气功协会组织宣布成立，并说明年办中级班。

1982 年 12 月 18 日　星期六

老陶依时来和我对稿。急盼着中级课本的出版，但今天老陶才把吐音法的草稿拿来核对。我仍盼出版社的老任一起核对。我讲的中级课选 1、2、3 步点的中度快功（功法）均选入课本。

1982 年 12 月 19 日　星期日

今天上午在地坛公园查功，初级的、中级的全查，以便结束 1982 年的学习，让外地的学员回家过年。

1982 年 12 月 21 日　星期二

桂林胡、罗两位来信，体委批准组织新气功协会的筹备小组，我们又取得一个胜利。

1982 年 12 月 24 日　星期五

石河子王祖恩又来电，他们已组成新气功疗法的研究会，这是 1982 年的又一个胜利。

王祖恩是老万教出来的学生，他为副会长，另一老干部为会长。

1983 年

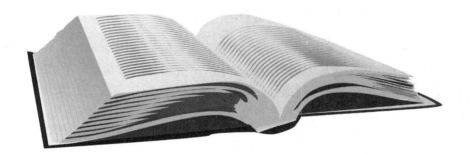

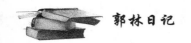

1983 年 1 月 2 日　星期日

第一次核心会。老陶、李平来了，三个人详谈了三件大事。

1983 年 1 月 12 日　星期三

长春白求恩大学派医师刘德铭来联系，邀我讲学。

1. 白求恩大学癌症病人不少，甚至他们的副校长也得肺癌了，邀请我去讲学。他们希望我春节前去，我没有答应。

2. 庐山来一肺癌患者，是上海于大元介绍来的，并邀我上庐山讲学。

1983 年 1 月 14 日　星期五

辽宁省中医研究院院长史常永给我来信，写得非常诚恳热情。他还说新建大楼已快建成，中医研究所已迁入办公。他又说，将设新气功疗法门诊部，必须请我指导。对于研究院开始新气功研究工作，更需请我去指导。

1983 年 1 月 23 日　星期日

今早在地坛召集了几个老辅导员与新疆的几个来人开了 1 个小时的座谈会，大家发言都很不错，谈得很痛快。

刘洪修，男，患乳腺癌，也来了并给我写了个小结。双乳腺瘤子全部消了，他没有经化疗和放疗，全部依靠练功治疗，现在一切都很好！

1983 年 1 月 27 日　星期四

大冬天了，但是病人还不断地从外地到这里。家不在此，在这里治病真是困难重重，食宿钱不少，是否能救得生命，还是问题。但不收下不行，病人不肯走，无可奈何。今天收了 5 个。

1983 年 1 月 30 日　星期日

具本艺的病历非常宝贵，她把 10 年前患病时的医院证明书全部找到拿回来给我，这是多么宝贵。她自己说如果没有这些证明，有谁会相信我曾是一个癌病患者，这次给我找回来是很能说服人的。

1983 年 2 月 1 日　星期二

今天收到黄怀章从西安寄来的自述。她是乳腺癌，4 次转移、3 次手术，第 4 次又转移到甲状腺，已不可能进行手术，就此跟我学习治疗，已有 4 年之久。现在她上全班已 3 年。西安体委又正式介绍了 4 个典型病例。

1983 年 2 月 2 日　星期三

肺癌者高文彬是 1975 年来找我以新气功疗法治疗，至今已 7 年了，今天请我查功，我约他星期五上午全查。因他总是保守，5 年过后都不愿改变任何功理、功法和势子，今天就出现了闭眼就头晕的现象，这明显是过泻了。

1983 年 2 月 4 日　星期五

老高这个肺癌患者练功已足足 7 年了。他今天有一些症状头晕耳聋，看来是虚弱之故。今天给他全查，他的吐音高音大多太长，泻得过分，行功的势子手法也是全泻。

1983 年 2 月 5 日　星期六

收下一个 10 岁的女孩子，患肺癌。我没辅导过小孩，过去

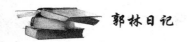

我不肯收，小孩危险，练气功难。但军医带来的，我见之于心不忍，收下来交给一位女辅导员。

1983 年 2 月 13 日　星期日

早上从一开门直至中午，人不断地来拜年。昨夜高文彬及老孔（海军政治部主任）都来拜年，并约我 2 月 23 日给他查功。他是肾癌，经查一切正常，真是喜事。

1983 年 2 月 14 日　星期一

早早到了紫竹院，为方便一些远地来找的病号，以免过节不见我而着急。但不久我即回家，因家里又有人来找。总之过节嘛，打开门户，来者都迎进家入座。

1983 年 2 月 16 日　星期三

曹司令员新年第一天来访，今天又来了。夫人说已定于 3 月 2 日出国访问，我约他们夫妇，26 日中午我在莫斯科餐厅给他送行。司令高兴地说一定要去。

1983 年 2 月 17 日　星期四

刘贵珍及刘桂兰给崔部长送去我要求建立研究新气功的机构的信，还有我自己已出版的著作。他们回来汇报，崔部长接见了他们，谈话有 45 分钟，崔的谈话精神如下：

1. 准备建立气功的研究组织；

2. 气功的派别很多，将来要设立所有气功派别的研究所；

3. 研究的组织应当就是研究所，要有科学根据，要有临床的研究；

4. 中西医加上气功，看谁的效果较大；

5. 将定时间接见郭林。

1983 年 2 月 28 日　星期五

中级班开展已经整 2 个月了，一切都顺利进行，没有发生任何意外。

上海老人体委会派人来联系，要求我去上海一行，给老人开点。他们有老人会员 10000 名以上。对这个老人点我很有兴趣，老人们学气功成果是会很大的。

1983 年 3 月 1 日　星期二

涿县三结合医院成绩特别好，20 张癌症床位经过半年的练功过程，到结束时只有一人死亡，他是受心情干扰造成的，其余都有大的成效。但目前第二期不能开班了，县方要把我们医院定为县医院附属医院。

1983 年 3 月 3 日　星期四

安徽出版社任弘毅来信说：1. 他 3 月 10 日之前来京定稿；2. 能否以音像教学，他说外国目前没用音像教学的。能否得到我的吐音治癌讲学资料？

1983 年 3 月 6 日　星期日

张继云来访，谈中医学会要办气功研究所，钱学森当顾问，并有冯理达及陈云夫人任副会长。

1983 年 3 月 8 日　星期二

美协送请柬来，邀请参加茶话会，我没有去。下午 7 时在植物园礼堂开学，是新气功静功班，到的都在公约上签字，共有

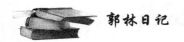

38 人，另有几个告了假。我安排了下次课的三个题目。

1983 年 3 月 12 日　星期六

下午 1 时半，我与刘桂兰去参加气功座谈会，是崔部长及吕炳奎二人主持，主要还是崔部长。气功师有八九个人，连工作干部有 20 多人，到 5 时会才结束。主要是崔部长宣布组织北京气功研究所，是官方机构，吕炳奎为所长，冯理达为副所长。以后组织方案如何，目前还不得而知。

1983 年 3 月 15 日　星期二

今天给新气功学习班讲课，共有 52 人。学习功目：1. 站功；2. 坐功；3. 卧功。计划学站功一年，坐功一年，卧功一年，三年完成结业。但不好预测这 52 人三年之后还能留下来几人，能留 5 人也很好了！讲课 3 个题目：

1. 深入静机；

2. 善修静果；

3. 运气自然。

我必须把这个班努力办好。这是我最后一次办学习班——全部都是辅导员。

1983 年 3 月 16 日　星期三

柯明良从新加坡来信，说 4 月一定来京好好学功，这是他多年的愿望。他是个医生。他既然决心学，我也决心教好这一个海外的门生。

1983 年 3 月 20 日　星期日

柯岩在广州活动，她写的癌症不等于死亡在北京日报已报道，她得奖了。最近在广州活动，来信说是搞作家会议，回京再来看我。

今天地坛中级班开学，人数不多，约 90 人。人不多，质量会更好些。

1983 年 3 月 21 日　星期一

紫竹院的 3 月班参加人数已有 40 名以上。要开 4 月班了，因全部是癌症病员，我决定对他们下工夫，培养出典型病例。

1983 年 3 月 25 日　星期五

昨夜安徽老任来电报，拟定 3 月 29 日到京。中级课本定稿。

1983 年 3 月 26 日　星期六

连老来电话说，今天下午 7 时来车接我，到他家去谈办气功学校的事。

高家定也谈到了办气功学校的事，侨联主办，连老为校长，我当副校长。

1983 年 3 月 27 日　星期日

第三期中级班讲课。

我决定每周给他们讲一课。今天讲的是松静站立的功理、功法，病员听后很愉快。共 30 人左右，分为 3 组。

1983 年 3 月 30 日　星期三

今天老陶来了，我们上午到下午一直工作。老陶把全部稿子带来，老任上午看稿，主要读的是吐音法部分。我把在这里讲吐音法的录音磁带给了老任，他想自己听一遍，对吐音法才有深入

的理解。

1983年3月31日　星期四

老任认真地把我的工作室一个人占有了，整天看稿，我称他为机器人。他真的非常认真，这种工作态度是别人需要向他学习的。

1983年4月1日　星期五

黄松笑从济南到京，把在济南开的气功大会情况向我汇报了。她是以气功研究会会长身份参加的。大会做出3个决议：

1. 决定8月可正式成立全国气功协会。
2. 决定编印气功大词典。
3. 选定崔月犁为会长，吕炳奎为副会长。

1983年4月4日　星期一

中央党校副校长蒋南翔，今天来学功。这位部长已是70岁的老人了，目前主要是糖尿病。是老史带他来的，他能相信气功治疗，很不错。

我给蒋部长三个功：

1. 自然行功；
2. 肾俞按摩；
3. 头部按摩。

1983年4月5日　星期二

每月到单位去领工资，都是婆母去领的。今天回来告诉我，我每月的工资增加了15元，并补发了半年的，共补发了90元。我想国家用于这次加工资的钱可是不少啦！

1983 年 4 月 7 日　星期四

无锡的邀请书是 5 个单位联合发的，它们是总工会、卫生局、省体委、市科协、气功研究会联合。

我定于本月 1 日起程。

1983 年 4 月 16 日　星期六

上午 9 时到无锡，接车的有：总工会朱部长、卫生局副局长、科协李主任、体委李主任、气功研究会副会长及数百群众。

献花，场面热烈。紫色杜鹃花香气扑鼻。入住华晶宾馆 102 房。

1983 年 4 月 19 日　星期二

8 时半在邮电礼堂讲课，听课者 800 多人。讲课题目：新气功疗法的来由及其为什么能治病。

参加者有市委副书记郁谦、教育局副局长刘秀英、科协副主席李西英、气功协会何彬。他们在讲课前还发表了热情讲话。

1983 年 4 月 21 日　星期四

上午 8 时半在邮电礼堂讲课，课题是如何过三关。

气功协会秘书长主持。课后群众要求做 1、2、3 步点和中快功示范。

晚上政协副主席郑粟铭来访，并领着一大队无锡市的书画家来雅集，计有徐静渔、钱晴碧（女）、张浩然、王汝霖、陆秀等。

合作绘制四尺大画 2 幅。

1983 年 4 月 22 日　星期五

早 8 时在体育馆给癌病者查功，病员有 200 多名。晚上在无锡市国棉一厂礼堂为全体病员回答问题，气功名誉主席张克敏到场。

张克敏是干休所的政委，天天会面，他是气功的热情支持者。

1983 年 4 月 26 日　星期二

学员都不知道我远征归来，到者不多。给他们谈了一些远征的事后，练功 20 分钟，大家反映很好。

1983 年 5 月 14 日　星期六

成都老成给我汇 200 元做旅费，要求我去成都。但看来我走不成，把钱又汇回去了。

1983 年 5 月 18 日　星期三

甄华沛从香港来，他的爱人癌症转移。今天她从香港飞到紫竹院见了面，知道是从卵巢转移至乳房，但没有证明材料。她看了 4 个月中医。我要求她到医院检查了再来。

1983 年 5 月 19 日　星期四

老陶接到通知，邀请参加中国医学百科全书气功学分部初审会议，地点在南京。他决定去南京，开会经费由他的单位报销。老陶在北京参加全总气功会常委会后再去。

1983 年 5 月 20 日　星期五

张雨来送来西宛医院的邀请书，邀请参加任应秋教授的医疗。我说我是气功的医疗。对方说已经做了手术了，想学气功以巩固之。我答应了邀请。

1983 年 5 月 22 日　星期日

中雨，无法去地坛公园只好在紫竹院。雨中的紫竹院更安静，我和桂兰两人练完功，中午便回家了。今天因雨而得一日在家休息，这是挺不容易的。

1983 年 5 月 23 日　星期一

给中级癌症班查功，成绩是令人满意的。近来因为季节好、气候好，病人不断地来求练功治疗，多是癌症病人。

1983 年 5 月 24 日　星期二

今天是辅导员的强功课，由他们自己谈练功体会。

1983 年 5 月 26 日　星期四

清华大学工会主席刘泰来访，要求我到清华给癌症病员查功。约好 6 月 6 日上午 8 时给他们查功。

1983 年 5 月 28 日　星期六

收到留美作家郭镜林寄来的美国杂志，是雷久南写的有关中国气功活动，有三分之一的段落报道的是郭林的新气功活动。

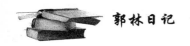

郭林日记

1983 年 5 月 30 日　星期日

我第一次到东门点去，病员现在只有一班，30 多名。病员见了面特别地高兴。我说以后经常来看他们，他们热烈地鼓掌。我今后一定常去看他们。

1983 年 6 月 1 日　星期三

柯明良、刘桂兰、单长礼约定明晨向我拜师，我们四人"谈心"，交换了意见，我同意"接受传人"。

1983 年 6 月 2 日　星期四

5 时刘桂兰、柯明良、单长礼三人给我拜寿，先给老母三拜。这是我第一次收下门徒，今日在我的寿辰里拜师。

1983 年 6 月 5 日　星期日

刘文树的总结。

刘文树是河南郑州教育学院副院长，3 年前因乳腺癌来练功治疗，之后日渐康复。她自己组织了新气功学习班，得了很大的成果。练功救了自己又救了许多痛苦的病人。在省委领导下，做了一个非常动人的新气功治疗的总结。

1983 年 6 月 6 日　星期一

刘文树来信说，7 月份派 30 人来京学中级班，全部是自费。她是新气功的积极组织者。

1983 年 6 月 11 日　星期六

接到成都来的喜讯。老万来信说，6 月 24 日成立新气功研

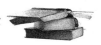

究组织。我给他们绘了一幅画，以便拿去作为贺礼。

1983 年 6 月 14 日　星期二

给老陶谈了三件事，收到柯岩广州的来信。

1. 要求吕炳奎给病例编题词（中级课程题）。
2. 老"五禽"出来了，印小册子组织老人练。
3. 给 15 份病例去整理。

1983 年 6 月 15 日　星期三

组织病例：

1. 河南总结的病例。
2. 李福培谈的 12 名血吸虫病患者的成绩。
3. 南京老岳的 40 名（在气功杂志查）。

1983 年 6 月 21 日　星期二

苏州来信要办班，请了宣武医院范金堂大夫讲课。

苏州高佛杰来信邀请我去办班，是 50 人一班，共 100 人。送来邀请书我没有收，他便去与大元联系。今夜里范金堂大夫到。

1983 年 7 月 10 日　星期日

今早在地坛公园，有一日本外宾韩学谦来访，是余凤翔介绍他来的。老余自称是我的大弟子，在日本教我的新气功，还有五禽戏。可是我记不清这个人了，说是几年前来京拜访我的。老余手里还拿我的防治癌的书，已译成日文了。他一定要求明天见面详谈。据说我的作品都在东京译成日文在市面上出售了。

日本各处的病人都在各公园练新气功。我让他明日下午 5 时

半访我面谈，他才高兴了！

1983 年 7 月 13 日　星期三

李之南又来家访。

我从未与李之南详谈过，不知他有何急事。在家里，他知有几件事如下：

1. 美国有两个代表团 24 日到北京，他们来有两个任务！想研究中国的气功是怎样治癌防癌的，另外中国的气功是怎样治肝病的。

2. 我们的气功活动是由科学家钱老掌握，并且全国科协手里有笔钱，将用于气功事业搞科研。

3. 新气功疗法应该组织起来，是行动的时候了。外国代表来要找国内的对象商谈，找郭林个人不方便，找郭林的组织商谈才好，因此新气功组织立即要行动起来。

1983 年 7 月 14 日　星期四

今天决定本月 19 日下午 7 时在植物园礼堂举行新气功疗法成立大会。13 年了，等待又等待了 13 年，终于要成立了。

1983 年 7 月 16 日　星期六

接到气功研究所的通知，说美国代表团定于本月 25 日上午 6 时到紫竹院来访问，是通过卫生部和气功研究所而来的。他们说明是研究气功治癌——"行为学治癌"。

1983 年 7 月 17 日　星期日

把 19 日开成立大会的事定下来，确定董事会，选出人员名单包括：理事名单、基本会员名单。今天是吕会长备案报告，他说开会他一定到。

1983 年 7 月 19 日　星期二

下午 5 时植物园的礼堂挂起了红色的横幅大字："新气功疗法研究会成立"。还有 16 个外地的新气功组织的贺信及大幅的气功歌，红纸写的挂在中央，白桌布上排着绿色的茶杯及红花。礼堂虽小，但十分地齐整和辉煌。气氛是十分热烈。7 时到了，群众欢欢喜喜地坐满了，名誉会长、侨联主席连贯大驾到了，大家热烈鼓掌表示欢迎。9 时半散会。

1983 年 7 月 21 日　星期四

陈工是影视学院的副院长，连贯 2 个月之前介绍我和他商谈，但条件还不成熟，我没有约他。今天他相当紧急地约我商谈，向阳当连络员，约好 23 日见面。

1983 年 7 月 22 日　星期五

与陈工谈好我办新气功老干部班，我和他合作，我亦任影视学院的副院长。但我只管气功方面的，其余我不管。

1983 年 7 月 24 日　星期日

我去吕老家汇报在影视学院办老干部班的事，吕十分同意和支持，我请他题词，他说一周后给我写："健康长寿，气功老干班学习纪念"。

1983 年 7 月 29 日　星期五

董事会的地点未定，小顾是否可借红协的礼堂，否则与小田商借一次植物研究所礼堂。

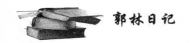

1983 年 7 月 31 日　星期日

到地坛公园和几位常务理事谈了关于董事会何时召开的事。

1983 年 8 月 9 日　星期二

今天是会员大会，各部把分配好的会员召集各部的小组会分功。今天是万倪文、黄松笑、具本艺拜师。

1983 年 8 月 20 日　星期六

整理五禽戏材料。

1000 多张小照，排、贴、写都不容易，工作量真是太大，只有尽力而为之。

1983 年 8 月 21 日　星期日

拍摄五套功。

拍摄了血气调摄功（是龙调改）、降压功、下垂功、眼睛功、阴阳调（接马过桥接五禽）。

1983 年 8 月 22 日　星期一

来一个 10 岁的男孩（患淋巴癌），刘桂兰给他单个做辅导。小孩患癌症，这是个新课题，如有疗效，当是一奇事。

1983 年 8 月 26 日　星期五

任老学练功治疗已过 40 天了，一切情况都好，能吃能睡，精神也很好，但 301 医院要他去做放疗，只好听医院的。

我要求他在放疗当中仍须好好练功，以完成放疗的任务，我让他停止放疗后来找我查功，6 周以后再来。

1983 年 9 月 1 日　星期四

向吕会长汇报：

1. 老干班已筹备好，等有交通工具我才开始上课。
2. 病例已编好，60 例先送 30 例给他审。
3. 任教授经我 3 个月的辅导，能食能睡。

1983 年 9 月 7 日　星期三

河南体委介绍马有黎、相秉礼来面谈，极为热情地邀请我去讲学。约好在 11 月 5 日到郑州。

1983 年 9 月 9 日　星期五

麻昭玲是浙江研究所的，她今天来和我谈，浙江体委群体处邀请我去杭州，问我何时能去，先约时日。我说明年春天才能去，今年没有时间了。

1983 年 9 月 21 日　星期三

老陶来家谈工作有 2 个多小时。他正忙于写百科全书，关于气功的一部分是与新气功有关的。

1983 年 9 月 25 日　星期日

高文彬发言太长了，因此只有 3 个人发言，其中有徐州代表小宋（女），辅导员的发言谈得很好。有 300 多人参加座谈会。

1983 年 9 月 28 日　星期三

老董告诉我，画院书记要访我，定于本星期五上午。画院第一把手书记要来访我，他过去是不信气功的，现在患了心脏病，

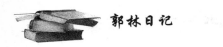

他信气功了。

1983 年 10 月 2 日　星期日

清华大学工会主席刘泰和刘大夫来访。每逢过年过节他们都送礼物来，算是有心人。他们说他们的十多个老癌症病人不断在刻苦练功。

1983 年 10 月 3 日　星期一

紫竹院的中级班 10 月完结，我给他们说，结业之后每月给他们查一次功，他们太高兴了。他们自动组织学会，以后仍坚持活动。

1983 年 10 月 13 日　星期四

桂林气功协会派来 3 个人，是学中级功的，于雷这位 70 岁老人带头学。

河南省送来邀请书，盖了体委、卫生局、总工会、省科协、老人协会五个大印，邀我 11 月赴河南，我同意了。

1983 年 10 月 17 日　星期一

接到由美寄来的杂志，发表了我在地坛公园拍的全体辅导员的照片，有将癌治好了的患者的，还有老刘的照片、我的照片及功目。是何人发表的不清楚，等林晓归来就知道了。

1983 年 10 月 26 日　星期三

上海马昭义今天又来，谈想组织上海市气功研究会，请我任顾问。我的顾问帽子已经满天飞了。我想在 11 月下旬去沪，到时看是否有空闲时间。

1983 年 10 月 31 日　星期一

女儿林之今早 6 时从美国飞香港经广州回家探亲。一别三年，今天又能相聚。

1983 年 11 月 10 日　星期四

早 6 时 30 分到达郑州。

刘文树院长，赵鹤处长，杨秉礼秘书长等到站内接我们。于雷、唐伶俐、郑国英、王健与我同到郑州。车到省体委门前下车，有群众 400 多人排队欢迎，十分热闹。

下榻在省体委招待所。上午河南日报记者闫涛来访。

晚间宴请，出席的有：省气功协会主席刘文树；省人大常委陈冰之；省体委主任马基明；赵处长、杨秘书长等。

下午教中级班松腰功。

1983 年 11 月 11 日　星期五

体委派出专车到公园上早课。上午在紫荆公园练功，刘文树、杨秉礼同往。上午开学典礼，我给全体学员做了大报告，王健表演五禽戏。

下午中级班，教松腰功。

1983 年 11 月 17 日　星期四

离郑返京。

刘文树、赵鹤、王洪潮、李文长、杨秉礼、叶强送行。

叶强送来讲课费及教功费，均谢绝了！

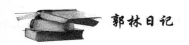

1983 年 12 月 2 日　星期五

派出去沪辅导的人员今夜起程（9 时夜车），名单如下：

桂林的于雷、唐伶俐，广东的郑国英，北京的王健、刘桂兰。

1983 年 12 月 13 日　星期二

晚 7 时在科委开会，我的中级课本面世了。

发出邀请书的都到了，共 26 人，来者都很诚恳、热情、开明，很让人感动。杨建发从安徽回来，带来我的新出版的中级课本 5 册，好像又一个孩子出生。但我看后并不十分满意。

1983 年 12 月 15 日　星期四

今早 8 时许到沪，马、郑及一些辅导员接车，住在上海音乐学院专家楼。

1983 年 12 月 16 日　星期五

7 时许来车接我到体育场去给辅导员培训班查功，共有 40 多名辅导员，是我派来的老师，教中级功。

培训一周，上午及下午各 2 小时课。今早查功成绩很好，这批辅导员可说是接受得很快。

1983 年 12 月 17 日　星期六

今天大课是以钱借用的一间电影院，座位 1000 多。上午 8 时车来接我，座位已全满，地下室亦已站满，人数有 1000 人以上了。我的讲题是：新气功治病的三个机理。

1. 增高氧气；

2. 平静情绪；

3. 提高电位。

1983 年 12 月 18 日　星期日

今早 8 时是讲第二次大课，讲的是五禽戏的路线。

1000 多人来观看王健表演五禽戏，来者把所有地方都挤满了，还有许多人在门外，只好关闭铁门，迟来者只好离去，场面比昨天更拥挤。

1983 年 12 月 27 日　星期二

我们的组织部负责人李维亮告诉我，去过吕会长那里，他说已经决定改革，上级没有意见。过年后，立即召开会议，意思是总会内的气功什么会改为"站"，1984 年初改。

1983 年 12 月 28 日　星期三

瞿坤和老陶今天上午来研究科研问题，老瞿起草方案，我交给老陶，看他还有什么意见，以备 30 日常务理事会研究，再召开科委第二次会议。

1984 年

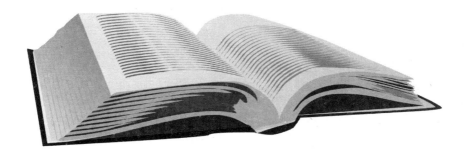

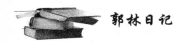

1984 年 1 月 3 日　星期二

每逢过年过节都在植物园礼堂集体过，吃糖和水果，花去数十元，大家谈谈笑笑是很愉快的。几个副会长都到了。

1984 年 1 月 4 日　星期三

本月 26 日《北京体育日报》发表肺癌患者成都老万的事迹，并找出肿瘤医院的两肺清晰的证据。

1984 年 1 月 9 日　星期一

今天已通知现有紫竹院的肝癌患者组织肝癌组，明天开始我进行辅导。

1984 年 1 月 11 日　星期三

河南体委秘书长杨秉礼说，在我走了之后，各县培训班来的人员都在全省各地开办了学习班，全省已有 1000 多个学新气功的辅导站了，有 600 多个学习站上报了省委，估计有超过万人在学习新气功。

1984 年 1 月 13 日　星期四

把一般班里的肝癌病员抽调出来再加强辅导。今早共有 6 个病员上课，除他们听的课之外，给他们查功和适当加功。

1984 年 1 月 19 日　星期四

因春节快到了，病员不安心留医，都要求查功后回家过春节。我做思想工作无效，只好让他们走。这对他们不利。

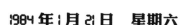

1984 年 1 月 21 日　星期六

刘贵珍来告诉我，本月 17 日在体育报上，高文彬的事迹又有报道。但我没看见，只好向报社要。

1984 年 1 月 27 日　星期五

今早 8 时，我和刘桂兰去官园参加卫生部召开的中医座谈会。参加会的有 200 余人，吕炳奎主持，几位老中医发言。中午我不参加午餐，刘桂兰参加午餐，下午继续座谈。

1984 年 1 月 29 日　星期日

刘忠是军事学院副院长，得了肺癌，是高文彬带来我家说是拜年。两人是同病相怜，但病情一天比一天好转了，高文彬病已过 7 年了。17 日的体育报又报道了他，这是体育报发表的第三篇专题报道文章。

1984 年 2 月 9 日　星期四

广州于雷寄来广东省卫生厅的邀请函，邀请我到广州给培训班讲课。

1984 年 2 月 10 日　星期五

于雷从广州、南京与广西桂林走了一遍到京汇报关于新气功活动的成绩。确定广东省卫生厅及省体委办培训班，邀请我去讲课并带辅导员去教功。

1984 年 2 月 13 日　星期一

小昊下班回家说，看见《羊城晚报》已报道 9 日团聚会情

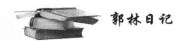

况，新气功排在发言的气功师的第一名。

1984 年 2 月 14 日　星期二

今天开始讲中级课，听课的老辅导员共有 50 名，内有清华大学的 8 人。讲吐音法，预计这课要讲一个月。

1984 年 2 月 28 日　星期二

今天讲课是吐音法。我要求提出问题，共提了 9 个问题，我一一解答了。他们高兴地热烈鼓掌。我一直坚持长年讲课分文不取。

1984 年 2 月 29 日　星期三

我写了病例汇编的前言，我自己还很满意，阐明了新气功疗法创编的简单经过和机理。

1984 年 3 月 3 日　星期六

老陶和罗瑞卿夫人来做我的思想工作，我本不想参加明天的气功师会议，罗夫人劝我为大事着想一定要去。

不参加会是因张明武抄录我的功理、功法、功目，自命为自控法并公认为独一派，我懒得和他理论，想不见面而了之。

1984 年 3 月 9 日　星期五

肝癌班查功。肺癌的有一病员来汇报，是中级班的班长赵一本，练功半年多，肺癌瘤全部消灭。最近复发，又在背部下侧长出一个核桃大的，已到医院复查，有癌细胞，肯定是复发。查其原因，是本月内吃了 5 只母鸡，说明是过补而复发的，这又是一个经验教训。

1984 年 3 月 15 日　星期四

郑州做来一份总结，很有水平，并已选定分站的人马，真是壮观。刘文树的本领真不小，将总结刻印寄各分站以之推广。

1984 年 3 月 28 日　星期三

桂林干休所要开车送我去参观祖庙，我不感什么兴趣。每天我查功、教功、自己练功，除此之外，我无外游之意！

1984 年 4 月 3 日　星期二

于雷安排了我连续查功 3 天，共 7 个干休所。

1984 年 4 月 7 日　星期六

何光、钟医生和我三人合搞旧病例，选定后送北京。

1984 年 4 月 12 日　星期四

麻昭玲又来信说，请我本月 20 日到杭州，可是教功的人要离开广州后才能去杭州，只好又推迟 10 天。

1984 年 4 月 20 日　星期五

新华通信社的宋梅玲来访，谈关于我创功的事。她是中华特稿组派来的，我不能不应承。关于我创功的过程简单扼要地谈了些。

1984 年 4 月 22 日　星期日

今天宋梅玲到紫竹院深入病员了解详情，并拍了许多照片。她说，特稿是向国外发的。我对宣传越来越淡漠了！

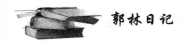

1984 年 4 月 24 日　星期二

组织了 6 个组，有目的、有对象地写论文，6 月末交出初稿。

1984 年 4 月 25 日　星期三

今天是肺癌班查功，有 30 个病员，26 人仍有瘤子在身。我组织了 96 个肺癌对象进行科研，努力做出成绩。

1984 年 4 月 27 日　星期五

肺癌及肝癌查功。一个功查了 30 多个病人，查至中午才告完成。96 人肺瘤在身的，今天给他们教吐音法。只要他们从思想上下决心苦练，坚持下去就会有成效的。

1984 年 5 月 4 日　星期四

李平来谈科研的文稿，他负责写心脏病的部分，要求我讲讲原理。其实哪一组的我都应谈谈。

1984 年 5 月 6 日　星期日

今天是星期天，全体病员全班授课。全部癌病员三个班，慢性病的一个班。今天是 5 月班开课，眼下已经有 30 多人，到月底肯定会达到 50 名。教功都集中在星期日，查功分为一、三、五。

1984 年 5 月 10 日　星期四

靖江市物资局的陈顺根今天来找查功，并说靖江市的中医医院办了一个新气功学习班，每个县都派人来学，有几个县长是新

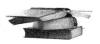

气功治好了他们的癌症，靖江人民公园亦开展着新气功，有好多病员在公园练新气功。老陈希望我去杭州时在靖江下车给予指导。这是对新气功治疗极大的鼓舞啊！

1984 年 5 月 15 日　　星期二

今夜 7 时 50 分离京赴杭，刘桂兰同行。李力、小具、向阳等来送车。车未开行就想家了。难道人是不求上进的？

1984 年 5 月 17 日　　星期四

早 5 时，麻昭玲来领我去西湖边练功，因下小雨未去远处。7 时早饭，8 时在我住处开汇报会，北京派来的 4 名、杭州的 2 名共 6 个辅导员，领导有气协的秘书长陈友戟、建工医院的吴根富、浙大的甘震云。谈到最后，定了日程安排如下：

18 日外游；19 日我做报告；20 日讲功理功法（200 人）、报告会（1000 余人）；21~23 日连续三天讲功理功法；24 日外游；25 日给学员解答问题。26~28 日三天给全体查功，给辅导员查功；29 日外游，30 日起程返京。

1984 年 5 月 19 日　　星期六

在人民大会堂讲课，领导有气功协会秘书长陈友义，卫生厅副厅长付局长，体委群体处处长，建工医院院长，清华（大学教授）等到会。

上午 8 时半开课。单长礼表演五禽戏。今天大课是很成功的。

有记者约我星期一晚来我住处采访。

吴根富和陈友义晚上来住处谈科研问题，认为讲课很成功。定于 22 日在我处召开科研班子会议。

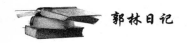

1984 年 5 月 22 日　星期二

今天是讲导引法（调息导引法），突出风呼吸法。这里的病人，患癌症的比较多。把呼吸法讲细，尤其是四个"最"——最猛、最强、最快、力量最大，但必须掌握熟练后才能见成效。

1984 年 5 月 24 日　星期四

讲课后给全体病员回答问题，今天是最后一课。26 日开始室外查功，选出重点病员 36 人，一个个查并加功。

1984 年 5 月 26 日　星期五

今天开始查第一班，全班 12 人单个查并加功，让他们自练 3 个月。如果有幸我能在 3 个月后再来给他们复查，当然希望能出成绩。

1984 年 5 月 27 日　星期六

查功，查第二组，明天还有一组，就算是完成了。查了功的病员交给邱健群一个个地加工。

1984 年 5 月 28 日　星期日

今早 8 时车来接到省体委去给第三组科研对象病人查功，可是越来越多的病员要求个别查功，让人无法应对，病员失望而去。今天查了 16 名，到中午完成。

1984 年 6 月 3 日　星期日

又回到我自己的阵地。200 多名癌症病人虽在重病中，但见面时都笑容满面，犹如小孩离开亲人又相见了！

我召开了大集合会见了面，把辅导员重新调配好，并宣布了我给各班查功的日期。

1984 年 6 月 4 日　星期一

老瞿来谈科研的事。他给张一松整理了徐、马的病例，收集了许许多多的证据，是可观的科学数据。数据不少是好病例。今天看来，我们所收下来的病例都是三结合治疗的，我想这是实事求是嘛！

1984 年 6 月 5 日　星期二

徐州来信说，定于 6 月 15 日成立新气功辅导站，邀请我去参加成立大典。我已回信同意他们成立。

1984 年 6 月 6 日　星期三

刘绍美是中华气功杂志的特派记者，来要我的照片，说是在《中华气功》上刊登。又说高文彬写了一篇文章，在《中华气功》杂志上发表了。

张国基的侄子转来一封香港何丝琳的来信及一些活动材料，要求加入气功协会活动。

澳门一气功活动的女教师要求我担任她的气功顾问。以上二者我均未回答。

1984 年 6 月 8 日　星期五

任应秋之女来信说，她的父亲已住院进行放疗，说腰椎痛，怀疑已转移，但现在不能动了，使我万分伤心。记得去年冬天他的女儿每天推小车送任老去万寿山湖边练功，我经常来给他查功，见他日渐健康。可是后来他的女儿养下一女儿，得自己带，

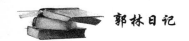

任老就无人照顾，今冬再无人送他出外练功，只好勉强在自己院里练，冬天更冷时，他连院子都不出了，在屋里练。据说此以后身体即一天不如一天了！

1984 年 6 月 12 日　星期二

因出门远行，例会暂停。今天照常开会。

1. 决定老辅导员进行考核，以提高他们的水平。

2. 决定下次会议时进行考试。科研照原定计划进行。

1984 年 6 月 13 日　星期三

昨天老陶要求我为汇编材料画封面，今早已完成"老松"一图，交刘桂兰送往老陶处。祝愿患者都寿如老松！

1984 年 6 月 17 日　星期日

全园的病员大集合，我说明新气功治疗法不可能同时进行另外的气功治疗，以免产生出偏之不幸。

1984 年 6 月 19 日　星期二

例会。今天是辅导员考核，我出了 12 道题。我自己没有去，而由考核小组负责。小具回来汇报有 28 人参加，会场很严肃、安静。

1984 年 6 月 24 日　星期日

我今早到连贯家详谈。我和李维亮、刘桂兰同去。刘文树从河南来看我，亦一同去看连贯。

1. 我们组织董事会，要求他支持介绍一些董事入会。

2. 卫生部长崔月犁提及与日本合作办气功福利的事，希望我们能够加入。

3. 我们去深圳特区建立疗养院的事，请连老介绍接洽，介绍信已写好。

4. 支持我们组织资金委员会。

以上诸事连老都大力支持。

1984 年 6 月 27 日　星期三

下午 4 时 30 分离京前往徐州，刘韦、刘桂兰同行。

1984 年 6 月 28 日　星期四

到徐州下车时，徐州新气功分站的站长和他们的领导、市委孙子权书记、李东田专员、秦子敬书记、富月征书记、任明尧秘书长、狄盛羽秘书长等以及 200 多病员在等候我，真使人感动。

专车送到南方宾馆休息。

下午 3 时孙子权书记来访。

7 时领导小组开会，11 时结束。

1984 年 6 月 29 日　星期五

早晨我想去看看华佗墓，可是车到那里一看，原来是有名无实的。车在路边停下，石月珍先去探路回报：华墓只有一块破石碑，四面是一些破小房，屋内什么都没有，车也开不进去，实在没有什么可看的，我便失望而还。

1984 年 7 月 1 日　星期日

5 时到"坏塔"，新老病员都在那里等候教课。第一课是中级班的八段锦，由刘桂兰教，从今天开始要连教 4 天才能教完。

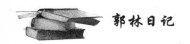

1984 年 7 月 2 日　星期一

今天 8 时在大会堂讲吐音法。吐音法是不容易传教的，这里病员也有不少患癌症的，辅导员又太少，我在这里留的日子太短了。只有一个患鼻咽癌的痊愈了，一个人无论如何教不了那么多人的，只好建议当局要培训辅导员。有一病员是肝癌，在北京治疗痊愈，看是否由她来这里辅导。昨天我发现她也在这里听课。

1984 年 7 月 6 日　星期五

泰国外办介绍一肺瘤病人来练功治病。我没在，外办负责人说先借小具去辅导。今早 6 时我到紫竹院，泰国外办派的人又来了，姓张，病者姓高，男，肺癌。见面后谈到他在京仅半个月，学练一部分功，回去练，过些时候再来查功、加功。

1984 年 7 月 12 日　星期四

叶向真是叶帅的大女儿，现改名为凌子。她和谷牧的儿子一同过来，谈新气功在深圳开班的事。我同意了，由李维亮和她具体商谈。

1984 年 7 月 19 日　星期四

黄仕源是胃癌患者，是加拿大气功院院长介绍来练功治疗的。今天已进行第四天了，教了 3 个功目，精神尚好。他的癌细胞虽已广泛转移，但其练功有活力，很有希望。

1984 年 7 月 20 日　星期五

黄仕源患胃癌并且全面转移，他 54 岁，体力还算好，我安排刘桂兰给他辅导，情况看来是乐观的。本来要求他到肿瘤医院去检查一次，但患者不愿去。

1984 年 7 月 24 日　星期二

今早我到紫竹院，李维亮拿来新华社寄来的世界报，是外文的，内有照片，是我个人及团体练功的，占版面四分之一强。这可是大力的报道。

1984 年 7 月 26 日　星期四

老辅导员今天在我家进行补考，系前次考试未参加者补考，合格后发工作证。

补考辅导员有 6 人，成绩优良。

1984 年 8 月 2 日　星期四

所画梅花和松树是为先堂而作。但近来心神被气功活动全部占有了，绘画的创作欲望都淡了。

1984 年 8 月 4 日　星期六

早 8 时，林中鹏带来日本友人，名片是日本中医协会（现代），另一人是某株式会社顾问久保哲治郎。现代中医协会的名片我丢失了，不知去向。

1984 年 8 月 12 日　星期日

8 月班开两个班，这是每月开班的最多人数，1 班已有 36 人，只好又开第二班了。可能二班会有 60 人以上。派了 4 名老师，每班 2 名老师。

1984 年 8 月 19 日　星期日

王鼎汉是菲律宾的通国机车贸易公司董事长，他来访我，细谈了一个小时。他建议我组织财经委员会来推动新气功事业，并愿为此出一份力量。

1984 年 9 月 4 日　星期二

今天例会，通知辅导员讲中医课，大家要听。

1984 年 9 月 6 日　星期四

罗瑞卿夫人来访，她说服我开设气功门诊部。我本来不同意，后说卫生部批准的，是盖卫生局的大印，发票给病员，一切收费，病员可报销，不必自费。对病员有利的事我同意干，后决定由总站领导小组代办一切，报告亦由他们代办。

1984 年 9 月 8 日　星期六

在家宴请所有常务委员。这种请客是不常有的，是我的自费宴请。当然我是以团结为目的。

1984 年 9 月 10 日　星期一

叶强是开封体委的成员之一，他来信报告张柏云之逝世总结：1.张过于劳累了。2.停药还早。3.半途放弃新功，练了大雁功，乱了功路。

1984 年 9 月 12 日　星期三

肺癌病员比较多，一个个地查功比较吃力，但不能不如此，必须个个摸清病情，辨症施法才能出效果。

1984 年 9 月 15 日　星期六

曹里怀、潘琪今天下午来访，谈深圳的计划很具体，嘱明天给他送去我的有关材料。他们约好明天上午 9 时再访，我的材料他看过后即寄出。

1984 年 9 月 21 日　星期五

柯明良从新加坡到北京，和 70 岁的老母亲同到我家。夫人说与深圳市长有深厚的工作关系，他们都说大力支持我在深圳的事业。

1984 年 10 月 3 日　星期三

今天给远来的病员查功。加拿大的一位、印尼的一位和广州市长夫人三位癌病患者查功及教功。

1984 年 10 月 4 日　星期四

常委讨论李维亮在总站开会的汇报。

1. 总站刻好三个公章：辅导组；财务章；研究组。
2. 开办骨干班事宜。
3. 每一分站支持总站 100 元建立基金。
4. 我们组织开班的筹备小组。.

1984 年 10 月 8 日　星期一

《选编》连封面 144 页，我写前言，老陶写编后语，其余都是病员自述材料，是很珍贵的。

1984 年 10 月 18 日　星期四

老坤来说，研究所通知今天有一美国人员来访，26 日有 3 名日本人来访。

1984 年 10 月 26 日　星期五

早 7 时日本客人共 3 人来访，其中一人是日本朝日报社的记者，但给我名片我领了不知何处，他们写下一地址是——日本国东京都大田区大森北 2-4-2 东京卫生学园兵头明。相谈热情友好。

1984 年 11 月 3 日　星期六

徐焉的总结是新气功疗法辨证施治的见证，自己读之亦勾起诸多回忆，这是临床实证的"真理"。

1984 年 11 月 15 日　星期四

我回到家里如回到天堂，很高兴很快乐。我越来越不想外出，不想远行了！

1984 年 11 月 16 日　星期五

我的女儿林之回家探亲，在家仅能停留一周，加上 16 个小时航程，相聚叙谈仅只有 6 天而已，有点为之不痛快。

1984 年 11 月 17 日　星期六

老董来说，我们和大兴县医院合作已谈成，病员已入院治疗，第一批 30 名。

1984 年 11 月 24 日　星期六

别时容易见时难。今天女儿飞往美国，又不知何时再见。今日心绪有些不平静，影响工作。

1984 年 11 月 26 日　星期一

接到中华气功科学理论研修班功法顾问的聘书。定于本月 28 日举行开学典礼。

1984 年 11 月 28 日　星期三

今天是中华气功学科理论研修班开学日，我是被请的顾问。本想不参加，但我的老学生李永让大会开车来接我。李是我 70 年代的学生，与我很有感情，他力劝我要参加大会，我只好同意 8 时半到达大会上。

吕炳奎、连贯、张震寰等先到接待室，里边挤得满满的。连贯排在第一名，我在他之后。会上摆设小松树，喻意人松齐寿，连贯见之高兴。

9 时开会，我这大顾问被推上主席台。大会有 500 人之多，宾客满堂。大会后拍照、午饭。

听说参加的学员有 600 多名，超过了计划数一倍。

1984 年 12 月 1 日　星期六

大班来车接我去讲课。他们计划招收 100 名，而来者超过 500 人，弄得忙过不了。本来准备搞一个班，只好分为两班，我讲了两班的课，弄得筋疲力尽。上、下午都讲课，路又远，夜灯齐明之后我才能回家。

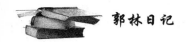

1984 年 12 月 2 日　星期日

我给 11 月班查功，12 月班今天开课。天气渐渐冷了，湖水开始结冰。病员练苦功，苦练成效高。

1984 年 12 月 14 日　星期五

（以下为林晓先生补记）

爱妻郭林老师中午 12 时 15 分仙逝，享年 75 岁。

1984 年 12 月 17 日　星期一

我决定只开告别会，以后由气功组织开纪念大会之类。

1984 年 12 月 29 日　星期六

原订今日开郭林告别会，后因故推迟至 1 月 4 日上午 10 时开。

后　记

　　《郭林日记》得以出版，自然要感谢许许多多参加了编辑整理及校对工作的人，但让我们感动的是郭林老师本人。她在日记中不仅真实地记录了郭林新气功的教学过程和辨证施治的细节，同时在字里行间流露出的对党和国家的热爱以及对患者的关爱，是那样地真挚深厚，浩浩无垠。

　　郭林老师虽然已经去世二十多年了，但她的学生们依然怀念她，学习她，坚持不懈地练功教功，薪火相传，使越来越多的患者受益。这其中的奥秘是什么？也许，这是佛学中利他的菩萨行，也许，这是传统文化中的兼济天下，也许，这是作为个体的人对社会应有的回馈。

　　让我们打开《郭林日记》，细细品读，寻找来自深处的答案吧。

图书在版编目(CIP)数据

郭林日记/新气功辩证施治实践录 郭林著．–北京：人民体育出版社，2010（2018.6 重印）
ISBN 978-7-5009-3851-4

Ⅰ.郭… Ⅱ.新… Ⅲ.气功–基本知识 Ⅳ.R214

中国版本图书馆 CIP 数据核字(2010)第 010450 号

*

人民体育出版社出版发行
三河兴达印务有限公司印刷
新 华 书 店 经 销
*
850×1168 32 开本 21.5 印张 540 千字
2010 年 5 月第 1 版 2018 年 6 月第 6 次印刷
印数：17,001—20,000 册
*
ISBN 978-7-5009-3851-4
定价：48.00 元

社址：北京市东城区体育馆路 8 号 （天坛公园东门）
电话：67151482（发行部） 邮编：100061
传真：67151483 邮购：67118491
网址：www.sportspublish.cn
（购买本社图书，如遇有缺损页可与邮购部联系）